TRAITÉ DE THÉRAPEUTIQUE

DE LA

COXALGIE

PAR

R. PHILIPEAUX

MEMBRE TITULAIRE DE LA SOCIÉTÉ IMPÉRIALE DE MÉDECINE DE LYON
CORRESPONDANT DE LA SOCIÉTÉ IMPÉRIALE DE CHIRURGIE DE PARIS.
LAURÉAT DE L'INSTITUT IMPÉRIAL DE FRANCE, DE L'ACADÉMIE IMPÉRIALE DE MÉDECINE DE PARIS,
DE LA SOCIÉTÉ DES SCIENCES MÉDICALES ET NATURELLES DE BRUXELLES,
CORRESPONDANT DE PLUSIEURS SOCIÉTÉS SAVANTES, NATIONALES ET ÉTRANGÈRES, ETC., ETC.

AVEC FIGURES INTERCALÉES DANS LE TEXTE

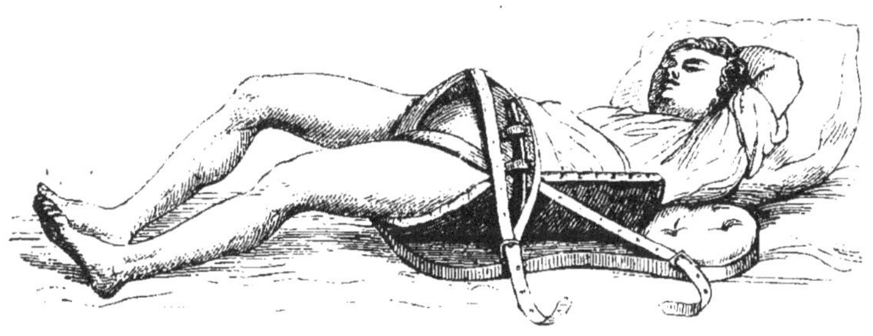

PARIS

F. SAVY, LIBRAIRE-ÉDITEUR

24, RUE HAUTEFEUILLE, 24

1867

TRAITÉ DE THÉRAPEUTIQUE

DE

LA COXALGIE

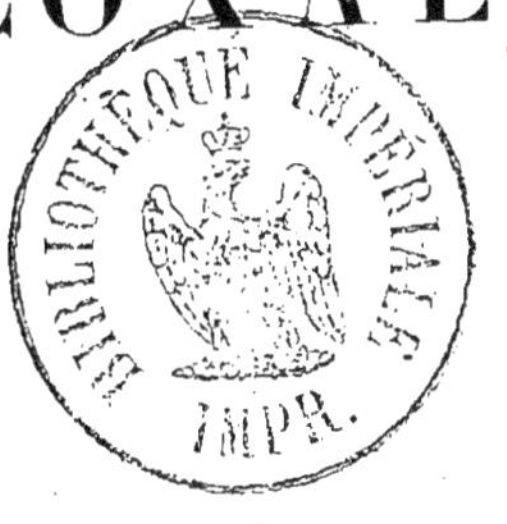

TRAVAUX DU MÊME AUTEUR

Traité théorique et pratique de la Cautérisation; ouvrage honoré d'une récompense par l'Institut impérial de France, et couronné par la Société des Sciences médicales et naturelles de Bruxelles. 1 vol. in-8° de 628 pages. Paris 1856.

Études sur l'Électricité appliquée au diagnostic et au traitement des paralysies. In-8 de 108 pages. Paris, 1857.

Compte-rendu du service chirurgical de M. Barrier, ex-chirurgien en chef de l'Hôtel-Dieu de Lyon. In-8° de 189 pages. Lyon, 1850.

Mémoire sur la rupture des ankyloses; annotations au dernier ouvrage du professeur A. Bonnet. Paris, 1859.

De l'Électrisation localisée appliquée au diagnostic des surdités curables. Lyon, 1858

Du cathétérisme de la trompe d'Eustache à l'aide des cathéters à boule. Lyon. 1859.

De la Cautérisation des plaies fongueuses de l'intérieur du rectum, par la pâte au chlorure de zinc, à l'aide d'un instrument spécial. Lyon, 1859.

Extirpation d'une tumeur située dans la région périnéale profonde. *Gazette médicale de Lyon*, 1860.

Du traitement des taches de la cornée. In-8° de 36 pages. Lyon, 1862.

Du traitement de la Grenouillette par la cautérisation avec la pâte au chlorure de zinc. Lyon, 1861.

De la Cautérisation dans le traitement des Hernies étranglées. In-8° de 18 pages. Lyon, 1862.

Mémoire sur la perforation du Tympan. In-8° de 120 pages. Lyon, 1863.

LYON. — IMPRIMERIE PITRAT AÎNÉ, RUE GENTIL, 4.

TRAITÉ DE THÉRAPEUTIQUE

DE LA

COXALGIE

PAR

R. PHILIPEAUX

MEMBRE TITULAIRE DE LA SOCIÉTÉ IMPÉRIALE DE MÉDECINE DE LYON,
CORRESPONDANT DE LA SOCIÉTÉ IMPÉRIALE DE CHIRURGIE DE PARIS,
LAURÉAT DE L'INSTITUT IMPÉRIAL DE FRANCE, DE L'ACADÉMIE IMPÉRIALE DE MÉDECINE DE PARIS,
DE LA SOCIÉTÉ DES SCIENCES MÉDICALES ET NATURELLES DE BRUXELLES,
CORRESPONDANT DE PLUSIEURS SOCIÉTÉS SAVANTES, NATIONALES ET ÉTRANGÈRES, ETC., ETC.

AVEC FIGURES INTERCALÉES DANS LE TEXTE

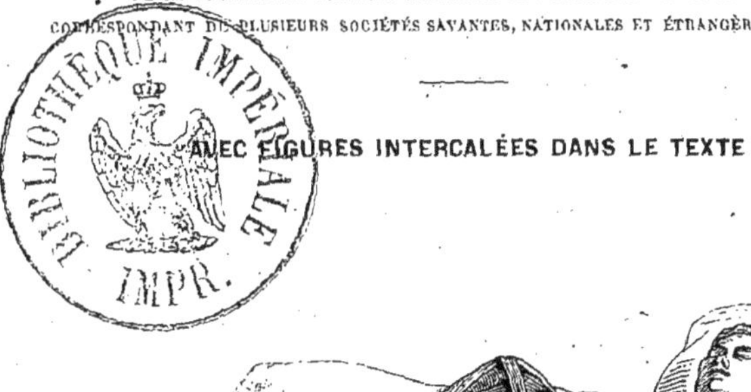

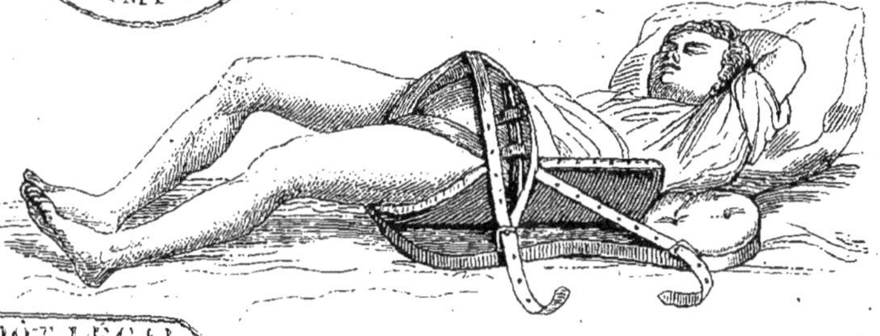

PARIS

F. SAVY, LIBRAIRE-ÉDITEUR

24, RUE HAUTEFEUILLE, 24

1867

INTRODUCTION

Si le traitement de la coxalgie a été, dans ces dernières
années, le sujet de nombreux et importants travaux, il
s'en faut de beaucoup que l'on ait élucidé tous ses points
obscurs. Que de doutes à lever ! Que d'incertitudes à dissiper ! Que d'erreurs à combattre !

Cependant, il faut reconnaître que de récentes recherches ont permis de donner à plusieurs problèmes une
solution aussi satisfaisante que possible.

C'est ainsi que l'on a étudié particulièrement les
contractures des muscles de la hanche et les affections
des trochanters, simulant de véritables coxalgies, lésions
qui avaient échappé à l'observation de la plupart de
ceux qui ont fait des maladies de la hanche une étude
toute spéciale.

Si j'ai placé en tête de cet ouvrage la description de
ces affections, ce n'est pas parce que j'en ai péremptoire-
ment établi les symptômes et les caractères distinctifs, mais
bien parce que leur connaissance m'a permis d'expliquer

le résultat de certaines pratiques que l'on ne pouvait comprendre en partant des notions qui avaient cours antérieurement à ces travaux.

Nous ne sommes plus au temps où Jean-Louis Petit écrivait que la coxalgie était une simple arthrite et qu'il fallait la traiter par des moyens purement locaux. L'expérience, en nous ramenant à des idées beaucoup plus justes, nous a appris que ces maladies, si graves, si longues et si difficiles à guérir, n'étaient le plus ordinairement que l'expression locale d'un état diathésique. Dès lors, on a été conduit à faire jouer au traitement général un rôle bien supérieur à celui qui naguère lui était assigné.

De nos jours, on est aussi revenu de ces erreurs, fruit d'idées systématiques, consistant à prescrire des saignées qui affaiblissaient les malades, alors qu'il fallait les fortifier. On a banni les cautérisations transcurrentes qui aggravaient ou laissaient se perpétuer le mal, plutôt que de le diminuer ou de le détruire.

On a aussi abandonné ces pratiques vicieuses qui avaient pour résultat de laisser le malade dans l'immobilité la plus absolue, pendant un temps très-long. On croyait bien faire en prescrivant le repos prolongé au lit, lorsqu'il est prouvé, au contraire, que ce repos, énervant par lui-même, devient, dans les coxalgies chroniques, une cause d'aggravation de la maladie.

La marche est aujourd'hui prescrite le plus tôt possible, parce que la déambulation, en mettant en jeu toutes les fonctions de l'économie, contribue puissamment à l'efficacité des remèdes employés et prépare une solution aussi heureuse que rapide de la lésion locale.

Ces principes, je les ai longuement exposés dans cet ouvrage. J'ai insisté particulièrement sur les ressources tirées de l'hygiène et sur leur combinaison avec les traitements physiologiques et pharmaceutiques. Je m'estimerai heureux, si les efforts que j'ai faits obtiennent la sanction de mes confrères, parce que la mise en pratique de tout l'ensemble de ces moyens thérapeutiques sera extrêmement profitable à ceux qu'on laissait naguère, comme je l'ai déjà dit, languir dans leur lit de souffrance, la coxalgie étant presque considérée comme au-dessus des ressources de l'art.

On sait de plus qu'Amédée Bonnet, à l'inverse de tout ce qui se faisait et s'enseignait avant lui, a érigé en principe le redressement subit des membres fléchis, dans les cas de coxalgie, et qu'il appliquait cette pratique, non seulement aux maladies articulaires de la hanche, mais encore à toutes les autres. L'éminent chirurgien de Lyon n'avait point borné là ses recherches ; marchant sur les traces de David, de Lugol, de MM. Voisin, Barthez et Mellet, il fut conduit à s'occuper de restituer les mouvements aux jointures qui avaient subi, à la suite de maladies plus ou moins graves, des altérations de texture.

La pratique a-t-elle sanctionné la valeur des idées émises par A. Bonnet? A-t-il poussé trop loin les applications de la méthode dite du redressement subit et manuel des membres, et ne s'est-il pas fait illusion en avançant que l'on pouvait rendre les mouvements aux articulations sur lesquelles on avait pratiqué la rupture des ankyloses fibreuses ?

Ces diverses questions, qui intéressent à si juste titre le chirurgien, j'ai essayé de les résoudre. Puissé-je avoir atteint le but que je me suis proposé : celui d'éclairer le praticien, en lui indiquant, avec toute la sincérité possible, ce que l'on doit attendre de l'application de ces nouvelles méthodes thérapeutiques!

Ce que je présente, à part les quelques récentes recherches qui me sont personnelles, n'est, en définitive, que le travail d'un homme qui, ne partant d'aucune idée systématique ni d'aucune idée *à priori*, vient simplement raconter ce qu'il a vu, ce que les autres ont vu, et dire ce qu'il croit être utile, en se fondant sur l'observation de tous. C'est en un mot, l'œuvre d'un chirurgien pratiquement convaincu, et qui, dans le courant de sa carrière scientifique, a toujours placé la vérité au dessus de tout.

R. PHILIPEAUX.

Lyon, 20 juillet 1867.

PRÉLIMINAIRES

DES MALADIES QUI SIMULENT
LES COXALGIES

On a jusqu'ici minutieusement décrit le diagnostic différentiel, à l'aide duquel on peut distinguer les coxalgies
d'avec les sciatiques (1), les maladies de la région sacro-
iliaque (2), le psoïtis et les abcès de la colonne vertébrale
venant se faire jour à la partie interne de la cuisse (3).

James Miller (4) a même différencié l'hygroma de la
bourse du psoas, et, Colson, l'inflammation suppurative
de cette muqueuse, des véritables coxalgies.

Les auteurs du *Compendium de Chirurgie* (5) citent
des cas dans lesquels on a trouvé, à l'autopsie, des corps
étrangers dans l'articulation coxo-fémorale ; ils indiquent
les signes à l'aide desquels on peut les reconnaître, tel que

(1) Labbé, *de la Coxalgie*, Paris, 1863, p. 77.
(2) Marjolin, *Société impériale de Chirurgie de Paris*, 1865.
(3) Verneuil, *Mémoire sur la Coxalgie*, 1865, p. 3.
(4) *The practice of Surgery*, Edimbourg, 1856.
(5) T. II, p. 458.

la conservation des mouvements de l'articulation, lorsque le corps étranger est venu se loger dans un lieu où il ne cause aucune douleur.

Le but que je me propose dans ces préliminaires, c'est de faire connaître des maladies que l'on a, jusqu'à ce jour, confondues avec les coxalgies et qui sont tout à fait distinctes de ces dernières. Il s'agit des contractures des muscles péri-articulaires de la hanche, sans lésion de la jointure, et des maladies des trochanters simulant des affections de l'articulation coxo-fémorale.

Comme leur étude n'a pas été complètement faite et qu'elle est très-importante, parce que ces maladies réclament une thérapeutique spéciale, j'ai pensé qu'il serait utile de présenter quelques considérations générales sur ces lésions et d'en établir le diagnostic et le traitement, en me fondant sur les faits que j'ai pu recueillir et sur ceux que la science possède déjà.

On doit saisir tout d'abord la portée de ce travail, mis en tête de ce *Traité de Thérapeutique de la Coxalgie*, car il nous servira à démontrer, dans la suite, que très-souvent les opinions divergentes des auteurs, par rapport à l'efficacité de telle ou telle méthode de traitement, proviennent de ce que certains praticiens ont employé parfois des pratiques propres à vaincre les contractures musculaires dans des cas de coxalgies, tandis que d'autres, croyant avoir affaire à des maladies articulaires, n'ont eu à traiter que des lésions des trochanters, etc. De là, est née une confusion thérapeutique, qu'il s'agit de faire cesser.

C'est ainsi, par exemple, que M. Estradère prétend avoir guéri des ankyloses avec le massage, tandis que Bonnet ne croit réellement utile dans ces cas, pour faire cesser la difformité et les déviations du membre, que le redressement brusque et manuel.

Que croire entre ces deux opinions si opposées et s'appuyant cependant chacune sur des faits positifs, presque identiques et plus ou moins nombreux ?

Donnera-t-on raison à la pratique de Bonnet ? Mais alors, comment expliquer les résultats de M. Estradère ? Avec les connaissances que nous avions jusqu'ici, il nous était impossible de comprendre cette divergence d'opinions et le résultat de méthodes si opposées.

Mais la question change de face, si nous réfléchissons qu'il est, par exemple, une certaine classe de maladies, telles que les contractures musculaires, qui produisent des déviations à peu près semblables à celles des coxalgies. Evidemment dans ces cas, M. Estradère a dû vaincre, par le massage, ces difformités, puisque l'articulation n'étant pas malade, il n'a eu à traiter que des lésions du système musculaire, auxquelles cette thérapeutique convient à merveille.

Avec ces recherches nouvelles, tout s'explique, et l'on peut rendre à chaque méthode curative sa valeur spéciale et donner ainsi la clef des insuccès de certains praticiens et des succès des autres, en employant cependant les mêmes moyens de traitement.

Ce que je viens de dire par rapport aux contractures musculaires, je pourrais le répéter à propos des maladies des trochanters simulant des coxalgies. Mais j'ai hâte de commencer mon travail, dans lequel toutes ces questions seront traitées avec les développements que comporte un pareil et si intéressant sujet.

I

DES CONTRACTURES DES MUSCLES DE LA HANCHE SANS LÉSION DE LA JOINTURE SIMULANT DES COXALGIES.

Les cas de cette nature doivent être plus nombreux qu'on ne le pense.

Si la science n'en possède encore que quelques exemples, cela tient à ce que la plupart des praticiens les ont confondues avec les coxalgies, auxquelles ils ressemblent beaucoup.

En effet, dans ces cas, comme dans les vraies maladies articulaires, on observe la déformation de la hanche, la rotation du membre en dehors ou en dedans, avec flexion et adduction de la cuisse, le raccourcissement, la cambrure lombaire, la douleur au genou et au niveau de la jointure, et l'impossibilité de mouvoir le membre, etc.

Il s'agit cependant de les distinguer des coxalgies vraies, parce qu'une thérapeutique leur est spécialement utile et que leur pronostic est infiniment moins grave.

Les travaux de M. Jules Guérin n'ont-ils pas suffisamment démontré que la contracture musculaire seule pouvait être portée à ce point, qu'elle empêchait tout mouvement entre deux os mobiles et sains, et qu'elle produisait des déviations des membres plus ou moins grandes, et des difformités capables de faire croire à la présence de lésions profondes qui n'existaient pas.

De là, à la connaissance des contractures musculaires simulant des coxalgies, il n'y avait qu'un pas, et, ce pas, il faut bien le dire, a été bien lent à s'accomplir.

Cependant, quelques faits d'anatomie pathologique devaient mettre sur la voie de pareilles recherches, puisque Volpers et Albert de Bremen, cités par Samuel Cooper, ont fait des autopsies où ils croyaient trouver des luxations spontanées, et dans lesquelles cependant les os avaient conservé leurs rapports normaux. L'articulation coxo-fémorale n'était point malade.

Monteggia avoue aussi qu'il a commis des erreurs de diagnostic de ce genre.

En voici un exemple bien frappant :

« Un malade éprouvait des douleurs dans l'articulation dé la hanche. Il y avait un gonflement général autour de cette articulation. Le raccourcissement était de sept à huit centimètres ; la cuisse, comme dans la luxation sur l'os des îles, était légèrement fléchie et portée dans l'adduction et la rotation en dedans ; le grand trochanter s'élevait aussi haut que l'épine iliaque antérieure et supérieure ; il faisait une saillie plus considérable que dans l'état ordinaire, etc. N'y avait-il pas là l'ensemble des symptômes donnés par les auteurs classiques, comme faisant reconnaître la luxation sur l'os des îles ? Et cependant l'autopsie démontra que la tête du fémur occupait la cavité cotyloïde, et, bien plus, que l'articulation était parfaitement saine. Les lésions étaient bornées aux parties molles qui entourent la hanche, et les muscles fléchisseurs et adducteurs étaient rétractés (1). »

Ces faits devaient, dis-je, éveiller l'attention sur les contractures musculaires, hystériques, spasmodiques ou non. Ils passèrent cependant inaperçus, puisque ce n'est que dans ces dernières années qu'on a commencé à les reconnaître et à les étudier.

On avait bien constaté qu'il existait des rétractions

______

(1) Bonnet, *Traité des Maladies des Articulations*, t. II, p. 306.

musculaires dans les affections de la hanche ; mais on les croyait toujours liées à un état plus ou moins inflammatoire de l'articulation coxo-fémorale. Aussi, ne trouve-t-on aucun exemple de contractures musculaires simulant des coxalgies dans les ouvrages classiques anciens ni modernes, puisque Bonnet, Crocq, Pigeolet, auteurs d'intéressantes monographies sur les maladies de la hanche, n'en parlent même pas.

Ce n'est pas que depuis longtemps on n'ait cherché à distinguer les véritables coxalgies d'affections avec lesquelles on pouvait, jusqu'à un certain point, les confondre.

C'est ainsi qu'on avait établi, comme je l'ai déjà dit, le diagnostic différentiel des coxalgies et des sciatiques, etc.

La science en était restée là, lorsque Brodie appela brièvement, en 1836, pour la première fois, l'attention sur les contractures musculaires, spasmodiques ou non, sans lésions articulaires, et offrant des symptômes analogues aux coxalgies.

Lesauvage, (de Caen) (1), Robert (2), Richard Barwell (3), M. Gosselin, M. Verneuil (4) et un ancien interne distingué des hôpitaux de Lyon, M. le docteur Crolas (5), continuèrent les recherches de Brodie et nous firent connaître successivement une série de faits démontrant qu'il existe des contractures musculaires de nature hystérique ou autres, pouvant être confondues avec les véritables maladies de l'articulation coxo-fémorale, et qu'il importe cependant de bien reconnaître.

En ayant moi-même observé quelques cas, je vais profiter de tous ces matériaux, pour décrire les causes, les symptômes, le diagnostic et le traitement de cette maladie.

(1) *Archives générales de médecine*, 2ᵐᵉ série, t. IX, p. 285.
(2) *Clinique chirurgicale*, p. 453.
(3) *Iteatrice on diseases of the Joints*, 1861...
(4) *Gazette hebdomadaire*, 1865.
(5) *Thèse inaugurale*, Montpellier, 1866.

Les faits qui ont été publiés et ceux que j'ai observés, quoique étant sous la dépendance de causes à peu près identiques, ne présentent pas des symptômes toujours semblables.

Si, en effet, les contractures musculaires se manifestent par la violence et la persistance des douleurs, la déformation de la hanche, la claudication, la lenteur de l'évolution morbide et plusieurs autres caractères communs, elles offrent cependant des symptômes particuliers, qui permettent de les classer par rapport à la direction du membre, suivant que ce dernier se trouve dans l'extension ou la flexion.

I

DES CONTRACTURES MUSCULAIRES SIMULANT DES COXALGIES
AVEC EXTENSION DES MEMBRES.

C'est sur cette variété de contractures musculaires que Brodie a le premier appelé l'attention (1) ; il les désigna du nom de *coxalgies spasmodiques*. Plus tard, il leur consacra encore un article spécial (2).

Un des faits de M. Lesauvage (de Caen), se rapporte aussi à cette série.

Ire OBSERVATION. Il s'agit d'une femme d'une constitution délicate et nerveuse, qui, tombant de cheval sur un tas de pierres, accusa une vive douleur à la hanche droite et les signes d'une coxarthrocace ; mais le membre conservait sa longueur habituelle : seulement, quand la malade voulait marcher, elle éprouvait une claudication due à la rigidité des muscles adducteurs.

Celui de M. Robert rentre aussi dans cette catégorie.

IIe OBSERVATION. Une jeune fille de dix-huit ans, dit-il, mal réglée et d'un tempérament lymphatico-nerveux, entra à l'Hôtel-

---

(1) *Leçons sur les Maladies hystériques nerveuses des Articulations*, London, 1836.

(2) Brodie, *Neuralgia of the Joints*, 1860.

Dieu en septembre 1856, pour y être traitée d'une fièvre typhoïde. Au moment de sa convalescence, il lui survint une douleur à la hanche gauche, qui rendait la marche impossible et s'exaspérait au moindre mouvement. La malade étant couchée sur le dos, le membre était fortement étendu et dans l'impossibilité de faire le moindre mouvement, le pied dans la rotation en dedans, et il n'y avait aucune flexion de la cuisse sur le bassin.

IIIᵉ OBSERVATION. Le fait recueilli par M. Gubian fils, et consigné dans la thèse de M. Crolas, se rapporte à une femme extrêmement nerveuse et impressionnable. Il est avancé que les mouvements imprimés à la hanche provoquaient de très-vives douleurs au niveau de l'articulation coxo-fémorale ; que cette malade ne pouvait marcher ; qu'elle avait tous les signes d'une contracture simulant une coxalgie ; et cependant la hanche n'était le siége d'aucune déformation appréciable.

IVᵉ OBSERVATION. L'observation de M. Bonnes (1) se rapporte à une demoiselle d'un tempérament nerveux, qui, à la suite d'une chute sur le côté droit, accusa une très-vive douleur à la hanche. Le membre resta dans l'extension ; mais toute pression au niveau du grand trochanter, dans une étendue grande comme la paume de la main, déterminait des souffrances atroces ; tout mouvement était impossible. M. Parlier constatant que la douleur persistait, au bout de quelques jours, aussi vive qu'au moment de l'accident, malgré un traitement anti-phlogistique énergique, endormit la malade pour reconnaître l'état de l'articulation. Tous les mouvements de la jointure s'exécutèrent alors avec une grande facilité. Au réveil, les douleurs reparurent, durèrent encore trois jours, et disparurent tout-à-fait ensuite.

Vᵉ OBSERVATION. Le fait publié par M. Barwell (2) se rapporte à une jeune demoiselle de dix-huit ans, d'une excellente santé, sortie de pension depuis deux mois, parce qu'on la croyait atteinte d'une maladie de l'articulation coxo-fémorale. Un examen attentif démontra l'existence d'une contracture hystérique, simulant une coxalgie. La malade se plaignait d'une vive douleur à la hanche, s'irradiant dans la cuisse, la fesse, les flancs et allant souvent jusqu'à l'omoplate. Mais la claudication ne tenait pas à la flexion de la cuisse, puisque le membre était dans l'extension, mais bien à l'élévation du côté du bassin correspondant, et il n'y avait pas de gonflement ni de tuméfaction au pourtour de l'articulation.

(1) Crolas, *Thèse inaugurale*, Montpellier, 1865.
(2) *Treatise on diseases of the Joints*, p. 376.

II

DES CONTRACTURES MUSCULAIRES SIMULANT DES COXALGIES
AVEC FLEXION DES MEMBRES.

Dans son mémoire sur les coxalgies, M. Verneuil (1) a cité deux faits de contractures musculaires avec flexion de la cuisse sur le bassin.

VIe OBSERVATION. Une malade âgée de 21 ans, dit-il, présentait depuis quatre mois tous les signes de la coxalgie avec flexion de la cuisse, adduction et rotation du pied en dedans. « Je reconnus, dit-il, pendant le sommeil anesthésique, que l'articulation était tout-à-fait saine. » Il pût alors sans le moindre effort faire exécuter à la cuisse les mouvements physiologiques les plus étendus et replacer le membre dans une position convenable, qu'il maintint au moyen de l'appareil de Bonnet.

VIIe OBSERVATION. Le second fait se rapporte à une jeune femme qui, après une suppression des règles, fut atteinte d'une flexion de la cuisse considérée comme le résultat d'une coxalgie. Cette femme, immobilisée sans succès pendant près de trois mois, sur un appareil à plan incliné, fut enfin guérie très-rapidement par l'hydrothérapie qui ramena promptement les menstrues.

M. le professeur Gosselin a eu occasion d'observer un curieux fait de contracture musculaire.

VIIIe OBSERVATION. En juin 1862, il entra dans son service à l'hôpital de la Pitié, une jeune fille de dix-huit ans, sujette depuis quelques années à des accès nerveux et qui présentait une contracture des muscles de la hanche, simulant une coxalgie avec flexion de la cuisse sur le bassin. Le membre était le siége d'un mouvement continu, consistant en une ascension avec rotation légère en dehors bientôt suivie d'une descente et d'une rotation en dedans. Cette jeune fille raconta qu'antérieurement elle avait eu une affection semblable à celle que l'on constatait. M. Gosselin ayant anesthésié sa malade, les contractures musculaires cessèrent aussitôt et l'articulation reprit ses mouvements normaux (2).

IXe OBSERVATION. M. le docteur Chabalier (3) a lu à la Société

(1) *Mémoire sur la Coxalgie*, Paris, 1865.
(2) *Gazette des Hôpitaux*, juin 1862.
(3) Crolas, *Thèse inaugurale*, 1865.

des Sciences médicales et naturelles de Lyon, en 1865, l'histoire
d'une demoiselle de 25 ans, d'un tempérament lymphatico-nerveux,
qui, indépendamment d'accidents inutiles à reproduire ici, fut
prise de douleurs excessivement vives à la hanche. La jambe se
fléchit sur la cuisse et la cuisse sur le bassin. Il existait un peu
de turgescence à la peau avec rougeur au niveau de l'articulation
coxo-fémorale; les mouvements étaient impossibles; la crainte de
les voir provoquer faisait que la malade ne permettait pas que
personne approchât d'elle. Il n'y avait pas de déformation. En
présence de cette maladie, qui se liait à des phénomènes très-
étranges et de nature nerveuse, M. Chabalier éthérisa sa malade
et constata l'intégrité complète de l'articulation coxo-fémorale.
La contracture musculaire s'étant reproduite après l'éthérisation,
et les calmants de toute nature ayant été inutilement employés,
M. Chabalier fit cesser cette coxalgie à l'aide d'inoculations d'atropine faites tantôt au pli de l'aine, tantôt au niveau de l'articulation.

X⁰ OBSERVATION. M. Crolas (1), rapporte l'observation d'une
jeune demoiselle de seize ans, d'un tempérament lymphatique et
nerveux, qui, à la suite d'une chute sur la hanche gauche, fut
prise de tous les symptômes, de la coxalgie coxo-fémorale avec
flexion de la cuisse sur le bassin et raccourcissement de six centimètres. MM. Teissier, Ollier et Davat (d'Aix), réunis en consultation, crurent d'abord à l'existence d'une contracture musculaire
liée à une arthrite légère. Il fut décidé qu'on appliquerait des
vésicatoires au pourtour de la hanche, qu'on ferait des frictions
avec une pommade d'extrait de ciguë hydrargirée, qu'on place-
rait ensuite la malade dans une gouttière de Bonnet, pour redresser
et immobiliser le membre, et qu'on l'enverrait ensuite aux eaux
d'Aix. La première partie du traitement fut mise en pratique sans
résultat; mais au bout de dix jours, alors que la hanche paraissait
la plus déformée et que les médecins avaient pris rendez-vous pour
appliquer la gouttière, la jeune malade déclara qu'elle ne souffrait
plus, qu'elle pouvait remuer facilement son membre. Le lendemain,
en effet, bien que depuis deux mois elle gardât le repos au lit,
elle se leva et marcha librement dans sa chambre. L'examen du
membre malade permit à M. Teissier de constater que les épines
iliaques avaient repris leur niveau, que le raccourcissement avait
cessé ainsi que la déformation de la hanche.

A partir de cette époque, Mademoiselle X... a continué de se
lever chaque jour et a pu faire des promenades assez longues.

XI⁰ OBSERVATION. M. Berne a donné ses soins à une demoiselle

____

(1) *Loc. cit.*

de 20 ans (1), d'un tempérament nerveux, sujette à des crises hystéro-épileptiques, qui fut prise il y a quatre ans, d'une vive douleur à la hanche avec tuméfaction et empâtement au niveau de l'articulation coxo-fémorale. La douleur gagna le genou ; tout mouvement devint impossible, et la cuisse se fléchit sur le bassin. On crut à une coxalgie, on appliqua un bandage amidonné. On n'obtint aucun résultat. Cet état dura trois mois, au bout desquels la malade fût prise d'une crise hystérique très-forte, et les symptômes de la coxalgie cessèrent, pour faire place à une douleur dans la région dorsale. Nouvelle crise hystérique, nouvelle coxalgie. Un traitement tonique et anti-spasmodique triompha enfin du mal d'une manière permanente.

Ayant eu l'occasion, depuis que mon esprit a été préoccupé de cas pareils, d'observer plusieurs faits de contractures musculaires simulant des coxalgies avec flexion de la cuisse sur le bassin, on me permettra bien d'en rapporter ici quelques-uns.

XII⁰ Observation. En 1865, je soignais une jeune demoiselle qui était atteinte d'un mal vertébral de Pott à l'union de la région dorsale et lombaire. Un traitement général approprié fut prescrit et des cautères furent appliqués sur les côtés de la saillie anguleuse des vertèbres. Un tuteur le jour, et une gouttière la nuit devaient empêcher la déformation de s'accroître. Il n'existait point d'abcès par congestion venant faire saillie au pli de l'aine ni ailleurs. Cette demoiselle ne se plaignait que d'une douleur au niveau de la déformation de la colonne vertébrale, et d'une difficulté dans la marche, qui s'accomplissait bien cependant.

La maladie s'amendait de jour en jour, c'est-à-dire que la douleur diminuait, que la faiblesse des jambes disparaissait, lorsque tout-à-coup et sans cause occasionnelle appréciable, cette enfant accusa une très-vive douleur sur toute la partie antérieure de la cuisse gauche et qui gagna bientôt le pied. Peu à peu elle commença à traîner la jambe, la cuisse se fléchit, et par suite le membre se porta dans l'adduction et la rotation en dedans.

Les parents effrayés de cette difformité, se hâtèrent de la conduire auprès de moi. Elle demeurait à vingt lieues de Lyon.

Dès que je la vis, je crus à l'existence d'une coxalgie aiguë commençante.

Couchée sur le dos, sa cuisse était fortement fléchie sur le bassin

(1) Crolas, *Thèse inaugurale*, 1865.

incliné en haut et en arrière. Elle était, en outre , portée dans l'adduction et je constatai un raccourcissement d'environ dix centimètres. Cette jeune fille souffrait énormément dans toute la partie antérieure de la cuisse, au genou et à la jambe, et à un tel point que je ne pus de prime abord l'examiner. Je constatai toutefois une contracture des muscles de la partie antérieure de la cuisse et une rétraction considérable des adducteurs.

Ayant appris des parents, que cette difformité datait de peu de jours, qu'elle ne faisait qu'augmenter, et que la douleur intermittente présentait des exacerbations plus ou moins fortes, je rattachai cet accident à une légère compression des filets nerveux émanant de la moëlle, au niveau de la lésion de la colonne vertébrale.

J'examinai le lendemain le pourtour de l'articulation. Je ne constatai aucun engorgement, et ayant profité d'un état de rémittence pour faire marcher cette malade, je vis qu'elle ne ressentait pas de douleur dans l'articulation coxo-fémorale, quoique sa jambe demeurât très-fléchie et dans l'attitude que j'avais observée au-lit.

Ayant palpé la partie antérieure et interne de la cuisse, je sentis la tuméfaction produite par la rétraction des muscles ; et en portant ma main en arrière de l'articulation, je pus y exercer une pression sans provoquer de la souffrance. Je voulus exagérer la flexion de la cuisse, et je ne pus faire exécuter aucun mouvement à la jointure.

Pour moi, il était évident que j'avais affaire à une contracture musculaire simulant une coxalgie, sans lésion de l'articulation coxo-fémorale.

Après avoir essayé de nombreuses applications calmantes sans succès, et constatant d'ailleurs que la flexion de la cuisse s'augmentait de plus en plus, je me décidai à éthériser cette malade, afin de voir si je ne pouvais pas vaincre par ce moyen cette rétraction musculaire.

Dès que cette enfant fut anesthésiée profondément, je pus me convaincre, par la palpation, qu'il n'existait ni engorgement ni tuméfaction au pourtour de l'articulation.

Toutefois, la contracture musculaire ne céda pas complétement sous l'influence de l'anesthésie, mais sa diminution me permit de faire exécuter à la jointure des mouvements assez étendus, dans le sens surtout de la flexion, pour acquérir la certitude que l'articulation n'était pas malade.

Je massai alors violemment les muscles pendant l'éthérisation. Je fis des mouvements alternatifs de flexion, d'extension, de circumduction , mais n'ayant pu vaincre la contracture je plaçai le bassin dans un étau et en exécutant les manœuvres usitées pour la rupture des ankyloses, je parvins à mettre le membre dans la rectitude complète. J'appliquai aussitôt après un bandage amidonné, qui fut laissé en place une quinzaine de jours. L'enfant ne souffrit pas trop de ces manœuvres. Le bandage fut bien supporté, et lorsque je l'enlevai, je constatai, à ma grande satisfaction, que la rétraction était vaincue, que la douleur de la cuisse n'existait plus, que les mouvements de l'articulation étaient conservés ; que cette enfant pouvait marcher sans boiter et sans souffrances dans la hanche.

Dans la crainte de voir se reproduire la contracture, je conseillai l'usage d'un tuteur, qui fut porté pendant quelque temps. Depuis lors la maladie ne s'est pas reproduite.

J'avais donc affaire, dans ce cas, à une contracture douloureuse des muscles, simulant une coxalgie ; car, aussitôt qu'elle eut cessé, cette enfant reprit l'intégrité des mouvements de la hanche, chose qui n'aurait pas eu lieu s'il y avait eu maladie de l'articulation, et, pour le dire en passant, je suis convaincu que ce sont des cas analogues et méconnus, qui ont souvent fait croire à Bonnet et à d'autres, que l'on pouvait rétablir l'intégrité des mouvements des articulations atteintes de coxalgies.

Voici donc une contracture des muscles, suite d'une irritation des enveloppes de la moëlle. Mais la science en a-t-elle enregistré d'autres cas ? On trouve dans Bonnet (1) l'observation d'une femme qui offrait toutes les apparences d'une coxalgie avec luxation qui, à l'autopsie, fut reconnue pour être une contracture musculaire sans lésion de la jointure et consécutive à un ramollissement de la moëlle épinière, à la partie inférieure de laquelle la malade ressentait de vives douleurs.

XIII⁰ OBSERVATION. Il y a environ quatre mois, j'ai eu l'occasion d'observer un autre fait de contracture musculaire. Il s'agissait d'un petit enfant de six ans, qui fut pris tout-à-coup, à la suite d'un refroidissement, d'une douleur assez vive dans la cuisse gauche qui se fléchit, se porta dans l'adduction et la rotation en

____

(1) *Traité des Maladies des Articulations*, t. II, p. 312.

dedans. A mon arrivée, je crus à une coxalgie commençante, mais ayant appris que la flexion de la cuisse était survenue immédiatement et qu'elle coïncidait avec l'origine de la douleur, je songeais alors à l'existence d'une contracture des muscles. Je ne tardai pas à m'en convaincre d'une manière positive, en constatant l'absence de toute tuméfaction et de douleurs au niveau de l'articulation coxo-fémorale et dans les parties où les muscles n'étaient pas contracturés.

L'éthérisation proposée n'ayant point été acceptée par la famille et la douleur n'étant pas très-forte, je pratiquai des frictions et le massage des muscles rétractés. Peu à peu la contracture cessa, et au bout d'une demi-heure de ce traitement, je fus assez heureux pour voir disparaître en partie la difformité. Je fis entourer tout le membre et le bassin de coton enduit d'une couche de pommade au chloroforme.

Le lendemain, à ma visite, je pus constater que la contracture n'existait plus, et que cet enfant remuait sa cuisse sans douleur. La difformité ne s'est pas reproduite.

Cette série de treize faits fort remarquables, prouve donc contrairement à ce qu'on enseignait il n'y a pas longtemps encore, qu'il existe une maladie de la hanche offrant presque tous les caractères de la coxalgie, sans que l'articulation elle-même soit lésée. Il est donc avéré, par ces observations, que les muscles qui entourent la jointure coxo-fémorale, ou mieux, ceux qui de la cuisse s'insèrent au bassin, peuvent se contracturer quelquefois, d'une manière plus ou moins permanente, de façon à produire les déviations des membres et les déformations qu'on regarde comme signes pathognomoniques des maladies de la hanche.

III

DES SYMPTOMES ET DU DIAGNOSTIC DES CONTRACTURES
MUSCULAIRES SIMULANT DES COXALGIES.

Il est assez difficile, dans l'état actuel de la science, de les indiquer tous; car, le petit nombre de faits que nous

connaissons, ne permet pas encore d'indiquer tous les signes que ces contractures, nerveuses ou non, présentent,
afin de les opposer à ceux des coxalgies ordinaires, pour
en déduire ensuite leurs symptômes différentiels.

Toutefois, en analysant avec soin les observations que
je viens de citer, il est permis de présenter les considérations suivantes :

1° Les contractures musculaires simulant les coxalgies,
débutent, en général, instantanément. Il semble qu'avec
l'apparition de la douleur, se montrent la déviation, la
rigidité et le raccourcissement des membres. C'est ce qui a
eu lieu dans presque tous les faits observés, et notamment
dans celui de M. Verneuil, de M. Chabalier, et dans les
deux qui me sont personnels.

Cela devait être ainsi, puisque ce ne sont que les muscles et non l'articulation, qui sont alors malades. Dans
les coxalgies ordinaires, il y a, au contraire, douleur dès
le début ; puis le malade, pensant la diminuer ou l'affaiblir, prend une position qu'il croit utile à cet effet. De
là, des déformations et des contractures musculaires consécutives ;

2° Les contractures attaquent de préférence les personnes hystériques, d'un tempérament nerveux, d'une constitution débile ou chloro-anémique. Les enfants et les
femmes y sont exposés, ces dernières surtout à l'âge de
la puberté. Les coxalgies, suite d'inflammation de la
jointure, se rencontrent presque toujours sur les sujets
scrofuleux ou rhumatisants. Ceci est tellement vrai, que
MM. Verneuil et Gaillard (de Poitiers), n'attribuent pas
d'autres causes aux coxarthrocaces.

Chez presque tous les malades dont l'observation a été
citée dans ce travail, on a pu constater l'exactitude de
cette proposition. Les faits surtout de MM. Gosselin,

Berne et Chabalier démontrent cette cause prédisposante au suprême degré, puisqu'ils ont vu, dans ces cas, la contracture se reproduire aussitôt après l'apparition de nouvelles crises hystériques.

Mais, dira-t-on, il est des individus qui, affectés de véritables coxalgies, présentent aussi des phénomènes chloro-anémiques très-prononcés. Je ne nie point ce fait. Seulement, on ne constate en général cette disposition morbide que lorsque la coxarthrocace dure depuis quelque temps. La coxalgie, affaiblissant par sa durée l'économie, il n'est pas rare de voir survenir alors des phénomènes de chloro-anémie et des troubles du système nerveux.

Et quand bien même on serait appelé à porter un diagnostic lorsque la contracture date déjà depuis longtemps, on différencierait ces deux affections l'une de l'autre par ce fait, que dans les affections du système musculaire, il existe toujours des névralgies intercostales et autres, phénomènes nerveux qui n'existent pas en général dans les véritables coxalgies ;

3° Les contractures musculaires peuvent dépendre d'une compression ou d'une irritation des enveloppes de la moëlle, tandis que les coxalgies ne reconnaissent jamais pour cause une pareille lésion. La douzième observation démontre cette vérité ;

4° La marche des coxalgies véritables a une progression toujours constante, tandis que les contractures arrivées à leur développement complet restent stationnaires. Les coxarthrocaces peuvent se terminer par des suppurations, des luxations graves des os. Les coxalgies, suite de contracture, et cela se conçoit, ne produisent toujours que de simples difformités qui peuvent disparaître subitement ou qui se perpétuent un temps fort long, si elles ne sont pas convenablement traitées. En effet, dans plusieurs de nos faits, on constate une disparition subite de la maladie, tandis que, dans d'autres, la contracture méconnue a duré trois ans, comme dans l'observation de M. Robert, sans produire d'autres résultats, que l'immobilité de la jointure, dont l'intégrité a été parfaitement constatée sitôt que ce chirurgien a fait cesser la maladie musculaire ;

5° Les contractures musculaires s'accompagnent d'une douleur qui est tellement différente de celle des coxalgies articulaires, qu'on peut souvent, par l'étude de ce seul phénomène, différencier ces deux maladies. l'une de l'autre. Dans les coxalgies articulaires, la douleur existe surtout au niveau de la jointure ; elle est sourde et profonde ; le malade en indique lui-même le siége. On peut toucher la peau qui recouvre la hanche, sans aggraver la douleur du patient. Dans les coxalgies par contracture, au contraire, la douleur existe bien au niveau de la jointure, mais elle se propage à toute la cuisse, le long des muscles contracturés, dans ceux même qui ne le sont pas, et on l'observe encore jusqu'à la cheville du pied, comme dans l'observation de M. Berne, dans une des miennes, etc. Cette douleur est très-vive ; elle a des accès pendant lesquels le malade s'efforce d'empêcher toute palpation de son membre. Si, au contraire, on applique la main sur la hanche pendant les rémittences, plus on presse, plus on diminue la douleur, comme dans les névralgies.

Enfin, si, appuyant la main sur la plante du pied, on essaie de refouler la tête du fémur dans sa cavité, on provoque de la douleur dans la hanche, lorsqu'on a affaire à une coxalgie. On ne donne naissance, au contraire, à aucune douleur, ou on n'aggrave pas celle qui existe, s'il s'agit d'une contracture.

Si l'on fait sortir le malade de son lit et qu'on le fasse marcher pendant les rémittences, la douleur à la hanche est presque nulle, lorsqu'il pose le pied par terre, s'il existe une contracture. La douleur, au contraire, est plus ou moins vive, si l'on a affaire à une coxalgie.

Ce signe de la douleur, tel que je viens de le décrire, je l'ai rencontré chez mes malades et dans le plus grand nombre des faits que j'ai signalés.

Mais il faut se rappeler qu'il ne peut être constaté qu'au début de la contracture musculaire; parce que, dans cette maladie, l'élément douloureux disparaissant après un certain temps de durée, il ne reste plus que le spasme. C'est ce qui a eu lieu souvent et notamment dans l'observation de M. Robert. On a pu placer la malade sur un plan incliné, lui appliquer des vésicatoires, etc., et cela, pendant trois ans, sans trop la faire souffrir. C'est aussi ce qui est arrivé dans l'observation de M. Teissier. On a placé des vésicatoires, et on se disposait même à mettre un bandage amidonné ou une gouttière, lorsque la contracture, simulant une coxalgie, a disparu tout à coup;

6° M. Crolas prétend que, dans les cas de contracture musculaire, la peau entourant la face antérieure de la hanche offre une rougeur à teinte rose, qui peut s'étendre même à la cuisse et quelquefois à la jambe et au tronc, tandis que lorsque cette rougeur existe dans les cas de coxalgies articulaires, elle est toujours sombre, plus foncée au centre qu'à la circonférence et ne présente pas ce caractère d'expansion propre à la contracture;

7° La chaleur est limitée dans la coxarthrocace et diffuse dans la contracture musculaire. Toujours constante dans les coxalgies articulaires aiguës, elle est quelquefois remplacée, dans les cas de contracture, par une sensation de froid ; souvent même le malade se plaint d'une chaleur excessive, tandis que la température de sa peau est à peine sensible au thermomètre.

Si les déformations de la hanche et les attitudes vicieuses du bassin et du membre inférieur caractérisent les coxalgies articulaires, elles peuvent aussi exister dans les cas de contracture musculaire. Comment donc les différencier ?

8° Dans les coxalgies articulaires, on constate un gonflement très-visible des tissus qui entourent l'articulation. Limité au début de la maladie, il ne s'étend point, en général, à la jambe. On sent, à la palpation, qu'il est dû à une tuméfaction des parties profondes ; les téguments cèdent sous le doigt et en gardent l'empreinte. Dans les contractures musculaires, la tuméfaction semble occuper toute la cuisse ; les tissus sous-cutanés ne cèdent plus, on a la sensation, au toucher, d'un corps dur, de muscles rétractés qui résistent ;

9° Dans les cas de contracture, les muscles fessiers sont tout à fait dans leur état normal, tandis que dans la coxalgie articulaire, on constate toujours un applatissement marqué de la fesse ;

10° Dans les coxalgies articulaires, l'inclinaison et la torsion du bassin sont dues à l'entrave apportée aux fonctions articulaires, tandis que dans les contractures, la position vicieuse du bassin est entretenue par la prédominance d'action de certains muscles. Aussi, constate-t-on dans ces derniers cas, l'élévation du bassin, mais non par sa torsion, comme dans le premier ;

11° J'ai dit que dans les contractures, il se présentait deux cas. Les membres se trouvent dans la flexion, ou dans l'extension.

Lorsque les membres se trouvent dans la flexion, on

sent alors des cordons musculaires qui maintiennent le membre dans des attitudes vicieuses.

Pendant longtemps, on a cru qu'il n'existait pas de coxarthrocace sans flexion du membre. Sabatier, Boyer, Bonnet, ont vu cependant quelques cas dans lesquels les membres se trouvaient dans l'extension. M. Busch en a observé deux cas, M. Berne, trois, M. Gibert, un nombre égal, et moi-même, un cas.

Or, dans les contractures musculaires, le membre pouvant se trouver aussi dans l'extension, on sera porté à les diagnostiquer, si, au lieu d'un allòngement du membre, comme cela existe dans les coxalgies avec extension, on constate un raccourcissement. Ce raccourcissement est dû alors à la seule élévation du bassin.

Ce fait est relaté dans plusieurs des observations que j'ai fait connaitre, et notamment dans celle de M. Lesauvage (de Caen). Ce chirurgien n'a même été guidé que par ce seul signe pour réconnaître une contracture ;

12° M. Verneuil prétend que l'on doit soupçonner une contracture, lorsque les coxalgies s'accompagnent de rémittences, de recrudescences et de récidives. Toutefois, ce signe, quoique bon à noter, ne paraît pas avoir une grande importance ; car, comme l'a fait remarquer avec raison M. Bouvier, ces intermittences existent toujours dès le début des coxalgies.

Tels sont les signes différèntiels des contractures douloureuses des muscles péri-articulaires de la hanche sans lésion de la jointure, d'avec les véritables coxalgies.

Mais ne peut-on pas supposer qu'il y a, dans ces cas de contractures, névralgie articulaire avec vascularisation, congestion de la synoviale, provoquant, par action réflexe, la contraction musculaire.

Pour que cette opinion puisse être admise, il faudrait

observer, dans un temps plus ou moins long, la véritable transformation de ces contractures en coxalgies proprement dites, ce qui n'a pas encore été constaté. Il y a même des faits qui prouvent que des contractures ont duré trois ans sans produire la moindre altération dans la jointure. Celui de M. Robert en est un exemple bien frappant.

Que M. Verneuil, qui a agité cette question, soit resté dans le doute, cela se comprend. Le petit nombre de faits qu'il a connus, n'a pu lui permettre d'élucider tout-à-fait ce point en litige.

Il sera sans doute souvent difficile de distinguer au lit du malade, ces deux maladies l'une de l'autre. A côté de contractures musculaires simples, on en constatera d'autres consécutives à des affections articulaires, plus ou moins graves. Mais alors on se rappellera tous les signes différentiels de ces deux affections, ci-dessus établis ; et si l'ensemble des symptômes propres aux contractures, existent, on pourra porter un diagnostic le plus souvent certain.

Mais, s'il reste encore du doute dans l'esprit, il faudra faire usage de l'anesthésie, et l'on verra, dans les cas de contractures, la déformation de la hanche cesser, la cuisse reprendre sa position normale, le raccourcissement du membre disparaître, et enfin tous les symptômes simulant la coxarthrocace céder.

L'anesthésie, en permettant d'examiner soigneusement l'articulation, démontrera encore que les mouvements naturels de la jointure sont faciles dans les cas de contractures, puisque l'opérateur peut les exécuter sans efforts, ce qui n'a pas lieu lorsque l'on a affaire à des coxalgies véritables.

Cette méthode de diagnostic, sur laquelle M. Verneuil a eu raison d'appeler la sérieuse attention de la Société de Chirurgie, mérite d'être vulgarisée.

Ce n'est pas qu'on puisse toujours être certain de faire, à son aide, cesser la contracture, puisque dans mon observation de rétraction musculaire, liée à une altération des enveloppes de la moëlle, je n'ai pu, en l'employant, guérir ma jeune malade. Mais dans le plus grand nombre des cas, on en obtiendra les résultats les plus satisfaisants.

Maintenant que nous connaissons les signes à l'aide desquels on peut différencier les déviations des membres, suite de contracture musculaire, d'avec celles des véritables coxalgies, il nous sera facile d'établir le diagnostic différentiel de la sacro-coxalgie qui ne peut guère être confondue qu'avec les maladies de l'articulation coxofémorale. Quoique le plus grand nombre d'auteurs aient signalé des méprises fréquentes entre la sacro-coxalgie et les maladies de l'articulation coxo-fémorale, puisqu'elles ont pour signes communs la douleur au genou, les différences de longueur des membres, les abcès symptômatiques apparaissant aux mêmes régions, on peut toutefois les reconnaître aux signes suivants :

Dans la sacro-coxalgie, la douleur se fait sentir à la pression au niveau de l'épine iliaque postero-supérieure, tandis que c'est dans l'aine ou derrière le grand trochanter qu'elle se montre dans la coxalgie. Dans les cas de contracture musculaire, la douleur est diffuse.

Dans la sacro-coxalgie, la douleur est développée par la pression latérale sur la crète iliaque, ce qui n'a pas lieu dans la coxalgie, ni dans les contractures. Le toucher vaginal ou rectal dans la sacro-coxalgie fait naître des douleurs, si l'on presse sur la symphyse malade.

Dans les cas de coxalgies et de contractures musculaires, les mouvements de la cuisse sont impossibles ou très-bornés ; ils existent à l'état normal dans la sacro-coxalgie. De plus, dans la sacro-coxalgie, l'épine iliaque antero-

supérieure du côté malade, n'exécute pas plus de mouvements que celle du côté sain, lorsqu'on fait simultanément
mouvoir les deux fémurs.

Il me resterait à dire quelques mots des contractures
musculaires simulées, que l'on observe quelquefois chez
les individus qui croyent tromper ainsi les médecins des
conseils de révision, et se faire exempter du sort, en accusant une coxalgie qui n'existe pas. M. Larrey a constaté
plusieurs fois des faits de cette nature ; des individus se
présentaient à son examen avec des prétendues rétrac-
-tions musculaires, simulant des coxalgies : mais, à l'aide
de l'anesthésie, il a toujours pu dévoiler cette supercherie.
Comme ces contractures sont à peu près identiques à
celles dont je viens de parler, je n'en dirai pas davantage
sur leur compte.

IV

DU TRAITEMENT DES CONTRACTURES MUSCULAIRES
SIMULANT DES COXALGIES.

On a vu, dans les observations précédentes, que presque tous les cas de contracture étaient sous la dépendance
d'états morbides généraux, de la chloro-anémie, de troubles nerveux et menstruels, etc. Il est donc de toute nécessité de combattre ces dispositions fâcheuses, si l'on
veut obtenir des guérisons durables.

Il est impossible d'indiquer ici toute la série des moyens
curatifs les plus propres à remplir ces indications. Les
antispasmodiques, les antinévralgiques, les toniques, les
préparations ferrugineuses, l'hydrothérapie et les bains
de Pennes, trouveront, dans certains cas, leur utile application.

Parmi les eaux minérales sulfureuses ou alcalines et

gélatineuses, celles de Néris me paraissent, si surtout l'élément douloureux prédomine, devoir bien réussir. Mon honorable confrère, M. le docteur Faure, qui joint à une grande pratique de ces eaux, les connaissances les plus variées, m'a cité nombre de cas de contractures ayant été complètement guéris par leur emploi. Plus la douleur est vive, plus leur action sédative se fait sentir. Les bains de piscine, longtemps prolongés, doivent être prescrits de préférence à tous les autres procédés d'administration de ces eaux.

Les influences morales ne seront pas à dédaigner, si les malades sont d'une impressionabilité pareille à celle que présentaient les jeunes femmes dont MM. Chabalier et Gubian fils nous ont décrit la triste position. (V. p. 8 et 9.)

Ce traitement moral a beaucoup préoccupé Brodie (1); il conseille, si l'on a affaire à des jeunes demoiselles qui mènent une vie sédentaire, de les engager à voir le monde, à se servir de leur membre si l'élément douloureux n'est pas très-fort, et surtout à passer une grande partie de la journée en plein air, et, si cela se peut, au bord de la mer. Avec ces moyens, il a obtenu des cures remarquables.

Quelquefois une impression subite ébranlant tout le système nerveux, peut amener le même résultat. C'est ainsi que Brodie cite le fait d'une jeune personne atteinte de contracture musculaire simulant une coxalgie, qui fut subitement guérie, étant jetée à terre par un âne qu'elle montait.

Localement on fera usage, si la douleur est vive, des calmants de toute sorte appliqués sur la hanche et même sur tout le membre inférieur. On pourra aussi pratiquer des injections d'une solution calmante et antinévralgique, à l'aide de la seringue de Pravaz père, ou inoculer avec une

____

(1) *Neuraglia of the Joints*, 1850.

lancette quelques gouttes d'une solution au centième de sulfate neutre d'atropine. C'est par ce dernier moyen que M. Chabalier a guéri sa malade. Sept ou huit inoculations, pratiquées sur les muscles contracturés et douloureux et répétées chaque jour suffirent pour obtenir ce résultat.

Mais tous les cas de contracture musculaire ne céderont certainement pas à des moyens si simples. Il est des faits, dans ceux que j'ai produit, ou l'élément douloureux ayant disparu, la contracture musculaire a duré six mois, un an, et même trois années, comme dans le fait de M. Robert. (V. p. 7.)

Comme ces cas ont nécessité l'emploi de moyens thérapeutiques spéciaux, tels que le massage, le redressement brusque et manuel ou l'emploi d'appareils à extension plus ou moins simples ou compliqués, étudions donc ces divers traitements.

§ 1. *Des Frictions et du Massage*

Les frictions avec toute sorte d'huiles calmantes, avec une pommade belladonée ou un liniment au chloroforme, peuvent être fort utiles si l'élément douloureux prédomine. Mais le massage, si surtout l'état spasmodique l'emporte, me semble devoir produire des résultats les plus satisfaisants. Combiné dans un cas avec le redressement brusque et manuel du membre et même employé seul dans un autre, il m'a puissamment aidé à obtenir la guérison de mes malades.

Le massage donne lieu, sur les organes de la locomotion, à un abord plus libre du sang dans les vaisseaux qui entrent dans leur composition, et à un glissement plus facile des différentes fibres qui les constituent. La contraction est rendue plus libre par la laxité que cette manœuvre produit sur la peau. L'alternative de pression et de dilatation qui changent la manière habituelle d'être des muscles, doit changer aussi leur mode de sensibilité (1).

Mais comment ce massage doit-il être fait? M. Estradère va nous l'apprendre par les quelques lignes suivantes, que j'emprunte à sa monographie (2) :

« Après une friction, dit-il, on fait le pétrissage et la malaxation de tous les muscles contracturés de la cuisse en les suivant depuis leur insertion soit au tibia, au péroné ou à la rotule, soit au fémur, jusqu'à leur insertion supérieure au fémur ou à l'os des îles. De là, la nécessité de reprendre le massage au dessus du genou et de le pratiquer jusqu'au dessus du pli fessier en arrière et du pli de l'aine en avant, et, en dedans, jusqu'à l'origine externe des organes génitaux. On pratique également le pétrissage et la malaxation sur toute la fesse, car les muscles qu'elle contient concourent au jeu de l'articulation de la hanche. Ces deux manœuvres opérées, on fait le foulage de la cuisse; celui de la fesse ne peut être fait, à moins que l'on ne saisisse les deux fesses à la fois. Après le foulage, on fait le sciage de toute la partie; on pratique ensuite les diverses percussions, la hachure, le claquement, les vibrations pointées et profondes, la percussion avec le poing fermé ou avec la palette, des verges ou tout autre instrument percuteur.

« Enfin, on termine par des mouvements imprimés à l'articulation coxo-fémorale et aux muscles. Dans cette partie du corps, les muscles étant les plus gros et les plus longs de l'économie, on peut produire plus facilement qu'aux membres supérieurs les mouvements de torsion des

---

(1) Voyez, pour les pratiques du massage, le Traitement général, article Massage.

(2) Estradère, *Du Massage*, Paris, 1863, p. 81.

muscles, qui consistent à les saisir en les tournant entre les doigts transversalement à la direction des fibres musculaires.

« Ces mouvements terminés, on passe à ceux de l'articulation coxo-fémorale. Une main fixe le bassin, en appuyant à plat sur l'épine iliaque antérieure et supérieure, tandis que l'autre embrasse le jarret et soulève la partie inférieure de la cuisse, pendant que la jambe fléchit sur cette dernière, si le patient ne résiste pas, ou bien reste étendue sur elle, si le patient résiste. La flexion obtenue, on ramène la jambe dans l'extension, en maintenant toujours d'une main le bassin et en entraînant en bas la partie inférieure de la cuisse, que l'on tient comme pour la flexion. »

Dans les cas de contracture musculaire simple, le massage réussit assez bien, mais si les rétractions coïncident avec une arthrite, il faut, dis-je, que toute trace d'inflammation ait complétement cessé. C'est aussi l'opinion de Houzé (1), de M. Maisonneuve (2), de M. Villars (3), et de M. Estradère (4).

Pour moi, je ne puis que conseiller ce mode de traitement, il m'a rendu de grands services dans les deux observations qui me sont personnelles. (V. p. 11 et suivantes.) Si, en l'employant chez la malade atteinte de contracture, suite d'une lésion des enveloppes de la moëlle, j'ai été obligé de l'associer au redressement brusque, pour en obtenir de bons effets, j'ai pu du moins faire cesser, par ce seul moyen, dans un autre cas, une contracture douloureuse.

(1) Thèse, 1843.
(2) Thèse de concours, 1844.
(3) Thèse, 1854.
(4) *Loc. cit.*

M. Estradère, allant beaucoup plus loin que moi, prétend avoir guéri par le massage, plusieurs coxalgies articulaires, et même des ankyloses. Evidemment, ce confrère a dû se tromper de diagnostic et prendre de simples contractures pour des coxarthrocaces.

Je sais bien que la réussite dans deux faits ne suffit pas pour prouver les avantages d'une méthode thérapeutique. Mais si je m'en tiens à ce que j'ai obtenu du massage dans le torticolis, je ne puis que fortement le conseiller.

D'ailleurs, les deux faits qui vont suivre, se rapportant à des contractures musculaires, guéries rapidement par cette thérapeutique, seront, je n'en doute pas, lus avec intérêt ; car il s'agit, dans ces deux observations, de deux chirurgiens illustres, dont la médecine lyonnaise conserve religieusement le souvenir, je veux parler de Martin, et de Marc-Antoine Petit, aussi célèbre par le cœur que par l'esprit.

XIV⁰ Observation. Devant me réunir, dit Martin, pour consulter sur un cas grave de médecine opératoire, avec quelques confrères, desquels étaient mon illustre ami Marc-Antoine Petit, il me fit prier par un messager de l'excuser auprès de la réunion à laquelle il était empêché d'assister par un violent lombago qui le retenait sur une chaise longue. Je reçus son message sur les neuf heures du matin. Nous devions nous réunir à onze heures. Je me rendis aussitôt auprès de lui, et je lui promis une guérison subite s'il voulait se soumettre à une manœuvre dont je lui donnerais l'explication théorique après la réussite. Il prit de prime abord ma promesse pour une plaisanterie. Mais l'ayant assuré du plus grand sérieux que je pouvais escamoter son lombago dans moins de dix minutes, il me dit en plaisantant : « Allons ! mon cher escamoteur, voyons, mets-toi à l'œuvre. » Je le plaçais, dit Martin, dans la position convenable, et me mettant à califourchon sur son dos pour donner plus de force et de facilité au massage, je parvins, dans l'espace de cinq minutes, à effacer toutes les contractions partielles et irrégulières des faisceaux musculaires, et à lui rendre la pleine liberté de tous les mouvements dont il était privé. Il s'habilla et nous nous rendîmes ensemble au domicile du malade pour lequel nous devions consulter.

XV* Observation. La femme d'un tonnelier, dit Martin (1),
vint un jour à ma campagne me prier de visiter son mari. Il était,
me dit-elle, retenu dans son lit depuis huit jours par un rhumatisme qui résistait à tous les moyens de soulagement mis en usage
par le médecin qui le soignait. Je me rendis auprès de lui, au
moment où l'on se disposait à placer sur les régions lombaires
deux énormes emplâtres vésicatoires. Après un court examen, je
tirai à part le médecin et je fis de vains efforts pour lui faire
comprendre la cause véritable des douleurs et le genre des manœuvres au moyen desquelles je les ferai cesser en peu de temps.
Il voulut entrer en discussion, je m'y refusai, il prit de l'humeur et
se retira en haussant les épaules. Aussitôt après son départ, je me
mis à l'œuvre. Le massage produisit en moins de dix minutes son
effet ordinaire. Le malade se leva et s'habilla sans aide. J'avais à
cœur l'irrévérence du pli d'épaule. J'imaginai d'en tirer une ven-
geance innocente en faisant reporter immédiatement les emplâtres
vésicatoires au médecin par le prétendu rhumatisé, afin de lui
prouver que j'étais fondé en pareil cas de dire au malade : *Surge
et ambula.*

§ 2. *De l'Anesthésie seule ou combinée avec le redressement brusque
et manuel du membre.*

L'anesthésie seule, comme je l'ai déjà dit, permet de
guérir instantanément un grand nombre de ces affections.
Robert et Parlier ont ainsi guéri leurs malades. (V. *Observations* VII et VIII).

Mais lorsque la chloroformisation ou l'éthérisation ne
réussissent pas complètement, en les combinant alors
avec le redressement brusque et manuel, elles peuvent
produire des résultats avantageux. Les muscles étant
alors affectés de contractures et de douleurs, peut-on avoir
des moyens plus sûrs d'en triompher que l'association de
l'anesthésie et la distension forcée des muscles? Aussi,
avons-nous vu dans nos observations, que le redresse-

(1) Martin, *Mémoires,* publiés en 1837.

ment et l'éthérisation ont été employés chez trois malades, et que ce traitement a parfaitement réussi.

En conséquence, nous dirons avec M. Verneuil, « que l'anesthésie, unie à la méthode de Bonnet, et en général, à toutes les violences exercées sur les muscles rétractés, lorsque l'élément douloureux n'est pas prédominant, nous paraissent le meilleur moyen pour obtenir une guérison prompte et radicale (1). »

Mais il faut bien se le rappeler, il importe de ne pas se contenter alors des mouvements qui s'exécutent sans efforts et auxquels on se borne en général, lorsque l'on a en vue que le diagnostic. Il faut recourir à l'assouplissement complet et aux efforts qu'exige souvent le redressement. Si les mains ne suffisent pas pour fixer le bassin, il faut employer un étau et ne s'arrêter dans ces mouvements forcés, que lorsque la cuisse aura pu être ramenée dans l'extension forcée. Ce n'est qu'ainsi que j'ai pu, dans ma première observation (V. p. 11), vaincre la contracture et obtenir un résultat des plus satisfaisants.

Le redressement obtenu, on placera le membre dans une gouttière ou mieux dans un bandage amidonné, ce qui permettra de faire lever les malades beaucoup plus vite; car, il faut bien se rappeler, que dans les cas de coxalgies simulées, l'articulation n'étant point malade, on n'a pas besoin d'une immobilisation si complète et si longue que dans les coxarthrocaces.

§ 3. *De la Compression des muscles contracturés, à l'aide de bandages ou d'appareils.*

M. Verneuil, partant de ce principe, que dans les coxalgies musculaires, l'immobilisation complète de la

(1) Verneuil, *Mémoire sur la Coxalgie*, 1865.

hanche ne paraît pas toujours indispensable, lorsque, par exemple, l'élément douloureux existe à peine, a appliqué avec succès chez une de ses malades, un appareil amidonné ne comprimant que la jambe et la moitié inférieure de la cuisse. Cet appareil, placé peu de jours après le redressement du membre, suffit pour faire cesser les douleurs de la hanche, pour rendre la marche possible et amener une guérison presque complète, puisque, à peine était-il resté un mois en place, que cette malade pouvait marcher librement sans appareil et sans support quelconque.

Les appareils compressifs en cuir bouilli de David (de Rouen), modifiés par Hilton en Angleterre, et perfectionnés par Dancel, Rault et M. Bouvier, en France, pourraient être avantageusement utilisés dans les cas simples, lorsque la contracture n'est pas très-forte. Ces bandages, se moulant sur le bassin et la cuisse, exercent une compression et une extension lente sur les muscles contracturés, tout en permettant la déambulation. Comme ils sont fendus verticalement et dans toute leur longueur, on peut les enlever à volonté, pour pratiquer le massage ou des frictions de toutes sortes, ou pour administrer des bains composés.

XVIe Observation. J'ai vu dernièrement l'observation sommaire d'un jeune enfant de dix ans environ, qui, à la suite d'une rougeole, avait été atteint d'une contracture des muscles de la cuisse avec légère inflammation de la capsule coxo-fémorale. Il y avait flexion de la cuisse sur le bassin, adduction, rotation du membre en dedans, et un raccourcissement de deux centimètres. Après plusieurs traitements locaux restés infructueux, M. Bouvier, mandé en consultation, fit appliquer un de ses appareils en cuir bouilli. Il suffit, au bout de très-peu de temps, pour calmer les douleurs et pour diminuer le raccourcissement d'un centimètre. Nul doute que cet enfant ne guérisse bientôt en continuant l'usage d'un appareil qui maintenant la rectitude du membre, permette en même temps le jeu de l'articulation et l'emploi des traitements locaux et généraux et si surtout on utilise ensuite, pour assurer la guérison, l'action si fortifiante de certaines eaux minérales.

Voilà donc un fait qui prouve que, dans les contractures musculaires, l'immobilisation complète de la hanche ne paraît pas indispensable, ou du moins n'a pas besoin d'être longtemps continuée.

§ 4. *Appareils à extension lente et graduée.*

Les appareils à extension lente et graduée dans lesquels la force rétractile du caoutchouc est utilisée, pourraient être appliqués simplement ou mieux sur un bandage amidonné, fendu circulairement au niveau de l'articulation; ils donneraient peut-être des résultats satisfaisants.

Ces appareils, imaginés par le regrettable Blanc et perfectionnés par notre honorable confrère M. Delore, chirurgien en chef de la Charité, méritent d'être vulgarisés.

L'extension lente et continue, comme l'ont conseillé, dans ces dernières années, William Harris (de Philadelphie), Davis, Sayre, chirurgien de l'hôpital de Bellevue à New-Yorck, Bauer (de Brooklyn), Olcott (de Williamsbury), pourraient aussi produire, dans ces cas, quelques résultats avantageux. En lassant continuellement les muscles, ces appareils, s'ils étaient combinés avec le massage et les frictions simples ou calmantes, me semblent devoir réussir. Au même titre, je ne saurai trop approuver l'emploi des appareils orthopédiques du docteur Pravaz (de Lyon).

§ 5. *De la Section sous-cutanée des muscles contracturés.*

La section sous-cutanée des muscles, lorsque l'élément douloureux n'existe plus, peut trouver dans quelques cas des utiles applications. Je me réserve de m'étendre longuement sur cette thérapeutique, lorsque je m'occuperai des rétractions musculaires consécutives aux ankyloses fibreuses de la hanche. (V. cet article.)

II

DES MALADIES DES TROCHANTERS SIMULANT DES COXALGIES.

Les maladies des trochanters ou de leurs bourses muqueuses ont des symptômes tellement semblables à ceux des coxalgies, que bien souvent, on confond ces affections l'une avec l'autre.

On connait plusieurs erreurs de diagnostic de ce genre. Le fait suivant, qui m'est personnel, prouvera la justesse de mon assertion.

XVII⁰ OBSERVATION. En 1862, je fus appelé à donner mes soins à un [homme d'une cinquantaine d'années, qui présentait en apparence tous les symptômes d'une coxalgie aiguë; douleurs vives et tuméfaction à la hanche, déviation du bassin, douleur au genou, flexion et adduction de la cuisse, raccourcissement. L'ensemble de ces symptômes m'avait conduit à accuser, dès ma première visite, l'existence d'une coxalgie; mais après un examen attentif, je ne tardai pas à reconnaître la présence d'un vaste abcès trochantérien situé à la partie interne et supérieure de la cuisse. Je l'ouvris, j'y pratiquai ensuite des injections détersives et iodées, la cuisse se redressa naturellement, et le malade ne tarda pas à recouvrer l'intégrité complète des mouvements de l'articulation coxo-fémorale.

Je dis que dans ce fait, il y avait une maladie du petit trochanter ; car l'abcès, une fois ouvert, je pus, à l'aide d'un stylet, sentir l'éminence trochantérienne, qui se trouvait dépourvue de périoste.

Dans ce cas si intéressant, je fus conduit à redresser mon diagnostic par ce fait, qu'il n'existait que très-peu de douleur dans l'articulation de la hanche, lorsque j'essayai de soulever le membre, en fixant préalablement le bassin. Etendre le membre fléchi, n'eut produit sans doute aucun bon résultat. Mais aussitôt que la collection purulente, eut été détruite, on vit le membre se redresser peu à peu, et, quelque temps après, le malade marcha sans boiter et sans douleur. Il n'aurait certes jamais obtenu un pareil résultat, s'il avait eu une coxalgie aiguë.

Je suis persuadé que l'on a très-souvent commis l'erreur de diagnostic qui m'est arrivée dans l'observation précédente.

J'ajoute même, que si le malade fût mort immédiatement après l'ouverture de l'abcès trochantérien, j'aurais pu croire encore à une maladie de l'articulation de la hanche, tant cette affection trochantérienne lui ressemblait.

Pour prouver la vérité de ce que j'avance, je rapporterai en peu de mots, deux faits signalés à la Société de Chirurgie, par MM. Marjolin et Hervez de Chégoin.

XVIIIᵉ Observation. Dans le fait de M. Marjolin (1), il s'agissait d'une jeune fille atteinte d'une vaste collection purulente de la partie supérieure de la cuisse, que ce chirurgien rattacha à une coxalgie aiguë. Cette fille mourut, et, à l'autopsie, on constata une ostéite suppurée du grand trochanter, sans altération du reste du fémur. L'articulation coxo-fémorale était parfaitement saine.

XIXᵉ Observation. Le fait de M. Hervez de Chégoin (2), se rapporte à une jeune femme de 23 ans, qui fit une chute sur la hanche, laquelle fut d'abord jugée sans gravité. Mais la contusion, si simple en apparence, donna lieu, au bout de quelques mois, à une inflammation vive, et finalement à un abcès. Le membre, quoiqu'il n'y eût pas de douleur dans la région antérieure et interne de l'articulation, s'inclina fortement dans l'adduction, et les tentatives pour le ramener dans le sens opposé étaient très-douloureuses. MM. Nélaton et de Chégoin restèrent indécis sur le diagnostic à

(1) *Société de Chirurgie*, 1865.
(2) *Société de Chirurgie*, 1865

pôrter. S'agissait-il d'une coxalgie ou d'un abcès trochantérien ? L'abcès étant devenu volumineux, ils l'ouvrirent à la partie interne de la cuisse. La malade succomba, malgré des soins aussi intelligents qu'assidus ; et l'autopsie permit de constater une lésion du grand trochanter avec altération du périoste, et l'intégrité complète de l'articulation coxo-fémorale.

L'articulation n'étant pas, dans ces cas, malade, on a dû souvent employer dans leur traitement des pratiques qui n'auraient dû être utilisées. Et si par cas, on en a obtenu de bons résultats, on s'est empressé de nous citer ces faits comme démontrant les avantages de tel ou tel appareil, alors que ces mêmes appareils auraient sans doute produit des effets tout différents, si une coxalgie avait existé.

Quoiqu'il en soit, on peut dire, qu'en général, dans les cas de maladie des trochanters, surtout du grand, il n'existe pas de douleur au niveau de la partie antérieure de l'articulation.

Si l'abcès entoure l'article, le diagnostic devient fort difficile. Alors, l'anesthésie sera d'un grand secours pour l'établir. Dans la coxalgie articulaire, la raideur et la difficulté du mouvement persistent pendant l'éthérisation, tandis que les mouvements sont alors faciles, quand les trochanters, sont seuls malades.

Cependant, il peut arriver que l'inflammation trochantérienne n'ait pas gagné l'articulation, mais ait épaissi seulement la capsule articulaire ou le tissu cellulaire qui l'entoure. L'article, malgré l'anesthésie, conservant, dans ces cas, de la raideur, le diagnostic devient par suite impossible. On ne peut établir que des suppositions plus ou moins exactes. La situation de l'abcès, son évolution, la douleur ressentie par le malade au niveau des trochanters, la tuméfaction de ces saillies osseuses devenues douloureuses à la pression, permettront cependant de porter, dans un grand nombre de cas, un diagnostic approximatif.

Ce sujet, à peine exploré, mérite de nouvelles recherches. Nous nous proposons d'y revenir dans un travail dont nous nous occupons actuellement. Puissent ces quelques pages engager les chirurgiens à publier les faits qu'ils auront observés ; ils nous seront extrêmement utiles pour établir d'une manière définitive le véritable diagnostic différentiel de ces affections.

TRAITÉ DE THÉRAPEUTIQUE

DE

LA COXALGIE

CONSIDÉRATIONS GÉNÉRALES

Le traitement de la coxalgie se compose de deux ordres de moyens. Les uns, s'adressent à l'ensemble de l'économie qu'il s'agit de modifier ; les autres doivent être appliqués au pourtour de l'articulation malade.

Mais le traitement local des coxalgies n'est pas seulement pharmaceutique ; il est, en général, complexe. En effet, que le mal soit local ou l'expression d'un état diathésique, il tend, comme dans toutes les maladies articulaires, à produire, indépendamment des désordres locaux, des déviations de membres, qui, si elles n'étaient pas prévenues ou traitées par des moyens spéciaux, constitueraient, une fois la maladie détruite, des difformités gênant la marche et qui, par leurs effets, ne manqueraient pas de produire sur tout l'ensemble de l'économie, un retentissement plus ou moins fâcheux.

Il y a donc à ajouter, dans ces cas, un traitement mécanique à celui dit local.

Ce traitement mécanique a occuppé d'une manière particulière les chirurgiens de notre époque. Si tous ne sont pas d'accord sur les moyens les plus propres à combattre ou à prévenir les difformités, tous du moins sont unanimes pour approuver le principe de ce traitement. Je me réserve d'en faire une étude toute spéciale 'et de tâcher de fixer une fois pour toute, l'attention sur les meilleurs moyens de l'accomplir.

En présence d'une coxalgie, le praticien doit donc avoir recours à trois ordres de moyens :

1° Les uns généraux ;

2° Les autres locaux ;

3° D'autres, enfin, mécaniques.

Le plus souvent c'est à l'association de ces trois traitements qu'il devra la guérison de ses malades.

Dans les coxalgies, maladies le plus souvent constitutionnelles et qui exigent des traitements de longue durée et savamment combinés, il est de toute nécessité de faire usage des moyens curatifs les plus rapides, parce qu'en tenant les malades au lit et dans le décubitus dorsal pendant un temps long, on porte atteinte à leur constitution déjà viciée, circonstance très-fâcheuse comme nous le démontrerons bientôt.

Cette étude, qui préoccupe avec juste raison les chirurgiens de notre époque, mérite d'être prise en sérieuse considération. Je serais heureux, si, dans l'exposé que je vais faire, on peut trouver la confirmation de ce que je viens d'avancer. Je serai, par là, satisfait d'avoir pu consacrer une partie de mes veilles à propager une thérapeutique si profitable à ceux que, au commencement de ce siècle, on laissait pour ainsi dire s'éterniser dans leur lit de souffrance ; la coxalgie chronique, par exemple, étant considérée comme au dessus des ressources de l'art.

PREMIÈRE PARTIE

DU TRAITEMENT GÉNÉRAL DES COXALGIES

Les coxalgies étant le plus souvent sous la dépendance d'états morbides ou d'affections constitutionnelles, leur traitement général doit être celui des diathèses acquises ou héréditaires.

Faire ici une description détaillée de tous les moyens curatifs que l'on a proposés dans ce but, serait une œuvre qui dépasserait les bornes du travail que je me suis pro-, posé. Pour être complet, il me faudrait consacrer plus d'un volume à cette étude, et d'ailleurs, que pourrai-je apprendre de plus que ce que tout le monde sait ?

Toutefois, je dirai que la coxalgie étant, en général, la manifestation locale de la diathèse scrofuleuse ou rhumatismale, c'est dans l'ordre des moyens proposés pour guérir ces affections qu'il faut chercher les modificateurs de l'ensemble de la constitution.

Quoiqu'il en soit, que l'on ait affaire à un état scrofuleux, à la diathèse rhumatismale ou à un autre état morbide, les moyens thérapeutiques doivent être tirés :

1° De l'hygiène ;

2° Des agents physiologiques qui activent la respiration, la production de la chaleur, ou la transpiration ;

3° Des préparations pharmaceutiques ;

4° Il est enfin d'autres moyens curateurs qui ne sont que la combinaison des agents hygiéniques, physiologiques et pharmaceutiques. Tels sont : les eaux minérales salines, sulfureuses et alcalines, dont l'action est très-utile dans le traitement général des coxalgies.

Disons quelques mots de chacun de ces moyens.

CHAPITRE PREMIER

DES AGENTS HYGIÉNIQUES.

De tous les temps, on a reconnu la valeur des ressources fournies par l'hygiène dans le traitement des coxalgies. « Si l'on réfléchit, dit M. Pigeolet (1), qu'il arrive souvent qu'un enfant doué d'un tempérament lymphatique est atteint quelquefois d'un commencement de maladie, pendant des mois et même des années, qui se dissipe et reparaît tour à tour pour sévir seulement à la faveur d'une cause occasionnelle, on conçoit de suite qu'en imprimant un peu plus d'énergie à sa constitution, en le plaçant dans des conditions de vie plus avantageuses, on évitera la confirmation d'un mal qui n'en est que mieux enraciné, lorsqu'il a mis plus de temps à s'établir. Ces considérations s'étendent encore aux personnes qui sont atteintes d'affections rhumatismales ou autres qui ne sont plus à leur début. »

Mais on peut le dire avec assurance, à aucune autre époque que la nôtre, on ne s'est plus occupé de ces moyens préventifs ou auxiliaires des traitements médicaux. Placer les coxalgiques dans les meilleures conditions hygiéniques, c'est incontestablement se préparer les cures les plus

(1) *De la Coxalgie*, p. 96; Bruxelles, 1845.

rapides et les plus durables. A quoi sert le traitement pharmaceutique s'il est accompli dans des lieux malsains et privés de lumière ou dans des conditions défavorables à la santé ? On a beau employer les préparations iodées, par exemple, chez des sujets vivant dans des endroits bas et humides, ou dans des lieux où l'air se trouve altéré, on n'en obtiendra que de bien faibles résultats, si surtout on les compare à ceux obtenus à la campagne, dans un air salubre, dans des lieux secs et vivifiés à chaque instant par l'action si bienfaisante du soleil.

M. de Humboldt n'a-t-il pas démontré qu'en transportant seulement sur des hauteurs salubres certains individus atteints du goître, on pouvait les guérir de cette affection, si elle avait été contractée dans des vallées basses, humides, privées de soleil et de courant d'air ?

« La civilisation, en introduisant dans les vallées des Alpes, par exemple, des habitudes hygiéniques mieux entendues, contribue puissamment à améliorer la condition physique des populations de ces régions si peu privilégiées. Le fait qui va suivre mérite d'être pris en grande considération par les hommes de l'art.

« Dans la vallée d'Aoste, on remarque deux petites vallées, celle de Challant et celle de Gressonay, qui commencent au pied du Mont-Blanc et se rendent, en suivant la direction du nord au sud, l'une à Donnaz, l'autre à Derres, sur les bords de la Douare, dans la vallée d'Aoste. La nature zoologique du sol est la même dans ces deux vallées. Elles sont parcourues, dans toute leur étendue, par un torrent dont la nature des eaux est la même et qui servent exclusivement à la boisson des habitants. Ces vallées ont à peu près les mêmes profondeurs, les mêmes largeurs ; elles sont séparées par la même montagne ; les courants d'air y sont les mêmes ; la température y est identique; la végétation aussi belle dans l'une que dans l'autre. Il y a près d'un siècle que le nombre des crétins était le même dans ces deux vallées, depuis leur origine jusqu'à leur terminaison. Dans la vallée de Challant, on en compte soixante-quatre au village de Derres, quinze à Ayaz, cent soixante à Issone, et vingt-neuf à Brusson. Dans la vallée de Gressonay, on n'en compte plus que quatre à Bard, deux à Lilianes, et point dans les autres villages, ce qui fait six crétins sur quatre mille deux cent dix-sept habitants, tandis que dans l'autre vallée on en compte deux cent soixante-huit sur trois mille sept cent quatre-vingt-douze habitants.

« La cause aujourd'hui de cette différence tient à ce que la population de la vallée de Gressonay est devenue industrielle, et, par suite, plus aisée. Elle habite des villages spacieux, convenablement exposés, très-propres. Les arbres fruitiers n'entourent pas, comme dans l'autre vallée, les maisons qui ont, en général, deux étages. Les pièces y sont larges, bien aérées; la propreté est grande; les fenêtres sont larges, on les ouvre souvent; les étables sont bien construites, le fumier n'y croupit pas, et elles sont bien aérées. Il n'y a plus ni pauvres ni mendiants; tous les hommes se livrent à un commerce de transit, d'échange avec les produits du Piémont et du Valais, par une route qui rend les communications faciles entre ces deux pays. Les enfants sont bien soignés; ils apprennent tous à lire et à écrire. Les habitants changent souvent de linge; leurs habillements sont propres, quoique simples, et leur nourriture est saine; ils boivent du vin, qu'ils vont chercher en Piémont.

« Les habitants, au contraire de la vallée de Challant, ne se livrent, en été, qu'à la culture de leurs champs et passent l'hiver dans les écuries, plongés dans la plus complète inertie. Leurs villages sont mal exposés, leurs maisons basses et humides. Aussi ont-ils tous le teint pâle et maladif. Les enfants sont abandonnés à eux-mêmes; au lieu d'apprendre à lire, ils passent leur temps à dormir dans les étables : il n'est pas étonnant dès lors de trouver dans cette vallée, où l'hygiène est si mal observée, un grand nombre de goîtreux ou de crétins, tandis que dans la vallée voisine il n'en existe presque plus (1) ».

Si les quelques lignes que l'on vient de lire, militent en faveur d'une bonne hygiène physique et morale, pour la disparition du goître, que ne peut-on pas dire d'avantageux des moyens hygiéniques savamment employés pour aider à la guérison de maladies telles que la coxalgie, qui est le plus souvent la conséquence de l'habitation dans des lieux malsains, bas et humides, et privés d'air et de soleil.

Si nous insistons beaucoup sur les moyens hygiéniques, c'est que la plupart du temps, on les oublie trop dans les ouvrages élémentaires. On considère avoir exposé le traitement général de la coxalgie en indiquant la série des moyens pharmaceutiques appropriés. C'est une lacune d'autant plus grave, que la coxalgie attaquant de préférence les jeunes sujets, ceux-ci doivent être naturellement plus exposés à subir les conséquences d'une hygiène mal comprise et dont les effets sont si désastreux à cet âge.

Je suis convaincu qu'un grand nombre de récidives de coxalgies tiennent à ce que l'on néglige trop les moyens hygiéniques et parfois le traitement général. Si l'on observe attentivement ce qui se passe alors, on ne peut que donner raison à l'opinion que je défends. J'ai déjà dit que la coxalgie est la manifestation locale d'une diathèse. Vous

(1) Niepce. *Traité sur le Goître et le Crétinisme,* p. 438.

traitez alors par des moyens chirurgicaux, le mal local, et par des moyens généraux, l'ensemble de la constitution. Supposez que vous ayez fait disparaître la coxalgie, le malade vous quitte et vous lui recommandez de suivre longtemps encore un traitement général et une hygiène appropriée. Exécute-il vos prescriptions? Le plus souvent, il accomplit la partie pharmaceutique de vos prescriptions : quant aux soins hygiéniques, il n'en fait pas cas. C'est ainsi que pour le guérir, vous l'aviez placé dans un air aussi pur que possible ; vous lui aviez donné de bons vêtements et une alimentation tonique. Sitôt qu'il est guéri, bien des fois, si surtout il est pauvre ou peu soigneux, il ira s'exposer au froid, se coucher sur de l'herbe humide. Il se débilitera par une alimentation mauvaise, et au bout de quelque temps, la maladie générale ne pouvant guérir dans de pareilles conditions, le mal local reparaîtra, et l'on accusera alors, non le médecin, mais bien l'art, d'être impuissant.

Comme preuve de ce que j'avance, je citerai quelques faits.

XX° Observation. Une petite fille de Corbeil, âgée de six ans, pâle, lymphatique ; coxalgie datant de plusieurs mois, redressement, application d'un appareil, cessation des douleurs, marche facile avec des béquilles, retour de la santé, résultat très-encourageant. Cependant deux fois déjà on m'a ramenée l'enfant pour des douleurs assez vives revenues passagèrement à la hanche. L'examen de l'appareil et du membre n'expliquait rien ; mais la première fois, l'enfant avait été prise de bronchite avec légers mouvements fébriles ; la seconde, il s'agissait d'une entérite assez intense. Ces affections guéries, les douleurs de la hanche disparurent d'elles-mêmes.

XXI° Observation. L'enfant d'un vétérinaire subit le redressement et l'application de l'appareil inamovible le 23 octobre 1864. Tout alla bien jusqu'au 5 janvier. Ce jour-là, les douleurs coxo-fémorales, les cris nocturnes recommencent accompagnés de malaises, d'inappétence, d'agitation et de fièvre pendant la nuit. L'appareil est enlevé, mais il est réappliqué sur le champ, se trouvant en parfait état. Le soir même, fièvre intense, et le lendemain apparition d'une rougeole des plus vives, prise par contagion.

XXII⁰ Observation. Jeune fille d'un boulanger; tempérament lymphatique très-prononcé, coxalgie encore assez bénigne. Appareil inamovible. L'enfant, qui languissait à Paris, fut renvoyé à la campagne. Au bout de sept semaines, le bandage se détériore, on l'enlève. la marche s'exécute d'abord avec des béquilles, puis en liberté sans aucune claudication. Retour au mois de septembre, la santé générale est florissante, la coxalgie paraît entièrement guérie. L'automne et l'hiver se passent bien ; mais en février, l'enfant pâlit et maigrit un peu, elle recommence à souffrir et à boiter légèrement de temps à autre. La déviation reparaît aussi passagèrement d'abord, puis d'une façon presque continue. La coxalgie récidive, l'appareil est replacé, départ pour la campagne. Les chaleurs arrivées, on ôte le bandage, bains de rivière et bains de feuilles de noyer. L'enfant revient à l'automne, cette fois radicalement guérie sans doute, car depuis plus de deux ans rien n'a reparu (1).

A ces observations je pourrais en joindre plusieurs analogues et tirées de ma pratique.

XXIII⁰ Observation. Je me rappelle l'observation d'un enfant de dix ans que j'avais traité d'une coxalgie, par le redressement brusque, six mois auparavant. En traversant le village où il était, je fus péniblement impressionné en le voyant couché sur l'herbe presque nu et à côté d'un ruisseau. Je recommandai aussitôt de lui faire porter de la flanelle. Mais l'action délétère de l'humidité s'étant fait sentir sur l'organisme, il recommença bientôt après à souffrir, sa coxalgie récidiva, et il me fallut beaucoup de soins et de temps pour le ramener à un état satisfaisant.

Etudions donc les conditions hygiéniques propres aux coxalgiques et qui permettent de prévenir les récidives autant que possible.

I

DE L'AIR ET DES HABITATIONS.

L'air atmosphérique joue, on le sait, un très-grand rôle dans le renouvellement du sang artériel. Il peut

____

(1) Verneuil, *Mémoire sur la Coxalgie*, 1865.

apporter dans l'économie, s'il est vicié, des matériaux étrangers et nuisibles. Dès lors, il faut placer les coxalgiques dans des lieux sains et très-salubres.

En effet, l'air atmosphérique très-pur exerce uue action constante et salutaire sur tout l'organisme, dont il modifie très-souvent la disposition intime. Cicéron avait, dit-on, une santé frêle et très-délicate. Après un long séjour au milieu d'un air parfaitement pur, il devint fort et robuste, et sa voix, de grelottante et légère qu'elle était d'abord, acquit, par cette seule circonstance, un timbre éclatant. Or, on peut considérer l'action de l'air comme celle d'une force extérieure sans cesse active qui rend durables les changements qu'elle provoque dans l'économie animale. C'est cette permanence d'action qui rend si important le pouvoir de cet agent sur le corps vivant; car, si les variations que son impression première introduit dans les mouvements des organes se maintiennent ; si l'ordre particulier qui s'établit alors dans chaque fonction de la vie devient un état fixe et constant; si la digestion, la circulation, les sécrétions, en un mot, tous les actes de la vie assimilatrice, acquièrent un autre mode d'activité, cette nouvelle manière d'exister, opérera bientôt une mutation dans la complexion actuelle de toutes les parties vivantes. Après un temps plus ou moins long, l'économie animale ne sera plus dans les mêmes conditions ; le corps aura acquis une nouvelle disposition organique.

« Si l'homme, dit le docteur Francis Devay (1), avait un choix à faire entre une bonne nourriture et la respiration d'un bon air, l'intérêt le plus immédiat de sa conservation exigerait que son choix tournât au profit du second : en un mot, il lui serait plus facile de se passer d'une

____

(1) Devay. *Hygiène des Familles*, t. 1, p. 260.

bonne alimentation que d'un air salubre. C'est vainement qu'il tenterait de donner à l'organisme toute sa vigueur par une nourriture abondante et choisie; si une complète oxigénation du sang veineux ne concourait à l'élaboration des substances alibiles. Lorsque le poumon ne fonctionne point avec une suffisante énergie, l'économie se surcharge d'éléments qui résistent à l'assimilation. De là, tant d'affections tuberculeuses chez les enfants, goutteuses dans l'âge adulte, etc. Toutes choses égales d'ailleurs, il faut, pour l'entretien de la santé, qu'un rapport normal existe entre ces deux grandes fonctions : la digestion de l'air et celle des aliments. La première, avec des matériaux parfaits, peut en quelque sorte, suppléer à la seconde ; tel est le cas de certains montagnards aux formes athlétiques, à la plus riche carnation. On croirait de prime abord, que c'est avec des substances alimentaires, sinon recherchées, du moins parfaitement restauratrices, qu'ils entretiennent cette vigueur luxuriante : erreur, ils ne mangent souvent que du laitage et du pain grossier, et de la viande seulement deux ou trois fois par mois. Mais chez eux, la chylification aboutit à une hématose parfaite ; le sang veineux se purifie entièrement de son carbone. La contre-épreuve est fournie par les personnes riches et oisives. Les aliments de bonne qualité qu'elles absorbent journellement, ne leur profitent en rien. Bien plus, un régime trop succulent, composé de viandes animales, semble faire un appel plus direct à une respiration plus ample et plus puissante. Les gastronomes ont plus besoin de respirer que les individus soumis à des habitudes de frugalité. Suivant les expériences de MM. Yvart et Lassaigne, la quantité d'oxigène atmosphérique, consommé par les animaux se nourrissant de substances azotées est d'un cinquième plus considérable que celle qui a lieu sous l'influence d'aliments non azotés. »

De ces considérations si justes, il ressort, de la manière la plus évidente, que le séjour dans un air salubre sera on ne peut plus utile aux individus atteints de coxalgie. Il faudra ensuite leur recommander l'habitation des lieux exposés au midi et surtout au soleil, qui exerce sur les animaux, comme sur les plantes, une action vivifiante, puisqu'il augmente la transpiration et lui donne ses qualités normales.

« La réunion du calorique et de la lumière, dit Londe (1), est l'excitant le plus naturel du système cutané, le plus puissant tonique. Il est probable que la modification que reçoivent les organes par la voie de la peau, n'est pas seulement due au calorique et à la lumière, mais l'est encore à l'oxygène de l'air, auquel sans doute, cette membrane est perméable. »

On évitera l'exposition au vent, comme pouvant être cause occasionnelle de la coxalgie rhumatismale. On a conseillé aussi le séjour dans des lieux situés près des forêts de sapins. Cette indication est très-rationnelle, parce que l'atmosphère, se trouvent alors plus ou moins chargée de principes résineux, doit offrir de grands avantages à ceux dont la santé est frêle et délicate. Et si ces forêts se trouvent situées dans des endroits chauds, abrités de tous les vents et situés sur les bords de la mer, comme l'est Arcachon, par exemple, on conviendra de la puissante efficacité des conditions hygiéniques de cette station thermale.

Les conditions de salubrité de nos hôpitaux ne permettent guère d'utiliser ces puissantes ressources hygiéniques. Ils sont trop grands, ils sont, la plupart du temps,

(1) *Traité d'Hygiène.*

situés au milieu des villes, où l'air est déjà vicié et souvent empesté par des brouillards ; ils contiennent, de plus, une réunion si considérable d'individus malades, qu'il est impossible, malgré le bon vouloir des Administrations, de ventiler les salles à ce point que les effets fâcheux des exhalaisons et des déjections des malades puissent être annihilés.

Aussi, les médecins demandent-ils avec instance, en France, en Angleterre ou en Allemagne, la création d'hôpitaux beaucoup plus petits que ceux qui existent aujourd'hui, et offrant toutes les ressources hygiéniques désirables.

D'après les conditions si déplorables de nos établissements hospitaliers actuels, on n'est pas en droit d'accuser la faiblesse de l'art, ni de rendre les médecins responsables de leurs insuccès, car ceux-ci, ayant constaté trop souvent le peu de réussite de leurs traitements pharmaceutiques, préfèrent renoncer alors aux ressources de la pharmacologie, afin de ne pas ajouter, en suivant l'expression de Montaigne, la maladie produite par les remèdes à celles pour lesquelles les malades sont venus réclamer les soins médicaux. Ils se contentent donc de leur faire donner une bonne nourriture, du vin généreux, et surtout du quinquina, destiné à soutenir leurs forces et à agir comme antisceptique et antiputride.

Aussi, nous ne saurions trop engager ceux qui sont appelés à traiter les coxalgies, de hâter le traitement actif chirurgical, et d'envoyer immédiatement les malades dans des lieux très-salubres, et où ils puissent, au milieu de toutes les conditions d'hygiène possibles, accomplir le traitement pharmaceutique. Le séjour au bord de la mer sera fort utile aux coxalgiques. Brodie (1) et M. Pigeolet (2)

(1) Brodie, *Maladies articulaires*, p. 186.
(2) *Loc. cit.*, p. 96.

ont fixé des premiers l'attention sur ce point, et l'on sait que depuis quelques années, l'administration des hôpitaux de Paris a créé des hospices sur les bords de l'océan, afin d'utiliser cette précieuse ressource hygiénique. Le résultat que l'on en a obtenu dans le traitement de la scrofule, est tellement avantageux que M. le docteur Bergeron, dans un rapport récent, n'a pas craint de demander la création de plusieurs de ces petits hôpitaux. Voici un passage que j'extrais de son rapport, et qui concerne les enfants atteints de maladies articulaires (1) :

« Il a été admis à l'hôpital de Berck 35 enfants atteints de tumeur blanche, les uns en bonne voie de guérison, — c'était le plus grand nombre, — d'autres, arrivés à un état stationnaire, en dépit de la médication la plus rationnelle, quelques uns enfin, dans un état désespéré, au moins quant à la conservation du membre. De ces 35 malades, 4 ont succombé, 3 à l'abondance de la suppuration, et 1 à une complication de tuberculisation viscérale ; 13 ont quitté Berck, sans que la lésion locale fût sensiblement modifiée. Parmi les 18 enfants qui, sans être complétement guéris, sont rentrés à Paris, dans un état d'amélioration assez avancé pour qu'on pût raisonnablement compter sur une guérison ultérieure. Il en est plusieurs, dont l'observation est d'un grand intérêt. « En effet, dit M. Bergeron, arrivés sur le bord de la mer, dans un état digne de pitié, tant à cause de leur épuisement qu'à cause de la gravité des lésions locales, peu à peu, sous l'influence d'une atmosphère vivifiante, ces malheureux ont senti leur appétit se réveiller, leurs forces renaître ; bientôt aussi, on a vu les fongosités articulaires diminuer de volume, la suppuration se tarir, la plupart

(1) Bergeron, *Rapport sur les résultats obtenus dans le traitement des enfants scrofuleux à l'hôpital de Berck-sur-Mer*. 1866.

des trajets fistuleux se cicatriser ; quelquefois même, les articulations reprendre en partie leur mobilité. »

Il serait à désirer que l'on puisse affecter aux coxalgiques qui ont subi des traitements chirurgicaux, quelques lits dans cet asile de convalescence dont la ville de Lyon vient d'être redevable à la libéralité d'une puissante et auguste intervention.

Dans cet asile, dont l'air est si salubre, on pourrait, en effet, employer avec le plus grand avantage, les moyens curatifs généraux que la science a mis à notre disposition.

II

DES VÊTEMENTS ET DU RÉGIME.

Des Vêtements. — Il est indispensable de vêtir d'une manière convenable, ceux qui sont atteints de coxalgie. Sous ce rapport, M. Pigeolet donne les conseils suivants :

« Lorsque chez les sujets malades, il y aura réaction suffisante de la part de l'économie, et que les fonctions de la peau s'exécuteront régulièrement, les vêtements de laine conviendront; mais ils devront être assez légers, pour ne point donner lieu à une surexcitation. Un simple tissu de flanelle au-dessus de la chemise en coton ou en lin, sera très-convenable, avec la précaution de renouveler assez fréquemment celle-ci pour qu'elle n'ait pas le temps de s'imprégner complétement de la matière grasse qui s'exhale de la peau avec assez d'abondance chez les lymphatiques et les scrofuleux. »

Mais quand le défaut d'action générale a laissé une grande disposition à l'impressionnabilité au froid, on conseillera la flanelle immédiatement sur la peau, on emploiera des vêtements plus épais. On tiendra cette conduite également chaque fois que le rhumatisme a produit la maladie. Le linge de coton, moins-bon conducteur du calorique que le lin, sera alors préférable.

Du Régime. — Les coxalgies n'étant que l'expression d'un mal général qui tend à affaiblir de plus en plus l'économie toute entière, le régime devra être tonique par excellence.

Cependant, il est des cas rares, il est vrai, mais non moins réels, où les affections de l'articulation de la hanche sont la suite d'une inflammation franche. Il faut, lorsque les coxalgies sont à l'état aigu, n'employer qu'une alimentation très-légère. Mais, lorsque les états aigus n'existent plus, se trouvant alors aux prises avec la scrofule, le lymphatisme ou le rhumatisme, il faut dès lors prescrire les fortifiants, tels que les vins généreux et contenant du tannin, comme le Bordeaux; des consommés, des viandes rôties et grillées. On se trouvera même bien de l'usage de la viande crue sous forme de boulettes. Ces boulettes sont souvent répugnantes à prendre. Dans ces circonstances, on a l'habitude de les verser sur elles de l'eau bouillante avant de les prendre. La coloration rouge n'existant plus, les malades les avalent sans trop de difficultés.

D'autres fois, on administre la viande crue sous forme de pastilles dites de musculine. Cette préparation de M. Guichon, pharmacien à Lyon, est prescrite par beaucoup de praticiens. Les boulettes et les pastilles doivent être prises avant les repas.

Le pain et les légumes ne devront être conseillés qu'avec modération; car il ne faut pas oublier que les farineux produisent, chez ceux qui ne font pas beaucoup fd'exercice, une graisse mal élaborée.

Il n'est pas indifférent de prescrire tel ou tel aliment aux coxalgiques. Les recherches de Liebig nous ont

appris tout le parti qu'on peut tirer d'un genre d'alimen
tation, pour modifier l'organisme. On sait que l'activité
fonctionnelle, quant elle ne tire pas du dehors les principes de son énergie, se retourne contre l'organisme lui-
même, qu'elle dépouille d'une partie de ses éléments. C'est,
suivant ce savant chimiste, aux substances carbonnées et
hydrogénées, qu'elle s'attaque ; plus tard, toutes les parties molles servent à alimenter cette consommation. Un
régime exclusivement composé de substances plastiques,
de fruits, de légumes, serait insuffisant, dans ces cas,
pour réparer les pertes de calorique.

Les conditions d'un bon régime approprié aux indications fournies par chaque maladie, consistent dans une
combinaison intelligente de quantités relatives des aliments plastiques et respiratoires.

C'est ainsi, qu'entre les mains d'un médecin intelligent
et habile, le régime devient un auxiliaire puissant,
auquel il faut donner sa part dans les cures heureuses que
les conditions d'hygiène et les remèdes ont produites.

III

DE L'EXERCICE.

L'exercice est une condition des plus heureuses pour
hâter la guérison des coxalgies.

Je ne parle pas, bien entendu, des coxalgies aiguës :
celles-ci nécessitent, au contraire, pour être convenablement traitées, l'immobilité la plus absolue. Mais, lorsque
ces maladies sont arrivées à l'état chronique, ou lorsqu'elles ont été traitées par le redressement des membres
et l'immobilité, il est de toute nécessité de prescrire la
marche aussitôt qu'on le peut.

Au commencement de ce siècle, on croyait faire une

chose utile en laissant le plus longtemps possible les coxalgiques au lit ou dans le repos.

Ce principe ne doit plus être admis. On proclame que la déambulation le plutôt possible, est un des plus grands moyens adjuvants des traitements généraux.

C'est qu'en effet, l'exercice est très-favorable à la santé ; on digère mieux avec ses mollets qu'avec son estomac, a dit, avec raison, Chomel. L'amélioration que la marche produit dans tout l'ensemble de la constitution, influe trop puissamment sur la guérison des coxalgies, pour que les chirurgiens d'aujourd'hui, beaucoup plus hygiénistes que ceux du temps passé, ne s'empressent de profiter des résultats heureux qu'elle donne. On abandonne donc le plutôt que faire se peut, ce repos si fébril et si énervant du lit, et on conseille la marche à ces malheureux coxalgiques, qui sont surtout obligés de séjourner dans nos hôpitaux, trop grands et trop peu aérés pour eux.

Mais, cette déambulation ne pouvait naturellement s'accomplir avec les idées qui avaient cours autrefois dans la pratique. On laissait alors les coxalgiques dans leur lit, les membres vicieusement fléchis, et on leur faisait subir des opérations locales, douloureuses, le plus souvent inutiles, et ayant pour inconvénient, comme les cautérisations transcurrentes profondes le produisaient, de donner naissance à une suppuration des plus abondantes, qui venait ajouter une grande débilité à celle que l'état maladif général et local avait créée.

Aujourd'hui, on redresse les membres fléchis, on les immobilise aussitôt après, et dès que les phénomènes aigus n'existent plus, on les fait marcher à l'aide d'appareils qui maintiennent la rectitude du membre, et qui permettent même de pratiquer, à des moments donnés de la journée, des mouvements passifs aux jointures endolories.

David (de Rouen), Lugol, Seutin, et surtout Bonnet, ont été les promoteurs de ce changement radical dans les pratiques chirurgicales. Lugol (1), dont le nom est resté attaché au traitement des affections scrofuleuses des os par les préparations iodées, recommandait à ses malades la promenade dans les cours de l'hôpital Saint-Louis, et il les faisait marcher avec des béquilles, si leurs articulations étaient trop faibles ou malades pour supporter le poids du corps. La même recommandation était habituellement suivie par les malades qui appartenaient à la pratique civile, et la fréquence relative des guérisons chez ces malades est sans doute en partie le fruit de cet exercice salutaire, et de la respiration d'un air plus salubre.

Seutin (2), en créant son bandage amidonné, qui rend de grands services dans le traitement des tumeurs blanches chroniques, insistait aussi, avec toute l'autorité de l'expérience et de la raison, sur la marche, devenue facile, à l'aide de ce solide tuteur.

Bonnet (3), en inventant ses appareils articulés et propres à la déambulation, a insisté beaucoup sur les avantages de l'exercice, et depuis lors, des chirurgiens, parmi lesquels il faut citer ceux de Lyon, et MM. Bouvier, Marjolin, Nélaton, Verneuil, Broca, Giraldès et autres, n'ont cessé d'approuver et de louer cette conduite.

« Les préjugés que conservent un grand nombre de praticiens contre la marche, dit Bonnet (4), dans les affections articulaires, proviennent des douleurs et des déplacements qui sont la suite fréquente des mouvements de totalité. Mais, qu'on le remarque bien, ces inconvénients

(1) *Traité des affections scrofuleuses.*
(2) *De la Méthode amovo-inamovible.*
(3) Des appareils de mouvements, *Gazette Médicale de Paris.* 1852.
(4) *Maladies articulaires*, p. 273.

n'ont lieu que lorsque le malade porte son membre sans appui. Qu'on lui donne donc un tuteur convenable, et il profitera de tous les avantages de l'air, de l'exercice, sans douleur ni déformation locale. »

Mais, indépendamment de la marche avec un tuteur articulé, et sans tuteur ensuite, on doit chercher, le plutôt possible, dans les coxalgies chroniques, à faire exécuter des mouvements passifs aux jointures. On tomberait dans une grossière erreur, si l'on maintenait rigoureusement le membre malade dans une position fixe, quelque favorable qu'elle fût à la marche. On favoriserait souvent alors, par cette immobilité absolue de la jointure, comme l'a parfaitement fait ressortir M. le professeur Teissier (de Lyon) (1), la production de l'ankylose, ou l'on donnerait lieu à des raideurs articulaires, qu'il serait difficile de vaincre plus tard.

Il faut donc recommander aux coxalgiques de faire exécuter, matin et soir, des mouvements à leur jointure malade. Ces mouvements pourront être faits avec les appareils imaginés par Bonnet (2), ou mieux avec les mains, surtout chez les enfants. Cette dernière pratique était celle de Mellet, à en juger par les quelques lignes qui suivent :

« Les chirurgiens en général, dit-il, recommandent le plus parfait repos, et ont grande peur d'imprimer aucun mouvement, pour ne pas y augmenter l'inflammation ; mais l'espèce particulière d'inflammation qui se manifeste dans les tumeurs blanches est, d'après mes expériences, d'une nature différente des autres inflammations. Plusieurs observations m'ont engagé, au contraire, à faire exécuter, chaque jour, aux articulations qui en sont le siége, de légers mouvements de flexion et d'extension.

(1) *Des effets de l'immobilité des articulations*, 1846.

(2) Voyez le chapitre de ce Traité consacré aux Appareils de Mouvements.

qu'on augmente ensuite par degrés; et loin d'accroître la douleur et de voir le mal empirer, l'expérience de six cas de ce genre, guéris depuis plusieurs années, m'a démontré qu'on avance plus par ce seul moyen que par le repos et tous les agents qu'on met ordinairement en usage (1). »

Enfin, dès que le malade pourra les supporter, il faudra passer aux mouvements actifs ou spontanés, que le malade fera lui-même, pendant une durée graduellement croissante, mais sans être portés jusqu'à la fatigue. Le malade devra alors s'aider de béquilles, et mieux, comme je l'ai déjà dit, de tuteurs disposés à cet effet.

L'utilité de la marche avec un bandage amidonné, dextriné, ou mieux avec tuteur d'abord, puis sans soutien ensuite, étant admise, et les mouvements passifs, exercés sur la jointure malade, en étant le complément nécessaire, il s'agit d'indiquer actuellement l'époque de la maladie où il faut conseiller ces pratiques.

Ce point de thérapeutique est extrêmement difficile à élucider.

Si la coxalgie avait une marche toujours identique, une durée à près la même, l'on concevrait que l'on puisse dire qu'à telle époque on devrait prescrire les mouvements passifs, puis ceux dits actifs, mais malheureusement il n'en est pas ainsi; l'âge, le sexe, le tempérament, les diathèses, etc., modifient d'une telle manière la marche de la maladie, que les règles que l'on poserait pour tel cas en particulier, ne seraient pas applicables à tel autre. C'est donc le praticien, seul, qui est capable de résoudre ce problème.

On peut, toutefois, avancer ce qui suit :

L'immobilité la plus absolue étant de rigueur dans les coxalgies aiguës, il faut donc attendre que les phénomè-

_____

(1) Mellet, *Manuel d'Orthopédie*, p. 336.

nes aigus aient disparu, pour conseiller la déambulation et les mouvements passifs.

Lorsque la période aiguë n'existe plus, c'est alors qu'il faut prescrire l'exercice; on fera d'abord marcher le malade avec un bandage amidonné et à l'aide de béquilles. A l'exemple de mon honorable confrère, M. Berne, on utilisera à cet effet, chez les jeunes enfants, le charriot de Pravaz, et dès qu'on le pourra, on remplacera le bandage amidonné par un tuteur articulé. (Voir le chapitre consacré aux Tuteurs.)

L'emploi du tuteur articulé sera extrêmement avantageux, car il permettra, en l'enlevant à certaines heures de la journée, de pratiquer sur la jointure les mouvements passifs, dont j'ai parlé plus haut.

Si, au lieu de se servir des appareils de mouvements de Bonnet, que l'on n'a pas toujours à son service, on fait usage des mains, ce qui, à notre avis, est préférable, il faut, avant de pratiquer tout mouvement passif, masser la cuisse et l'articulation coxo-fémorale. (V. p. 25.) Ce massage rendra de la souplesse aux muscles, et contribuera beaucoup à faire obtenir un bon résultat des manœuvres qui vont suivre.

Si l'on imprimait violemment des mouvements à une articulation qui vient d'être atteinte d'une inflammation aiguë, on courrait le risque d'aggraver l'inflammation. Il faut donc agir avec ménagement; on doit imiter la pratique des masseurs, qui a été très-bien décrite par Mellet. Il faut, tous les jours, saisir le membre, légèrement appuyer sur le bassin, et imprimer à la cuisse, lentement et sans secousses, des mouvements de flexion et d'extension, d'abord très-faibles, et graduellement plus étendus; on passera, bientôt après, à ceux de circumduction, d'abduction, de rotation, etc. Le massage et les mouvements passifs, répétés chaque jour, pendant cinq, dix, vingt et trente minutes, seront suivis d'une friction douce, avec un corps gras ou huileux.

On pourrait, avec avantage, commencer à exécuter ces mouvements passifs, alors que le malade se trouve encore dans la gouttière qui a servi à l'immobilité pendant la période aiguë. Mais, je ne saurais trop le répéter ici, pour que les manœuvres de Mellet soient réellement utiles, il est de toute nécessité de ne permettre la marche, quand on les exécute, qu'à l'aide de tuteurs articulés; or, ce chirurgien ne se doutait guère de l'utilité de ces soutiens, puisqu'il ne les conseille pas. Cette pratique est on ne peut plus funeste, car elle ne peut faire jouir le malade des avantages si marqués de la déambulation. Et j'ajoute que si ce dernier s'essaye à la marche, sa jambe, encore trop faible, ne pouvant supporter le poids du corps, ne tarde pas à se fléchir, et la difformité, préalablement vaincue, apparaît bientôt après.

On pourrait m'objecter ici que Mellet, dans les coxalgies chroniques, rétablit, par ces manœuvres, comme il le dit lui-même, la fonction en même temps que la forme.

Je nie formellement la justesse de cette assertion; je m'expliquerai à cet égard, à propos du traitement mécanique. Je dirai seulement ici, qu'à part quelques cas rares, et que je spécifierai, il est matériellement impossible de rétablir par des mouvements passifs et doux, la forme normale de la jointure, et à plus forte raison, sa complète fonction physiologique.

Je viens d'avancer qu'il faut prescrire les mouvements passifs, dès que la coxalgie est passée à l'état chronique; il me reste à préciser l'époque où il faut conseiller la marche.

M. Gibert ne la recommande que lorsque le malade ne

souffre pas en se tenant sur son membre, que lorsqu'il n'y a plus que de la faiblesse. Je ne puis partager complétement cette opinion. La douleur, comme j'ai pu m'en convaincre, provient souvent du tiraillement exercé sur les tissus rétractés. Or, en prescrivant la marche avec tuteur, on ne tarde pas à la voir disparaître.

Il est enfin une remarque très-importante à signaler : les chirurgiens qui ont reconnu l'utilité de la marche, la conseillent d'abord avec des tuteurs, puis sans soutien. Mais il en est un certain nombre, parmi ceux-ci, qui ne croyant pas nécessaire de faire alors coucher, la nuit, les malades dans des appareils immobilisateurs, se contentent de leur prescrire le repos au lit ; on ne saurait trop blâmer une pareille conduite. La jambe ne tarde pas à se fléchir sur la cuisse et, au bout de quelque temps, on est très-étonné de voir la difformité se reproduire, difformité qu'il faut ensuite vaincre ; et cela au prix de redressements successifs plus ou moins douloureux.

Il me faudrait, maintenant, indiquer la durée du temps nécessaire aux tuteurs articulés, pour produire leur effet. Cette question sera traitée, lorsque je m'occuperai des appareils destinés à faciliter la marche. Je dirai toutefois ici, qu'il faut en prescrire l'usage pendant un temps fort long : un an, et même plus, s'il est nécessaire, après la guérison de la maladie. Il ne faut pas oublier que la moindre entorse de la hanche, le moindre faux pas, renouvelle souvent des douleurs dans la hanche, chez ceux qui ont été atteints de coxalgie. Il faut donc alors les mettre à l'abri de ces accidents ; or, rien n'y remédie mieux que l'emploi des tuteurs articulés.

A ceux qui objecteraient que l'immobilité produite par l'emploi du tuteur a aussi des inconvénients fâcheux, je répondrai que par les mouvements passifs, imprimés aux jointures et indiqués par Mellet, on peut y remédier. On peut même, suivant les cas, permettre dans la journée, une, deux ou trois heures de marche sans tuteur; de la sorte, on remédie aux inconvénients de ces appareils, et on profite de leur si incontestable utilité. On ne saurait trop insister sur ce point de pratique, il donne la clef du succès de certains praticiens, et de l'insuccès des autres.

Dans une maladie comme la coxalgie, l'oubli des plus petits détails de pratique devient souvent la cause de non réussite ; de là, des résultats qui refroidissent le zèle ; à l'enthousiasme succède une froideur injuste, et l'on finit par abandonner ou condamner des méthodes de traitement qui produisent cependant, dans certains cas donnés, des avantages les plus marqués.

<hr>

CHAPITRE DEUXIÈME

DES AGENTS PHYSIOLOGIQUES QUI ACTIVENT LA PRODUCTION DE LA CHALEUR ET LES FONCTIONS DE LA PEAU.

Si l'on examine attentivement les individus atteints de coxalgie chronique, on ne tarde pas à reconnaître que, par suite de la diathèse dont ils sont porteurs, et du défaut d'exercice consécutif à leurs lésions locales, leurs fonctions sont languissantes, leur peau surtout a perdu en partie sa transpiration normale et sa chaleur. Si parfois, la sueur existe, elle est aqueuse ou visqueuse. Les coxalgiques sont continuellement sujets à des frissons, et, si on les palpe, on constate que la circulation capillaire se fait mal chez eux, puisqu'ils sont plus ou moins froids.

Il n'est pas étonnant, dès lors, que l'on ait conseillé,

pour leur être utile, l'usage de moyens dits physiologiques, parce qu'ils activent la circulation, la production de la chaleur et la transpiration cutanée.

Les moyens propres à activer la circulation et les fonctions de la peau sont de deux sortes. Les uns s'adressent aux poumons, dont ils activent les fonctions ; tels sont, entre autres, les bains d'air comprimé, sur lesquels Pravaz a appelé l'attention des médecins. Les autres s'adressent à la peau ; tels sont les frictions, le massage, les bains chauds ou froids, et l'hydrothérapie.

I

DES FRICTIONS.

L'usage des frictions sur tout le corps, dans le but de produire une excitation ou une réaction favorable à l'homme à l'état de santé ou de maladie, remonte à la plus haute antiquité, puisqu'Hippocrate en fait mention dans ses ouvrages. En effet, dans un article sur l'apothérapie, il divise les frictions, qu'elles soient sèches ou humides, par rapport à la plus ou moins grande pression que l'on exerce, en *douces, moyennes* et *rudes*.

Oribase (1) n'indique que deux espèces de frictions : celle douce, toutes les fois que la partie frottée ne dépasse pas la rougeur fleurie ; celle rude, au contraire, si elle est accompagnée de pressions fortes et prolongées.

Les Grecs et surtout les Romains en firent un grand usage.

Les médecins de l'ancienne Rome vantèrent les frictions, comme une véritable panacée. Certains tombèrent même dans le ridicule, en en faisant un usage immodéré.

Pour prouver mon assertion, sans être obligé de faire

____

(1) *Œuvres*, Trad. Daremberg, 1 vol, in-8.

de nombreuses citations, je ne rappellerai ici que la pratique d'Asclépiade (1), qui exerçait à Rome, 113 ans avant Jésus-Christ, c'est-à-dire au temps de Pompée-le-Grand. Ce médecin, natif de Pruse en Bithynie, trouvant un jour, que la fonction de rhéteur, qu'il exerçait, ne l'enrichissait guère, se fit médecin, croyant, sans doute, que l'on devait gagner plus à guérir les hommes qu'à les instruire. Il commença par annoncer que la doctrine d'Hippocrate n'était qu'une longue méditation de la mort. Partant de là, il proscrivit tous les remèdes, et n'en fut que plus à la mode.

Au dire de Pline, il n'y avait que cinq choses desquelles il usait en toute maladie : la diète de boire et de manger, les frictions du corps, faites par des enfants ou des femmes aux mains douces et potelées, l'exercice, les promenades en voiture et à cheval, et le bercement des malades pour les calmer et les endormir.

Cette médecine, si l'on peut appeler ainsi cette pratique vraiment dérisoire, combla tous ses désirs en lui faisant gagner, dit-on, une immense fortune, tant il est malheureusement vrai que l'on peut s'attendre à tout de la bêtise ou de la crédulité publique. Et, ce qu'il y a de plus plaisant, c'est que prenant pour la règle sa forte et robuste constitution, il fit gageure, pour prouver la bonté de sa méthode curative, de n'être jamais malade ; il la gagna, et mourut d'une chute de cheval dans un âge très-avancé.

Au dire de Tissot (2), la volupté et le libertinage seuls avaient donné l'idée de se faire frictionner, dans l'ancienne Rome, puisque la plupart du temps cette opération était confiée aux mains délicates de ces beautés qu'on soudoie.

Quoiqu'il en soit, les frictions, conseillées à la suite de bains ou des procédés hydrothérapiques, sont encore en

(1) Tissot, *Gymnastique médicale et chirurgicale*, 1780, p. 3.
(2) *Loc. cit.*

pleine vigueur dans l'Orient, où elles constituent un traitement purement hygiénique.

On en fait généralement usage dans la pratique ordinaire médicale.

Je ne décrirai point ici ce que l'on désigne du nom de *passes*, ni les frôlements, ni les attouchements employés anciennement plutôt comme manœuvres destinées à favoriser le libertinage que comme moyens curatifs. Je ne parlerai que des frictions moyennes et rudes constituées par des frottements plus ou moins rapides et accompagnés d'un peu plus ou d'un peu moins de pression.

On s'accorde à reconnaître, dit M. Estradère (1), quatre sortes de frictions, suivant la direction que l'on imprime à la main.

Si l'on fait exécuter à la main des mouvements de va-et-vient en droite ligne, les frictions sont dites rectilignes. La friction prend le nom d'*anguleuse*, si le mouvement de va-et-vient n'est pas régulier. Elle est dite *spirale*, si l'on fait décrire à la main, en allant d'une extrémité à l'autre de la partie à frictionner, des lignes courbes formant la moitié ou les trois-quarts d'un cercle. Enfin, la friction est dite en *courbes concentriques* et *excentriques*, lorsque partant d'un point pris comme centre, on décrit, par des mouvements en cercle, des circonférences de plus en plus grandes jusqu'à la limite de la partie à frictionner, et que de ce point là on revienne, par des circonférences de plus en plus petites, au premier point de départ.

C'est, en général, la friction rectiligne qui est la plus usitée. Elle peut être sèche ou pratiquée les mains enduites d'huile, de pommade, ou de baume, etc.

La friction sèche peut aussi se faire, si l'on veut produire un effet plus ou moins excitant, tantôt avec un linge sec

(1) *Du Massage*, p. 67.

en toile rude, d'autres fois avec un gantelet de crin. Les frictions avec les huiles sont plus douces et provoquent à la peau une chaleur plus grande, tout en empêchant les excoriations, chez les personnes dont le tégument est délicat.

Le baume opodeldoch, celui de Fioraventi, l'alcool de lavande, la teinture de quina sont les substances les plus employées dans la pratique ordinaire.

Ces frictions réussissent d'autant mieux, qu'on les fait au sortir du bain ; et, pour les accomplir alors de la manière la plus utile et la moins fatigante, il faut les exécuter le malade étant placé dans la direction horizontale. Leur durée sera de quinze à vingt minutes environ. Comme les frictions activent les fonctions de la peau et, par suite, son absorption, il sera de bonne hygiène de recommander au malade de se vêtir chaudement ensuite, afin de ne pas s'exposer à l'impression d'un froid humide, qui certainement agirait chez lui de la manière la plus funeste.

II.

DU MASSAGE.

On appelle *massage* l'action de presser ou de pétrir, pour ainsi dire, avec les mains ou des instruments appropriés, toutes les parties musculaires du corps, et d'exercer des tractions ou des mouvements sur les jointures, afin de donner à celles-ci de la souplesse et d'exciter la vitalité de la peau et des tissus sous-jacents.

Le massage est local ou général : local, quand il s'accomplit sur un seul point de l'économie, général, quand il est pratiqué comme moyen hygiénique, ou comme moyen thérapeutique, destiné à produire une excitation dont l'effet doit se faire sentir dans toute l'économie.

Connu dès la plus haute antiquité, puisque Hippocrate (1) en parle dans ses ouvrages, il a été en honneur chez les Egyptiens, les Grecs et les Romains. Pour ne citer que les auteurs qui s'en sont le plus spécialement occupés, je mentionnerai Dioclès de Carystes, Antylus, Archigène, Galien; dans le moyen-âge, Ambroise Paré, Fabrice d'Aquapendente, Du Choul, et bien d'autres dont l'énumération serait ici fastidieuse. Il me suffira de citer, parmi les modernes, les noms de Sarlandière, Pouteau, Martin, Récamier, Ling, Berend, Georgii, Dally, Meding, et, en dernier lieu, M. Estradère, qui vient de publier une monographie des plus intéressantes sur ce sujet et à laquelle je vais emprunter une grande partie des détails qui vont suivre (2).

Le massage, usité encore en Orient comme moyen hygiénique, et en Suède comme partie fondamentale d'exercices gymnastiqués, n'est guère utilisé en France que dans la plupart des établissements thermaux, où on l'associe à l'emploi des eaux minérales. Aix en Savoie, Barèges et Bagnères de Luchon dans les Pyrénées, sont les établissements où on le pratique le mieux.

Cette thérapeutique mérite de se vulgariser. Des efforts sont actuellement tentés pour en généraliser l'emploi dans la pratique ordinaire, et je ne doute pas que d'ici quelques temps elle ne prenne un rang convenable; localement pour guérir plusieurs affections du système musculaire et généralement comme un moyen adjuvant du traitement médical des diathèses et, en particulier, du rhumatisme et de la scrofule.

Le massage doit être confié à des bras robustes et vigoureux. Inutile de dire qu'étant obligé de dépenser une cer-

______

(1) *Œuvres complètes,* trad. Littré, t. IV. p. 103.
(2) Estradère. *Du Massage.* 1863.

taine quantité de force, le masseur doit être bien portant et jouir complètement de toutes les fonctions physiologiques de ses membres supérieurs.

« Il serait désirable, dit M. Estradère, que ses mains fussent larges, grandes et très-musculeuses, la pulpe des doigts très-épaisse, afin que dans les diverses pressions, il ne fatigue point le patient. Il devrait avoir la peau des mains très-lisse, afin de pouvoir exercer des pressions prolongées, sans entamer l'épiderme. Enfin, le pouce doit être facilement opposable aux autres doigts, pour que le masseur puisse saisir les membres à pleines mains et fixer solidement une partie du corps quand il est nécessaire. »

L'homme qui se porte bien, quand il veut se faire masser, n'ayant d'autre but que de maintenir l'équilibre de ses fonctions, le massage de tout son corps peut facilement se faire à l'aide des mains, et n'exige pas une dépense de forces très-considérable.

Mais il n'en est pas de même chez les individus malades, affaiblis ou languissants, et qui veulent lutter contre une désorganisation incessante. Tandis que chez l'homme sain, un massage simple, rapide, réveillant, stimulant les fonctions de tout son organisme, suffit ; chez le malade, au contraire, il faut exciter des fonctions presques éteintes. De là, la nécessité bien plus grande d'insister sur un massage prolongé, sur certaines manœuvres spéciales, afin, tantôt d'exagérer les fonctions, tantôt de les exciter simplement ou de les faire renaître.

Avec les mains, si le masseur est très-robuste, ou aidé d'instruments particuliers, il pratique ce qu'on appelle *le pétrissage*, qui consiste dans l'application, avec une pression plus ou moins forte, des doigts écartés ou joints sur les masses charnues du corps, en faisant ramper la main comme une chenille.

La *malaxation* ne diffère du pétrissage qu'en ce que la main est appliquée à plat avec plus ou moins de force, avant de contracter les doigts pour exercer le pétrissage.

Le *froissement* n'est que le pétrissage de la peau et du tissu cellulaire sous-cutané.

Le *pincement*. Ce mode de pression ne doit pas être poussé jusqu'à la déchirure des parties sous-jacentes.

Le *foulage*. Dans cette manipulation, les deux mains étant opposées roulent un membre, en descendant plusieurs fois du centre du corps vers la périphérie, pour remonter ensuite vers le point de départ, en pratiquant la même manipulation.

Le *sciage* est une pression avec un mouvement de va et vient analogue au mouvement de scie, et se pratique avec le bord ulnaire de la main.

Mais là ne se bornent point les pratiques du massage. Losque l'on veut en faire usage, non dans un but hygiénique, mais bien thérapeutique, il est quelquefois nécessaire de combiner l'usage des mains à l'action d'instruments spéciaux, destinés à agir plus profondément et à exciter plus activement la vitalité des tissus à masser.

A cet effet, on en a imaginé plusieurs; ce sont : la brosse, le gant, la râclette, la palette, un faisceau de branches.

J'emprunte leur description à l'ouvrage de M. Estradère :

1° *Brosse.* — C'est, en général, d'une brosse ordinaire de chiendent que se servent les masseurs. A défaut, on pourrait se servir d'une brosse de crins. On se sert également d'un morceau de tissu de laine grossière ou de flanelle. Ces divers objets servent à faire des frictions douces préalables au massage;

2° *Gant.* — C'est une espèce de sac de la longueur de

la main, fermé à l'extrémité unguiale, et présentant, au niveau du poignet, un petit cordon qui, passant dans une coulisse, permet de fixer ainsi le gant au poignet. L'extrémité digitale présente deux compartiments, l'un très-large, permettant l'introduction des quatre derniers doigts, l'autre plus étroit, destiné à la réception du pouce. La partie dorsale de ce gant est d'une étoffe variée, tandis que la face palmaire est revêtue, dans toute son étendue, d'une espèce de tissu faisant brosse et construit généralement avec du poil de chameau;

3° *Strigil*, *Raclette*. — Le strigil est un instrument employé depuis les temps les plus reculés. Il est courbé en forme de faucille, mousse sur ses bords et terminé par un manche à l'une de ses extrémités, l'autre étant arrondie et mousse. Il sert, lorsqu'on frotte avec une certaine force, à enlever les débris épidermiques, l'excrétion des cryptes de la peau et les restes des agents médicamenteux, dans le cas où l'on en aurait employés;

4° *Roulette*. — La roulette est un petit instrument composé de sept à huit petites roues ordinairement en buis, larges d'un centimètre environ et de quatre à cinq centimètres de diamètre. Ces petites roues sont perforées à leur centre et sont mobiles sur un axe terminé, à l'une de ses extrémités, par un manche que le masseur prend à pleine poignée. Le masseur promène la roulette en pressant plus ou moins fortement sur les parties qu'il masse, et imprime aux petite roues, composant la roulette, une vitesse, d'autant plus rapide et plus uniforme, qu'il exerce des mouvements de va et vient plus prompts. Il détermine avec cet instrument, qui mérite d'être conservé, une pression plus douce, plus égale et aussi certaine qu'avec l'extrémité des doigts;

5° *Palette*, *Ferrule* ou *Battoir*. — C'est un instrument de vingt-cinq à trente centimètres de longueur, terminé, à l'une de ses extrémités, par un manche, tandis que l'extrémité opposée présente un disque de sept à dix centimètres de longueur sur six à sept de largeur. Ce disque ovoïde, terminé, à l'une de ses extrémités, par un manche, sert à exercer la percussion sur les parties très-charnues. Elle a pour but, dit M. Sarlandière, de ramener les sucs nourriciers dans la partie où ils semblent n'avoir plus accès;

6° *Faisceau de branches.* — Cet instrument est un petit faisceau de branches minces, unies, et, le plus ordinairement, composé de bois de bouleau. Il ne doit pas être trop volumineux, afin que le masseur puisse le saisir à pleines mains et s'en servir pour l'usage auquel il est affecté, c'est-à-dire pour la flagellation.

Pour ce qui concerne les mouvements à faire exécuter aux jointures, on doit se guider sur la physiologie et n'imprimer, avec plus ou moins de force, que ceux qui sont naturels.

Le massage doit durer environ trois-quarts d'heure à une heure, s'il est généralement pratiqué, et vingt-cinq à trente minutes, si l'on ne veut remédier qu'à une lésion locale. Il sera continué tous les jours pendant un certain temps, si on s'en sert comme adjuvant des moyens médicaux propres à combattre les diathèses.

Le massage excite les phénomènes d'absorption et de sécrétion de la peau, à la manière des frictions; mais, de plus, il active la circulation capillaire et surtout la contractilité musculaire. Les fibres ne se contractent point, dit M. Estradère, sous l'influence directe du massage imprimant une action spontanée, subite, mais bien par action réflexe; le massage agissant d'abord sur le système nerveux et circulatoire, et revenant, par leur intermédiaire, déterminer les mêmes effets, mais beaucoup plus lentement dans les muscles à fibres striées.

Enfin, le massage agit d'une manière directe sur le système nerveux. De là résultent des sensations diverses; agréables, si le massage est doux; pénibles, s'il est fort. La suractivité des fonctions végétatives, les sécrétions, la circulation générale et la nutrition sont augmentées.

Dès lors, le massage doit être un auxiliaire puissant de traitement chez les rhumatisants, les lymphatiques et les scrofuleux atteints de coxalgie chronique. Il peut, en effet, chez eux, contribuer à exciter ou à réveiller les principales fonctions plus ou moins languissantes.

III

DES BAINS CHAUDS OU FROIDS.

Que l'on ne s'attende pas à trouver dans cet article toute la série des bains qui ont été proposés contre les diathèses. Ce travail, extrêmement long, ne pourrait rien apprendre de plus que l'on ne sache déjà.

Je ne m'occuperai même pas de l'historique de la question, préférant renvoyer aux ouvrages spéciaux ceux qui voudraient avoir des notions complètes sur ce sujet (1).

N'ayant en vue que le traitement général de la coxalgie, je n'indiquerai ici que les bains qui me paraissent les plus propres à exciter la production de la chaleur et la transpiration cutanée.

On peut diviser les bains en deux grandes classes :

1° Bains dans lesquels l'eau n'est pas agitée;

2° Bains dans lesquels l'eau est sans cesse en mouvement.

(1) Voyez Lambert, *Traité sur l'Hygiène et la médecine des Bains russes*. Paris. 1842.

Etudions chacun de ces sortes de bains.

§ 1. *Des Bains dans lesquelles l'eau n'est pas agitée.*

Ces bains sont ceux que l'on prend dans des baignoires ou dans des piscines. Ils sont dits *hygiéniques* s'ils ne contiennent que de l'eau à la température de 32 à 35 degrés centigrades.

A. *Bains chauds.* — Les bains simples ne peuvent convenir dans le traitement des coxalgiques, parce qu'ils ne produisent aucun effet excitant. Ils ne déterminent qu'un léger mouvement d'exosmose et d'endomose. Le sang cède, sous leur influence, une petite partie de ses sels à l'eau ambiante, et celle-ci pénètre en faible proportion dans la masse des humeurs ; en sorte que, finalement, d'après les expériences nombreuses et bien faites de Kahtlor (de Vienne), le sang se trouve être un peu plus aqueux, plus délié à la suite d'un bain simple donné dans les conditions ci-dessus énoncées.

Si, au contraire, d'après toujours le même auteur (1), la température du bain dépasse la normale, l'absorption s'arrête et l'exhalation se manifeste avec une activité qui est en raison même de la chaleur du bain. Aussi, après un bain chaud, survient-il de la soif, parce que le sang y perd une partie de ses principes aqueux.

Lorsque l'on veut administrer des bains chauds aux coxalgiques il est d'usage d'y introduire des principes médicamenteux qui les rendent plus ou moins excitants. Tantôt, c'est une dissolution de sulfure de potasse à la dose de 60 à 120 grammes, ou du sulfate de fer à la dose de 100 à 150 grammes; d'autres fois on y ajoute une décoction de plantes aromatiques ou de la térében-

---

(1) *Gazette médicale de Paris,* 5 mars 1853.

thine. Ces derniers bains, préconisés surtout par M. Smith, en 1851, dans le traitement du rhumatisme chronique, offrent cela d'avantageux que les malades, dit-il, y éprouvent du calme et du bien-être ; et quand ils en sortent, la peau offre un velouté qu'elle n'avait pas auparavant ; la respiration est plus facile, et l'haleine est chargée d'une forte odeur de térébenthine. On ne doit y séjourner que de dix à quinze minutes ; on en répète l'emploi tous les deux ou trois jours.

On les fait en versant dans l'eau d'un bain tiède ordinaire 500 grammes de bicarbonate de soude, 50 grammes de térébenthine et 5 grammes d'huile de romarin. On augmente progressivement la dose de ces substances jusqu'à 1 kilogramme de carbonate de soude et 200 grammes d'essence de térébenthine.

Quelquefois on fait usage de bains de vin, surtout chez les enfants faibles et délicats. Ceux de moût de vendanges sont fort utiles ; j'en ai obtenu de puissants effets curatifs. On ne doit y rester qu'une heure.

Enfin, on peut composer les bains avec des résidus de sels de mer contenant principalement des iodures et des brômures, tels que ceux des salines du Jura, de Bex, et les eaux-mères des marais salants.

Les bains de Pennès rentrent dans cette catégorie. Ils sont excitants et toniques à la fois. Je mentionnerai aussi ceux dits électriques.

Ces bains calmants ou excitants produiront toujours des résultats satisfaisants, si, dans les coxalgies, remplissant l'indication nécessaire, on les fait toujours suivre d'un massage ou d'une friction sèche faite, tantôt avec un linge de toile rude ou le gantelet dit anglais, ou d'autres fois avec une brosse de flanelle.

Les bains tenant en dissolution le suc des plantes aromatiques m'ont procuré souvent des résultats avantageux dans les cas de coxalgies avec affaiblissement et langueur notables de la santé. En voici la composition :

Sauge.	100 grammes.
Serpolet.	100 —
Thym.	100 —
Romarin	100 —
Çolombo.	80 —

faire bouillir pendant une heure dans une marmite d'eau, puis verser le tout, eau et plantes, dans une baignoire d'eau tiède. En prendre un tous les jours.

Quelquefois, pour en obtenir un effet encore plus forti-fiant, j'y ai fait verser 25 à 30 litres de vin très-alco-olique.

B. *Bains froids.* — Les bains froids que l'on prend dans une baignoire ou dans une piscine sont très-exci-tants. Ils produisent sur l'organisme vivant une impression initiale pénible. qui se traduit par un frisson. Les liquides de l'économie sont refoulés de la périphérie au centre ; la peau pâlit, se ride ; la circulation capillaire est ralentie, même interrompue ; les membres s'engour-dissent ; on éprouve une sensation épygastrique pénible et le besoin de réparer les pertes de calorique par des frictions et des mouvements ; le cœur redouble d'activité pour vaincre la résistance que le resserrement périphé-rique oppose à l'abord du sang ; deux ou trois minutes au plus après l'immersion, arrive un mouvement d'ex-pansion en sens inverse. un sentiment de chaleur et de bien-être succède au refroidissement primordial. Ce der-nier phénomène se nomme réaction ; il dépend d'une foule de circonstances éventuelles, telles que l'âge. l'habi-tude, etc.. et la température du bain.

Plus la différence entre la température du liquide et celle du corps est grande, plus la réaction sera prompte et énergique.

Il en résulte, que les bains froids ne doivent être pris que pendant deux à cinq minutes. En les prolongeant, on s'exposerait à voir succéder à l'excitation vitale, provoquée par le froid, une réfrigération générale, profonde, qui pourrait entraver le jeu des fonctions organiques.

§ 2. Des Bains dans lesquelles l'eau est sans cesse en mouvement.

A. Bains de mer. — Les principaux types de ces sortes de bains sont ceux que l'on prend à la mer, où la lame sans cesse en mouvement vient frapper le corps à la manière des douches.

Ces bains produisent les mêmes effets physiologiques que le bain froid, mais à un plus faible degré ; toutefois, ils sont toniques et excitants, à cause surtout de la présence des sels que contient l'eau de mer. Ils conviennent très-bien dans les coxalgies chroniques, lymphatiques ou scrofuleuses. Ils agissent d'autant mieux que la lame est plus forte. C'est à ce point de vue que l'on préfère ceux de l'Océan à ceux de la Méditerranée. Ils ne doivent être pris que pendant deux, cinq, dix, puis quinze minutes. On doit engager les malades à séjourner sur les bords de la mer, si vivifiants ; car il est prouvé par les expériences récentes de M. Gillebert d'Hercourt (1), contrairement à l'opinion de M. Carrière, que l'air des bords de la Méditerranée contient, jusqu'à une distance de 500 mètres environ et plus, tous les principes salés qui se trou-

(1) Séance de l'Académie impériale, 1866.

vent en dissolution dans l'eau de la mer. En conséquence, les personnes extrêmement nerveuses et excitables, ou atteintes d'une lésion organique des poumons, ne devront habiter qu'à une distance d'un kilomètre à peu près du rivage.

B. *Bains de rivière.* — Après les bains de mer, ceux dits de rivière ou pris dans un courant rapide, comme le Rhône, donnent lieu à une excitation très-marquée. Ces derniers bains sont en grande réputation à Lyon, où on en fait usage quand on veut obtenir des effets fortifiants. Ils ne le cèdent qu'aux bains de l'Arve, torrent qui descend des glaciers du Mont-Blanc, pour produire une modification profonde et durable.

L'expérience de tous les temps a consacré, dit Bonnet (1), l'utilité des bains de rivière. Indépendamment des effets qui résultent de l'impression soudaine de l'eau froide, ces bains, comme ceux de la mer, offrent l'avantage inappréciable de la natation, dans laquelle tout le système musculaire mis en jeu est développé d'une manière énergique et uniforme, sans perte de sueur, sans refroidissement, et avec certitude d'une réaction efficace. De plus, les mouvements à exécuter ne nécessitent pas, en général, d'efforts violents et peuvent être réalisés par les personnes peu vigoureuses ; si des efforts puissants deviennent utiles, ils sont toujours contenus, par la résistance de l'eau, dans des limites qui les rendent inoffensifs pour les nageurs.

Les bains pris dans certaines piscines d'eau tiède ou chaude, chargée de principes médicamenteux, ou ceux de certaines piscines à eau très-froide et à courant continu, comme celles de l'établissement hydrothérapique de la Divonne, si bien dirigé par le docteur Paul Vidard, peuvent être rangés dans la même catégorie.

(1) *Traité des Maladies articulaires*, p. 44.

Pour retirer de ces bains tous les fruits possibles, il
est nécessaire de faire, aussitôt après les avoir pris, une
longue promenade capable de produire une réaction toujours si salutaire.

§ 3. Des Douches.

Les douches chaudes et froides réunissent aussi des
conditions désirables pour exciter les fonctions de la peau.
Celles dites à colonne, qui tombent d'une certaine hauteur, exercent une percussion qui, non seulement se fait
sentir à la peau, mais encore sur le tissu cellulaire et les
muscles sous-jacents.

La percussion exercée par la douche, excite la circulation capillaire de la peau et des tissus sous-jacents, ce
que démontrent une rougeur et un gonflement plus ou
moins durables. Elle développe aussi la calorification, les
parties frappées deviennent le siége d'une chaleur plus
considérable et résistent plus énergiquement à l'impression du froid.

Parmi les douches chaudes, il faut citer en première
ligne celles prises dans les établissements thermaux et,
en particulier, celles de Néris, de Luxeuil et d'Aix en
Savoie. Le type des douches froides se rencontre dans
les établissements hydrothérapiques et principalement aux
eaux de Lavey (Suisse), où l'eau, essentiellement froide
du Rhône, leur donne les qualités les plus fortifiantes
possibles.

La durée des douches chaudes varie de quinze à vingt
minutes, celle des douches froides de sept à huit minutes.
Ces dernières sont autrement excitantes que les premières,
aussi ne doit-on en faire usage que sur les sujets qui ne
sont pas encore très-affaiblis.

Dans tous les établissements de bains des grandes villes,

il existe bien des douches froides ou chaudes; mais, en général., elles sont de peu de valeur, à cause de leur trop
faible pression. Toutefois, depuis que les établissements
de bains médicinaux, à Lyon, utilisent l'eau si vive du
Rhône, élevée à une grande hauteur par les machines de
la Compagnie des eaux, leurs douches possèdent une puissance très-forte; l'établissement de M. Gay, entre autres,
offre aux malades, outre son parfait aménagement, un
système de douches froides des plus complets.

Quelquefois, lorsqu'on veut produire un effet excitant,
rapide, à la peau, on fait usage alternativement de la
douche chaude et froide. Elles sont alors dites *écossaises*.

Comme la percussion produite par les douches est essentiellement excitante, on ne doit pas en faire usage lorsque les inflammations sont encore à l'état aigu.

§ 4. *Des Bains et des Douches de vapeur*.

Les bains et les douches de vapeur sont surtout utilisées dans les coxalgies rhumatismales en vue de produire
une excitation à la peau.

Lorsque les bains de vapeur sont donnés avec précaution, on observe que, dans les cinq premières minutes, la
température s'élève de 15 à 30 degrés, de 30 à 40 degrés
dans les cinq minutes suivantes, et de 40 à 45 degrés au
bout de quinze minutes. Les malades supportent difficilement une température supérieure à 36 ou 38 degrés, ainsi
que l'a constaté M. Poggiale.

Quant à leurs effets physiologiques, on a noté ce qui
suit : la chaleur de la peau, d'abord douce et agréable,
augmente peu à peu; une légère transpiration s'établit sur
tout le corps au bout de quelques minutes, puis une sueur
abondante coule de toutes parts; le visage, rouge et animé,

se couvre de gouttelettes de sueur ; le pouls est plus accéléré et la respiration plus fréquente. Lorsque la température dépasse 38 ou 40 degrés, le malade éprouve du malaise, et l'on est obligé de fermer le robinet d'échappement, du générateur, ou bien d'ouvrir le robinet graduateur pour perdre une partie de la vapeur contenue dans l'étuve.

Dernièrement, M. le docteur Lefebvre vient d'adresser à l'Académie impériale de médecine de Paris, un appareil pour bains de vapeur qui, au dire de son inventeur, laisserait bien en arrière ceux qui sont déjà connus.

1° Cet appareil « distribue, dit-il, la chaleur et la vapeur avec une égalité et une régularité constantes autour du malade ;

2° Il remplace l'étuve, puisque la température peut être portée jusqu'à 80 degrés, et que la vapeur ne se condense pas ;

3° Il permet de faire sur toutes les parties du corps diverses applications, telles que frictions, lotions, douches, etc., sans diminuer l'action du bain ;

4° Le malade peut lui-même régler à son gré la chaleur et la vapeur qu'il reçoit ;

5° Il assure l'absorption des médicaments par la peau ;

6° Le lit du malade n'est jamais mouillé, même en prolongeant le bain ;

7° A aucun moment de l'opération, le malade n'est exposé à se refroidir, et aucune mauvaise odeur ne peut offenser ses organes ;

8° Enfin, ajoute l'auteur, l'application du bain n'a rien qui puisse alarmer la pudeur la plus délicate. »

Cet appareil, qui a été expérimenté devant la Commission de l'Académie, offre sans doute des avantages pré-

cieux, puisque, au dire de M. le rapporteur Poggiale (1),
« il fonctionne régulièrement, il produit une transpiration
abondante dans l'espace de douze à quinze minutes. On
peut le transporter facilement dans les salles et administrer
des bains de vapeur au lit, sans que le malade quitte la position horizontale. Les manches, adaptées à la couverture,
sont très-utiles pour diverses applications et pour constater
la température du bain. La chaleur et la vapeur sont dis-
tribuées avec une grande régularité et d'une manière égale
autour du malade ; celui-ci ne se refroidit pas. Il peut
augmenter ou diminuer lui-même la température à l'aide
du robinet graduateur, et les draps du lit ne sont pas mouillés par la vapeur d'eau. »

Mais cet appareil présente quelques inconvénients sérieux. « Il exige, dit M. Poggiale, des soins particuliers,
difficiles à obtenir dans les grands hôpitaux ; il ne permet
pas de donner des bains médicamenteux avec certaines
substances minérales, etc. M. Lefebvre, il est vrai, a fait
disparaître, dans son nouveau modèle qu'il a présenté à la
Commission, quelques-uns de ces inconvénients. »

Quoiqu'il en soit, la vapeur peut être simple ou chargée
de principes médicamenteux, tels que le soufre, les balsa-
miques ou la térébenthine, etc.

Les bains de vapeur térébenthinée ont été créés et mis
en honneur par un médecin distingué, le docteur Chevandier (de Die) (2). Ils s'administrent en plongeant les malades dans l'air chaud de fours où l'on fait brûler des
pins pour en retirer la poix résine. Les malades séjournent dans une température de plus de 60 degrés. La
térébenthine est absorbée par les voies respiratoires ; la
transpiration devient très-abondante, et, après une exas-

<hr>

(1) Académie impériale de Médecine, séance du 4 mars 1867.
(2) *Des Bains térébenthinés. Revue médico-chirurgicale*, 1861.

pération des douleurs qui dure à peine tout le cours de la première semaine, on obtient des soulagements et ensuite des guérisons durables.

Depuis cette époque, M. Chevandier a fait construire des appareils portatifs très-ingénieux, qui permettent de prendre à domicile les bains térébenthinés avec tout le soin désirable.

Les bains de vapeur (sauf dans les établissements thermaux) sont administrés dans des caisses de bois, le malade étant assis ou debout. La tête seule n'y est point contenue, afin de ne pas l'exposer aux congestions sanguines et aux névralgies. Leur température ne peut être moindre de 38 degrés et ne doit pas s'élever au dessus de 50. Le malade y entre lorsqu'on a obtenu la première de ces températures, et celle-ci ne doit être que graduellement élevée, en tenant toujours compte de la susceptibilité du sujet.

Les douches de vapeur, émollientes à la température de 30 à 35 degrés, deviennent excitantes lorsque leur température est plus élevée, lorsqu'elles frappent avec plus ou moins de force sur un point déterminé de la peau et qu'elles sont chargées de principes médicamenteux tels que le soufre, etc.

§ 5. *Des Bains russes.*

Les bains russes sont une combinaison de bains de vapeur et de douches froides en pluie.

Le malade est placé dans une chambre, à une température de 40 à 45 degrés centigrades. Il est couché sur un lit de camp en planches, la tête un peu plus haute que les pieds. Une éponge imbibée d'eau froide, souvent renouvelée, est placée sur sa tête, afin de prévenir toute congestion. Pendant que le corps est plongé dans la vapeur, on le frappe à petits coups sur sa surface, avec un balai de bouleau; on lui fait ensuite, avec les mains, des frictions énergiques ; et lorsque la peau est très-excitée, on fait tomber sur sa tête et sur le reste de son corps, une douche d'eau froide en arrosoir. Deux minutes après, on l'essuie et il se couche dans un lit, où il est emmaillotté dans une couverture de laine ; il y transpire pendant deux heures.

Voici les phénomènes physiologiques que l'on observe, d'après M. Lambert (1) :

Toute la surface extérieure du corps se couvre d'une humidité, qu'il ne faut pas prendre pour de la sueur : c'est de l'eau provenant de la vapeur condensée. Ce fait, entièrement physique, s'explique par la tendance du calorique à se mettre en équilibre avec tous les corps ambiants. Or, comme le corps du baigneur a une température inférieure à celle de la vapeur, il lui soustrait assez de calorique pour la réduire à son état primitif d'eau. La peau, ainsi humectée, ne tarde pas à se ramollir, à se relâcher; une douce chaleur se répand dans tous les organes; un sentiment de calme, de quiétude, se fait sentir et indique avec quelle régularité les fonctions s'exercent. La vapeur chaude introduite dans les poumons donne lieu à des effets plus marqués. La transpiration pulmonaire est plus abondante. Les battements du cœur et, par suite, les pulsations du pouls sont plus fréquents. Ce foyer interne de calorique facilite l'exhalation cutanée.

A une époque plus avancée du séjour du malade dans la vapeur, la chaleur de la peau augmente, la transpiration s'établit, la face se colore, les yeux éprouvent de légers picotements dûs à la chaleur, et surtout aux gouttelettes de sueur qui coulent sur le bord des paupières: la respiration devient plus fréquente; c'est alors que le ma-

____

(1) *Traité sur l'Hygiène et la Médecine des Bains russes*, Paris. 1842.

lade peut recevoir la douche froide, et doit prendre, dans le baquet placé à côté de lui, l'éponge imbibée d'eau fraiche, et se l'appliquer sur la tête. Il est bon de la garder sur le front et les yeux pendant tout le bain, en ayant le soin de la retremper de temps en temps dans l'eau. Ce moyen fait cesser la cuisson des yeux, facilite la respiration, empêche le sang de se porter vers le cerveau et met en état de supporter, sans inconvénients, une chaleur plus forte. C'est alors que le garçon baigneur commence les frictions, savonne tout le corps, pour nettoyer la peau et ouvrir les pores ; c'est le moment du massage et de l'administration des douches de vapeur, suivant les indications à observer ; puis vient la flagellation avec le balai de bouleau ramolli à la vapeur.

Cette opération terminée, la peau, chaude, rouge, gorgée de sang, est dans un état de turgescence et de vitalité incroyables : les vaisseaux sanguins se dessinent à sa surface, surtout aux extrémités ; les membres, notamment les pieds et les mains, ont augmenté de volume ; l'accumulation plus grande de calorique, des fluides absorbés et de ceux qui séjournent dans le réseau vasculaire avant d'être expulsés par la transpiration, la pression moins forte que la vapeur raréfiée exerce sur la surface cutanée, expliquent facilement ce phénomène. Les lames de l'épiderme, soulevées par les frictions, laissent béante l'ouverture des pores, d'où s'écoule une sueur abondante : la circulation générale est puissamment activée, les pulsations du pouls ont redoublé de fréquence et de force, la respiration est devenue plus précipitée sans cependant être laborieuse ; le système musculaire a perdu momentanément de son énergie. Le baigneur ouvre de nouveau le robinet de vapeur, élève rapidement la température jusqu'à 38, 40 ou 45 degrés R., suivant son tempérament, afin de

porter la peau au plus haut degré de vitalité : il ne reste
que quelques instants dans cette chaleur, qui ne tarde pas
à le fatiguer et à provoquer une sorte d'anxiété qui lui fait
désirer vivement les arrosements d'eau. Quelquefois le
garçon lui jette sur tout le corps le baquet d'eau tiédie par
a chaleur de l'étuve ; mais le plus souvent le baigneur
passe rapidement sous l'arrosoir d'eau tempérée. Cette lo-
tion débarrasse la peau des débris de l'épiderme, lave l'é-
cume du savon, et prépare aux arrosements froids ; mais
le passage subit de la vapeur à l'eau froide est préférable
après l'habitude de quelques bains. Bientôt à l'état de chaleur brûlante succède une agréable sensation de fraîcheur :
l'anxiété disparaît comme par enchantement, la respiration est facile, la tête libre. Le baigneur termine par la
douche d'eau froide qui, tombant en pluie fine, ruisselle
sur tout le corps. Il est par fois avantageux de faire remonter la température de l'étuve pour recommencer ces
ablutions froides : la sensation en est différente chez le baigneur craintif qui n'y est pas encore accoutumé et chez
celui qui en en a l'habitude. Quand, pour la première fois.
on prend ces sortes de bains, la crainte, la surprise occasionnée par cette transition brusque à des températures si
différentes, fait éprouver quelquefois un saisissement général, une espèce de spasme périphérique, un resserrement dans la région de l'estomac, une gêne instantanée
de la respiration. Ces effets ne sont que passagers, et
comme ils sont dûs plus encore à l'appréhension, à la surprise, qu'à l'action du froid, peu sensible à cette haute
température, ils disparaissent au deuxième ou troisième
bain ; cette sensation perd alors tout ce qu'elle avait paru
avoir de pénible, et on désire avec ardeur ces arrosements
d'eau froides ; c'est une véritable jouissance, semblable à
celle que fait éprouver un vent frais lorsqu'on a été long-

temps exposé aux ardeurs du soleil. Après une dernière
aspersion sur la tête, on quitte l'étuve dans laquelle on a
séjourné environ vingt-cinq minutes.

Ces bains ont, pour résultats, de produire une grande
transpiration et d'augmenter la puissance de résistance au
froid ; ils sont, en outre, très-fortifiants.

IV

DU TRAITEMENT HYDROTHÉRAPIQUE.

Le traitement hydrothérapique ou par l'eau froide
excite profondément les fonctions de la peau, la chaleur
animale et en général toutes les fonctions de l'économie.
Il est donc d'une incontestable utilité dans le traitement
des coxalgies, n'importe qu'elle soit leur cause.

Depuis Musa, qui en fit sur Auguste, avec succès,
une des premières applications, ce traitement, tour à tour
vanté, puis délaissé ensuite, a été dans ces dernières
années mis en vogue par Priessnitz (de Silésie) ; depuis,
il s'est répandu dans toute l'Europe, où l'on a créé des
établissements offrant les ressources nécessaires pour utiliser l'eau froide sous toutes ses formes, c'est-à-dire à
l'état de bains, de douches et de vapeur. On a même
utilisé l'action si excitante de l'eau pour pratiquer des
emmaillottements dans des linges froids, afin que la chaleur qui se dégage, à la suite de cette pratique, produise
une abondante transpiration.

L'hydrothérapie imprime à chaque organe son mouvement physiologique. Par les alternatives de chaud et de
froid, d'expansion et de constriction auxquelles elle soumet la peau par les sueurs forcées qu'elle provoque, par
les frictions, la percussion, la ventilation, elle donne du
ton au système capillaire périphérique, accroît les excré-

tions, ranime la calorification. Les pertés incessantes de calorique qu'elle fait subir à l'organisme provoquent un mouvement de réparation correspondant. Les voies digestives trouvent dans l'ingestion de l'eau froide, à faibles doses, un excitant naturel qui leur permet de faire face aux exigences de l'économie : l'appétit renaît, les digestions deviennent faciles et rapides, le sang y retrouve les éléments qui lui manquent; l'hématose est plus énergique et plus complète ; tout acquiert un surcroit d'activité et de vie dont témoignent assez les forces des malades qui, parfois, en peu de jours de traitement, peuvent supporter sans fatigue des excercices musculaires depuis longtemps interdits à leurs membres affaiblis. Si nous nous demandons ce que produit cette activité organique, nous répondrons : une grande consommation et, par conséquent, une rénovation organique dont on peut tirer parti dans certaines affections constitutionnelles, telles que la scorfule, le rhumatisme, etc. (1).

L'hydrothérapie, tirant toutes ses ressources d'elle-même, réclame une action lente et prolongée. Il faut donc persévérer longtemps dans son emploi, si l'on veut obtenir des cures durables.

Cette méthode de traitement mérite de fixer l'attention des médecins dans la cure des coxalgies chroniques. J'en ai souvent constaté d'excellents effets lorsque, par exemple, il n'existe aucune lésion d'organe qui puisse en contre-indiquer l'emploi.

Qu'on ne s'attende pas à trouver ici décrites toutes les pratiques hydrothérapiques. C'est en général, dans un établissement spécial et situé dans un air salubre et élevé, comme l'est celui du docteur Gillibert à Saint-Alban, qu'il faut aller suivre ce traitement.

<hr>

(1) Chalamet, *De l'Hydrothérapie*. Thèse inaugurale. Paris, 1854.

Cependant, comme il m'arrive souvent, dans les coxalgies chroniques, de le prescrire en l'associant à·d'autres méthodes thérapeutiques, on me permettra bien d'indiquer ici les procédés qui peuvent être le plus facilement mis en usage à domicile.

A. *Lotions générales*. — Les lotions générales faites sur tout le corps, pendant deux minutes, avec une éponge imbibée d'eau froide, puis suivie d'une friction sèche avec un linge de toile rude, sont plutôt un moyen hygiénique que thérapeutique. Elles entretiennent la propreté et les fonctions de la peau, et préparent le malade aux autres pratiques hydrothérapiques.

B. *Frictions avec le drap mouillé*. — Cette pratique est plus active. A l'effet immédiat de l'eau froide se trouve associé ici une friction immédiate énergique qui développe la réaction. Les frictions achèvent le nettoiement de la peau, appellent le sang dans les capillaires en titillant les houpes nerveuses, et augmentent tous les phénomènes organiques de cette membrane.

On les exécute de la manière suivante :

On imbibe d'eau froide un drap de grosse toile et on le tord ensuite légèrement de manière à égoutter l'excès d'eau dont il imprégné. La personne qui assiste le malade jette par derrière, sur la tête et le dos de celui-ci, le drap déployé, de manière à couvrir instantanément tout le corps. Elle le frictionne alors par derrière, en frottant par dessus le drap avec ses deux mains ; le malade frictionne de la même manière les parties antérieures. On continue ainsi jusqu'à ce que la réaction s'établisse, c'est à-dire qu'un sentiment de chaleur agréable remplace la sensation de froid que produit d'abord l'application du drap mouillé. En général, la réaction s'établit au bout de deux ou trois minutes. Le malade est alors essuyé et frictionné avec un drap sec ou deux gantelets de flanelle ; puis il s'habille et se livre à l'exercice de la marche pendant quelques instants, pour produire et entretenir la réaction.

Cette pratique, exécutée tous les matins, doit être faite pendant un temps assez long. On peut la faire suivre de l'immersion dans un bain froid ; elle ne doit pas durer plus de deux minutes.

C. *Sudation dans le drap mouillé.* — Souvent, dans les coxalgies chroniques scrofuleuses, on peut préférer l'enveloppement dans le drap mouillé, afin de provoquer une abondante transpiration. Le but de ce procédé, dit M. Chalamet (1), est de concentrer autour du corps toute la somme de calorique qui s'en dégage, jusqu'à obtenir une atmosphère ambiante assez chaude pour provoquer la transpiration.

On étend sur un matelas, préalablement couvert d'une ou de deux couvertures de laine, un drap mouillé, légèrement tordu. Le malade se place complètement nu sur le lit. On l'enveloppe avec le drap mouillé jusqu'au cou ; puis, avec les couvertures habilement repliées autour du corps, on lui forme un maillot qui l'isole complètement de l'air ambiant. La tête nue est élevée par un oreiller en crin ou en drap plié en quatre. Le maillot doit être modérément serré autour du cou, pour ne gêner ni la circulation, ni la respiration. Des compresses froides sont entretenues sur la tête suivant les indications. La première impression de froid est de courte durée : la réaction ne tarde pas à se faire, et la sueur se montre, en général, au bout d'une heure. Dès qu'elle apparaît, on ouvre les croisées, s'il ne fait pas froid, et l'on donne à boire au malade, de quart d'heure en quart d'heure, un demi-verre d'eau froide.

(1) *Loc. cit.*, p. 17.

Il arrive un moment dans lequel le malade sue extrê-mement. Dès que la sudation est accomplie (le malade doit suer une heure ou deux heures au plus), on le débar-rasse rapidement de ses couvertures pour le frictionner avec le drap mouillé, puis avec un drap sec. Il fait ensuite de l'exercice ou il reste au lit quinze à vingt minutes.

Quelquefois, dans les coxalgies aiguës, on fait usage de l'enveloppement humide, non pour produire une abon-dante transpiration, mais bien pour soustraire du calori-rique et calmer la circulation. Dans ce but, dès que la réaction se fait, le malade étant dans le drap mouillé, on renouvelle alors l'enveloppement humide, et par des en-veloppements courts et successifs, on ramène la chaleur organique et l'éréthisme vital à leur degré physiologique, en même temps qu'on introduit par absorption une grande quantité d'eau dans le torrent de la circulation, qui dilue le sang, ralentit la circulation et produit un effet sédatif. Inutile de dire qu'on fait suivre, l'emploi de ce moyen, de frictions avec un drap humide, puis sec.

D. *Des Douches froides.* — Ces douches, comme les bains de piscines, ne peuvent être bien prises que dans les établissements hydrothérapiques.

Cependant, on peut jusqu'à un certain point retirer quelques avantages d'un appareil très-répandu aujour-d'hui et qui consiste en un réservoir rempli d'eau froide, soutenu par des montants en bois qui, partant de ce bassin vont, d'une manière oblique, se fixer en bas, au pour-tour d'un large baquet peu profond qui doit recevoir l'eau qui tombera à la volonté du malade, lorsque, ce dernier s'étant placé sous le réservoir, les pieds reposant dans le baquet, il ouvrira, à l'aide d'une ficelle, une sou-pape située au fond du bassin qui permettra aussitôt à l'eau de tomber sur son corps tout à fait nu, en pluie plus ou moins forte, le malade s'essuiera aussitôt après et ira faire de l'exercice.

E. *Hydrothérapie par l'emploi alternatif de l'eau froide et de l'eau chaude.* — Cette pratique de M. Gillibert (de Lyon) conviendra surtout aux personnes que l'on craindra de soumettre à l'eau froide, de peur que la réaction ne se fasse pas chez elles.

Le malade étant au lit, et les matelas soigneusement garnis, le membre inférieur droit par exemple, est mis à découvert. Ce membre est lavé avec une éponge trempée dans de l'eau aussi chaude que possible pendant deux à trois minutes. Après ce temps, un lavage d'une minute est fait avec de l'eau froide, et l'on termine en frottant tout le membre avec un drap rude et sec. La même opération est faite immédiatement après sur le membre du côté opposé. L'ensemble de ces excercices est répété matin et soir. Au bout de quelques jours, on réunit la friction sur les membres supérieurs aux inférieurs, puis on frictionne tout le corps de la même manière.

Lorsque, au bout de quelques jours, la réaction se fait bien, on plonge le malade pendant cinq minutes dans un bain chaud à 28 degrés Réaumur, puis on le plonge dans un bain froid à 17 degrés pendant une ou deux minutes, et aussitôt après on le frictionne avec un linge sec.

CHAPITRE TROISIÈME

DES AGENTS PHARMACEUTIQUES.

Nous ne sommes plus au temps où Jean-Louis Petit prétendait que les coxalgies n'étaient que la suite d'entorses, de contusions, de pressions, de coups et de chutes sur la hanche. Ces causes occasionnelles jouent sans doute un grand rôle dans la production de cette maladie. On conçoit, en effet, l'action fâcheuse du traumatisme, si l'on se rappelle que l'articulation coxo-fémorale est très-étendue, que ses surfaces osseuses sont unies par des liens qui les retiennent fortement rapprochées ; qu'il existe dans cet article un ligament rond très-vasculaire, qui peut être froissé par bien des causes. Les pressions violentes font heurter l'une contre l'autre ces surfaces osseuses, les irritent, enflamment la synoviale, et peuvent ainsi occasionner la coxalgie.

Mais toutes ces causes, pour pouvoir produire leur effet sur une articulation aussi profonde, doivent trouver chez le malade une diathèse particulière, telle, par exemple, que le rhumatisme, la scrofule, la syphilis et même l'état lymphatique exagéré.

Par conséquent, le traitement pharmaceutique des coxalgies doit être celui de ces états morbides.

Je ne dis pas que l'on ne puisse rencontrer de véritables coxalgies traumatiques ; bien loin de là ; mais je soutiens que cette maladie articulaire est, dans l'immense majorité des cas, l'expression locale d'un mal général.

Avant donc de commencer l'étude des moyens curatifs des diathèses ci-dessus mentionnées, disons un mot du traitement pharmaceutique des coxalgies aiguës non liées à un état constitutionnel.

I

DES AGENTS PHARMACEUTIQUES EMPLOYÉS DANS LE TRAITEMENT DES COXALGIES FRANCHEMENT INFLAMMATOIRES.

Les cas de coxalgie franchement inflammatoire, quoique rares, peuvent cependant se rencontrer dans la pratique. Jean-Louis Petit (1) en a cité plusieurs exemples, et depuis lors d'autres auteurs en ont fait connaître de nouveaux faits.

M. Gosselin et après lui M. Marjolin, en parlant de ces dernières coxalgies, ont appelé l'attention sur l'influence que peut avoir, au point de vue de leur développement, l'exagération du travail de nutrition des os qui se fait au moment de la soudure des épiphyses, c'est-à-dire dans le jeune âge.

De 14 à 18 ans, dit M. Gosselin (2), « il se fait un travail physiologique dans l'articulation coxo-fémorale. La tête du fémur se soude avec le corps de l'os ; les trois pièces qui composaient primitivement l'os de la hanche se soudent ensemble. Par suite de ce travail, l'articulation devient le siége d'un surcroit de vitalité, qui peut dégénérer en véritable inflammation des extrémités osseuses, en une ostéite, et donner lieu à une arthrite par voisinage, ce qui arrive surtout si les sujets se fatiguent de quelque manière que ce soit. »

Quoi qu'il en soit, les moyens curatifs généraux, que l'on doit employer dans ces cas, ne sont autres que ceux usités dans le traitement de l'arthrite aiguë. Ce sont les émissions sanguines, si le sujet est fort est robuste ; les tisanes délayantes et émollientes, les narcotiques et les antispasmodiques, sous forme de potion, afin de calmer les douleurs, plus tard, lorsque l'arthrite devient sub-aiguë, les purgatifs, principalement le calomel si le tube digestif n'est pas fatigué, seront d'un puissant secours.

Mais il faut se rappeler, que le meilleur moyen de combattre l'inflammation locale et de diminuer la douleur,

---

(1) *Mémoires de l'Académie royale des Sciences,* 1722.
(2) Taquoy. *De la Coxalgie.* Thèse inaugurale, p. 24. Paris, 1860.

c'est de *redresser* les membres, s'ils sont *déviés*, et de les *immobiliser* ensuite dans la *position horizontale*, à l'aide des moyens mécaniques dont je parlerai longuement dans la troisième partie de cet ouvrage.

Si j'insiste sur ce point, c'est parce que la plupart des médecins, qui ont à traiter des coxalgies aiguës, oublient trop l'application de ce précepte moderne et si important. Qu'ils veuillent bien se persuader que le meilleur moyen de supprimer les souffrances et d'obtenir une guérison rapide et sans difformité, consiste dans le *redressement* et l'*immobilité consécutive* du membre, jusqu'à ce que les phénomènes aigus aient disparu.

11

DES AGENTS PHARMACEUTIQUES PROPRES A COMBATRE LA COXALGIE RHUMATISMALE.

Les coxalgies rhumatismales ont été le sujet de prédilection d'un médecin allemand du commencement de ce siècle.

Dzondi (1) croyait tellement au rhumatisme comme cause efficiente de la coxalgie, qu'il n'admettait même pas d'autres causes. Aussi avait-il institué un traitement général qui devait s'appliquer à toutes les coxalgies, et il promettait, dans son enthousiasme, de guérir par ce seul moyen, neuf fois sur dix, les coxalgies prises au début. Il conseillait des bains, non pas comme médication émolliente, mais dans le but d'expulser par les sueurs le principe rhumatismal qui, selon lui, était toujours la cause de la maladie. Les bains devaient être pris, en commençant, à 26 ou 28 degrés Réaumur ; et dès que le malade y était plongé, il faisait élever rapide-

____

(1) De la Coxalgie. *Archives de Médecine*, 1834.

ment la température. Pendant la durée du bain, qui était d'une demi-heure à une heure, le malade buvait de l'eau chaude ou une infusion de sureau, et on lui frottait avec du son tout le corps, surtout l'articulation malade et la cuisse. Au sortir du bain, on l'entourait d'un drap bien chaud pour le porter dans son lit, où des couvertures, dans lesquelles on devait l'envelopper avec soin, avaient été préalablement étendues. Ces couvertures devaient être de laine. Selon l'efficacité du premier bain, les suivants étaient administrés tous les jours ou tous les deux jours. Si le premier bain exaltait la douleur, il fallait renoncer à ce moyen, parce que la suppuration avait déjà commencée. Ce traitement était favorisé par l'usage des vêtements de laine sur la peau, de la laine et du taffetas ciré sur la hanche malade, du repos au lit et du tartre stibié à haute dose.

On voit par ce qui précède, que Dzondi partait d'idées systématiques. Aussi, sans s'en douter, avait-il fini par nier toutes les coxalgies non rhumatismales et par instituer un traitement unique.

Certes, il serait agréable pour le médecin d'avoir des remèdes qui puissent s'appliquer avec succès indistinctement à tous les cas. Cela s'écrit souvent dans les livres, mais la pratique nous montre que les maladies changeant ou se modifiant suivant les âges, le tempérament, les habitudes, les constitutions médicales et atmosphériques, il est de toute nécessité que le médecin change aussi sa thérapeutique, s'il ne veut pas voir le plus souvent ses calculs déjoués.

Je ferai encore à la méthode de Dzondi un autre reproche. Comment mettre dans un bain un malade atteint de coxalgie aiguë, sans aggraver ses souffrances par le mouvement nécessaire à cet effet ?

Pour moi, je suis persuadé que Dzondi n'a traité, par ce moyen, que des rhumatismes vagues et non des coxalgies. Ce qui me le fait penser, c'est que, lorsque la douleur de la jointure était très-vive (c'est-à-dire lorsqu'il a eu affaire à une véritable coxalgie), il faisait suspendre les bains parce que, disait-il, « la suppuration avait déjà commencée ». Or, nous savons qu'il faut un temps même assez considérable pour qu'une coxalgie aiguë passe à la suppuration. Dzondi au contraire veut que cela arrive dans vingt-quatre heures, ce qui ne peut et ne doit pas être, sauf des cas très-rares.

Somme toute, si le traitement du médecin allemand doit réussir, il ne faut l'employer que dans les coxalgies qui passent à l'état chronique; et, pour ce qui regarde ces dernières, je préfère l'emploi des eaux minérales à ces bains de Dzondi.

Je ne décrirai point tous les traitements qui ont été conseillés pour combattre les maladies rhumatismales. Il me faudrait rappeler ici ceux dont on fait usage dans le rhumatisme, ce qui serait fort long. J'indiquerai toutefois les moyens thérapeutiques que l'on emploie le plus communément.

A cet effet, je distinguerai dans les coxalgies rhumatismales trois périodes :

1° Coxalgies rhumatismales à l'état aigu ;

2° Coxalgies rhumatismales à l'état sub-aigu ;

3° Coxalgies rhumatismales à l'état chronique.

§ 1. *Coxalgie rhumatismale à l'état aigu.*

Dans cette période de la maladie, l'affection rhumatismale ne pouvant être jugulée, il s'agit d'en favoriser le développement tout en s'efforçant de modérer la fièvre. les souffrances et l'inflammation locale.

Dans ce but, on a prescrit les délayants et les sudorifiques légers, tels que les infusions de feuilles de frêne.

Pour calmer la fièvre, on a proposé l'emploi de l'émétique administré à la dose de 20, 30 centigrammes, même jusqu'à 1 et 2 grammes par jour dans une potion à prendre par cuillerée à bouche toutes les heures (1). On doit en continuer l'emploi en augmentant progressivement les doses, jusqu'à ce qu'il survienne une résolution marquée dans les phénomènes aigus de la coxalgie. Ce moyen centro-stimulant, approuvé par Laennec, a été mis en usage par beaucoup de médecins français et étrangers ; mais il n'a pas produit tout l'effet que l'on attendait. Il peut même exposer à des résultats fâcheux, tels qu'une superpurgation qui, en débilitant le malade. devient plus préjudiciable qu'utile.

Dance (2). qui nous a fourni les meilleurs renseignements sur les résultats de cette méthode curative, en a fortement blâmé l'emploi et a prouvé, contrairement à ce qui avait été écrit avant lui, que cette médication ne peut. en aucune façon, entraver la marche de la maladie.

J'en dirai autant du nitrate de potasse, conseillé par Gendrin (3) et Martin Solon (4). à la dose de 5, 10, 20. 30 grammes à prendre chaque jour dans une potion ou un pot de tisane; car, si l'on examine les faits publiés par ces auteurs, on voit que la coxalgie n'a pu être enrayée. comme ils le pensaient. Les rechutes ont été comptées par eux comme de nouvelles maladies. Or, un mal qui revient

(1) *Dzondi, Allgm. zéit, I. C.*

(2) Emploi du tartre stibié à haute dose dans le Rhumatisme articulaire aigu *Archives de médecine,* 1829.

(3) *Journal de Médecine pratique,* 1837.

(4) *Bulletin de l'Académie,* t. IX, p. 130.

au bout de deux ou trois jours, ne doit pas être, à mon avis, considéré comme guéri.

M. Briquet (1), sachant sans doute que Barthez avait proposé le quinquina, a vanté dernièrement les vertus du sulfate de quinine à la dose de 1 gramme 50 à 2 grammes par jour dans une potion de 180 grammes d'eau gommeuse édulcorée avec le sirop de limon, de groseille ou de framboise.

Le sulfate de quinine, ainsi administré, produit une sorte d'ivresse. Les malades éprouvent des bourdonnements, des sifflements, des faiblesses de la vue, des vertiges, de la titubation ; et même, il donne lieu, si on en continue plusieurs jours l'usage, à des états typhoïques caractérisés par l'adynamie et la prostration extrêmes. Aussi, malgré les résultats heureux que l'on a pu en obtenir, nous pensons que le sulfate de quinine, n'ayant pas dans ces cas une action spécifique, ne doit être administré qu'à la dose de 25 à 50 centigrammes par jour, et seulement comme moyen de combattre les intermittences si elles existent.

Enfin, la vératrine, à la dose de 5 à 10 milligrammes, a été conseillée par mon savant ami Aran (2), dont la science déplore la perte si prématurée. Le plus grand nombre des malades, chez qui l'on a expérimenté cette méthode de traitement, n'en ayant pas éprouvé une notable amélioration, nous n'en parlerons pas davantage, d'autant plus que ce médicament, très-toxique et dangereux, est d'un maniement peu sûr et difficile.

Si jusqu'ici j'ai peu approuvé les médications que l'on a préconisées comme souveraines pour guérir la coxalgie aiguë rhumatismale, je conseillerai, au contraire, l'emploi de la poudre de Dower à la dose de 25 à 50 centigrammes

(1) *Bulletin de l'Académie de Médecine. Paris*, 1842, p. 152, etc.
(2) *Bulletin de Thérapeutique* 1857.

par jour dans une potion gommeuse. Ce médicament, produit, par l'ipécacuanha qu'il contient, un effet sudorifi-
que ; par le nitre, un effet diurétique ; par l'opium, un effet
sédatif des plus marqués ; indications qu'il s'agit principalement de remplir dans la coxalgie rhumatismale à l'état
aigu. Nous en avons constaté assez souvent l'efficacité,
pour en recommander l'usage. Sans doute, on ne fait pas,
avec cette médication, avorter la maladie, mais on calme
les douleurs, on hâte les efforts expansifs à la peau, on
provoque une transpiration douce et régulière, et on prépare la solution la plus heureuse de la maladie.

On a aussi vanté les opiacés ou les narcotiques pour
calmer les douleurs, les stimulants diffusibles, parmi
lesquels il faut citer en première ligne l'acétate d'ammoniaque, à la dose de 1 jusqu'à 10 grammes par jour dans une
potion ou dans un litre de tisane faite avec l'infusion de
feuilles de frêne. Ce moyen m'a souvent réussi.

Enfin, le calomel, si usité en Angleterre, recommandé
par Fabrice de Hilden, Cullen, Heller, Fischer, Hilde-
brandt, Mueller, Schœnemann, etc., a trouvé aussi en
France de nombreux partisans. On l'administre en France
à la dose de 50 à 60 centigrammes par jour comme purgatif et en Angleterre à titre de révulsif antiphlogisti-
que. Uni à l'opium et administré à la dose de 1 centi-
gramme toutes les heures, il produit une action altérante
très-prononcée, et il provoque une salivation abondante,
fort salutaire par suite de son action sur les glandes sali-
vaires et les gencives buccales. Il est nécessaire de surveiller attentivement l'administration de ce remède et de
s'arrêter dès que l'effet révulsif sur la bouche est produit.

On a bien proposé encore les antimoniaux, l'oxide blanc
d'antimoine par exemple, mais, comme ce remède est peu
administré, je n'en parlerai pas plus longuement.

*§ 2. Du traitement général des coxalgies rhumatismales
arrivées à la période sub-aiguë.*

Dans cette période de la maladie, qui commence lorsque les phénomènes aigus perdent de leur intensité et qui finit au moment où l'affection devient chronique, il faut user des sudorifiques puissants, des purgatifs sur le tube intestinal, et des diurétiques à dose plus ou moins élevée.

Parmi les sudorifiques, le gayac jouit d'une très-grande réputation. Plenck le regardait comme un véritable spécifique. Il le prescrivait ainsi qu'il suit :

Résine de gayac. . . . . 15 grammes.
Savon amygdalin. . . . . 15 —

Faites dissoudre dans

Alcool rectifié. . . . . 120 grammes.
Mêlez.

Dose : 4 grammes par jour dans une infusion de bourrache ou de sureau.

Ordinairement on donne le gayac en tisane, ou on l'associe avec d'autres sudorifiques.

Voici la formule du docteur Smith.

Salsepareille. . . . .
Squine. . . . .
Réglisse. . . . .   de chaque,
Gayac. . . . .   parties égales
Sassafras. . . . .

Incisez également toutes ces substances et mêlez exactement.

Prenez de ces substances . . . . 30 grammes.
Eau commune. . . . . 1,500 —
Faites bouillir et réduire à . . . . 1,000 —

A prendre par tasses dans la journée.

Les tisanes de sureau, de bourrache, peuvent aussi être utilisées.

Parmi les purgatifs, tels que le jalap et la scammonée, etc., il en est un qui a joui et qui jouit encore d'une assez grande réputation ; je veux parler du colchique, que l'on peut donner sous plusieurs formes, la teinture de semence, celle des bulbes, et le vin. On préfère ordinairement la teinture faite d'après la formule de Cocheux (de Montluel) ; on l'administre chaque matin à jeun, à la dose d'une cuillerée à café dans une tasse de thé. On en continue l'emploi pendant quinze jours ; on la suspend alors, pour la reprendre de quinze en quinze jours, suivant la tolérance des voies digestives et la résistance du mal. Ce moyen étant énergique, il faut en bien surveiller l'emploi.

En fait de diurétiques, les sels de nitre, à la dose de 25 à 30 centigrammes par jour, dans une potion ou une tisane diaphorétique, sont les plus usités.

§ 3. Du traitement général des coxalgies rhumatismales
arrivées à la période chronique.

Indépendamment des remèdes que nous venons d'indiquer ci-dessus, on peut faire usage de l'huile de foie de morue et de ses diverses préparations, à la dose d'une, deux ou trois cuillerées à bouche par jour ; on en continue l'usage pendant un temps plus ou moins long.

Mais un médicament que l'on a vanté comme dissolvant la fibrine, l'iodure de potassium, est particulièrement employé par un grand nombre de praticiens. Les uns l'administrent à petites doses, une cuillerée à bouche matin et soir, du mélange qui suit :

Eau distillée. . . . . 250 grammes.
Iodure de potassium. 8   —

D'autres en portent la dose de 25, 50, 60 centigrammes, etc., jusqu'à 1 ou même 2 grammes par jour. — On continue l'emploi de ce remède tant qu'il y a tolérance de la part de l'estomac et qu'il ne survient pas d'éruption à la peau, phénomène qui indique, en général, la saturation de l'économie. On suspend de temps en temps l'emploi de ce remède; on purge le malade, on lui laisse quelques jours de repos.

La térébenthine jouit aussi d'une assez grande efficacité. On l'administre sous forme de sirop; celui de bourgeons de sapin du Nord, à la dose d'une ou deux cuillerées à bouche par jour, est ordinairement prescrit; il en est de même des pilules de térébenthine, une chaque matin et soir, contenant 5 centigrammes de ce remède.

Le soufre, regardé comme spécifique par le docteur Tuckes, s'administre à la dose de 25 centigrammes par jour, mêlé avec du miel ou dissous dans de l'eau.

L'huile de Cajeput (Stromeyer), le savon (Monro), le phosphore (Hartemann), ont aussi été prescrits. Mais la liqueur de Fowler, conseillée par Cheyne, est préférable. On administre une cuillerée à café ou à thé, matin et soir, du mélange suivant :

> Eau distillée. . . . . 100 grammes.
> Liqueur de Fowler. 1   —

On continue ce remède pendant quelque temps, en ayant soin de laisser parfois quelques jours de repos au malade.

Mais de toutes les médications usitées dans le traitement du rhumatisme, celles qui me paraissent devoir le mieux réussir sont les eaux minérales, celles surtout qui agissent par l'intermédiaire de la peau et qui en excitent les fonctions.

Sans doute, on ne peut pas en faire usage en toute saison; souvent même on est obligé de s'en priver, vu le peu de ressources des malades; mais si ces conditions n'existent pas, et si le temps le permet, on peut retirer d'immenses avantages des traitements thermaux.

Dans les eaux thermales, comme je le dirai bientôt, on trouve du soufre, de l'iodure de potassium, de la térébenthine, des principes arsenicaux, des dissolvents de toute sorte, en un mot, presque tous les agents qui ont été conseillés dans le traitement de la coxalgie rhumatismale.

Pour ne pas anticiper ici sur ce que je dois faire connaître à l'article *Eaux minérales*, je dirai brièvement que, pour les coxalgies rhumatismales, je donne la préférence aux eaux sulfureuses, telles que Aix en Savoie, Lamalou, Luchon, Uriage, etc., si le sujet est obèse ou lymphatique, et Néris, si la maladie a revêtu principalement la forme nerveuse.

Les bains et les douches pris à domicile, simples ou composés, quoique n'ayant pas des vertus aussi prononcées que les eaux minérales, seront souvent utilisés avec avantage.

L'hydrothérapie même produira de bons effets, si surtout elle peut être accomplie dans un établissement spécial ou à domicile, comme nous l'avons indiqué.

Enfin, les fumigations ou les bains térébenthinés seront aussi un auxiliaire puissant de guérison. (V. p. 80.)

Mais je ne terminerai pas ce chapitre sans dire un mot d'une pratique extrêmement utile.

J'ai dit, en commençant cet article, qu'il était du devoir du médecin, en présence d'une coxalgie rhumatismale commençante, d'immobiliser le membre dans une bonne position et même de le redresser s'il est nécessaire, avant de le soumettre à l'immobilité. Mais dans la coxalgie chronique, on tomberait dans une grossière erreur, si l'on maintenait rigoureusement le membre dans l'immobilité, quelque favorable qu'elle soit. On favoriserait alors la production de l'ankylose, ou l'on donnerait lieu à des raideurs articulaires, qu'il serait difficile de vaincre plus tard.

Il faut recommander aux malades de faire exécuter, matin et soir, des mouvements à leur jointure souffrante. Ces mouvements pourront être faits avec les appareils imaginés par Bonnet, ou mieux avec les mains, suivant les conseils de Mellet. Un tuteur articulé serait utile, si le malade avait de la tendance à fléchir la cuisse, et, à défaut de tuteurs articulés, on pourrait faire usage de ceux dits en *cuir bouilli*, se moulant exactement sur le bassin et la cuisse et pouvant être enlevés à volonté. Toutes ces manœuvres et ces appareils seront décrits dans la partie de cet ouvrage consacré au traitement mécanique des coxalgies.

III

DES AGENTS PHARMACEUTIQUES PROPRES A COMBATTRE LA COXALGIE
SCROFULEUSE.

Lalouette (1), Portal (2), Boyer (3), Brodie (4) et la plupart des chirurgiens modernes, admettent que le vice scrofuleux est une des plus puissantes causes de la coxalgie.

Il est donc de toute nécessité de faire connaitre et d'apprécier les divers agents médicaux à l'aide desquels on peut enrayer le plus possible cette affection si rebelle, qui déjoue souvent les combinaisons pharmaceutiques les mieux entendues.

(1) *Traité de la Scrofule*, t. I, p. 318.
(2) *Traité sur le Rachitisme*, p. 317.
(3) *Traité des Maladies chirurgicales*, t. II, p. 860.
(4) *Maladies articulaires*.

C'est surtout dans le traitement des coxalgies scrofuleuses qu'il faut se rappeler tous les préceptes hygiéniques que nous avons fait connaître en commençant cet ouvrage. Ce serait en vain que l'on administrerait les remèdes les plus héroïques, s'ils n'étaient pas combinés avec une hygiène des mieux entendues.

Si l'on se rappelle que la scrofule acquise est le plus souvent la suite de l'habitation dans des lieux bas et humides, où l'air est vicié et ne se renouvelle pas, on comprendra tout de suite combien il importe de placer les coxalgiques dans des appartements spacieux et bien aérés, exposés aux rayons du soleil, et combien aussi il est nécessaire de leur recommander les lieux où l'air n'ait pas été vicié par des émanations putrides où les exhalaisons souvent funestes, d'un plus ou moins grand nombre d'individus. La peau des scrofuleux étant recouverte d'une espèce d'humeur onctueuse qui empêche les sécrétions de s'accomplir, on comprendra toute l'utilité des moyens propres à exciter les fonctions de l'enveloppe cutanée, tels que les bains de mer ou ceux plus ou moins chargés de principes médicamenteux, les douches, les frictions de toutes sortes, et le traitement hydrothérapique.

C'est à l'aide de ces moyens fonctionnels, combinés avec un traitement pharmaceutique, que l'on peut espérer enrayer les coxalgies scrofuleuses ou empêcher les récidives qui se montrent si fréquemment.

S'il existe des phénomènes inflammatoires plus ou moins aigus, on les combattra par des tisanes adoucissantes, et des narcotiques si la douleur est trop vive. Mais on n'oubliera pas de recourir aux toniques, parce qu'il est de toute nécessité de soutenir les forces plus ou moins débilitées.

Le redressement des membres accompli, on hâtera le moment où les malades pourront se lever ou faire de l'exercice, et l'on prescrira, en vue de prévenir les récidives et pour combattre l'affection générale, quelques-uns des moyens qui vont suivre.

A. *Des dépuratifs.* — C'est dans cette maladie que l'on a fait le plus usage des dépuratifs. On les a donnés sous forme de tisanes et de sirops. Les tisanes les plus recommandées sont celles de douce-amère, de pensée sauvage, de salsepareille, de gayac, de sassafras, de chicorée amère, de bardane, etc. Celle dite de *Vigarous* jouit d'une grande réputation dans le midi de la France.

On doit les administrer chaudes et par tasses, une le matin et l'autre le soir.

Souvent, lorsque l'on veut produire une action dépurative forte, on les édulcore avec des sirops des mêmes plantes, à la dose d'une cuillerée à bouche par tasse.

Le sirop de Portal est très-usité. Il exerce à la fois une action dépurative et purgative. Si on l'additionne d'iodure de potassium, à la dose de 10 grammes sur 500 de sirop, on en fait une préparation extrêmement utile.

En général, il faut continuer longtemps l'usage de ces moyens, les varier, pour ne point fatiguer le malade ni lasser sa patience. D'habitude on les combine avec les agents pharmaceutiques dits spécifiques que nous allons bientôt décrire.

Je ne dois pas passer sous silence une excellente préparation, le jus d'herbes. Il se fait de la sorte :

Cresson.	
Fumeterre.	De chaque,
Dents de lion.	parties égales.
Chicorée amère.	

Mêlez, pilez, exprimez le suc à travers un linge.

On en donne un verre à Bordeaux tous les matins.

B. *Des sudorifiques.* —Les sudorifiques les plus usités

sont, en général, ceux que nous avons indiqués à propos de la coxalgie rhumatismale chronique. C'est surtout dans les cas qui nous occupent que l'on fait usage de la tisane des quatre bois sudorifiques : gayac, sassafras, squine et salsepareille. On la donne à la dose de deux ou trois tasses par jour et on en continue l'usage pendant un temps assez long.

C. *Des purgatifs.* — Tous les purgatifs ont été administrés dans le traitement de la coxalgie scrofuleuse.

Le bauchet, préparation très-usitée dans les hôpitaux de Lyon, est composé de sucs de plantes, administré sous forme de tisane ou de sirop. En tisane, on en prend un demi-litre par jour ; en sirop, on en donne quatre ou cinq cuillerées à bouche dans la journée.

Enfin, l'extrait et les pastilles de tamarin, spécialement préparés par M. Besson, pharmacien à Lyon, méritent d'être conseillés.

Voici la préparation de l'extrait de tamarin telle que l'a fait M. Besson.

EXTRAIT DE TAMARIN

FORMULE DU DOCTEUR BRUC

Tamarin	5 kilogr.
Sucre	10 kilogr.
Eau de fleur d'oranger	100 grammes.
Eau ordinaire. Q. S.	

On place le tamarin, avec cinq ou six fois son poids d'eau, dans un double-fond en étain ou en fonte émaillée. On maintient la température de 60 degrés centigrades pendant deux heures environ, et l'on verse le tout sur un filtre en feutre.

Cette première opération terminée, on met dans un appareil à évaporer dans le vide (appareil de Ure ou de Grandval) le décocté de tamarin, le sucre et l'eau de fleur

d'oranger, et l'on évapore ce sirop à une température inférieure à 70 degrés centigrades jusqu'à ce qu'il marque 36
au pèse-sirop.

Cet extrait est donc un sirop très-concentré. C'est un
laxatif doux, il agit même comme purgatif à la dose de
trois à quatre cuillerées à bouche, et il a, sur le fruit pris
en nature, l'avantage de ne pas causer de borborygme.

Si l'on évapore ce sirop à 42 ou 43 degrés au pèse-sirop,
on obtient une pâte qui se divise facilement en pastilles.

Avant de commencer l'opération, il importe d'examiner
avec le plus grand soin les tamarins, car il arrive souvent
qu'ils contiennent du cuivre. On remarque cela surtout
dans le tamarin venant d'Amérique où l'on fait subir à
cette pulpe une légère coction dans des bassins de cuivre
afin de l'empêcher de noircir. Les tamarins venant des
Indes sont préférables.

Les autres purgatifs sont : la rhubarbe, la scammonée,
le jalap, la coloquinte, la médecine noire, la tisane royale,
l'eau de Sedlitz, le sulfate de soude et l'eau-de-vie allemande.

Parmi les eaux minérales purgatives, nous citerons
celles de Pulna, d'Uriage, de la Bourboule, etc.

En général, les purgatifs ne doivent être administrés
que tous les quinze jours pendant la durée des traitements
dits spécifiques ou dépuratifs. Il faut en surveiller l'emploi
et surtout ne pas en faire usage si les voies digestives sont
irritées.

D. *Des spécifiques.* — Parmi les agents dits spécifiques, il faut placer en première ligne l'iode et ses nombreuses préparations.

C'est Coindet (de Genève) qui a introduit le premier l'iode dans la thérapeutique. Mais c'est principalement à Lugol que l'on doit la propagation de ce

médicament, qui n'avait été, avant lui, employé que pour des cas particuliers.

Voici une des formules qu'il employait le plus :

    Iode . . . . 25 centigrammes.
    Hydriodate de potasse 50   —
    Eau distillée . . . . . , . . 45 grammes.

Il prescrivait six gouttes de cette liqueur dans un demi-verre d'eau sucrée, deux fois par jour, le matin et une heure avant le dîner.

Aujourd'hui on se sert de préférence de l'iodure de potassium dissout dans un sirop dépuratif ou dans une tisane. On administre, suivant les cas, 10, 15, 20 centigrammes de ce sel par jour, et on peut même, en élevant successivement les doses, en donner jusqu'à 1 ou 2 grammes par jour. En général, dans la scrofule, il faut user de petites doses, parce que ce médicament doit être longtemps continué. Nous renvoyons, pour plus amples détails, à l'ouvrage de M. le docteur Boinet, qui a fait, sur les préparations iodées et sur leurs effets, une monographie des plus intéressantes (1).

Je dirai toutefois qu'il faut être très-réservé dans l'emploi de l'iodure de potassium dans le traitement des coxalgies scrofuleuses. A forte dose, il est difficilement toléré par les voies digestives, et à petite dose, il a une bien faible action. A mon avis, il vaut mieux user des préparations iodées comme les a indiquées Lugol.

Les pilules d'iodure de fer associées au beurre de cacao, me paraissent être une préparation très-efficace. C'est à M. Vézu, pharmacien à Lyon, à qui l'on doit cette heureuse association de deux médicaments héroïques dans

(1) *Iodothérapie* ou *De l'emploi médico-chirurgical de l'iode et de ses composés et particulièrement des injections iodées.* 1 vol. in-8. 2ᵉ édition, Paris, 1866.

ces cas. Le sirop d'iodure de fer fraîchement préparé se donne à la dose de deux cuillerées à bouche par jour et les pilules de quatre à six.

L'huile de foie de morue est très-ordinairement prescrite à la dose de deux à quatre cuillerées à bouche par jour. Ce remède est vivement approuvé par M. Lebert, qui le considère comme souverain dans l'arthrite scrofuleuse et les autres maladies du système osseux. Cette huile doit principalement sa vertu à l'iode qu'elle contient en faible quantité. Comme elle est répugnante à prendre, on l'associe avec des amers, tel que le sirop d'écorce d'orange amère, ou bien on l'entoure d'une capsule de gélatine. Les pharmaciens se sont efforcés d'en masquer le goût désagréable ; les uns l'ont épurée et les autres l'ont combinée avec des médicaments de toutes sortes. A mon avis, il vaut mieux faire usage de l'huile de foie de morue brune et non épurée ; c'est celle qui réussit le mieux. On peut la faire prendre dans une tasse de café de glands, ou bien on fait suivre son administration d'une verrée d'eau fraîche, dans laquelle on a versé quelques gouttes d'alcool de menthe.

E. *Chlorure d'or.* — Le chlorure d'or a été conseillé par Chrestien (de Montpellier), qui l'employait en friction sur la langue, à la dose d'un seizième de grain chaque matin. Le malade devait avaler la salive et ne pas cracher de quelques temps. Cette médication était continuée pendant un ou deux mois. Elle jouit encore d'une très-grande réputation dans le midi de la France, où elle fait en partie la base de tout traitement dirigé en vue de guérir la scrofule et les accidents de syphilis tertiaire.

Je ne parlerai pas ici du chlorure de baryum, préconisé par le docteur Payan (d'Aix), ni du sous-carbonate de potasse, ni du chlorure d'argent, proposé par le docteur

Sicard. Je renvoie le lecteur à l'ouvrage de Valleix (1), pour avoir des notions complètes à ce sujet.

Je ne finirai pas cet article sans recommander l'usage des eaux minérales et en particulier celles d'Uriage, de Kreutznach, de Loèche, de Lavey, de la Bourboule, de Barèges, de Luchon, de Balaruc, et en général, des eaux sulfurées, sodiques et légèrement purgatives.

L'hydrothérapie compte aussi beaucoup de succès, et les bains de mer sont d'une incontestable utilité.

Enfin, chez certains malades à tempérament lymphatique très-prononcé, coïncidant avec des fluxions séreuses sur telle ou telle partie du corps, on utilisera, quelquefois avec succès, les exutoires.

Ce sont de petites plaies artificielles dont on entretient la suppuration. Ils ont pour objet de constituer un travail épispastique durable qui occupe le système vivant, en produisant une substitution salutaire, ou bien, pour parler le langage des anciens, ils ont pour but de donner lieu à une suppuration de longue durée, destinée à porter au dehors de l'économie les sucs viciés, et à procurer un égout pour la dérivation d'un principe morbifique. Dans tous les cas, c'est par leur permanence et la facilité avec laquelle on maintient la suppuration que les cautères se recommandent à l'attention des praticiens.

« Lorsqu'on établit un cautère à demeure, dit M. Jaumes (de Montpellier) (2), pour donner une satisfaction permanente à des besoins fluxionnaires faisant partie du tempérament d'un individu atteint d'une affection incurable, on remplit une indication tirée de la connaissance qu'on a de l'état général du système ; on met celui-ci en

____

(1) *Guide du Médecin praticien*, t. V, p. 192.
(2) *Essai de Pharmacologie thérapeutique générale.* Montpellier. 1847, t. I. p. 211.

état de mieux résister aux provocations pathologiques dont la maladie est la source, et l'on obtient une tolérance palliative. »

Pour établir un cautère, on peut se servir du bistouri ou de la lancette, avec lesquels on fait une petite incision cruciale. On met ensuite dans la plaie un peu de charpie que l'on remplace au bout de trois ou quatre jours, lorsque la suppuration commence à s'établir, par un pois d'iris. Quelques praticiens se contentent d'appliquer un vésicatoire et d'entretenir la plaie qui en résulte, à l'aide d'un corps qui en provoque sans cesse la suppuration. Le plus grand nombre emploie le caustique ou le fer rouge. Ordinairement on donne la préférence à la potasse caustique ou au caustique de Vienne. On applique sur la peau un morceau de sparadrap percé, à son milieu, d'une ouverture dans laquelle on place un fragment de potasse caustique gros comme une lentille que l'on recouvre d'un autre morceau de sparadrap ; le tout est fixé à l'aide d'une compresse et d'une bande. Une précaution qu'il est bon de signaler, pour empêcher la liquéfaction de la potasse et, par suite, sa fusion sous le sparadrap, consiste à l'envelopper d'un petit morceau de charpie ou de coton, d'un volume égal à celui du caustique. Au bout de vingt-quatre heures, l'opération est faite ; il existe une escarre dont on facilite la chute par divers moyens émollients. On obtient alors un ulcère dont on entretient la suppuration à l'aide des moyens appropriés à cet effet. Si l'on se sert du caustique de Vienne, on doit suivre en tout point le procédé décrit dans mon *Traité sur la Cautérisation.*

Lorsqu'une indication particulière ne détermine pas précisément l'endroit que doit occuper le cautère, et lorsque le malade doit le conserver longtemps, on le met au bras, à la jambe ou à la cuisse. Le lieu d'élection au bras est l'espace que laissent entre eux les muscles deltoïde et le biceps ; à la jambe, on le place à quatre travers de doigt au-dessous du genou ; à la cuisse, dans la dépression qui existe près du genou à sa partie interne.

Comment agissent les cautères ? Quelles sont les conséquences qu'ils entraînent ? Peut-on les supprimer sans danger ? Telles sont les questions dont on trouvera la solution dans l'excellent ouvrage de MM. Trousseau et Pidoux (1).

IV

DES AGENTS PHARMACEUTIQUES EMPLOYÉS DANS LA COXALGIE SYPHILITIQUE.

Pendant longtemps, on a cru qu'il n'existait pas de coxalgie, suite de syphilis. Cette erreur a été victorieusement combattue par Dupuytren qui a publié (1) une observation de coxalgie, suite du vice syphilitique.

M. Richet a cité dans son mémoire sur les tumeurs blanches, plusieurs faits qui viennent confirmer l'opinion de ce célèbre chirurgien.

Le traitement de cette espèce de coxalgie ne doit être autre que celui de la syphilis constitutionnelle et notamment de la syphilis tertiaire. Par suite, les préparations mercurielles ne doivent sans doute pas être exclues comme topiques, elles ont même ici une action des plus importantes ; mais la syphilis tertiaire portant principalement son action sur le tissu osseux, ce sera surtout à son spécifique, à l'iodure de potassium ainsi qu'à ses diverses préparations qu'il faudra avoir recours.

(1) *Traité de Thérapeutique et de matière médicale.* 5ᵉ édition. Paris, 1855, t. I., p. 498.

(1) *Gazette des Hôpitaux.* 1832, p. 491.

Je ne décrirai point le traitement de la syphilis, il se trouve très-bien exposé dans les ouvrages modernes, et spécialement dans ceux de MM. Ricord (1) et Langlebert (2). Parmi ceux qui appartiennent à l'école de Lyon, je puis citer les ouvrages de mes savants et excellents confrères, MM. Diday (3) et Rollet (4).

V

DES AGENTS PHARMACEUTIQUES PROPRES A COMBATTRE LA DÉBILITÉ
SUITE DES COXALGIES
RHUMATISMALES, SYPHILITIQUES ET SCROFULEUSES.

Toutes les coxalgies produisent une débilité profonde de l'organisme. Les affections ou les diathèses qui leur ont donné naissance, modifient d'une manière désavantageuse l'organisme. Les malades deviennent faibles, languissants, et ils tombent dans un état d'adynamie qu'il faut combattre. Pour les guérir, on a eu recours à un régime tonique, principalement composé de viande crue, hachée, de bons consommés, de viandes rôties, de vin vieux. Comme remèdes, on prescrit souvent les préparations qui suivent :

§ 1. — Amers.

Parmi les amers, le vin et le sirop antiscorbutiques, à la dose d'une cuillerée à bouche matin et soir, sont les

(1) *Précis théorique et pratique des Maladies vénériennes.*
(2) *Traité théorique et pratique des Maladies vénériennes.* Paris, 1864, 1 fort vol. in-8.
(3) Rapport sur l'iodure de potassium; ancien *Journal de médecine de Lyon*, 1846. Des douleurs syphilitiques, *Gazette médicale de Paris*, 1850.
(4) *Recherches nouvelles sur la Syphilis.* Paris, 1866.

préparations les plus usitées. On les associe avec la tisane de houblon ou les infusions de feuilles de noyer, etc.

On sait que M. Négrier a fait, des préparations de feuilles de noyer, un traitement presque spécifique de la scrofule. Il employait les infusions faites en jetant une forte pincée de ces feuilles dans 250 grammes d'eau bouillante. Il édulcorait avec le sirop du même nom et faisait prendre deux à cinq tasses, par jour, de cette infusion.

Si l'affection scrofuleuse était très-prononcée, il joignait, à cette médication, des bains généraux de feuilles de noyer et 20 à 60 centigrammes d'extrait, par jour, pris en pilules. Localement, il faisait frictionner la région malade avec la pommade suivante :

```
Extrait mou de feuilles de noyer.  .  . . 30 grammes. .
Axonge.  . . . . . . . . . . . . 40    —
Huile essentielle de bergamote. . . 15    —
```

Ce traitement était continué un temps fort long. Quoiqu'il ne soit pas spécifique comme le croyait Négrier, il peut être fort utile. Aussi est-il employé souvent par plusieurs médecins à l'exclusion de la plupart des autres remèdes.

§ 2. *Toniques.*

Le quinquina est de tous les toniques celui qui est le plus généralement prescrit. Le vin de quinquina titré de M. Guillermond, est une des meilleures préparations. On l'administre à la dose de deux ou trois cuillerées par jour. Le vin de Bugeaud, celui de M. Chevalier (de Lyon), préparé au Frontignan, aussi actif qu'agréable à prendre, le vin de Bellini et enfin celui de Chassaing, contenant de la pepsine et de l'extrait de malt, sont aussi très-souvent ordonnés.

Le sirop de pèpsine à l'écorce d'orange amère, préparé par M. Besson, est journellement prescrit par les médecins de Lyon.

M. Jules Guérin se sert d'une macération d'écorce de quinquina dans du vin blanc. Il en administre deux ou trois petits verres à Bordeaux par jour.

Le vin de quassia amara mérite aussi une mention spéciale, à cause de son effet tonique et son amertume, qui excite puissamment les fonctions digestives.

§ 3. *Ferrugineux.*

Les ferrugineux ont été de tout temps conseillés. On les a faits prendre sous toutes les formes : en sirop, en vin, en pastilles ou pilules. On a combiné le fer avec des acides, des alcalins, des amers, ou avec l'iode; de là, les pastilles de lactate de fer, de sous-carbonate de fer, les pilules de Blancard, de Vallet, le sirop d'iodure de fer, celui d'écorce d'orange amère, et une infinité d'autres préparations parmi lesquelles je me plais à citer particulièrement l'huile de foie de morue associée avec le fer, suivant la formule indiquée par M. Vézu (de Lyon).

Je ne décrirai point ici la manière de faire usage de telle ou telle préparation. Il me suffira d'indiquer celles auxquelles l'on donne le plus souvent la préférence. Ce sont les pilules au lactate de fer de Gélis et Comté, celles de Blaud, et le sirop d'iodure de fer à la dose de deux ou trois cuillerées à bouche par jour.

Le fer réduit par l'hydrogène à la dose de 25 à 30 centigrammes, avant chaque repas, est souvent utilisé chez les personnes faibles et délicates. La limaille de fer, prise par pincée dans le potage, a été particulièrement recommandée par Dupuytren et est encore employée par plusieurs médecins.

Dans ces dernières années, on a cherché à s'opposer à l'irritation gastro-intestinale et à la constipation qui se montrent très-souvent à la suite de l'emploi des préparations ferrugineuses. Ces inconvénients sont tels, que beaucoup de malades ne peuvent se soumettre à cette médication. Pour obvier à cet effet, M. Leras a imaginé d'unir le fer au phosphore : de là la liqueur qui porte son nom. Dernièrement, un pharmacien d'Orléans, M. Foucher, vient d'associer le proto-iodure de fer à la manne ; il a composé des dragées contenant chacune, 5 centigrammes de proto-iodure de fer ; on les administre à la dose de quatre à six par jour. Elles paraissent jouir d'une assez grande efficacité.

Enfin, on a fait usage des eaux ferrugineuses artificielles, et surtout naturelles, prises à leur source ou à domicile. Celles d'Ems, de Soultmatz, d'Amphion, d'Orezza, de Spa, sont les plus employées.

CHAPITRE QUATRIÈME

DES EAUX MINÉRALES

Nous avons traité jusqu'ici des agents dits *hygiéniques*, de ceux appelés *physiologiques*, parce qu'ils activent la respiration, la production de la chaleur, la transpiration ou les fonctions de la peau. Puis nous avons fait connaître les agents pharmaceutiques.

Il nous reste à dire un mot d'un puissant moyen de médication au succès duquel concourent à la fois les agents hygiéniques, physiologiques et pharmaceutiques ; je veux parler des eaux minérales prises à leur source.

Les eaux minérales constituent, en effet, un des meilleurs traitements pour combattre les diathèses, pour raffermir les constitutions débilitées, ou pour corriger certains vices de tempérament.

Indépendamment de leur action médicatrice due à la présence des divers agents pharmaceutiques qu'elles contiennent, elles empruntent, lorsqu'on les prend, les ressources de l'hygiène et des agents physiologiques.

Les ressources de l'hygiène sont ici fidèlement utilisées. Le malade, se déplaçant pour aller en faire usage, change d'air et de climat, circonstance extrêmement utile. Dans les établissements, il trouve tout le confortable nécessaire et, comme c'est pendant l'été qu'il s'y rend, il y jouit alors, non seulement d'un air salubre, puisque les eaux sont en général situées dans les montagnes, mais encore d'une température douce et régulière et de l'action si bienfaisante du soleil. La nourriture y est simple, tonique, réparatrice et en rapport avec la maladie que l'on y traite. Le malade y fait de l'exercice le plus avantageux, puisque, dégagé de tout souci et de toute préoccupation intellectuelle, il n'a qu'à se laisser guider par le médecin pour le genre de gymnastique ou d'exercice qu'il lui faut faire, aux heures indiquées, soit à pied, à cheval ou en voiture.

Par les bains, les douches et les piscines dans lesquels il se plonge, il excite la respiration, la transpiration et les fonctions de la peau.

Si, à toutes ces circonstances heureuses, vous joignez les distractions que procurent une réunion de personnes ordinairement les plus aisées de la société, les amusements les plus divers, on conviendra qu'il n'est pas possible de trouver à la fois un ensemble plus parfait de moyens thé-

rapeutiques. Aussi résulte-t-il de tout cela une médication essentiellement générale, c'est-à-dire s'adressant à
l'ensemble de l'organisme, pouvant en modifier à la fois
les diverses fonctions ; profonde, en ce qu'elle paraît atteindre souvent les phénomènes les plus intimes de la nutrition ; étendue, en ce sens qu'aucun des principaux actes
de l'organisme ne peut absolument lui échapper ; se laissant, en outre, manier à son gré par celui qui la sait employer, en un mot, une médication non moins spéciale par
son mode d'action que par la constitution qui lui est propre.
Bordeu était tellement convaincu de l'utilité de ce mode
de traitement qu'il a pu écrire ce qui suit : « Je considère
comme incurables toutes les maladies qui résistent aux
eaux minérales. »

Il n'est donc pas étonnant de voir les eaux minérales
devenir de plus en plus en vogue auprès des médecins et
surtout des malades.

Les Romains, qui connaissaient admirablement les
moyens de bien vivre et ceux de se traiter le plus commodément et avantageusement possible, avaient bâti
une grande partie de leurs villes près des sources d'eaux
minérales. C'est ainsi que, pour ne citer que quelques-
unes des plus célèbres, Aix en Provence ou en Savoie.
Balaruc sur l'étang de Thau, Néris dans l'Allier, Luxeuil
et beaucoup d'autres stations, possèdent encore des piscines et des fragments de monuments anciens qui attes-
tent leur splendeur dans les temps passés.

Avant d'entrer dans de plus grands détails, que l'on me
permette de dire un mot sur la durée des traitements que
l'on fait subir aux eaux minérales.

Si, au lieu d'avoir à traiter un état constitutionnel, on
n'a pour but que de simplement modifier l'organisme dont
les fonctions ont été momentanément perverties par des

travaux forcés, des préoccupations morales, ou par la vie sédentaire, il suffit alors d'une vingtaine de jours passés aux eaux minérales pour obtenir un résultat satisfaisant.

Mais lorsqu'il s'agit de diathèses, lorsqu'on a pour but, comme dans les coxalgies, de modifier profondément l'ensemble de la constitution affaiblie et détériorée, la durée du traitement doit être beaucoup plus longue. Que peut produire, en effet, dans ces cas, un traitement de quinze jours, sinon qu'une amélioration passagère?

Aussi, les médecins sérieux des eaux minérales, conseillent-ils avec raison un séjour prolongé de deux mois et même plus s'il est nécessaire. Ils sont en cela dans le vrai; et je ne puis que donner une entière approbation à leur conduite. Les praticiens doivent donc persuader à leurs malades cette profonde vérité, en leur faisant entrevoir pour plus tard une guérison à peu près complète.

Quelles sont donc les eaux qui conviennent dans le traitement des coxalgies? Il faut bien se rappeler ici que les maladies de la hanche sont le plus souvent la conséquence ou l'expression locale du lymphatisme, de la scrofule ou de l'affection rhumatismale. C'est donc aux eaux qui ont cette spécialité d'action qu'il faut s'adresser. On trouvera dans l'ouvrage de M. Durand-Fardel tous les éléments nécessaires pour arriver à la connaissance exacte de la spécificité de telle ou telle source.

Je dirai, toutefois, que les eaux chlorurées sodiques, telles que Bourbonne, Uriage, Kreutznach, Nauheim. Balaruc, Lavey (Suisse), Salins (Jura), Challes, Wildbad, etc., et les bains de mer, conviennent merveilleusement pour combattre les coxalgies scrofuleuses. Les eaux d'Uriage sont surtout efficaces pour combattre les maladies plus ou moins constitutionnelles des os; à ce titre, nous ne saurions trop en conseiller l'emploi dans les cas qui nous occupent actuellement.

L'opportunité qui peut résulter de la considération de l'âge, au sujet de la médication thermale la plus convenable, mérite de nous arrêter quelques instants.

L'enfance, dit M. Durand-Fardel (1), à partir de cinq ans environ, indique spécialement les bains de mer. Mais ce sont surtout les enfants lymphatiques ou scrofoleux qui les supportent le mieux. On peut, dit M. Godet, administrer hardiment, dès le début, les bains de mer froids aux scrofuleux du jeune âge, même par une température très-basse. Les bains de mer de l'Océan, où on a l'habitude de donner des bains courts et la percussion exercée par la vague, contribuent puissamment à la réaction si elle est suivie d'un exercice modéré.

En revanche, les eaux chlorurées sodiques, même fortement chargées de principes minéralisateurs, telles que celles de Kreutznach ou de Salins (2), sont remarquablement supportées chez les enfants trop jeunes ou trop faibles pour subir sans danger la médication marine.

C'est ainsi que les plus petits enfants se trouvent très-bien des eaux mères, salines, des boues de St-Amand et des eaux minérales d'Uriage.

« Le séjour à Uriage est par dessus tout favorable aux enfants. L'influence salutaire des eaux, l'air vif des montagnes imprégné d'émanations résineuses naturelles, en font, pour les affections asthéniques, anémiques, lymphatiques du jeune âge, un moyen aussi puissant, aussi héroïque que les bains de mer ; ici, l'excitation sera moins à redouter. Aussi voyons-nous auprès de nos thermes bon nombre d'enfants venus des plages de la mer qui, n'ayant

(1) *Traité des Eaux minérales.* 1857.
(2) Dumoulin, *De l'Action reconstituante des eaux de Salins.*

pu supporter l'impression surexcitante de cet agent, retirent les meilleurs effets de l'action plus facile à graduer de nos sources salines et sulfureuses (1). »

Après la puberté, les eaux chlorurées, sodiques et chaudes doivent être préférées. Combinées avec les ferrugineux, elles donneront des résultats satisfaisants.

Ce n'est pas à dire que les eaux sulfureuses, entre autres celles d'Aix, de Luchon, de Cauterets, de Bagnols, de Schinznach, et d'autres, ne soient pas également applicables aux coxalgies scrofuleuses; mais ces eaux ne sont, dans ces cas, utiles qu'à un titre beaucoup moins spécial.

Dans les coxalgies rhumatismales, les eaux sulfureuses d'Aix en Savoie, Bourbon-Lancy, Barèges, Luchon, Bagnols, Wiesbaden, etc., constituent des médications extrêmement utiles et avantageuses. Elles donnent des guérisons complètes dans les coxalgies légères.

On trouve dans les nombreuses brochures que mon savant confrère, M. le docteur Vidal, médecin-inspecteur des eaux d'Aix en Savoie, a publiées, et dans ses rapports à l'Académie de médecine destinés à la publicité, une série de faits de coxalgies rhumatismales et autres qui ont été parfaitement guéries par l'emploi consciencieusement fait de ces eaux.

Si je ne craignais d'abuser de la patience du lecteur, je lui emprunterais quelques observations qui porteraient sûrement la conviction dans son esprit sur la puissante efficacité de ces eaux. Si je m'étends un peu plus longuement sur les eaux d'Aix que sur les autres, c'est que l'installation de l'établissement est parfaite, que l'eau y est en très-grande abondance, que les douches s'y donnent avec le plus grand soin et que les bains de piscine y sont très-avantageusement prescrits.

____
(1) Doyon, *Uriage et ses eaux*, p. 124.

M. le docteur Vidal a, depuis quatre ans environ, tellement reconnu la puissante efficacité des bains de piscine dans le traitement des coxalgies, qu'il les emploie de préférence à tous les autres modes d'administration de ces eaux. C'est ainsi qu'il conseille des bains de piscine prolongés pendant trois heures matin et soir, soit six ou huit heures par jour, avec natation quand c'est possible : les résultats qu'il en obtient sont des plus satisfaisants. L'élément douloureux se calme, se dissipe, la nutrition se rétablit dans les muscles de la cuisse et le membre prend de la souplesse et de la force. Nous ne saurions donc trop approuver cette pratique si avantageuse.

Toutefois les eaux sulfureuses sont nuisibles lorsque les inflammations aiguës, qui ont précédé ou qui accompagnent la coxalgie rhumastimale chronique, persistent encore. Elles réveillent alors les douleurs et tous les autres accidents. Les personnes d'un tempérament nerveux en sont généralement fatiguées. L'excitation qu'elles produisent peut leur donner de l'insomnie et de la fièvre et exagérer leurs souffrances. Dans ces cas, les eaux minéralisées et gélatineuses de Plombières, de Luxeuil, surtout celles de Néris, trouvent leur véritable indication. Les eaux de Néris, d'après les résultats que je connais et d'après les faits qui m'ont été rapportés par mon confrère, M. le docteur Faure, inspecteur-adjoint aux eaux de Néris, me paraissent devoir être placées au premier rang des eaux utiles pour combattre la coxalgie rhumatismale à forme nerveuse ou avec accidents névralgiques.

Il est des cas où, malgré l'état de lymphatisme ou de scrofule qui semble tout d'abord indiquer l'emploi des eaux chlorurées et sulfureuses, il existe un état de surexcitation nerveuse, suite de l'épuisement et des souffrances subies par le malade. Ces cas, dis-je, nécessitent encore l'usage des eaux de Néris, dont la puissance est de ramener le système nerveux à sa tonicité normale, et de permettre ensuite l'emploi d'eaux qui s'adressent plus particulièrement aux vices constitutionnels. Au dire de M. Gillebert d'Hercourt, les eaux de Saint-Alban, légèrement ferrugineuses et arsenicales peuvent être ensuite employées avec avantage.

Dans les cas où la souffrance locale a provoqué des effets d'excitation nerveuse générale, où ses effets se sont traduits localement par des contractures musculaires, les eaux de Néris ont encore démontré à M. Faure, leur puissante et si utile application.

Mais toutes les eaux chlorurées sodiques, sulfureuses ou alcalines, ne produisent pas des effets tout à fait identiques. Cela vient de ce que, dans les coxalgies, indépendamment de l'état diathésique, il y a la maladie locale qui existe et présente souvent des indications spéciales. Ceci est tellement vrai, qu'il arrive souvent, lorsqu'une eau minérale, par exemple, a semblé la plus utile au jugement des hommes compétents, l'application qu'on en fait trompe toutes les prévisions, en ne produisant pas les effets attendus, mais même en en déterminant de fâcheux. C'est alors au médecin qui assiste à de pareils mécomptes. de suspendre la médication suivie et à conseiller, fort de son expérience, l'eau qui lui paraît dans ces cas la plus salutaire.

Les coxalgies aiguës ne pouvant être combattues par les eaux minérales, il faut donc réserver l'action de ces eaux pour celles dites *chroniques*, c'est-à-dire lorsque les symptômes aigüs sont le plus effacés. Dans la coxalgie rhumatismale ou nerveuse, par exemple, le traitement thermal sera appliqué le plus loin possible des accès.

Maintenant il s'agit de résoudre une autre question qui me paraît fort importante.

La coxalgie produisant, dans l'immense majorité des cas, des déviations du membre inférieur et du bassin, difformités qui exigent le redressement du membre et l'application consécutive de certains appareils, faut-il employer les eaux minérales avant ou après le traitement chirurgical?

Cette question, pour être résolue, exige quelques développements. Ceux qui prétendent que les eaux minérales doivent être employées avant le traitement chirurgical, se fondent sur ce que les eaux pourront quelquefois, tout en modifiant l'ensemble de la constitution, faire disparaitre l'état local ou le modifieront d'une manière telle que les opérations auront ensuite plus de chances pour réussir, et à cet effet, ils ne manqueront pas de produire des résultats confirmatifs de leur opinion.

D'autres, au contraire, prétendront qu'il est préférable d'attaquer l'état local et, une fois la difformité vaincue, de conseiller les eaux minérales. Ils appuieront aussi leur avis de l'autorité imposante de faits nombreux et éclatants.

Ces deux opinions différentes, si opposées en apparence, peuvent être parfaitement soutenues. Il n'y a que l'interprétation seule des faits sur lesquels elles s'appuient qui est sujette à contestation : nous allons le prouver.

Si la coxalgie s'accompagnait toujours de lésions anatomiques identiques, on n'aurait pas besoin de discuter alors l'opportunité des eaux minérales ; mais il n'en est pas ainsi. Comme nous le démontrerons plus tard, l'inflammation qui attaque l'articulation coxo-fémorale, n'étant pas franche de sa nature, puisqu'elle est modifiée par une diathèse, produit des altérations diverses. Tantôt

elle siége sur la capsule, qu'elle épaissit ou qu'elle ramol-
lit, surtout dans ses attaches supérieures ; d'autres fois
elle détruit la synoviale, attaque les os. Par suite, les
cartilages s'absorbent. Souvent il se forme, dans l'article,
des fongosités, des abcès à marche chronique ; d'autres
fois enfin, les os en se cariant produisent des trajets
fistuleux qui donnent issue à du pus mal élaboré.

Ces altérations si diverses sont accompagnées de déviations des membres et du bassin, qu'il importe de faire
disparaître le plutôt possible , car elles occasionneraient,
la maladie une fois guérie, des difformités empêchant la
marche et ayant sur la santé générale un retentissement
fâcheux.

Si les eaux minérales pouvaient, par exemple, relâcher
les tissus fibreux rétractés de la capsule orbiculaire, on
comprendrait que leur action serait très-salutaire, puisqu'elles annihileraient les opérations destinées à vaincre
la difformité; mais cela ne peut pas être. Que peut en
effet, une semblable médication pour relâcher des tissus
alors si inextensibles ? Sans doute, si l'on a affaire à une
coxalgie avec contracture des muscles et une très-légère
irritation de la capsule, les eaux minérales triompheront
de ces cas. On pourra trouver de nombreuses observations confirmant cet ordre d'idées, dans les ouvrages des
médecins d'eaux minérales, et en particulier dans ceux de
MM. Davat, Guilland et Dardel, (d'Aix en Savoie).

Dans les contractures musculaires seules, sans lésions
de la jointure , et simulant des coxalgies. (V. p. 24),
l'action des eaux, si elle est jointe à celle du massage,
produira incontestablement des résultats des plus favorables.

Dans les affections rhumatismales, portant surtout leur
action sur les muscles et le tissu cellulaire et fibreux

entourant l'articulation de la hanche, on pourra encore bien se trouver des eaux minérales.

De la sorte, on ne guérira pas toujours les malades, on ne fera pas toujours cesser les difformités ; mais, dans les cas qui auront résisté, on pourra soumettre les malades aux manœuvres chirurgicales, qui s'accompliront alors très-bien.

A part ces cas, je crois qu'il est préférable d'opérer le redressement du membre, de traiter l'état local et de prescrire ensuite les eaux minérales. Ces dernières auront même localement pour effet de dissoudre les engorgements restants : étant employées quelque temps après un traumatisme qui aura produit dans la jointure une excitation utile et nécessaire, elles produiront alors des résultats fondants, autrement avantageux que ceux qu'on aurait obtenus de leur emploi avant les manœuvres chirurgicales.

En terminant cet article, je ne saurais trop recommander à ceux qui s'occupent de l'emploi des eaux minérales de joindre, dans les cas de coxalgies, à l'action des eaux, celle du massage et des appareils de mouvements, comme le conseille M. le docteur Rérolle (1). Le pétrissement des muscles étant fort utile dans les cas de contracture musculaire, et comme toujours cette contracture existe dans les cas d'inflammation de la hanche, on ne peut qu'en obtenir de bons effets. Le massage, exécuté sous la douche chaude, sera plus efficace qu'à tout autre moment. Cette pratique est habilement exécuté à Aix : il serait à désirer qu'il en fût de même partout.

Le traitement des eaux minérales prises à l'intérieur et surtout à l'extérieur produit, indépendamment de la

____

(1) *De l'action de quelques agents thérapeutiques nouveaux ; de leur influence pour seconder le traitement thermal.* Lyon, 1864.

cure de telle ou telle maladie, des effets remarquables. Il détermine des transpirations extrêmement abondantes, manifestes surtout au sortir des bains d'eau ou de vapeur. La peau devient le siége d'une congestion active, et, dans quelques cas, lorsque le traitement a été prolongé, il s'y manifeste une éruption de petites papules et même des vésicules, que l'on désigne sous le nom de poussée. Indépendamment de cette action puissante sur l'enveloppe cutanée, le traitement par les eaux minérales sulfureuses produit une excitation générale qui se traduit par l'insomnie, la fréquence plus grande du pouls, et quelquefois par une véritable fièvre qui oblige de suspendre au moins momentanément toute médication énergique. C'est à cette fièvre de réaction que Bordeu attribuait les effets avantageux des eaux minérales. Suivant lui, les eaux minérales amènent les maladies chroniques à cette période de crise qui les juge, comme les crises spontanées terminent heureusement les maladies aiguës.

Par suite des avantages si marqués des eaux minérales, on a essayé de reproduire à domicile ce traitement, en créant artificiellement des bains contenant les mêmes principes médicamenteux. Mais les conditions si salutaires que l'on trouve aux eaux n'existant plus, ces traitements perdent la plus grande partie de leur efficacité. Toutefois, voici quelques indications qui pourront être utilisées dans certains cas :

Si l'on veut faire usage de la médication sulfureuse, il faudra donner en boisson les eaux d'Allevard, du Mont-Dore, d'Eaux-Bonnes, à la dose d'un demi-verre à deux ou trois verres par jour, pures ou mélangées à du lait chaud. On en prescrit l'usage pendant un mois environ.

Les bains seront composés ainsi qu'Anglada l'a proposé :

Sulfure de sodium cristallisé.	0,216
Carbonate de soude cristallisé.	0,216
Clorure de sodium.	0,216
Eau privée d'air.	1 litre.

On peut aussi employer la dissolution de persulfure de potassium. La dose que l'on adopte généralement est, pour les adultes, celle de 60 grammes, on l'augmente successivement jusqu'à 100 et 120 grammes, quantité qui ne doit pas être dépassée. La baignoire doit être en bois ou de marbre, et la durée du bain de trois quarts d'heure à une heure.

Si j'ai longuement insisté sur les eaux minérales, c'est que cette thérapeutique me paraît très-utile dans le traitement des diathèses, et je dirai en terminant, avec M. Durand-Fardel : « Lorsqu'on a pu apprécier les services que rend la médecine thermale, aussi mal appréciée qu'elle l'a été jusques ici, on se demande quelle ne deviendra pas l'importance d'une telle médication alors qu'on voudra bien l'étudier et l'appliquer à propos (1). »

(1) Durand-Fardel. *Traité des Eaux minérales*, p. 276.

DEUXIÈME PARTIE

DU TRAITEMENT LOCAL DES COXALGIES

Le traitement local des coxalgies se compose de deux ordres de moyens. Les uns sont dits *médicaux*, parce qu'ils servent à modifier l'état local ; les autres, *mécaniques*, sont destinés à corriger les déviations des membres et du bassin qui constitueraient, la maladie étant guérie, des difformités difficiles à vaincre.

Il n'y a pas longtemps encore que les moyens locaux, appliqués au traitement de la coxalgie, étaient en grande faveur. Il ne suffit que de lire les ouvrages anciens, notamment ceux de Brodie et nos traités classiques de chirurgie, pour se convaincre de cette vérité.

On partait de ce principe : que la coxalgie était, le plus souvent, une arthrite aiguë ou chronique et, dès-lors, on s'occupait à la traiter par les antiphlogistiques, les révulsifs et les dérivatifs locaux de toute sorte.

Aujourd'hui, après avoir examiné sérieusement les faits et les avoir appréciés à leur juste valeur, on considère la coxalgie comme l'expression d'un état constitutionnel ou diathésique ; par suite, le traitement local a perdu de beaucoup de sa valeur. On insiste, avec raison, sur les grands modificateurs de la constitution, sur une hygiène bien entendue ; on laisse le moins possible les malades séjourner dans leur lit de douleur ; on leur fait faire de l'exercice aussitôt qu'on le peut, et de l'ensemble de ces moyens curatifs, on obtient souvent des résultats plus satisfaisants que lorsque l'on n'avait en vue que de faire disparaître, par un traitement purement local, les irritations de l'articulation coxo-fémorale.

Amédée Bonnet est un de ceux qui ont le plus contribué à discréditer en partie ce traitement local, en proposant et en faisant accepter, aussitôt qu'une coxalgie se produit, le redressement immédiat des membres suivi de l'immobilité la plus absolue pendant que dure la période aiguë. Il a, de plus, démontré que ce redressement, suivi de l'immobilité, calmait, mieux que tout autre moyen, les douleurs et préparait une solution des plus heureuses de la maladie.

« Dans la plupart des coxalgies aiguës, les malades (1), dit-il, prennent une position qui en causant, sur l'un des côtés de la jointure, la distension continue des parties molles, tend à produire des luxations spontanées et, si l'ankylose a lieu, empêche ou rend difficile la mobilité des membres. Ainsi les malades, croyant soulager leurs douleurs, fléchissent la cuisse et la portent dans la rotation en dedans. Dès ce moment, la capsule articulaire est tiraillée en dehors, et le fémur éprouve un mouvement de rotation à la faveur duquel une partie de sa tête tend à abandonner la cavité cotyloïde.

« Si on laisse le membre dans ces positions nuisibles, les douleurs persistent avec obstination, malgré tous les remèdes que l'on peut employer ; et lorsque les phénomènes inflammatoires viennent enfin à céder, des flexions permanentes et des luxations spontannées sont accomplies, des adhérences solides les maintiennent, et le malade, estropié, ne peut être guéri que par des méthodes de traitement d'une application difficile et d'un succès incertain. »

(1) Bonnet, *Maladies articulaires*, p. 160.

Le redressement indispensable des membres, suivi de l'immobilité qui calme les douleurs bien mieux que tous les antiphlogistiques, doit-il être le seul traitement à employer ? N'y a-t-il pas d'autres agents qui, appliqués localement, peuvent lui venir en aide ?

Les chirurgiens d'aujourd'hui me paraissent tomber dans l'excès contraire à celui de leurs devanciers. Après avoir admis en principe le redressement du membre et momentanément son immobilité consécutive, ils semblent rejeter tout autre traitement local.

En effet, un des chirurgiens les plus distingués et qui vient de faire de beaux travaux sur la coxalgie, M. Verneuil, après avoir rappelé l'importance du traitement général, proscrit presque complètement le traitement local.

« On employait beaucoup jadis les sangsues, les vésicatoires, les moxas, les cautères, la cautérisation transcurrente, sans compter les cataplasmes, les frictions, etc. Bonnet, lui-même, associait encore les caustiques à ses appareils. Or, tout cet ordre de moyens doit être abandonné d'une manière générale, et pour ma part, j'y ai presque tout à fait renoncé, etc. (1). »

Adoptant en partie cette opinion, je ne puis cependant être aussi exclusif. Sans doute, le redressement des membres et leur immobilisation calment les douleurs. J'admets aussi que la coxalgie n'est pas une véritable arthrite, puisqu'elle est sous la dépendance d'un principe morbide général qu'il faut faire disparaître. Mais cette inflammation, quoique spécifique, produit, dans l'articulation, des désordres locaux que les traitements généraux seraient souvent impuissants à faire disparaître. Ainsi, il y a, à la suite d'une coxalgie aiguë qui ne peut se terminer par

____

(1) *Mémoire sur la Coxalgie.* Paris, 1865; p. 44.

résolution, des épanchements de produits plastiques à faire dissoudre, des abcès à prévenir ou à détruire, des tissus engorgés à résoudre, des altérations osseuses à combattre, et, enfin, des muscles rétractés à sectionner et d'autres à fortifier.

Le traitement général contribuera beaucoup à la disparition de ces produits ; mais, bien souvent, il ne pourra tout faire. De là, naît l'utilité restreinte mais nécessaire d'un traitement local.

Ceux qui en ont rejeté l'emploi, se sont fondés sur ce que ce traitement, par sa durée, tenant les malades au lit un temps plus ou moins long, ceux-ci s'étiolaient et, finalement, tombaient dans un dépérissement qui annihilait ou contrebalançait, la plupart du temps, ses quelques bons effets.

Je comprendrais et j'approuverais leur opinion, si les appareils appliqués pour maintenir les redressements ne permettaient pas de faire en même temps ce traitement médical.

Mais il n'en est pas ainsi. Que l'on se serve, par exemple, du bandage amidonné du docteur Seutin, de ceux en cuir bouilli ou de la double gouttière de Bonnet, les traitements locaux peuvent être assez facilement exécutés pendant la période de l'immobilisation, même la plus absolue. Ainsi, le malade se trouvant dans une gouttière, toute la partie antérieure de la hanche est à découvert. On peut même, au besoin, pratiquer des ouvertures sur les côtés de l'appareil pour mettre presque toute la hanche à nu. Si l'on applique un bandage amidonné, il est facile d'y faire, une fois qu'il est sec, des fenêtres qui permettent, comme Seutin le faisait très-souvent, de découvrir la plus grande partie de l'articulation.

L'utilité, quoique restreinte, du traitement local étant

admise, examinons les moyens que la science a mis en notre pouvoir pour remédier aux désordres locaux.

CHAPITRE PREMIER

DU TRAITEMENT LOCAL DES COXALGIES AIGUES

Le redressement des membres, suivi de l'immobilité la plus absolue, calme les douleurs; cela est incontestable. Cependant il est des cas, en petit nombre il est vrai, mais dont il faut tenir compte, dans lesquels la douleur est plutôt exagérée que diminuée. Que faire? Enlever les appareils, comme quelques auteurs le recommandent? C'est s'exposer à voir la déviation du membre se reproduire, et c'est courir après une chimère que de croire que la douleur disparaîtra en renonçant au redressement et à l'immobilisation la mieux entendue. Enfin, il peut arriver que n'ayant pas à sa disposition les appareils nécessaires, on se trouve dans la nécessité d'employer les moyens propres à combattre la douleur et l'inflammation.

Disons un mot des moyens les plus propres à obtenir ce résultat.

I

DES LOTIONS FROIDES ASTRINGENTES.

On a longtemps conseillé d'appliquer sur une hanche enflammée des compresses trempées dans des solutions astringentes, telles que l'eau blanche plus ou moins laudanisée. Sue en a préconisé l'emploi. Desault (1) recom-

____

(1) *Œuvres chirurgicales*, t. II; art. Coxalgie.

mandait les fomentations avec des décoctions de plantes aromatiques. Samuel Cooper pratiquait des lotions d'acétate de plomb, etc.

On a aujourd'hui abandonné ces pratiques. D'abord, parce qu'elles produisent des alternatives de chaud et froid qui sont extrêmement préjudiciables, et ensuite parce que la coxalgie se trouvant de cause interne, il serait dangereux de répercuter le mal, qui souvent n'a exigé, pour se produire, qu'un simple changement de température. On préfère les applications pharmaceutiques à température uniforme, celles, par exemple qui, à l'inverse de ces linges mouillés, ne tendent ni à se refroidir, ni à s'échauffer.

II

DES CATAPLASMES ÉMOLLIENTS.

C'est pour les mêmes raisons que l'on a banni l'emploi des cataplasmes émollients. Ils se refroidissent rapidement, on est obligé de les renouveler à courts intervalles, d'exposer la partie malade à l'air, et, de lui faire subir ces alternatives de chaud et de froid, que l'on doit soigneusement éviter.

III

DES SAIGNÉES LOCALES.

Bien avant même l'époque de Broussais, on a conseillé l'application de sangsues sur le siége du mal. On en plaçait un plus ou moins grand nombre, suivant l'acuité de l'inflammation. Mais aujourd'hui que les cas d'inflammation franche de l'articulation sont considérés comme très-rares, puisque les coxalgies traumatiques ne constituent que l'exception, on a à peu près abandonné ce mode de traitement. De plus, il est avéré que, lorsque l'on place des sangsues directement sur l'articulation de la hanche, on augmente la congestion sanguine, au lieu de la diminuer. Aussi, les inflammations prennent-elles beaucoup plus d'intensité à la suite de ce traitement, qui attire le sang dans le lieu duquel il faut l'éloigner le plus possible.

IV

DES VENTOUSES.

Les ventouses, surtout scarifiées, principalement préconisées par Larrey (1), exposent aux mêmes inconvénients que les sangsues. Aussi sont-elles généralement abandonnées.

V

DE LA COMPRESSION.

Il ne sera point question ici de la compression sur la jointure avec des bandelettes, pratique entièrement abandonnée aujourd'hui. Je ne dirai que quelques mots d'un procédé vanté par des chirurgiens même les plus célèbres. Après avoir admis le redressement du membre, comme le meilleur moyen de calmer les douleurs, ils soutiennent que le bandage ouaté, destiné à maintenir le redressement, doit être serré au niveau de la jointure malade, le plus possible, et ils attribuent à cette compression la plus grande efficacité pour prévenir les souffrances. C'est une erreur qu'il importe de rectifier. Le coton ou la ouate ne doit, dans ces cas, qu'exercer une compression douce ; il ne peut qu'empêcher le contact de l'air et entretenir une uniformité de température sur la jointure malade. Vouloir exercer, à l'aide de ce moyen, une compression forte, serait s'ex-

____

(1) *Clinique chirurgicale* ; t. III ; art. Coxalgie.

poser à des résultats contraires à ceux que l'on en attend, l'expérience le prouve chaque jour ; il est donc inutile de serrer outre mesure le bandage au niveau de la jointure. On interromperait, par cette pratique, la circulation du sang et l'on s'exposerait à des accidents, semblables à ceux que l'on constatait lorsque, dans les fractures, on partait de ce principe, qu'il fallait fortement serrer les os au niveau de la solution de continuité ; on empêchait alors l'épanchement des sucs destinés à former le cal. Aujourd'hui, mieux avisé, on se contente de mettre parfaitement en rapport les surfaces osseuses fracturées, et par une compression seulement contentive on obtient des résultats beaucoup plus avantageux.

D'ailleurs, si l'on exerçait une forte compression avec le coton, ce dernier se tasserait et deviendrait un corps dur exerçant, si l'inflammation augmentait, une compression dure qui nuirait au succès de l'opération. On emploie le coton et l'on en met une couche très-épaisse dans ces cas, afin que si l'inflammation se développe, il puisse se tasser et ne pas opposer une barrière inextensible à l'action de l'irritation.

Si la compression non contentive, mais compressive, était alors nécessaire, de quelle utilité serait la gouttière de Bonnet et tous les appareils qui en sont dérivés ? Car, dans ces appareils, il n'existe pas de compression au pourtour de l'article, parce que, étant ouverts au devant de la jointure, on ne place dans cet endroit qu'un peu de coton, afin d'empêcher le contact de l'air et pour entretenir l'uniformité de température. Or, si l'immobilisation produite par la gouttière est si parfaite que cet appareil a été universellement adopté, que devient cette utilité de la compression forte puisqu'elle n'existe pas alors ?

VI

DES NARCOTIQUES.

Les narcotiques sont utilisés lorsque l'élément douloureux prédomine.

L'opium et ses dérivés, la belladone, la jusquiame, trouvent dans ces cas de nombreuses applications. En les in-
corporant à des huiles, on en fait des onctions sur la partie
malade et on produit un effet sédatif.

Quelquefois, lorsque la douleur est très-vive, des frictions avec une pommade au chloroforme (30 grammes
d'axonge pour 4 grammes de chloroforme) donnent lieu
à une rémission marquée de la souffrance. Mais il faut,
si l'on se sert de cette pommade, en faire des applications
toutes les deux heures environ et entourer aussitôt la friction faite, les surfaces d'une couche de coton, afin d'empêcher la volatilisation de ce médicament.

On peut faire usage de la morphine d'après la méthode
iatraleptique. A cet effet, on place de petits vésicatoires
volants sur le siége du mal, ou bien on enlève l'épiderme
à l'aide du marteau de Mayor, chauffé en le plaçant quelques instants dans de l'eau bouillante. L'épiderme étant
détaché, on panse les petites plaies matin et soir avec un
peu de diapalme sur lequel on a fixé, avec de la salive,
un sel de morphine, l'acétate le plus ordinairement. Il faut
bien se rappeler que la morphine, étant rapidement absorbée, occasionnerait des empoisonnements si la dose était
forte. Aussi est-il de règle de ne faire absorber par jour
que deux à quatre centigrammes de ce médicament (1).

Des injections, à l'aide de la seringue de Pravaz, de 7
à 15 gouttes, par exemple, d'une solution au centième

---

(1) Rougier, *Nouvelle méthode d'administrer la morphine.* Lyon, 1843.

de sulfate d'atropine, ont produit des résultats satisfaisants.

Enfin, d'après le conseil de Bonnet, j'ai souvent calmé de vives douleurs par l'application, sur le devant de la jointure, de cataplasmes camphrés (1).

Pour préparer ces cataplasmes, on doit avoir à sa disposition une certaine quantité d'alcool saturé de camphre. On ne doit point délayer cet alcool froid avec la farine de lin pour les chauffer ensemble ; en agissant ainsi, on ferait évaporer une grande partie de l'alcool et du camphre. On délaye la farine dans une petite quantité d'eau et l'on chauffe jusqu'à ce que le mélange soit brûlant et presque sec ; on l'étend alors d'alcool camphré froid en quantité suffisante pour obtenir la consistance et la température ordinaires d'un cataplasme ; celui-ci est placé entre deux morceaux de mousseline et soigneusement recouvert de coton, afin d'éviter le refroidissement rapide qui est le résultat de l'évaporation de l'alcool. On renouvelle ces cataplasmes trois ou quatre fois par jour.

Les cataplasmes antiarthritiques de M. Trousseau jouissent aussi d'une certaine efficacité :

> Mie de pain de seigle. . . . .   1 kilogramme
> Alcool camphré, Q. S. pour délayer
>   la mie de pain.

Faites chauffer à un feu doux ; puis, quand le cataplasme est fait, versez à sa surface :

> Laudanum de Sydenham . . . .   32 grammes
> Extrait de datura stramonium   16   —

Appliquez sur la partie douloureuse, recouvrez d'une toile cirée. Ce cataplasme sera laissé trois jours en place.

____

(1) Bonnet, *Maladies articulaires*, p. 151.

ViI

DES FRICTIONS MERCURIELLES.

Si l'inflammation est vive et si elle s'accompagne d'un engorgement assez considérable, on peut employer les frictions mercurielles, si vantées par le docteur Serre (d'Alais) et surtout par Fritz (1) (de Prague). Ce dernier a proposé de larges onctions mercurielles renouvelées chaque jour jusqu'à hypersécrétion glandulaire, associées à des bains quotidiens et à une alimentation légère.

Mais il ne faut pas oublier, lorsqu'on fait usage des préparations mercurielles, que ce médicament produit chez les gens débilités, comme le sont en général les coxalgiques, des phénomènes d'absorption quelquefois fâcheux, se manifestant par une salivation plus ou moins abondante. Aussi doit-on en surveiller l'emploi et arrêter les frictions dès que cet accident se manifeste avec intensité.

VIII

DES EMPLATRES ET DES VÉSICATOIRES.

Les emplâtres de diabotanum, de ciguë, de Vigo, procurent quelques bons résultats.

On se trouve quelquefois bien du vésicatoire pour combattre l'inflammation. Cependant, comme dans la hanche l'articulation est profondément placée, il ne faut pas trop compter ici sur son effet. Si l'on en fait usage, il faudra qu'il soit très-large et fortement camphré, afin de calmer la douleur le plus possible et de prévenir l'action si irritante des cantharides sur le col vésical.

(1) Fritz (de Prague); *Arch. gén. de Méd.*, t. XIX, p. 439.

IX

DE LA POMMADE AU NITRATE D'ARGENT.

Les frictions avec la pommade au nitrate d'argent, si utiles dans les coxalgies chroniques, comme nous le verrons bientôt, peuvent être utilisées pour combattre l'inflammation dans les coxalgies aiguës. Mais, dans ces cas, ce n'est pas l'effet révulsif de cette pommade qu'il s'agit d'obtenir : il faut surtout en faciliter l'absorption, qui paraît produire des résultats fort avantageux. Dans ce but, on fait des frictions deux fois par jour avec 5 grammes de la pommade qui suit :

> Nitrate d'argent. . . . . 4 grammes
> Eau distillée, Q. S. pour dissoudre le
>   sel.
> Axonge. 32 grammes.

Le troisième ou quatrième jour, la peau prend l'aspect d'un cuir noir et verni.

Ces frictions ainsi faites ne produisent ni douleur, ni irritation. Sous leur influence, au contraire, les douleurs existantes cessent et les tuméfactions péri et intra-articulaires disparaissent.

J'ai employé bien souvent cette pommade, et j'en ai obtenu les meilleurs résultats dans les cas qui nous occupent actuellement.

CHAPITRE DEUXIÈME

DU TRAITEMENT LOCAL DES COXALGIES CHRONIQUES.

Il arrive que, dans les coxalgies chroniques, on voit survenir une inflammation plus ou moins aiguë. Cet accident se montre aussi à la suite du redressement brusque des membres et de la rupture des ankyloses, etc.

Le plus ordinairement, le redressement du membre, l'immobilité et l'uniformité de température, obtenue avec du coton entourant toute la jointure, en triomphent. Il est des cas, cependant, qui font exception à cette règle générale. Si donc les douleurs ne cessaient pas au bout de deux ou trois jours, il faudrait alors les traiter par des moyens appropriés que l'on choisirait parmi ceux que nous avons indiqués à propos du traitement local des coxalgies aiguës. (V. p. 133.)

Ceci établi, occuppons nous du traitement local des coxalgies chroniques.

I

DES FRICTIONS.

Je ne décrirai point ici tous les moyens qui ont été conseillés. Je passerai rapidement sur l'emplâtre de gomme ammoniaque, vanté par Ledran (1), sur celui de Crollius, etc. Je ne parlerai pas non plus des fomentations avec des décoctions de plantes aromatiques, mises en usage par Desault (2), ni des frictions aromatiques sèches unies à la saumure de hareng, vantées par Lassus (3), qui,

(1) Pigeolet, *Traité de la Coxalgie*, p. 155.
(2) *Œuvres chirurgicales*, t. II.
(3) Lassus, *Pathologie chirurgicale*, t. I, p. 552.

jointes au vinaigre, ont fait la base du remède de Purman.

Aujourd'hui, on préfère les frictions résolutives faites avec les pommades iodurées, avec celles contenant de la ciguë ou son principe actif, la conicine (2) ; les baumes térébenthinés, tels que celui de Fioraventi ; le baume opodeldoch et les pommades contenant en dissolution des alcalins, le nitrate de potasse, etc. Le liniment volatil ou celui fait avec l'acide sulfurique et la teinture de cantharides peuvent quelquefois trouver leur utile application dans les cas d'irritation légère.

II

DES EMPLÂTRES.

L'emplâtre de diabotanum, celui de Vigo, *cum mercurio*, sont ordinairement prescrits. Ambroise Paré (3) a recommandé des cataplasmes vinaigrés, préparés avec de la farine d'orge, de lentille, délayée dans de l'huile rosa et un peu de vinaigre. Ils peuvent réussir, puisqu'on en a obtenu un excellent résultat dans des cas où il s'agissait de résoudre des produits fibrineux.

M. Gambérini (4) a recommandé les cataplasmes acétiques, d'autres des liniments alcalins ou l'immersion dans le sang encore chaud d'un animal fraîchement tué.

Mais de tous les emplâtres, celui qui a le mieux réussi est sans contredit celui de Pradier. Voici sa préparation :

Baume de la Mecque.	24 grammes.
Safran.	16 —
Sauge.	30 —
Salsepareille.	30 —
Quinquina rouge.	30 —
Alcool. . . . , ...	4,000 —

(1) Devay, *De la Conicine.* Lyon, 1853.
(2) *Œuvres complètes,* t. III, p. 239.
(3) *Gazette médicale,* t. XI, p. 207.

Dissolvez le baume dans le tiers de l'alcool, faites digé-
rer les végétaux pendant 4 jours dans le reste ; filtrez et
réunissez les liqueurs ; mêlez en une partie avec :

Eau de chaux. . . . . 2 parties.

Et faites un cataplasme avec :

Farine de lin. . . . . Q. S.

On l'applique sur la face antérieure de la hanche et on
le renouvelle, s'il est nécessaire, tous les trois jours.

III

DU BADIGEONNAGE AVEC LA TEINTURE D'IODE.

M. Verneuil paraît s'être bien trouvé de ce moyen de
traitement. A l'aide d'un pinceau employé par beaucoup
de chirurgiens, on badigeonne la hanche, et on renouvelle
cette opération plusieurs fois suivant les cas.

IV

DU VÉSICATOIRE.

La plupart des praticiens s'accordent à regarder le
vésicatoire volant souvent répété comme d'un effet plus
puissant que celui que l'on fait simplement suppurer. Son
étendue égale, en général, celle de la paume de la main.
Mais le vésicatoire monstre de M. Velpeau produit des
résultats plus satisfaisants.

Bonnet avait souvent l'habitude de se servir d'un vésicatoire pour faire absorber des pommades résolutives et
surtout celle dite *pommade ioduré du Codex*. Il agissait
ainsi parce que localement il obtenait un effet résolutif
puissant, et parce que l'iode, absorbé et porté dans le torrent de la circulation, servait à modifier, de la manière

la plus avantageuse, tout l'ensemble de l'économie si
atteinte, comme on le sait, chez les coxalgiques.

J'ai souvent utilisé ce mode de traitement, douloureux
sans doute mais très-efficace, et il a puissamment contribué à hâter la disparition des irritations chroniques, principalement de celles qui siégeaient dans le tissu cellulaire
entourant la jointure.

V

DE LA POMMADE AU NITRATE D'ARGENT.

Cette application locale est spécialement conseillée
par Jobert de Lamballe et M. Bieschy (de Schelestadt)
dans les arthrites chroniques. Comme l'a fait remarquer
ce dernier auteur, il est inutile de produire avec la pommade au nitrate d'argent la rougeur et les vésicules de la
peau qui suivent souvent son emploi ; il importe surtout
d'en faciliter l'absorption ; pour arriver à ce but, on dissout
préalablement le sel dans un peu d'eau (V. pour la formule de cette pommade et pour son application, p. 110.)

Sous l'influence de cette médication dynamique, les alté-
tions profondes peuvent être modifiées, les tumeurs blanches commençantes enrayées ; on voit successivement
la douleur s'éteindre et le gonflement diminuer, si surtout
on renouvelle les applications de cette pommade lorsque
la couche plastique, fournie par la pommade et l'épiderme
desséché, s'est exfoliée.

VI

DE LA POMMADE STIBIÉE.

Enfin, on a conseillé les frictions avec la pommade qui
suit :

Axonge. . . . . 30 grammes.
Tartre stibié 4   —

Elles produisent une irritation à la peau et des pustules en assez grand nombre.

VII

DES DOUCHES LOCALES.

Les douches locales, alcalines ou sulfureuses, produisent de très-bons effets dans les coxalgies chroniques sans complications. Associées aux frictions stimulantes et surtout au massage, on en obtiendra des résultats avantageux. (V. p. 116.)

CHAPITRE TROISIÈME

DU TRAITEMENT LOCAL DES TUMEURS FONGUEUSES DE LA HANCHE.

Reconnaître la présence de fongosités dans l'intérieur ou au pourtour de l'articulation de la hanche n'est pas une chose facile, parce que cette jointure, profondément située, est recouverte de masses charnues et graisseuses, extrêmement abondantes, surtout à sa partie postérieure.

Cependant, on pourra acquérir à peu près la certitude de la présence de fongosités, lorsque le sujet, étant très-lymphatique ou scrofuleux, présentera à l'observation clinique une coxalgie avec tuméfaction, empâtement considérable autour de la hanche, et que cette tuméfaction, plutôt froide que chaude, portera l'empreinte du doigt qui la pressera et ne sera presque point douloureuse.

D'après les considérations qui précèdent, on doit comprendre le peu d'efficacité que doit avoir le traitement local sur cette maladie. En effet, ces fongosités étant la conséquence d'un état constitutionnel ou d'une diathèse, on saisit dès lors combien il est difficile de les faire disparaître par un traitement local ; l'on songe aussitôt à toute l'importance et à la haute valeur des moyens qui peuvent profondément modifier l'ensemble de la constitution.

D'ailleurs, ces fongosités ne sont que de la lymphe mal élaborée, contenant de la sérosité infiltrée dans ses mailles. Pour chercher à les guérir, il serait nécessaire de transformer cette lymphe et, pour cela, d'employer des méthodes qui activent son organisation. Il faudrait, en un mot, leur appliquer le traitement des fongosités qui se développent, par exemple, sur les vieux ulcères. On sait qu'il suffit de toucher ceux-ci avec le nitrate d'argent ou de les cautériser légèrement avec le chlorure de zinc, pour les échauffer, y activer la circulation et y produire une inflammation capable de leur substituer une cicatrice solide et durable (1).

Or, nos moyens locaux de traitement ne nous permettent pas, dans les coxalgies fongueuses, de produire de semblables résultats. Si, au genou, on doit espérer la disparition des fongosités, en les traversant avec des sétons plus ou moins caustiques ou en pratiquant des cautérisations sur le siége même du mal, il est impossible de réussir par ces moyens à la hanche ; car ici, l'articulation et les fongosités sont trop profondément situées et entourées de muscles épais et d'aponévroses qui les refoulent sans cesse de la circonférence au centre.

On voit donc combien j'attache peu d'importance au traitement local. Si à cela j'ajoute que, lorsqu'on l'exé-

---

(1) Philipeaux, *Traité de la Cautérisation*. Paris, 1853, p. 261.

cute, le malade est le plus souvent obligé de garder le lit, on conviendra que, à supposer même que ces moyens aient quelque efficacité, leurs avantages doivent être très-souvent contrebalancés par l'affaiblissement qu'ils produisent.

Aussi, dans des cas pareils, est-il de toute nécessité de redresser, le plus vite possible, les membres et d'appliquer des appareils, tels que le bandage amidonné, et ensuite un tuteur, permettant la marche à l'aide de béquilles. Il faut faire lever les malades, les changer d'air, employer toutes les conditions hygiéniques les meilleures, et prescrire un traitement médical destiné à modifier profondément la constitution altérée et débilitée.

Mais ne peut-on pas cependant obtenir quelques bons effets de certaines pratiques locales combinées avec l'emploi d'appareils facilitant la marche, tels que le bandage amidonné, un tuteur articulé ou un appareil en cuir bouilli que l'on fenêtrerait ou qui serait ouvert dans toute son étendue pour pouvoir être enlevé et replacé à volonté? Certainement, oui. Les moyens locaux ainsi appliqués n'auraient pas les inconvénients qu'on leur reconnaît et que j'ai mentionnés plus haut, ils pourraient même aider d'une manière peu active, mais non moins réelle, les traitements généraux. Or, quels sont ces moyens?

I

DE LA COMPRESSION, DU MASSAGE, DES DOUCHES, DU VÉSICATOIRE
ET DES FRICTIONS.

Je ne parlerai pas de la compression si peu efficace, vu la situation profonde de l'articulation, ni du massage, ni des douches sulfureuses ou alcalinées; leur succès étant ici trop peu problématique.

Le vésicatoire, même volant, ou à action profonde, ne

peut produire aucun bon effet. Combiné cependant avec des pansements de pommades iodurées du *Codex*, il pourrait avoir quelque efficacité (1).

Paletta (2), qui d'abord a été grand partisan du vésicatoire, a été obligé d'y renoncer. S'il a guéri, par ce moyen, quelques malades atteints de névralgie sciatique ou crurale qu'il avait confondue avec les maladies de la hanche, toujours est-il, que dans les véritables coxalgies fongueuses, l'action de ce moyen curatif a été passagère et insuffisante.

Boyer (3), qui a placé le vésicatoire au premier rang des applications locales, conseille de le renouveler jusqu'à cessation des phénomènes morbides. « Or, chez la malade, dit M. Collineau (4), qui fait le sujet de sa troisième observation, jeune fille de dix-sept ans, le nombre en fut porté à douze, et chez un jeune homme, également âgé de dix-sept ans (*quatrième observation*), il s'éleva jusqu'à vingt et un. Qu'arrive-t-il alors? Les excitations réitérées, que la vésication provoque, jettent les malades dans un état nerveux dont on a grand peine ensuite à se rendre maître, et dont les effets prennent un caractère assez pernicieux pour contraindre à suspendre la médication instituée. Les souffrances irritantes, dues à l'action vésicante, troublent le repos, les muscles de la cuisse sont agités de contractions spasmodiques, dont le retentissement, au centre articulaire malade, se traduit par de vives douleurs et par le progrès de la lésion. »

Je ne ferai que rappeler ici les frictions avec la pommade au nitrate d'argent, que l'on renouvelle souvent et

---

(1) Philipeaux, Du Pansement des plaies à l'aide des Pommades iodurées. *Bulletin de thérapeutique,* 1852.

(2) *De Coxitide,* p. 56.

(3) *Traité des maladies chirurgicales,* t. IV, p. 327 et suiv.

(4) *Traité de la coxalgie,* p. 455.

dont on porte la dose de 4 à 6 et 8 grammes par 30 grammes d'axonge. Utile dans les tumeurs fongueuses du genou, leur action est ici trop superficielle, vu la profondeur de l'article, pour produire quelques effets appréciables.

II

DU SÉTON.

Malgré les conseils de Brodie (1), qui recommande le séton passé au pli de l'aine comme très-efficace, cette pratique est aujourd'hui complètement abandonnée.

« Pour ma part, dit M. Maisonneuve, je n'ai jamais eu à m'en louer ; la maladie a même semblé prendre une marche plus active sous son influence (2). »

Les vétérinaires, au dire de l'honorable M. Rey (de Lyon), exploitent, avec le plus grand succès, le séton dans les maladies de la hanche des animaux, mais ils l'appliquent dans la fesse, et encore n'en font-ils usage que pour combattre les cas de coxalgie aiguë. Dans celles dites *chroniques*, il y a longtemps qu'ils y ont renoncé.

Peut-être réussirions-nous mieux en plaçant un séton caustique (3) à la partie externe et postérieure de la cuisse ?

Pour former un séton ou une ligature caustique, on prend une mèche de coton ou un simple fil sur lequel on enroule un cylindre de pâte au chlorure de zinc, d'un diamètre et d'une longueur en rapport avec la largeur et l'étendue de la cautérisation que l'on se propose de pratiquer. Sur ce cylindre, on assujettit des fils de coton, semblables à ceux dont on se sert pour les sétons ordinaires, et qui le dépassent de 15 à 20 centimètres. Pour donner

(1) *Maladies articulaires*, p. 122.
(2) Collineau et Martin, *Traité de la Coxalgie*, p. 443.
(3) V. pour la confection de ces sétons, Philipeaux, *Traité de la Cautérisation*, p. 129.

plus de régularité à la couche extérieure de ces sétons ou ligatures caustiques, on les passe à travers une filière.

Malgré les soins apportés à leur confection, ces sétons et ligatures caustiques étaient souvent raboteux à leur circonférence et on ne pouvait pas toujours leur donner un volume aussi petit que les circonstances l'exigeaient.

M. Ferrand, pharmacien à Lyon, à qui l'on doit de si remarquables travaux sur l'action des caustiques (1) et la meilleure préparation de la pâte au chlorure de zinc, confectionne ainsi les sétons caustiques. Il unit intimement la pâte caustique avec le lacet. A cet effet, il se sert de la pâte composée ainsi qu'il suit :

```
Chlorure de zinc . . . . . . . . . . 10 parties.
Beurre d'antimoine . . . . . . . .  5     —
Farine de froment . . . . . . . . . 20     —
Eau . . . . . . . . . . . . . . . . Q. S.
```

Le lacet, de grosseur variable, est préalablement enduit de cire, pour empêcher son contact immédiat avec le caustique et pour assurer sa conservation.

D'abord grossièrement placée à son pourtour, la pâte est étendue avec les doigts, à l'aide d'un mouvement de va-et-vient, et finalement roulée entre deux planchettes bien polies. Elle prend alors une forme allongée et arrondie et elle diminue progressivement d'épaisseur à ses deux extrémités. Un petit fil est roulé en spirale pour en assurer la fixité.

Cette modification, dans la confection de ces agents, facilitant leur introduction à travers les tissus, ils occasionnent moins de douleurs aux malades. Leur forme très-arrondie leur permet en outre d'agir dans tous les sens et d'une manière uniforme.

Les aiguilles destinées à ouvrir une voie au séton pourraient avoir une longueur et un diamètre en rapport avec

____

(1) Ferrand, *Des Caustiques*. Lyon, 1855.

l'étendue qu'elles doivent parcourir et le diamètre du
cylindre caustique que l'on veut laisser dans les tissus.
Avec une aiguille dont la lame a 8 millimètres de diamètre, on ferait pénétrer sans peine un cylindre de 6 millimètres de diamètre. Cette lame produit, il est vrai, un
trou dont la circonférence n'est que de 16 millimètres,
tandis que le cylindre de 6 millimètres de diamètre a 18
millimètres de circonférence; mais la distension fait disparaître cette différence de 2 millimètres, et le cylindre
que l'on introduit dans le canal formé par le passage de
l'aiguille la remplit exactement et prévient toute hémor-
ragie.

III

DE LA CAUTÉRISATION RÉVULSIVE.

La cautérisation révulsive a été la base du traitement
local des coxalgies des médecins de l'antiquité. Hippocrate la conseille dans plusieurs de ses écrits (1). Celse
recommande expressément d'établir des ulcérations artificielles, au moyen du fer rouge, dans les maladies de
la hanche. *Ultimum est, et in veteribus quoque morbis
efficacissimum, tribus aut quatuor locis super coxam,
cutem candentibus ferramentis exulcerare* (2). La
plupart des médecins grecs et romains, parmi lesquels
il faut citer Aetius (3), imitèrent cette pratique et lui
firent subir différents perfectionnements. On peut juger
de l'importance que les Arabes attribuaient à l'emploi
du feu, par ce passage d'Avicenne : *Cauterisatio est
medicamen valde utile juvans ad prohibendum ne*

____

(1) *Œuvres d'Hippocrate,* trad. Littré; aphor. 59 et 60 de la vime sect.
Paris, 1864, t. IV, p. 579.

(2) Celse, tib. IV, cap. xxii.

(3) *De ustione in Morb. articul.;* cap. xxx, p. 593.

*corruptio spargatur, ad confortandum membranas,
et ad resolvendum materias corruptas in membro
retentas.*

La pratique des anciens se perpétua, dans le moyen-
âge, jusqu'au XVIIᵉ siècle, époque à laquelle l'esprit d'observation et de controverse commença à ébranler le crédit
des préceptes de l'antiquité. Cette tendance à abandonner
la cautérisation des jointures se manifestait déjà au temps
d'Ambroise Paré (1) et de Fabrice d'Aquapendente, qui
s'en plaignent même amèrement. « Aussi je ne saurais
estimer, dit ce dernier, ceux de notre temps qui sont si
timides et si délicats, qu'ils ne veulent pas donner lieu aux
opérations supportables et nécessaires, comme est de cautériser les jointures. »

La cautérisation fut réhabilitée par Pouteau (2); qui
substitua au cautère actuel le moxa, déjà employé par les
anciens, mais usité surtout en Orient et en Egypte. Depuis lors, les partisans n'ont pas manqué à la cautérisation actuelle. Percy (3), Larrey (4), Rust (de Berlin),
s'en sont montrés les zélés apologistes.

§ 1. *De la Cautérisation transcurrente par le fer rouge.*

La cautérisation transcurrente consiste à produire sur
la peau, au moyen d'un cautère cultellaire ou olivaire,
un certain nombre d'escarres qui n'intéressent que le corps
du derme.

Pour bien la pratiquer, on doit observer les règles suivantes.

Si l'on veut exécuter des raies de feu, et donner nais-

(1) *Œuvres complètes.* Paris, 1841, t. III, p. 677.
(2) *Œuvres posthumes*, t. II, 3ᵐᵉ Mémoire.
(3) *Pyrotechnie chirurgicale*, p. 287.
(4) *Clinique chirurgicale*, art. Moxa.

sance à des escarres linéaires, le cautère cultellaire doit être légèrement mousse, et l'on doit avoir le soin, avant de l'appliquer, d'enlever avec la lime les scories ou l'oxyde qui pourraient y être adhérents. La température du cautère doit être portée jusqu'à l'incandescence.

L'opérateur doit éviter avec le plus grand soin de diviser en totalité la peau. Pour cela, il passera le fer sur la partie sans appuyer, et tracera rapidement le nombre de raies qu'il jugera nécessaire ; mais comme la cautérisation produite par ce premier passage du fer serait insuffisante, il devra se conformer à la pratique des vétérinaires. Ceux-ci attachent une grande importance à la chaleur qui résulte de l'emploi du cautère actuel, et leurs procédés ont pour but de faire pénétrer cette chaleur le plus profondément possible. Pour cela, ils passent huit à dix fois le fer rouge dans les mêmes raies, tout en ayant soin d'appuyer assez légèrement pour que la peau ne soit pas cautérisée dans toute son épaisseur ; ils ne s'arrêtent que lorsque les raies parcourues par le feu ont pris une teinte jaune doré, et qu'il en suinte quelques gouttelettes d'une sérosité transparente. L'opération qu'ils pratiquent ainsi se prolonge près d'un quart d'heure ; les douleurs qu'elle produit, ainsi appliquée, sont beaucoup moins vives qu'on ne pourrait le croire. Une fois que le premier contact du fer rouge a carbonisé la partie superficielle du derme, le feu est aisément supporté, et son action se borne presque à faire pénétrer la chaleur dans des parties de plus en plus profondes. Quant à la direction à donner aux cautérisations linéaires, on doit préférer à la fesse la direction longitudinale.

L'escarre semble d'abord très-légère, mais elle ne tarde pas à s'élargir, et entame le derme à une assez grande profondeur ; après sa chute, la cicatrisation ne se fait pas très-longtemps attendre, et resserre notablement la peau de la partie; on panse la plaie, les premiers jours, avec de la charpie enduite de cérat, et l'on continue de la sorte jusqu'à entière cicatrisation.

La cautérisation par pointes consiste à toucher légèrement la peau en divers lieux à l'aide du cautère, de manière à y tracer une série de points escarrotiques très-superficiels qui donnent à la surface cautérisée l'aspect ponctué. Préconisée par MM. Rey, Scoutetten et Bouchacourt, cette cautérisation mise en pratique sur des enfants a, sur la précédente, l'avantage de conserver plus facilement le ressort cutané, en respectant l'intégrité des téguments placés entre les divers points brûlés d'une série linéaire, et de produire des plaies qui se cicatrisent avec beaucoup plus de promptitude.

M. Sédillot (1) a proposé de remplacer le moxa et les cautères métalliques volumineux rougis sur un brasier ardent, par un stylet de trousse, en or, en argent ou en acier, chauffé à la flamme d'une simple lampe à alcool. On touche très-légèrement les parties malades, de manière à ne produire ni phlyctènes ni escarres. L'épiderme seul est atteint et présente une tache sèche et jaunâtre du diamètre d'une tête d'épingle. Ces pointes de feu sont instantanées, et c'est à peine si les malades les ressentent. Les plus impressionnables comparent la douleur qu'elles provoquent à celle d'un pincement ou d'une légère piqûre. Dans l'immense majorité des cas, cette sensation ne se prolonge pas. Si, par exception, il persiste un peu de cuisson et de chaleur, on entoure, pendant quelques minutes, la partie intéressée, d'un linge mouillé, et la douleur disparaît.

Le nombre des pointes de feu varie, selon la nature, l'étendue de l'affection et, selon la susceptibilité du ma-

_____

(1) *Académie des sciences*, séance du 4 septembre 1854.

lade, de trois ou quatre, à trente, cinquante et même plus ; on les répète une ou plusieurs fois en vingt-quatre heures ou seulement tous les deux ou trois jours, selon les mêmes règles.

Ce mode de cautérisation, déjà employé d'un manière spéciale et dans des conditions assez rares, a paru à M. Sédillot mériter d'être généralisé, et il en a fait heureusement usage dans la plupart des cas où l'on n'a pas recours au feu comme moyen d'hémostasie ou de destruction.

Peu de temps après, M. Bouvier faisait, à l'Académie des sciences, une communication analogue à celle du chirurgien de Strasbourg. Pour produire la cautérisation épidermique, il se sert de l'allumette de Gondret ou d'un cachet métallique chauffé à la lampe à alcool. Il a réussi à calmer, de la sorte, des douleurs symptomatiques des lésions osseuses, à guérir la paralysie liée au mal vertébral et à procurer la résorption d'abcès venant des os.

§ 2. *Du Moxa.*

On nomme *moxa* toute substance que l'on fait brûler sur une partie du corps pour en produire la cautérisation lente, l'opération que l'on exécute alors porte aussi la même dénomination.

Renvoyant à mon *Traité de la Cautérisation* (p. 31), pour la manière de confectionner les moxas, je n'indiquerai ici que la manière de s'en servir.

A. *Des procédés de cautérisation par le moxa.* — Pour pratiquer une cautérisation avec le moxa, on place convenablement le malade et, après avoir rasé la partie si cela est nécessaire, on marque d'abord, avec un peu d'encre, le point de la fesse où l'application doit se faire ; on recouvre toute la région correspondante d'un linge mouillé, exprimé et percé dans son milieu pour laisser à nu le point marqué ; ce linge garantit la peau du contact des étincelles ; après avoir mis le feu au sommet du moxa, on en pose la base sur le lieu indiqué et on le fait brûler jusqu'à son entière combustion.

A mesure que le coton brûle et que le feu approche de la peau, le malade, qui avait d'abord éprouvé une sensation assez agréable de chaleur, ressent des douleurs très-vives. Dès que la combustion touche à sa fin, on entend un pétillement causé par la rupture de la peau qui se gerce en éclats.

Pour prévenir ce phénomène ou le rendre moins sensible, on a proposé de se servir d'un cylindre fenêtré à sa base.

Pour tenir le moxa convenablement appliqué sur nos tissus, Prosper Alpin avait conseillé de l'enclaver dans un anneau métallique, auquel M. Larrey a ajouté trois petits supports en bois d'ébène, mauvais conducteurs du calorique, destinés à l'éloigner légérement de la peau.

Cette dernière manière de tenir le moxa fixé en place est sans doute fort commode ; mais pour l'employer il faut « que le diamètre de l'anneau soit proportionné à celui du moxa ; et comme on applique des moxas de diverses grosseurs, il faudrait toujours avoir à sa disposition des anneaux de plusieurs dimensions (1). »

Boyer se servait d'un carton percé d'un trou, dans lequel il faisait entrer le moxa avec un peu de peine, et l'y plaçait de telle manière que l'extrémité qui devait toucher la peau ne dépassait pas la face correspondante du carton. L'appareil, ainsi disposé, était appliqué sur la partie et y était tenu fixé par un aide.

____

(1) *Compendium de Chirurgie pratique.* Paris, 1840, t. I, p. 157 *bis.*

A. Bérard et M. Denonvilliers fixent le moxa avec une pince à anneau et ils recommandent d'avoir le soin de le saisir le plus près possible de son extrémité inférieure, pour éviter de le lâcher avant que la combustion soit arrivée à sa fin.

Pour confectionner les moxas et pour les tenir fixés, un ancien interne des hôpitaux de Lyon a fait construire une tige de fer, longue de vingt-quatre centimètres, terminée par un anneau de trois centimètres de hauteur et de diamètre. Cet anneau étant appliqué sur un corps dur, on y tasse une suffisante quantité de coton ; pour s'en servir, on l'applique sur la partie à brûler et on le maintient à l'aide de sa tige de fer.

Pour activer la combustion, on peut faire usage d'un chalumeau ; mais on donne la préférence au soufflet. Il faut souffler doucement, afin que la combustion soit aussi lente que possible, et jusqu'à ce que tout soit consumé.

Quelques chirurgiens, Percy entre autres, ont cherché à pratiquer des moxas susceptibles de brûler sans l'action du soufflet ou du chalumeau, en faisant macérer diverses substances, telles que le chanvre et le coton, dans une solution de nitrate de potasse. Jacobson emploie de petits cylindres de linge préalablement imbibés de chromate de potasse, M. Cruveilhier, un papier peu épais trempé dans la même dissolution. La combustion de ces agents est trop rapide, et partant, leur action trop superficielle ; comme ils exposent, par leur fusion, à brûler les parties voisines, on les a aujourd'hui à peu près généralement abandonnés.

Si l'on se sert, pour faire un moxa, du coton cardé ordinaire, roulé en cylindre et modérément serré dans un morceau de linge, on peut s'abstenir de souffler pour activer sa combustion ; il suffit d'allumer complétement l'extrémité opposée à celle qui doit être appliquée sur la peau ; on le met ensuite en place, et on l'abandonne à lui-même jusqu'à la fin. Cette manière de brûler un moxa a été adoptée par Béclard et préconisée par A. Bérard et M. Denonvilliers, qui en résument les avantages ainsi qu'il suit :

« La douleur est infiniment moins vive que quand on a recours au soufflet. Pour démontrer la vérité de cette assertion, il nous est souvent arrivé d'exciter la combustion en soufflant légèrement sur un moxa dont l'action se faisait déjà sentir depuis quelques minutes, et à l'instant les malades accusaient une douleur excessive qui cessait dès que l'on abandonnait le moxa à lui-même. Nous avons souvent rendu les élèves, qui suivent notre clinique, témoins de l'expérience, et tous ont été convaincus de l'exactitude du phénomène que nous annonçons. Quant aux autres avantages, ils ne sont pas sans importance; l'on ne voit point voltiger ces étincelles qui, avec le soufflet, sont projetées cà et là et produisent, en tombant sur la peau, autant de petites brûlures. L'on est également à l'abri de l'explosion que l'on observe parfois à la fin de la combustion et qui projette au loin ce qui reste encore du moxa (1). »

Dans le but de simplifier l'opération du moxa et de la rendre moins effrayante pour le malade, M. Mayor a proposé de suivre le procédé suivant :

Il substitue aux moxas des marteaux de fer dont les deux extrémités sont terminées par une surface ronde de 2 à 3 centimètres de diamètre. En général, on doit en avoir de plus grands ou de plus petits, suivant l'étendue que l'on veut donner à la cautérisation. Pour exécuter cette der-

____

(1) *Compendium de Chirurgie*, t. I, p. 128.

nière, on fait chauffer deux marteaux de même calibre, en les plaçant pendant une heure environ dans de l'eau bouillante. Au bout de ce temps, le malade étant convenablement placé, on applique pendant quelques instants un de ces marteaux sur la partie que l'on veut brûler. Si l'escarre qu'on a produite est peu profonde, ce que l'on reconnaît à sa blancheur, on place l'autre marteau sur elle de la même manière que le précédent.

En préconisant ce procédé, le chirurgien de Lausanne a pensé que le fer simplement chauffé devait carboniser les tissus presque aussi lentement que le font les moxas ordinaires.

Nous ne pensons pas que cette manière d'appliquer un moxa se répande beaucoup dans la pratique, parce que les douleurs qu'il occasionne sont souvent intolérables.

Le moxa, exclusivement réservé à des cautérisations révulsives ou dérivatives, s'applique sur la peau. Son lieu d'élection à la fesse est le point situé au milieu d'une ligne qui, partant du grand trochanter, irait aboutir à la tubérosité de l'ischion. On panse la plaie qui en résulte avec un plumasseau de charpie jusqu'à entière cicatrisation.

B. *Des moxas destinés à des cautérisations superficielles.* — Tous les procédés que nous venons de faire connaître ont pour résultat la mortification profonde de nos tissus ; il nous reste à dire un mot de ceux qui ont été conseillés en vue d'une cautérisation superficielle. M. Regnault a préconisé, quand il s'agit d'appliquer un moxa sur la fesse des enfants, un cylindre de coton moins serré que celui des moxas ordinaires, long de 12 à 15 millimètres et de 8 à 10 de diamètre. Il assure en avoir obtenu de bons effets.

M. J. Guérin taille des rondelles d'amadou, de la

largeur d'une pièce de cinq francs, et en fait successivement brûler une ou plusieurs sur la partie à cautériser.
Il en·est d'autres, enfin, qui font usage d'un petit moxa
ordinaire, en ayant la précaution de le tenir séparé des
téguments par un épais morceau de drap.

§ 3. *De la valeur de la cautérisation révulsive.*

Disons tout d'abord que la cautérisation avec le moxa
n'a pas produit les résultats qu'on devait en attendre.
L'articulation coxo-fémorale est trop profondément située
pour que cet agent puisse agir sur elle.

Pour ce qui regarde les cautérisations transcurrentes,
quand bien même elles embrasseraient une grande partie
de la peau qui recouvre l'article, elles seraient loin de
produire chez l'homme les résultats favorables qu'elles
donnent chez les animaux.

Chez ces derniers, on a affaire à des jointures dont les
maladies sont constituées le plus souvent par des productions solides, telles que des exostoses, des cartilages et des
fibro-cartilages, tandis que chez l'homme on constate, le
plus communément, des inflammations de la synoviale, des
ulcérations de cartilages, des fongosités, des épanchements
de liquide et des abcès. Évidemment la cautérisation, qui
est utile pour résoudre les productions pathologiques qu'on
observe chez les animaux, ne le peut être au même degré
pour guérir les fongosités dont la hanche peut être affectée.
C'est donc pour n'avoir pas tenu compte de ces altérations
morbides différentes que certains chirurgiens se sont crus
autorisés à penser que les cautérisations transcurrentes
avec le fer rouge, si efficaces chez les animaux, devaient
l'être au même degré chez l'homme.

A supposer même que les altérations fussent identiques, la cautérisation avec le fer rouge serait trop peu active, étant appliquée sur la peau recouvrant une articulation située si profondément.

Peut-être en obtiendrait-on de meilleurs résultats, si, imitant la conduite des vétérinaires, on faisait à la fesse une profonde incision suivie, dans son fond, d'une cautérisation actuelle.

M. Nanzio (de Naples) à qui l'on doit d'avoir remis en pratique ce procédé, déjà décrit par Bourgelat (1), l'exécute comme il suit : il commence par s'assurer du siége de l'articulation malade en plaçant une main sur la hanche et en faisant faire à l'animal un pas en avant et un autre en arrière ; il fixe ensuite le cheval, coupe le poil, fait un pli transversal à la peau et y pratique avec le bistouri une incision longitudinale de quelques centimètres ; il dissèque soigneusement les deux lambeaux cutanés avec leur tissu cellulaire, les couvre de deux linges mouillés et les fait écarter à l'aide de deux érignes ; il porte ensuite, avec précaution, dans le fond de la plaie, un ou plusieurs boutons de feu sans être rouges, afin de pouvoir les faire agir par degrés à une grande profondeur et pendant un temps assez long. A chaque application de bouton, M. Nanzio explore, avec le bout du doigt, le fond de la plaie, afin de constater la profondeur à laquelle on est arrivé et d'éviter de blesser soit la capsule articulaire, soit le grand trochanter. Les pansements se font à l'ordinaire. Lorsque, par le travail de la suppuration, la maladie de la hanche paraît dissipée, M. Nanzio rapproche les deux lambeaux, obtient une guérison prompte et une cicatrice linéaire.

A la clinique de l'École vétérinaire de Lyon, le savant

____

(1) *Gazette des Hôpitaux;* 1836, p. 498.

professeur de clinique, M. Rey (1), emploie fréquemment ce procédé de cautérisation contre les boiteries chroniques de l'articulation coxo-fémorale. Toutefois, il cautérise plus profondément et sur une surface plus large qu'on ne le faisait avant lui; il place au moins six pointes de feu en quinconce, portant le cautère chauffé à blanc à 1 centimètre de profondeur, et cela pendant trois fois de suite. Il fait écarter les bords de la peau avec des érignes, sans se servir de linges mouillés. La guérison de la plaie est abandonnée à elle-même et a lieu sans accidents à citer. Il recommande de faire l'incision de la peau dans le sens des poils, pour éviter une cicatrice trop apparente.

Paletta rapporte, dans son ouvrage (2), qu'un courageux jeune homme, atteint d'une grave coxalgie, insista auprès du chirurgien pour que la cautérisation ne se bornât pas aux téguments de la cuisse, mais traversât les parties charnues, afin que le fer rouge allât intéresser le tissu osseux lui-même. L'écoulement abondant de pus, qui résulta d'une cautérisation aussi profonde, le guérit et le garantit d'une récidive (3).

Ce serait s'abuser que d'attendre de cette cautérisation des résultats toujours favorables dans les coxalgies fongueuses. Celles qui ont été guéries, par l'emploi du fer rouge et des moxas multipliés, devaient être sans complications, et il n'est pas prouvé que des moyens plus rationnels, plus doux, tels que les douches, les fumigations toniques, et surtout un traitement général, n'eussent pas eu un succès plus certain.

Puis, si l'on songe qu'avec la cautérisation transcur-

______

(1) Rey, Cautérisation inhérente sous-cutanée; *Journal de médecine vétérinaire de Lyon;* 1847, p. 429.

(2) *De coxitide,* p. 42.

(3) Collineau et Martin, *loc. cit.,* p. 444.

rente, on est obligé, pendant toute la durée de ce traitement, de s'abstenir d'autres moyens dont l'utilité est si
avantageuse, tels que la marche et le changement d'air ;
et que le séjour au lit, que cette cautérisation rend inévitable, est si préjudiciable, on comprendra pourquoi les
chirurgiens modernes l'ont presque tout à fait abandonnée.

§ 3. *De la cautérisation par les caustiques sous le bandage amidonné.*

En réfléchissant aux avantages de l'immobilité et à ceux
que peuvent produire les caustiques, tel que la potasse
appliquée au pourtour de la hanche dans les cas de tumeurs fongueuses, Bonnet (1) a pensé qu'il serait utile
d'employer simultanément ces deux ordres de moyen de
traitement en pratiquant la cautérisation sous le bandage
amidonné. Il voyait dans cette combinaison la possibilité
d'abréger des traitements toujours fort longs, d'assurer
l'effet des caustiques par le repos, et celui du repos par
les caustiques.

Pour cautériser la peau, il s'est servi de pastilles de potasse, lorsque les fongosités n'étaient pas infiltrées de pus.
Il en appliquait deux, quatre, six ou huit, suivant les cas,
au pourtour de la hanche et principalement sur la fesse ;
puis, aussitôt après, il appliquait un bandage amidonné.

Pour employer la potasse caustique, on fixe sur la peau
un morceau de sparadrap, percé à son milieu d'une ouverture dans laquelle on établit un fragment de cet agent,
dont le volume doit être en rapport avec l'étendue de la
plaie que l'on veut produire (un morceau gros comme une

(1) De la cautérisation sur le bandage amidonné. *Gazette médicale de Lyon*, 1857.

lentille suffit pour ouvrir un cautère); on place par dessus un autre morceau de sparadrap; le tout est fixé à l'aide d'une compresse et d'une bande. Une précaution qu'il est bon de signaler, pour empêcher la liquéfaction de la potasse, et par suite sa fusion sous le sparadrap, consiste à l'envelopper d'un petit morceau de charpie ou de coton, d'un volume égal à celui du caustique. L'effet de la potasse est ordinairement produit au bout de quatre à cinq heures, surtout quand on l'applique sur le tissu cellulaire et musculaire; mais sur la peau, il exige un temps plus long. Si l'on veut avoir une action cautérisante plus forte, on enlève une partie du centre de l'escarre, pour y appliquer un nouveau morceau de potasse, et on agit successivement de la sorte jusqu'à ce que l'on soit parvenu au résultat que l'on se propose d'obtenir.

Aussitôt l'application de la potasse terminée, on applique un bandage amidonné entourant le bassin, la cuisse et la jambe, en suivant, pour sa confection, les règles qui seront indiquées lorsque nous traiterons spécialement de la confection de ces appareils immobilisateurs, au lit et pendant la marche.

Parmi les effets de cette cautérisation associée à l'immobilité, il en est deux dignes de remarque : l'absence presque constante de la douleur et le peu d'abondance de la suppuration.

Grâce au repos complet au milieu duquel la potasse agit sur la peau et le tissu cellulaire, l'inflammation locale qu'elle produit ne se propage pas à la peau, comme cela arrive lorsque le membre est abandonné à ses mouvements naturels ; son action devient beaucoup plus profonde. A l'aide de cette combinaison, le rétablissement des forces est accéléré, puisque les malades peuvent, au bout de quelques jours, se promener, comme si l'on eût appliqué, à la manière de Seutin, un simple bandage amidonné.

Ce traitement débute donc par : 1° un redressement, si le membre est dévié et qu'il n'y ait pas une ankylose à respecter ; 2° une cautérisation en rapport avec la lésion ; 3° par l'application d'un bandage inamovible. Puis viennent, pendant six semaines à deux mois, des renouvellements de bandage répétés aussi souvent que la propreté l'exige, et quelquefois de nouvelles cautérisations devenues nécessaires ; ou bien, on fenêtre le bandage pour panser les plaies avec la pommade iodée du *Codex*, étendue sur des plumasseaux de charpie.

Mon excellent confrère et savant ami, M. Palasciano (de Naples) (1), a fait quelquefois usage de cette méthode de traitement, et il en a obtenu du succès. Pour moi, je l'ai aussi utilisée dans plusieurs cas de tumeurs fongueuses, et les résultats que j'en ai obtenus, quoique pas toujours satisfaisants, ont cependant été assez intéressants pour me permettre de consigner ici les deux faits qui vont suivre.

XXIV° OBSERVATION. Mᵐᵉ C..., âgée de dix ans, native de Montbrison, me fut amenée en octobre 1857, pour être traitée d'une ankylose de la hanche.

Cette jeune fille, d'un tempérament lymphatique, avait, à l'âge de neuf ans, fait une chute sur la hanche gauche. Elle avait aussitôt ressenti une vive douleur dans l'articulation coxo-fémorale et n'avait pu se relever. Transportée dans son lit, qu'elle ne put quitter pendant environ six mois, elle éprouva tous les symptômes d'une coxalgie aiguë, qui fût tour à tour traitée localement par l'immobilité, les calmants de toute espèce sous forme de topiques, des frictions, et ultérieurement par de larges vésicatoires. Comme au début de ce traitement, on n'avait point cherché à maintenir le membre dans une bonne position, la cuisse s'était fléchie sur le

(1) *Memorie ed osservazione di chirurgia pratica sulle anchilosi.* Naples, 1864.

bassin, la jambe sur la cuisse, et tout le membre s'était porté dans l'adduction et la rotation en dedans.

L'inflammation étant passée à l'état chronique, cette jeune fille avait fini par pouvoir quitter son lit et marcher à l'aide de deux béquilles en s'appuyant seulement sur le pied droit.

Je constatai, à son arrivée à Lyon, les symptômes suivants :

La malade étant couchée sur un lit et découverte, je reconnus que la hanche gauche déformée était très-saillante en dehors, que l'épine iliaque de ce côté était beaucoup plus élevée que celle du côté droit; et que le membre gauche était beaucoup plus court que l'autre. La cuisse était fléchie sur le bassin, la jambe sur la cuisse et le pied dans la rotation en dedans. La mensuration me fit reconnaitre un raccourcissement apparent de sept centimètres. Il existait en outre une cambrure des reins très-prononcée. Tous les mouvements imprimés à la cuisse se transmettaient directement au bassin, et pour pouvoir en constater la présence dans l'articulation coxo-fémorale, il fallait solidement fixer ce dernier. En cherchant alors à fléchir la cuisse sur le bassin, on donnait lieu à de très-légers mouvements dans l'articulation de la hanche, et la main, appliquée sur la jointure, percevait la sensation de craquements, indice de l'ulcération et de l'absorption des cartilages interosseux. Ces manœuvres occasionnaient d'assez vives douleurs à la malade, mais celles-ci cessaient dès que l'on n'exécutait plus de mouvements.

La marche était impossible sans béquilles, et lorsqu'elle s'accomplissait à l'aide de ces deux soutiens, le pied droit seul touchant le sol, la pointe du pied gauche atteignait le niveau de la malléole interne de son congénère.

Après avoir reconnu, à l'aide de signes qu'il est inutile de reproduire ici, l'existence d'une coxalgie chronique avec fongosités, je résolus de rompre les adhérences qui s'étaient formées, et de pratiquer ensuite une cautérisation révulsive sous le bandage amidonné.

Le 3 octobre, en présence de MM. Ferrand et Blanc, qui avaient bien voulu m'assister dans cette circonstance, je pratiquai l'opération suivante : la malade ayant été éthérisée et le bassin solidement fixé dans un étau matelassé, j'imprimai à la cuisse des mouvements alternatifs de flexion et d'extension, de va-et-vient; de haut en bas et de bas en haut.

Ces mouvements n'eurent d'abord que très-peu d'effet ; mais en persévérant dans ces manœuvres, je finis, au bout d'un quart d'heure, par entendre des craquements, indice de la déchirure des tissus fibreux ; dès lors, les mouvements de flexion et d'extension

commencèrent à devenir très-marqués. Je continuai ces manœuvres pendant quelques minutes et, après avoir obtenu en grande
partie l'extension de la cuisse sur le bassin, je cherchai, par des
mouvements d'abduction et de circumduction, à faire cesser l'abduction de la cuisse. Ce résultat acquis, sans avoir été obligé de
sectionner, par la méthode sous-cutanée, les adducteurs légèrement rétractés, le membre se redressa peu à peu et, au bout
d'une demi-heure, je finis par lui rendre sa rectitude et sa longueur normale, puisque les pieds étaient au même niveau, et les
malléoles internes face à face.

Le redressement étant obtenu, j'appliquai, à la partie postérieure
et externe de l'articulation coxo-fémorale, trois pastilles de potasse,
afin de combattre, par ce moyen de révulsion, l'inflammation chronique de la jointure et, aussitôt après, un bandage amidonné fut
placé par M. Blanc tout autour du bassin et du membre; et, par-
dessus, des attelles, en fil de fer mou, furent assujetties par quelques tours de bandes. Je fis alors un dernier effort d'extension,
pour donner aux bandages et aux attelles la forme définitive qu'ils
devaient garder. Je dois dire, avant d'aller plus loin, qu'à la suite
de cette opération, la cambrure des reins avait en partie disparu,
le bassin s'était redressé, et les épines iliaques étaient sur le
même niveau par rapport à l'axe du tronc.

Les suites de l'opération furent pénibles pour la malade. Les
manœuvres que j'avais exécutées et les cautérisations que j'avais
pratiquées produisirent, pendant quelques jours, des douleurs très-
vives, qui se calmèrent peu à peu et disparurent presque complétement le huitième jour après l'opération. La malade fut alors
transportée à Parcieu, commune voisine de Lyon; au quinzième
jour, elle put sortir du lit et faire quelques pas à l'aide de ses
béquilles, son membre malade étant toujours entouré d'un bandage amidonné.

Le 25 octobre, je défis ce bandage, j'enlevai les escarres produites par la cautérisation et, m'étant aperçu qu'il existait encore
un peu de flexion de la cuisse sur le bassin, j'imprimai au membre
des mouvements d'extension en arrière, j'appliquai un nouveau
bandage amidonné que je fenètrai, trois jours après, à sa partie
externe et supérieure, afin de permettre le pansement des plaies
produites par les cautérisations. Ces nouvelles manœuvres ne
causèrent que peu de douleur; et le bandage fut maintenu en place
pendant une vingtaine de jours encore. A cette époque, c'est-à-dire
le 15 novembre, je fendis le bandage dans toute sa longueur, et je
vis que le membre avait conservé sa rectitude normale. Je conseillai aux parents de faire exécuter chaque jour, à la cuisse,

pendant cinq minutes matin et soir, des mouvements de flexion, d'extension, d'adduction et de circumduction, en fixant préalablement le bassin ; et, comme il était impossible, vu l'état de pauvreté de la famille, de faire acheter à cette enfant une gouttière pour immobiliser le membre dans une bonne direction pendant la nuit, et un tuteur pour la faire marcher durant le jour, je conseillai, aussitôt les mouvements faits, de réappliquer le bandage amidonné que j'avais eu soin de ne pas détruire, et de faire marcher la petite malade à l'aide de cet appareil, maintenu en place par quelques tours de bandes.

Ces manœuvres imprimées à la jointure, douloureuses dès le début, finirent par être assez bien supportées. J'ordonnai alors d'en porter la durée de cinq à dix minutes ; et pour pouvoir mieux les accomplir, je fis construire par M. Blanc une planchette matelassée, sur laquelle on fixait le bassin, pendant qu'à l'aide des mains on opérait successivement les mouvements de flexion et d'extension de la cuisse.

Comme traitement général, je conseillai de faire prendre à cette enfant une cuillerée à bouche d'huile de foie de morue matin et soir, de la tisane de houblon et un bain sulfureux tous les trois jours.

Ce traitement local et général fut suivi avec persévérance pendant trois mois. Au mois de mars 1858, je revis la malade; la rectitude du membre, comme purent s'en convaincre MM. Bonnet et Pomiès, s'était maintenue en grande partie, puisqu'il n'existait qu'une très-légère flexion de la cuisse sur le bassin ; des mouvements très-limités de flexion et d'extension existaient dans la jointure, et l'enfant pouvait marcher en reposant le pied gauche sur le sol sans tuteur, à l'aide seulement d'une béquille et d'un bâton.

Cette jeune fille s'en retourna alors à Montbrison, où elle continua l'usage des mouvements ordonnés et de l'huile de foie de morue. Depuis lors, j'eus souvent de ses nouvelles ; elles furent de plus en plus satisfaisantes. Enfin, le 10 octobre 1859, c'est-à-dire deux ans après l'opération, les parents, sur mon invitation, ont conduit dans mon cabinet cette jeune fille, et j'ai pu constater ce qui suit :

Cette enfant, aujourd'hui âgée de douze ans, jouit d'une très-bonne santé. A l'aide d'une simple canne, elle peut faire des courses de deux kilomètres ; et sans bâton, elle peut marcher facilement, pendant dix à quinze minutes. Elle boite un peu, il est vrai ; mais ce défaut dans la marche provient, en grande partie, de l'élévation du bassin et de la faiblesse des muscles qui entourent l'articulation primitivement malade. Lorsqu'elle exécute quelques pas, on voit que le pied gauche repose complétement à terre.

Placée sur un lit et déshabillée, on constate une parfaite égalité de longueur entre les deux membres. Les deux épines iliaques
antérieures et supérieures sont au même niveau, et la malade
peut, sans provoquer de douleurs, imprimer à sa cuisse gauche
des mouvements de flexion, d'extension et d'adduction. Sans doute,
ces mouvements sont loin d'être complets : ils se passent dans
l'articulation sacro-iliaque et non dans la hanche ; mais tels qu'ils
sont, ils n'en constituent pas moins un avantage très-précieux
pour cette malade, qui peut parfaitement s'asseoir. Je crois
que lorsque, avec le temps, les muscles auront repris une partie
de leur force, cette enfant pourra marcher sans boiter et se livrer
à des travaux qui lui eussent été impossibles, si on ne lui eût
point pratiqué l'opération que je viens de décrire.

XXV° OBSERVATION. En 1857, au mois de mars, on m'amena de
Dôle une jeune fille de huit ans, atteinte d'une ankylose de la
hanche droite consécutive à une coxalgie avec flexion, adduction
de la cuisse, et déviation du pied en dedans. Je pratiquai chez
cette enfant la rupture de l'ankylose dans la maison de santé de
M. le docteur Conche, en présence de cet honorable confrère, de
M. Bonnet et de M. Ferrand. J'obtins le redressement partiel du
membre et en renouvelant, quelques semaines plus tard, les mêmes
manœuvres, je parvins à redresser la cuisse presque complétement.
Comme il existait des douleurs vives dans la hanche très-tumé-
fiée, j'appliquai une série de pastilles de potasse autour de l'articulation coxo-fémorale et, aussitôt après, j'entourai tout le membre d'un bandage amidonné. Au mois de septembre, lorsque cette
enfant s'en retourna dans son pays, je pus faire constater à
MM. Bonnet, Pomiès et Bouchacourt, que le redressement du
membre était à peu près complet et que cette enfant pouvait
marcher, à l'aide de son tuteur, avec une simple béquille, sans
éprouver de douleur vive dans la hanche.
Ce résultat immédiat, si avantageux, me permettait d'espérer
que le résultat définitif serait des plus satisfaisants, c'est-à-dire
que la malade arriverait progressivement à marcher sans aucune
espèce de soutien. Mais, un mois après son retour à Dôle, cette
jeune fille fut prise d'une méningite qui ne tarda pas à la faire
succomber.

Lorsque les coxalgies fongueuses ne sont point com-
pliquées d'infiltrations purulentes, ce traitement peut
réussir, comme on vient de le voir. C'est surtout chez les

enfants qu'il peut être un auxiliaire puissant du traitément général. De la sorte, on agit sur tous les éléments du mal ; sur les difformités, par le redressement immédiat ; sur les engorgements, les inflammations chroniques et les fongosités, par la cautérisation révulsive ; sur les douleurs et l'inflammation, par l'immobilité ; et enfin, sur la santé générale, par le rétablissement de la marche et de la promenade au grand air.

Ce traitement mérite donc d'être plus expérimenté.

CHAPITRE QUATRIÈME

DU TRAITEMENT DES ANKYLOSES OSSEUSES.

L'ankylose osseuse est celle dans laquelle la cavité cotyloïde et la tête du fémur sont soudées, comme les extrémités d'un os fracturé, ou sont fixées dans leur position vicieuse par de nouvelles productions osseuses, qui prennent naissance, comme on l'a constaté plusieurs fois, tout au pourtour de la cavité cotyloïde et sur la tête du fémur.

I

DE L'OSTÉOTOMIE DU COL DU FÉMUR.

Les ankyloses osseuses étaient considérées comme incurables, lorsque Rhea Barton (de Philadelphie) (1) ouvrit, en 1826, une voie nouvelle de traitement, en pratiquant l'ostéotomie du col du fémur, afin de produire une articulation artificielle pouvant suppléer l'articulation ankylosée. Il avait affaire à un malade dont

_____

(1) *American Journal of the Medic.;* 1826.

la cuisse était fléchie à angle droit sur le bassin, le genou tourné en dedans et porté vers la cuisse saine, en sorte que la partie externe du pied était dirigée en avant.

Il fit d'abord une incision verticale de 15 à 18 centimètres de longueur, commençant à 12 millimètres au dessus du grand trochanter et n'intéressant que la peau, puis une seconde transversale de 12 à 15 centimètres d'étendue, traversant la première sur la partie la plus saillante du grand trochanter et convertissant la plaie en une incision cruciale. Les quatre angles furent disséqués et écartés, l'aponévrose divisée, et les muscles qui recouvrent l'os, au voisinage du grand trochanter, détachés avec soin, en évitant de couper sans nécessité les fibres musculaires. Après avoir isolé l'os, devant et derrière les deux trochanters, et obtenu ainsi un passage qui permit l'introduction des deux doigts indicateurs, devant et derrière le col du fémur, jusqu'à ce qu'ils vinssent à se rencontrer en le circonscrivant, il se servit d'une scie forte et étroite pour faire, dans toute l'épaisseur de l'os, une section transversale qui, commençant en dehors et dans le milieu du grand trochanter, se terminait en dedans vers la partie inférieure du col du fémur, un peu au-dessus de son implantation sur le corps de l'os. L'opération ne dura pas plus de sept minutes. Il n'y eut aucun vaisseau à lier. La cuisse fut écartée, le genou tourné en dehors, le membre tout entier mis dans l'extension, à l'aide de l'appareil de Desault, la plaie fermée à l'aide d'emplâtres agglutinatifs et de quelques compresses. Le membre malade, comparé au membre sain, parut plus court de 12 millimètres.

Cette formidable et hardie opération fut couronnée du plus grand succès. Dès le vingtième jour, dit Malgaigne,

le malade se trouvant assez bien, on commença à faire
mouvoir le membre avec précaution. Au soixantième
jour, la plaie étant cicatrisée, le malade se leva en se
soutenant sur des béquilles. Quarante jours après, il
pouvait se promener ; les mouvements de la nouvelle
articulation étaient libres, le pied pouvait être porté à
65 centimètres en avant, à 70 en arrière, à 54 en
dehors et à 16 en dedans ; le raccourcissement était léger
et n'occasionnait même pas de claudication. Voici cette
curieuse observation :

XXVI° OBSERVATION. *Coxalgie ; ankylose osseuse ; section du col du
fémur* (1). — Dans le courant de l'hiver dernier, le docteur J. Rhea
Barton (de Philadelphie), l'un des chirurgiens de l'hôpital de Pensylvanie, a pratiqué une opération nouvelle qui doit occuper un
rang dans les fastes de l'art. Ce fut à l'occasion d'une ankylose de
l'articulation coxo-fémorale, accompagnée d'une difformité considérable.

John Coyle (de Philadelphie), âgé de vingt et un ans, matelot,
tomba, le 17 mars 1825, de deux mètres à deux mètres et demi de
hauteur sur le bord d'un baril. Il en éprouva une douleur violente
à la hanche droite, avec une tuméfaction considérable et une
grande difficulté à marcher. Pendant cinq mois, le malade éprouva
tous les accidents et tous les symptômes que doit nécessairement
causer l'inflammation d'une des plus grandes cavités articulaires
du corps, et la maladie se termina par l'immobilité et la difformité
du membre. De retour à Philadelphie, en octobre 1825, ce malade
entra à l'hôpital de Pensylvanie. Il existait alors une tuméfaction
très-considérable à la hanche ; le malade avait la position qui
détermine la luxation du fémur sur l'échancrure sciatique ; cependant, la position du grand trochanter, par rapport à l'épine antérieure et supérieure de l'os des îles, ne permettait pas de
s'arrêter à cette opinion, et au milieu de mon incertitude, toutefois, je penchais à supposer qu'il n'y avait ni fracture ni luxation.
Ayant encore trouvé ce malade à l'hôpital l'année suivante, je me
décidai à lui faire une opération qui eut pour but l'établissement
d'une articulation artificielle, et je me proposai d'opérer de la
manière suivante : Je pensai qu'il convenait de faire une incision
longitudinale de seize à dix-huit centimètres et demi de longueur,

(1) Rhea Barton, *Arch. gén. de Méd.*, 1827 ; t. XIV, p. 303.

s'étendant au-dessous du grand trochanter, d'en pratiquer une autre transversale de dix à treize centimètres, qui vînt faire avec la première un angle au sommet du grand trochanter, de manière à former une incision cruciale, dont les quatre angles fussent réunis sur l'éminence trochantérienne ; de disséquer ensuite l'aponévrose, et de séparer les muscles du col de l'os sans couper leurs fibres ; de scier ensuite le fémur transversalement entre les deux trochanters, au moyen d'une scie forte et étroite, fabriquée pour cela ; de placer le membre dans l'extension, et de mettre sur la plaie un appareil approprié ; et lorsque la première irritation serait passée, d'agiter souvent et doucement le membre pour prévenir la formation du cal, et pour donner lieu à une fausse articulation. L'état satisfaisant du malade, la connaissance dés phénomènes que présentent les bords fracturés d'un os qui, ne se réunissant pas à l'aide d'un cal, sont maintenus à l'aide d'une substance ligamenteuse, tandis que leurs extrémités perdent leur surface raboteuse, me firent espérer le succès de mon opération, que je pratiquai de la manière indiquée plus haut, le 29 novembre 1826, assisté des docteurs Heerson et Parrish, à l'hôpital de Pensylvanie.

Après avoir disséqué et soulevé l'aponévrose, j'incisai les muscles au grand trochanter, et après m'être frayé une route par laquelle je pouvais introduire l'indicateur par devant et par derrière le col du fémur, j'introduisis sans difficulté la scie dont j'ai parlé plus haut, et je fis la section de l'os : alors on étendit le membre, en lui faisant exécuter un mouvement de rotation en dehors. Mis à côté de l'autre, il parut plus court de quatorze millimètres environ, ce qui était dû en partie à la distorsion du bassin.

On n'eut pas un seul vaisseau à lier ; la plaie ne fut point réunie par première intention : on se contenta d'en réunir les bords avec un emplâtre agglutinatif, et de soutenir le membre avec l'appareil de Desault. L'opération ne dura que sept minutes. Le soir, le malade souffrait beaucoup ; il était faible ; son estomac était irrité : on lui fit prendre deux grains d'opium.

Le 30 au matin, vomissements, nuit mauvaise, pouls faible, membre douloureux. On administra, pendant le jour, de l'opium et de l'eau de soude (soda water), et le soir, de l'opium et du camphre, une mixture neutre, un sinapisme sur l'épigastre ; il survint du mieux ; il s'écoula un peu de sang par la plaie. Jusqu'au 24 décembre, les accidents se calmèrent peu à peu ; la suppuration commença à s'établir ; la plaie se recouvrit de bourgeons charnus de bonne nature. Du 1er au 20 janvier, la suppuration fut abondante ; le malade s'affaiblit : on le soutint par l'usage des toniques à l'intérieur et la plaie fut pansée simplement. Le 20 janvier, la plaie commençait à se cicatriser et la suppuration était moindre. On avait commencé, le vingtième jour après l'opération, à faire exécuter au membre des mouvements analogues à ceux qui se passent dans une articulation saine ; mais on eut toujours soin de ne pas répéter ce mouvement, tant que le malade éprouva trop d'irritation ; on le réitéra plus fréquemment à mesure que le membre devint moins douloureux. Du 20 au 30 janvier, les accidents disparurent peu à peu. Du 1ᵉʳ au 15 février, il se développa quelques rougeurs érysipélateuses et des abcès superficiels autour de l'articulation ; enfin, au commencement de mars, le malade était parfaitement guéri et pouvait marcher très-facilement.

Voici quelle était alors l'étendue de chacun des mouvements de son membre : la jambe peut se porter en avant jusqu'à soixante-cinq centimètres, en arrière jusqu'à soixante-dix centimètres, à cinquante-quatre en dehors, et la rotation décrit en avant et en arrière un cercle de seize centimètres.

Cette opération fut exécutée ensuite par Rodgers Kéarney (1) en Amérique, M. Maisonneuve en France (2), Ross en Holstein, Textor, Weber et Behrend (3) en Allemagne.

Le malade de Textor succomba à la phthisie six mois après l'opération. On ne connaît pas le résultat de l'opération de Weber. Tous les autres malades ont, dit-on guéri. Mais il est plus que probable que d'autres faits malheureux ont dû être passés sous silence. Quoiqu'il en soit, les succès déjà obtenus méritent d'être signalés.

Cependant, si l'on songe que les cas qui réclament une pareille opération ne sont que de pures difformités; que ces difformités, fâcheuses sans doute, n'altèrent en aucune façon la constitution du malade, on conviendra qu'il faut y regarder à deux fois avant d'entreprendre

(1) *American Journal of the Medic.;* 1840.

(2) *Section du col du fémur. Gazette médicale;* Paris, 1867.

(3) *Application de l'Ostéotomie à l'Orthopédie;* Berlin, 1862.

de pareilles opérations. Du reste, les larges plaies, qui sont la suite des profondes incisions qu'il faut faire, peuvent être le point de départ d'accidents graves, capables, comme cela a eu lieu, d'entraîner la mort des malades. Quoiqu'il en soit, si l'on tentait ces opérations, il serait nécessaire de les pratiquer dans des lieux les plus salubres, ou dans les hôpitaux éloignés des grandes villes. On aurait alors toutes les conditions d'hygiène désirables pour espérer le succès de cette grave et hardie opération.

II

DE LA FRACTURE DU COL DU FÉMUR.

Il est arrivé quelquefois qu'en voulant, chez des enfants atteints d'ankylose, redresser les membres, on a fracturé le col du fémur, et cela sans suites fâcheuses.

M. Berne (1), auquel cet accident est arrivé, s'est demandé si, chez les enfants, il ne serait pas permis de faire courir à ces petits malades les chances d'une fracture du col du fémur pour remédier, chez eux, à des positions de membre complétement incompatibles avec la marche.

Le succès qu'il a obtenu dans un cas est sans doute exceptionnel ; mais il est assez intéressant pour pouvoir être cité ici.

XXVIIᵉ Observation. Au mois de décembre 1859, je reçus, dans une de mes salles de chirurgie, un jeune enfant de huit ans qui présentait les symptômes suivants :

Le membre droit manquait en partie ; la jambe avait été éliminée par suite d'une gangrène que le seigle ergoté avait produite.

Du côté gauche, la cuisse était fléchie à angle plus que droit

(1) *Observations et remarques sur le redressement brusque de la hanche dans le traitement des coxalgies;* Lyon, 1860.

sur le bassin. Le pauvre enfant, de nature très-vive, du reste, en était réduit à se traîner sur ses deux ischions.

Il est important d'ajouter que tout symptôme de coxalgie actuelle avait complétement cessé ; des trajets fistuleux persistaient encore comme traces, mais la cicatrisation était complète.

J'essayai de redresser le membre dévié, pour donner à l'enfant la possibilité de marcher droit en se servant d'une jambe de bois et d'une béquille.

L'opération fut tentée les derniers jours du mois de septembre.

Dès les premiers efforts, il fut aisé de s'apercevoir que la résistance à vaincre était considérable. Les adducteurs de la cuisse me paraissant opposer un sérieux obstacle, je les sectionnai par la méthode sous-cutanée. Malgré tout, la résistance ne cessait pas. Un effort plus énergique permit cependant au membre de s'étendre subitement ; mais j'éprouvai à ce moment la sensation bien nette d'une fracture qui venait de s'opérer au début.

Les chances me parurent bien défavorables. Il était urgent, néanmoins, de placer mon malade dans les conditions les meilleures, pour chercher à conjurer le danger.

J'appliquai tout d'abord avec un soin extrême, sur les piqûres faites à la peau, un appareil par occlusion, en établissant une compression exacte sur tout le parcours du ténotome. Un bandage amidonné fut placé, avec les précautions les plus grandes, et le malade couché dans une grande gouttière.

Les premiers jours, quelques accidents fébriles me firent craindre de sérieuses complications. Pendant trois jours, les douleurs furent assez vives, et l'enfant restait sans sommeil. Je n'aperçus cependant aucune rougeur inflammatoire au niveau de l'aine. J'administrai quelques préparations de digitale, et peu après le calme revint.

Au bout de quinze jours, j'enlevai une partie du bandage, pour m'assurer de la cicatrisation de la plaie sous-cutanée. La guérison était complète de ce côté.

Il y a aujourd'hui plus d'un mois et demi que le malade est opéré. Aucun accident n'est survenu ultérieurement, et l'enfant, comme je l'ai déjà mentionné, peut faire le tour de son lit en se maintenant droit sur son membre fracturé.

Si, à cette observation fort intéressante, on joint celles publiées par d'autres chirurgiens, et qui prouvent le peu de gravité des fractures du col du fémur, involontairement produites, dans les cas d'ankylose traités par le redressement, on ne peut que prêter une attention assez sérieuse aux idées de M. Berne.

En effet, au dire de M. Delore (1), Bonnet (de Lyon) a deux fois fracturé le col du fémur, sans accident, en essayant de rompre des ankyloses. M. Voillemier a brisé une fois le fémur sans suites fâcheuses. MM. Nélaton et Chassaignac ont eu un résultat analogue.

Aussi, M. Delore est si convaincu de l'innocuité des fractures du col, dans les cas qui nous occupent, qu'il propose, lui aussi, de fracturer le col du fémur dans les cas d'ankyloses de la hanche, impossibles à rompre et qui sont portées à un tel degré que la marche est impossible.

III

DE LA MÉTHODE DITE DIACLASTIQUE.

C'est en suivant l'ordre d'idées précédentes, que M. Maisonneuve a conseillé d'appliquer au redressement du membre inférieur, dans les cas d'ankylose osseuse et angulaire du fémur, suite de coxalgie, sa méthode de traitement dite *diaclastique*, qui consiste à rompre, au dire de l'auteur, le fémur dans le point précis que l'on désire, sans esquilles, sans biseaux même, et sans intéresser la peau. Il se sert, à cet effet, d'un instrument dit *ostéoclaste* (2) qui, fixant le bassin, exerce sur le fémur, à l'aide d'une chaîne et d'une vis de pression, un effet capable de le briser sans intéresser la peau.

Quoique je sois loin d'approuver une pareille opération chirurgicale, puisqu'elle ne doit être exécutée que pour corriger une pure difformité, et que son innocuité, surtout dans l'âge adulte, ne m'est pas suffisamment démontrée

(1) Traitement des ankyloses. *Congrès médical de Lyon*, 1865, p. 230.
(2) Maisonneuve, *Clinique chirurgicale;* Paris, 1863, t. I, p. 628.

par ce qu'en dit le chirurgien de l'Hôtel-Dieu, je vais, toutefois, consigner ici le seul fait de guérison rapporté par M. Maisonneuve, en lui laissant la responsabilité de sa méthode de traitement.

XXVIII⁰ Observation. Adèle J..., femme A..., demeurant actuellement rue Campagne-Première, 17, âgée de vingt-six ans, vint à l'hôpital de la Piété, le 12 juin 1861, pour être traitée d'une ankylose coxo-fémorale consécutive à une luxation spontanée du fémur.

Cette jeune femme raconte qu'il y a trois ans elle fut atteinte d'une coxalgie du côté gauche, et que, par suite de cette affection, la cuisse resta fléchie fortement sur le bassin. Depuis lors, et bien que toute douleur eût cessé dans la partie malade, il lui fut impossible de redresser le membre, de sorte que la marche lui était devenue tout à fait impossible.

En effet, la cuisse, fortement fléchie sur l'abdomen, est complétement immobile sur le bassin ; on reconnaît que le fémur est luxé dans l'échancrure sciatique, et qu'il est complétement soudé dans cette position vicieuse ; il est absolument impossible de lui imprimer le moindre mouvement.

Diverses tentatives furent faites pour opérer la rupture de l'ankylose ; mais ces manœuvres n'eurent aucun résultat, et firent craindre qu'en essayant de les porter plus loin on ne déterminât dans l'articulation sacro-iliaque de graves désordres.

Dans ces conditions, j'eus un instant la pensée de soumettre cette jeune femme à l'opération de Rhéa Barton, c'est-à-dire de pratiquer la section du col ou de la partie supérieure du fémur, opération qui m'avait déjà réussi chez un jeune homme que j'ai eu l'honneur, en 1847, de présenter à l'Académie.

Mais, tout en reconnaissant que cette opération était susceptible de donner de bons résultats, je ne pus me dissimuler que les graves lésions qu'elle nécessite exposaient sérieusement les jours des malades en mettant ceux-ci dans les conditions si redoutables d'une fracture compliquée de plaie.

Je me demandai alors s'il ne serait pas possible d'obtenir le même résultat au moyen de la diaclasie, qui, opérant la rupture de l'os sans lésion aucune des parties molles extérieures, possède toute l'innocuité des plaies sous-cutanée, innocuité si bien démontrée par les travaux de M. Jules Guérin, et si bien établie par l'expérience de tous les jours.

Cette idée me parut d'autant plus réalisable que, par suite des nombreuses opérations diaclastiques que j'ai eu occasion de pratiquer pour l'amputation des membres, j'avais personnellement acquis la certitude qu'il était possible et même facile de rompre, à travers les chairs, les os les plus volumineux, sans esquilles, à un point déterminé, et sans produire de contusion violente des parties molles.

La malade ayant agréé cette idée, je procédai à l'opération, le 27 juin, de la manière suivante :

La malade étant couchée sur le lit d'opération et soumise au chloroforme, j'appliquai l'ostéoclaste sur la face externe et antérieure de la cuisse et du bassin, de manière que le croissant métallique embrassait la portion interne et postérieure du fémur dans son point le plus élevé, au niveau à peu près du petit trochanter. J'eus soin de garnir de compresses épaisses les parties sur lesquelles portait l'instrument ; puis, faisant mouvoir la vis. j'opérai la constriction jusqu'à ce que je me sentis arrêté par la résistance de l'os.

Saisissant alors à deux mains la manivelle de la vis, je portai brusquement la constriction à l'extrême. Au même instant un bruit sec m'annonça que le fémur était rompu. J'enlevai immédiatement l'appareil, et je pus alors constater facilement, d'une part, que la rupture de l'os était nette et sans esquilles ; d'une autre part, que les parties molles étaient restées intactes et que par conséquent les conditions étaient celles d'une fracture simple.

La malade n'avait accusé aucune douleur ; elle fut immédiatement reportée dans son lit, et le membre placé sur un plan incliné.

Aucun accident ne suivit cette opération. La cuisse, comme dans toutes les fractures, resta quelques jours endolorie et légèrement tuméfiée ; mais bientôt ces phénomènes disparurent, et, dès le quatrième jour, il me fut possible d'allonger le membre et de le placer parallèlement à l'autre ; il fut maintenu dans cette position pendant tout le temps nécessaire à la consolidation, c'est-à-dire pendant soixante jours. Je permis alors à la malade de se lever, de marcher avec des béquilles ; enfin, le 15 septembre, elle sortit de l'hôpital, marchant avec une simple canne.

Aujourd'hui, que près d'une année s'est écoulée depuis l'opération, la malade a recouvré toute sa fraîcheur et sa santé d'autrefois.

La cuisse est parfaitement solide et ne présente d'autre difformité qu'une courbure un peu prononcée en avant et un raccourcissement de huit centimètres ; mais, grâce à une chaussure habilement faite, la jeune malade dissimule très-adroitement ces légers inconvénients : elle marche avec une facilité parfaite, et ne se prive même pas du plaisir de la danse.

CHAPITRE CINQUIÈME

DU TRAITEMENT LOCAL DES COXALGIES AVEC ABCÈS ET TRAJETS FISTULEUX.

Les coxalgies avec abcès sont extrêmement graves. Le plus souvent elles ont une terminaison fatale. Cela dépend, abstraction faite des causes locales, de ce que l'affection scrofuleuse qui les produit a acquis chez le malade un développement considérable. Ces abcès sont froids ou indolents. Le pus se trouvant infiltré dans des masses fongueuses, ou provenant de la carie des os, on comprend, dès-lors, toute la gravité de ces collections purulentes.

C'est dans des cas de cette nature qu'il faut beaucoup insister sur les moyens généraux destinés à combattre la diathèse, la débilité générale de la constitution, et à s'opposer à la résorption du pus.

Le traitement local a bien quelquefois son importance; mais, disons-le tout de suite, il serait impuissant sans le secours des moyens hygiéniques et pharmaceutiques, sur lesquels nous avons ailleurs insisté. (V. p. 40 et suiv.)

Posons en principe que, dans l'immense majorité des cas, il faut détruire les abcès avant de s'occuper du redressement des membres. Lorsque les abcès n'existent plus, et qu'il ne reste que des plaies dont la cicatrisation sera plus ou moins prochaine, attendre que ces plaies soient complétement cicatrisées pour redresser le membre dévié et faire quitter le lit au malade, serait condamner ce dernier à un repos prolongé, qui nuirait beaucoup à sa santé générale déjà si fortement ébranlée. Le redressement, suivi de l'application d'un bandage, permettant le transport de l'opéré dans des lieux chauds et très-salubres, est une chose des plus utiles pour assurer le succès des traitements locaux accomplis.

Je me réserve de traiter longuement de ce redressement dans les coxalgies avec abcès, lorsque je m'occuperai du traitement mécanique de ces affections, j'indiquerai alors les cas exceptionnels qui réclament le redressement préalable à l'ouverture des collections purulentes.

Étudiant dans ce moment les moyens les plus propres à traiter localement les abcès articulaires, je vais passer en revue ceux qui sont les plus généralement usités.

On peut avoir affaire, dans les cas de coxalgie, à trois sortes d'abcès, en ne tenant compte que de leur siége anatomique :

1° Les uns sont situés tout au pourtour de l'articulation et ne communiquent pas avec elle ;

2° Les autres sont placés dans l'intérieur même de l'article. Le pus fuse de là à travers les tissus environnants, vient faire saillie dans la gaine du psoas ou ailleurs, et se fait souvent jour au dehors, en donnant naissance à des trajets fistuleux en plus ou moins grand nombre ;

3° Enfin, il est des abcès qui sont la conséquence d'altérations plus ou moins tuberculeuses des os.

Étudions chacun de ces groupes.

Disons tout d'abord que si la constitution du sujet atteint d'une coxalgie avec abcès est très-détériorée par la diathèse scrofuleuse, syphilitique, ou par le séjour dans des endroits humides, il ne faut compter sur aucun bon résultat des moyens locaux de traitement.

I

DES ABCÈS INTERMUSCULAIRES SITUÉS AU POURTOUR DE LA HANCHE
SANS LÉSION DE L'ARTICULATION.

On observe quelquefois, à la suite de causes locales ou générales, des abcès qui prennent naissance au dessous de l'aponévrose fémorale et qui viennent faire saillie à la fesse ou à la partie externe de l'articulation de la hanche. Ces collections de pus, plus ou moins considérables et que l'on peut confondre avec des abcès provenant de l'articulation, méritent une attention toute spéciale, parce que leur thérapeutique locale produit d'excellents résultats.

Ces dépôts purulents se reconnaissent à leur siége d'élection à la partie externe de la cuisse. Chez les sujets qui en sont atteints, l'articulation n'étant pas malade, le membre n'est pas dévié de sa direction normale, et les mouvements de la jointure sont assez faciles.

§ 1. *Incision suivie d'une injection iodée.*

Il faut ouvrir ces abcès largement, évacuer la matière purulente, et au besoin pratiquer, dans l'intérieur de leur cavité, des injections détersives, celles dites iodées, afin d'activer le plus vite possible la cicatrisation de la poche membraneuse. J'ai eu dernièrement l'occasion de faire usage de ce traitement chez une jeune fille, et j'ai obtenu, en très-peu de jours, la disparition complète d'un abcès intermusculaire situé à la partie externe de la hanche. Cet abcès était peu étendu il est vrai, et ne communiquait en aucune façon avec l'articulation coxo-fémorale.

§ 2. *Du Drainage.*

Le drainage de M. Chassaignac (1) pourrait être appliqué à ces abcès. Mais, à mon avis, le meilleur de tous les traitements consiste dans la cautérisation profonde de ces collections purulentes.

(2) *Du Drainage,* Paris, 1858.

§ 3. *De la Cautérisation.*

Hippocrate, au dire de Louis (1), ouvrait ces abcès avec un fer rouge. Marc-Aurèle Séverin (2) imita cette conduite; mais cet auteur est si concis dans ses descriptions, qu'on ne peut sûrement établir s'il ponctionnait ces abcès ou s'il en cautérisait toute la face interne. Rust (3), qui avait bien compris les dangers de la seule ouverture des abcès profonds, cherchait à enflammer les parois de ces tumeurs en irritant la peau qui les recouvre, ainsi que les parties adjacentes, par quelques lignes tracées sur elles avec le cautère actuel, et les traversait ensuite de part en part avec un trocart rougi au feu.

Dans un mémoire publié en 1843 (4), Bonnet a insisté sur l'utilité de la cautérisation de toute la cavité de l'intérieur de ces abcès. Il les ouvrait tantôt avec le bistouri, le plus souvent avec le fer rouge et il éteignait des cautères rougis à blanc dans leur cavité jusqu'à ce que celle-ci soit desséchée aussi complétement que possible. Quelquefois, dans le but d'employer une méthode moins effrayante, il ouvrait ces tumeurs avec le caustique de Vienne et le chlorure de zinc (5), il en cautérisait ensuite la surface interne avec ce dernier caustique, entouré de coton et maintenu en place cinq ou six heures.

J'ai vu souvent employer cette méthode de traitement et j'en ai moi-même obtenu de bons résultats, lorsque l'abcès n'était pas trop étendu et que la constitution du malade n'était pas profondément altérée.

---

(1) *Mémoires de l'Académie de Chirurgie de Paris*, t. III, p. 420.
(2) *De la Médecine efficace ;* art. Abcès.
(3) *Traitement des Abcès.*
(4) *Gazette médicale de Paris.*
(5) Philipeaux, *Traité de la Cautérisation,* p. 222.

Je citerai à l'appui de ce que j'avance les quelques faits suivants :

XXIX° Observation. *Abcès à la partie externe de la hanche; ouverture de cet abcès et cautérisation de sa surface interne avec le fer rouge; guérison.* — Marie Duffieux, âgée de 21 ans, entra à l'Hôtel-Dieu de Lyon le 25 mai 1839. Quoique un peu lymphatique, elle avait les apparences d'une bonne constitution, sa face était assez colorée, sa menstruation régulière, son appétit et ses forces bien conservés.

Depuis sept mois, elle éprouvait des douleurs à la hanche du côté droit, et depuis cinq mois, elle s'était aperçue du développement d'une tumeur au côté externe de la hanche, qui avait pris un accroissement graduel, et dont le développement avait coïncidé avec une gêne de plus en plus croissante dans la marche. Lorsqu'elle entra à l'hôpital, cette gêne était telle que, depuis près d'un mois, elle ne pouvait faire quelques pas.

Ayant reconnu que cette tumeur était formée par un abcès, je cherchai avec soin dans quelles circonstances il avait pu se développer. Tout ce que j'appris me fit penser que le froid humide en était la cause. La malade, ayant très-chaud, s'était lavée dans de l'eau de source, et souvent, en allant dans les champs garder les moutons, elle avait reçue la pluie et était restée mouillée.

L'abcès était évidemment profond et recouvert par la peau, le tissu cellulaire graisseux et l'aponévrose fasciolata. Il paraissait assez étendu pour couvrir et au delà le côté externe de la fesse.

Il n'y avait aucune inégalité entre les deux membres inférieurs; les deux épines iliaques étaient sur le même niveau, et la malade pouvait se coucher sur le dos et y rester parfaitement étendue. Il n'y avait point de gonflement ni en avant ni en dedans de la hanche ; la cuisse se pliait et s'étendait sans difficulté.

Tous ces signes me firent penser que j'avais affaire à un abcès froid sous-aponévrotique qui ne communiquait pas avec la hanche.

L'état de santé où se trouvait la malade m'encourageant à tenter sa guérison, je pensais à ouvrir l'abcès avec de la potasse caustique. J'en fis trois applications suivant une ligne verticale. Trois jours après, de nouveaux morceaux de potasse caustique furent placés dans le centre des escarres préalablement fendus. L'abcès ne fut point ouvert ; une nouvelle application de potasse, toujours au centre des parties cautérisées, étant restée insuffisante, je vis que l'abcès était placé trop profondément pour qu'on pût l'ouvrir facilement avec de la potasse, et de nouvelles explorations m'ayant montré à quel point il était prétendu, je me décidai à employer le fer rouge.

Une incision de cinq pouces, parallèle à l'axe de la cuisse, fut faite sur le côté du grand trochanter, en commençant au niveau de l'épine iliaque antérieure et supérieure, avec le cautère cultellaire. Il fallut pénétrer à quinze ou dix-huit lignes avant d'arriver à l'abcès (la malade était assez grasse). Quant il eut été ouvert, il jaillit un flot de pus séreux, contenant des grumeaux abondants et dont la quantité parut à tous les assistants égale à celle d'un litre. Une incision d'un pouce en haut et en bas fut encore nécessaire pour découvrir toutes les parties où l'abcès était sous-aponévrotique. Mon doigt introduit alors dans sa cavité, je pénétrai au-devant du grand fessier, je passai derrière le grand trochanter, et je poussai l'indicateur jusqu'en arrière du col du fémur, touchant, sans aucun doute, les muscles de la région pelvi-trochantérienne.

A cette vue, je ne pus douter que, malgré tous les signes qui m'avait fait croire à l'état sain de l'articulation, celle-ci ne fût probablement le point de départ de l'abcès qui, après avoir percé la capsule en arrière, était venu au-devant du grand fessier, et avait glissé au-dessous de ce muscle pour faire saillie en arrière et en dehors de la partie supérieure.

J'hésitai à poursuivre, mais réfléchissant qu'avec un abcès pareil, ouvert sans inflammation préalable, la malade était presque nécessairement perdue, si je m'arrêtais là, je poursuivis mon projet, et je cautérisai avec plus de douze fers rouges toute la surface interne de l'abcès. Deux cautères coniques furent enfoncés au-devant du grand fessier, dans le trajet fistuleux qui se dirigeait vers la partie postérieure de la jointure. La malade fut pansée avec de l'eau fraiche ; le jour et le lendemain de l'opération elle souffrit peu ; mais le troisième et le quatrième jour elle prit une fièvre brûlante avec amertume de la bouche, langue saburrale et envies de vomir. Le cinquième jour, je lui donnais 24 grammes d'ipécacuanha. Il y eut des vomissements très-abondants de matières vertes et des évacuations alvines. Dès le sixième jour, la fièvre disparut entièrement pour ne plus revenir. A cette époque, la plaie commençait à devenir rouge ; les escarres, les aponévroses cautérisées se détachèrent successivement, et, le douzième jour, la surface interne de l'abcès était parfaitement rouge. Depuis le second jour on l'avait pansée avec du vinaigre tenant en dissolution de l'hydrochlorate d'ammoniaque.

A partir de ce moment, la suppuration, d'abord très-abondante, diminua graduellement ; les pansements furent faits d'abord avec de la charpie et des bandelettes agglutinatives, recouvertes de sachets contenant des plantes aromatiques en poudre. Peu à peu la plaie se rétrécit, et au commencement du mois d'août, moins de deux mois après l'opération, la malade commença à se lever. A la fin du mois d'août, elle marchait sans difficulté, faisait dans les cours de longues promenades sans être fatiguée, et il ne restait qu'une plaie d'un pouce de long qui donnait à peine quelque suppuration. La malade sortit le 12 septembre, environ trois mois après la cautérisation, se portant bien, marchant sans peine et dans un état vraiment inespéré.

Le résultat que j'avais obtenu dans ce cas m'encouragea à essayer dans d'autres le moyen que j'avais mis en usage.

XXX⁰ OBSERVATION. *Grand abcès au côté externe de la hanche ; cautérisation ; guérison presque complète.* — Marie Verdier, d'une forte constitution, entra à l'Hôtel-Dieu de Lyon, au commencement de juin 1839. Elle était domestique et avait alors 33 ans. A l'âge de 15 ans, elle avait marché, ayant très-chaud, dans de l'eau froide, ce qui lui avait produit des douleurs dans certaines jointures, mais n'avait pas empêché ses règles de venir ; celles-ci coulaient pour la troisième fois, lorsqu'elles furent supprimées tout à coup à la suite de l'immersion des pieds dans de l'eau froide. Dès ce moment des douleurs se firent sentir tantôt à la hanche, tantôt au genou gauche, pendant tous les hivers, bien que les règles fussent revenues, à l'âge de 22 ans, et n'eussent cessé de couler depuis avec régularité. Ces douleurs devinrent plus vives et se prolongèrent pendant le printemps et l'été, à partir d'un accouchement qui eut lieu à l'âge de 24 ans ; dans les années suivantes, elles arrivèrent au point d'empêcher la malade de travailler et de se livrer à une marche prolongée. Ce fut dans cet état qu'elle entra à l'Hôtel-Dieu de Lyon.

En l'examinant avec soin, je reconnus un abcès profond situé côté externe du grand trochanter. Il n'y avait de gonflement ni au pli de l'aine, ni en dedans de la cuisse ; les mouvements du fémur étaient parfaitements libres. Lorsque la malade était au lit, il n'y avait point d'inégalités entre les deux membres. Je résolus d'ouvrir cet abcès avec le fer rouge.

Une incision avec le bistouri, d'un pouce et demi de profondeur et de cinq pouces de long, ouvrit l'abcès dans toute sa longueur : il s'en écoula à peu près un demi-litre de pus, contenant une grande quantité de grumeaux caséeux. Mon doigt indicateur, introduit dans l'abcès, reconnut que le pus placé au-dessous de l'aponévrose fasciolata passait entre le couturier et le droit antérieur.

entre le droit antérieur et la partie moyenne du triceps ; il se prolongeait en arrière entre le tenseur de l'aponévrose et la partie externe du triceps. Toutes ces anfractuosités, tapissées d'un pus grisâtre, furent cautérisées au fer rouge. J'éteignis dans le fond de l'abcès dix à douze de ces cautères ; le pansement fut également fait avec du vinaigre.

Les suites de cette opération furent plus graves que dans le cas précédent. La plaie resta plus de quinze jours avant de se déterger ; les aponévroses, que l'on voyait à nu au fond de la plaie, furent surtout longues à se détacher.

Pendant trois semaines, la malade eut le pouls fréquent, la peau sèche et aride : sa soif était vive, sa figure injectée, ses forces très-abattues ; elle n'avait ni amertume de la bouche, ni envies de vomir, ce qui m'empêcha de lui donner de l'ipécacuanha, qui peut-être l'aurait beaucoup soulagée. Je me contentai de l'usage intérieur des acides végétaux, tels que le citron et le vinaigre. Cependant, au commencement de la quatrième semaine, la fièvre commença à se dissiper, et l'appétit à revenir ; les muscles faisaient saillie entre les lèvres écartées de la division. Ce ne fut que vers le commencement de la septième semaine que la cicatrisation commença à s'opérer ; elle fit des progrès rapides à partir de cette époque. Au commencement du troisième mois, la malade commença à faire quelques pas ; à la fin de ce mois, elle marchait avec autant de facilité qu'à son entrée à l'hôpital et la cicatrisation était presque complète.

XXXI° OBSERVATION. *Grand abcès froid de la partie externe de l'articulation de la hanche; cautérisation par la pâte de Vienne et le chlorure de zinc; guérison complète.* — Le nommé Marie Chemiun, âgé de 33 ans, cultivateur, né à Quet-en-Beaumont (Isère), est entré à l'Hôtel-Dieu de Lyon, le 27 mai 1842, dans la salle Saint-Louis, n° 111. Il était affecté d'un rhumatisme chronique des deux genoux et de plusieurs autres articulations. Depuis six mois, il s'aperçoit d'une tumeur au côté externe de l'articulation gauche de la hanche, formée par un abcès froid, probablement situé au-dessous du muscle tenseur de l'aponévrose. La liberté des mouvements et l'absence de toute position vicieuse de la cuisse firent penser que l'articulation iléo-fémorale était saine. On fit, sur toute la longueur de l'abcès, une application de caustique de Vienne, longue de 24 centimètres et large de 1 centimètre. Le lendemain, on étendit du chlorure de zinc sur l'escarre formée par la pâte de Vienne. Le chlorure fut laissé vingt-quatre heures. Cette cautérisation fut loin d'être suffisante, et on fit à divers intervalles cinq nouvelles applications, et bien que l'on eût enlevé la partie superficielle de l'escarre avant d'appliquer une nouvelle quantité de caustique, et que chaque fois on l'eût laissé pendant vingt-quatre heures, ce ne fut qu'à une sixième application qu'on pénétra dans l'abcès. La durée de cette période du traitement fut d'un mois environ. La cavité ouverte, il s'en écoula un litre de pus, et le malade éprouva alors les divers symptômes qui accompagnent souvent l'entrée de l'air dans les abcès : fièvre brûlante, anorexie, frissons irréguliers, nausées, envies de vomir, etc., etc. Ces accidents se dissipèrent spontanément au bout de quatre jours. Cependant, comme l'ouverture de l'abcès ne s'était faite qu'à sa partie moyenne, de nouvelles applications de caustique devinrent nécessaire pour que l'incision longitudinale pénétrât dans toute la longueur de l'abcès. Les vastes décollements sous-aponévrotiques, dans lesquels le pus s'accumulait, furent cautérisés à leur tour, et, à la chute des escarres, toute la surface interne de la plaie, auparavant grisâtre et infiltrée de pus, fut couverte de bourgeons charnus de très-bonne apparence. L'épaisseur des parties molles traversées pour entrer dans l'abcès était de quatre à cinq eentimètres. Ce fut un mois et demi après le début de ce traitement que la cicatrisation commença et marcha avec rapidité de la partie profonde de l'abcès à sa partie superficielle. Trois mois après le début de la maladie, il ne restait plus qu'une excoriation superficielle qui s'est dissipée à la longue.

XXXII° OBSERVATION. *Abcès très-considérable situé entre les muscles de la cuisse; cautérisation au fer rouge; guérison.*—M. B., âgé de 35 ans, avait à la cuisse un abcès froid sous-aponévrotique tellement étendu que, en mesurant, il y a quelques mois, après la guérison, la cicatrice des incisions que M. Bonnet lui avait faites, il a trouvé 76 centimètres: il est à noter que cette cicatrice a la forme d'un U.

Cet abcès avait été ouvert par une incision de 15 centimètres à peu près ; la suppuration abondante qui s'écoulait épuisait le malade, le pus était séreux, fétide ; la fièvre était continue. et l'affaiblissement graduel était porté si loin, que tout semblait annoncer une mort prochaine ; M. Bonnet pensa que le seul moyen de salut qui restait encore consistait à inciser l'abcès dans toute sa longueur, à cautériser profondément sa surface interne avec le fer rouge. Il accomplit son projet, bien que les trajets fistuleux eussent des prolongements bien plus étendus qu'on ne pouvait le prévoir; aussitôt après cette opération, les accidents se calmèrent avec la lenteur qui est propre à ce genre de maladie ; mais après plusieurs mois, la guérison était complète et la marche facile.

Je pourrais augmenter le nombre de ces faits en citant quelques observations qui me sont personnelles, mais la seule idée de l'emploi de ce moyen énergique soulève, en général, tant de répugnance, et la conviction fâcheuse où l'on est généralement des dangers que ce traitement entraîne à sa suite, me les font passer sous silence, parce que je suis convaincu que, même après avoir lu les observations déjà publiées, cette thérapeutique ne sera guère employée ; et, cependant, les suites de la cautérisation sont si simples, la modification qu'elle imprime aux tissus malades est si énergique et si favorable, qu'il est permis de regretter l'abandon que l'on en fait le plus souvent.

II

DU TRAITEMENT LOCAL DES ABCÈS ARTICULAIRES NON OUVERTS.

Il serait à désirer que nous puissions avoir des signes certains pour reconnaître les abcès articulaires, lorsqu'ils sont à leur début. Malheureusement leur diagnostic n'est pas facile, parce que l'articulation de la hanche est trop profondément située. Nous ne pouvons en constater la présence que lorsque le pus s'est frayé un passage à travers les tissus ambiants et qu'il est venu faire saillie dans les parties situées au pourtour de l'article ; et encore que d'incertitudes ! N'a-t-on pas vu les abcès du psoas (1) simuler ceux des coxalgies, et ceux des trochanters (2) être pris pour des abcès articulaires ?

Dans l'article précédent, j'ai établi que les collections purulentes intermusculaires, situés au côté externe de

____

(1) Verneuil, *Mémoire sur la Coxalgie;* Paris, 1865.
(2) V. p. 33.

la hanche, ne s'accompagnaient pas de la flexion des membres.

Voilà donc un signe qui différencie ces abcès d'avec ceux dits articulaires. Ces derniers peuvent existerdans le tissu cellulaire entourant la capsule fibreuse, ou dans l'intérieur de l'articulation. Comment les diagnostiquer les uns des autres ? La chose est importante ; car les premiers, ceux dits extra-capsulaires, peuvent facilement guérir, ou du moins la chirurgie est puissante chez eux ; comme ils ne succèdent pas à des altérations osseuses, on peut en avoir raison par des procédés opératoires que nous allons indiquer bientôt. Les autres, au contraire, dits intra-articulaires, conséquence d'altérations graves des surfaces articulaires, sont, la plupart du temps, au-dessus des ressources de l'art ou exigent, pour être guéris, de graves opérations.

Si, dans une coxalgie, il survient, presque dès le début, une collection purulente, accusez un abcès extra-articulaire, tandis que si le malade se plaint depuis longtemps de douleurs profondes, et si les symptômes, tels que fièvre, inappétence, pâleur du visage, amaigrissement, se déclarent pendant le cours du traitement et qu'ils se reproduisent parfois, craignez la formation d'un abcès articulaire ; et si, au bout de quelque temps, vous constatez une collection liquide sous les téguments, diagnostiquez un abcès fourni par la suppuration des os. Ces dernières collections purulentes sont lentes à se former, parce que les os enflammés n'arrivent à la suppuration qu'après un espace de temps fort long.

Quoi qu'il en soit, si des indices spéciaux ont fait croire à la présence d'abcès intra ou extra-articulaires, le mieux sera de ne pas se presser d'ouvrir ces collections purulentes, si elles ne sont pas arrivées à cette période de migration qui force le pus à se frayer un passage à travers les tissus ambiants, pour venir faire saillie au-dessous des muscles, du tissu cellulaire ou de la peau. M. le professeur Gosselin a vu le pus, de ceux dits extra-capsulaires, se résorber sous l'influence d'un traitement tonique. Pour comprendre ce phénomène, il faut se rappeler que la résorption du pus ne peut être possible que chez des individus jeunes, dont la santé n'est pas trop détériorée, et lorsque ces abcès sont survenus presque spontanément, en revêtant les caractères d'abcès soudains (1).

C'est dans ces cas que les médications générales sont fort utiles, si surtout elles consistent en des moyens corroborants, tels que le quinquina, unis à des altérants, au tartre stibié, par exemple. Elles réussissent d'autant mieux que le malade se trouve dans les meilleures conditions d'hygiène et que l'on a appliqué sur son membre, s'il a été possible, un appareil qui, empêchant les mouvements, lui permette la déambulation.

La compression sagement exécutée et les résolutifs appliqués au pourtour de la jointure contribueront à aider les moyens curatifs que je viens d'indiquer.

Quelquefois, après avoir cru à la disparition complète de l'abcès, l'ouverture de la collection purulente, opérée .spontanément, vient mettre en évidence l'illusion à laquelle on s'était laissé aller en croyant à une complète résorption du pus. Cela s'observe surtout chez les adultes atteints d'une détérioration complète de la santé. La résorption n'est plus possible, parce que le pus se trouve disséminé au milieu de fongosités incapables d'organisation. Tout au plus la partie séreuse, dans laquelle flottent les globules de pus, peut-elle être résorbée ; mais les globules

______

(1) Delpech, *Éléments de Chirurgie ;* art. Abcès soudains.

ne le sont jamais. Aussi, malgré tous les moyens qu'on peut employer, ces abcès finissent à la longue par se faire jour au dehors. Une tumeur indolente, plus ou moins lente à se former, apparaît ou est sentie par la palpation dans une région du pourtour de l'article.

Que faut-il donc faire en présence de pareils cas ?

Si les abcès se montrent presque au début de la coxalgie, comme il n'y a pas alors à craindre une altération profonde des os, il faut donner issue au pus, et souvent on obtiendra de cette méthode de traitement des résultats satisfaisants.

Examinons donc les procédés à l'aide desquels on peut faire disparaître ces collections purulentes.

S'il s'agit d'abcès aigus se montrant dans le cours d'une coxalgie, il faut appliquer les émollients, les maturatifs, et recourir aux moyens qui vont suivre.

§ 1. *Incision.*

Si ces moyens ne suffisent pas pour favoriser l'évacuation spontanée du pus, il faut les ouvrir avec le bistouri et suivre le conseil de Lisfranc (1), qui recommandait de pratiquer une large ouverture au point le plus déclive de la poche purulente. Ce procédé que nous avons employé quelquefois avec succès, donnera de bons résultats si, après l'évacuation du pus, on pratique des injections détersives.

§ 2. *Des Ponctions successives.*

Mais si l'on a affaire à un abcès froid qui a marché avec

2) Collineau et Martin, *De la Coxalgie*, p. 476.

lenteur, il faut empêcher l'action funeste de l'air sur ces collections purulentes. C'est dans ce but que l'on a fait usage des ponctions successives (1), de la ponction suivie de l'application d'une ventouse (2), de la ponction avec le trocart, suivie de l'aspiration du pus à l'aide d'une seringue spéciale, comme l'a indiquée M. Jules Guérin. Je ne décrirai ici que ce dernier procédé.

On enfonce très-obliquement un trocart plat au-dessous de la peau, de manière à ce que l'ouverture faite à cette membrane et l'ouverture de l'abcès soient distantes l'une de l'autre de 3 à 4 centimètres; on retire le pus à l'aide d'une seringue munie d'un robinet qui permet d'aspirer le pus et de le rejeter au dehors sans que l'on ait besoin de dévisser la seringue (3). Ce procédé n'expose à aucun accident; mais, il faut bien le dire, le plus souvent, malgré même que l'on ait aspiré le pus jusqu'au sang, on n'obtient que des cures temporaires.

§ 3. *Des Injections iodées.*

C'est en vue d'obtenir une inflammation adhésive de la poche, que l'on a proposé (4), après avoir évacué le pus, de pratiquer une injection iodée. M. Boinet conseille un mélange à parties égales d'eau et de teinture d'iode, additionné d'un peu d'iodure de potassium (5). Il est d'autres chirurgiens qui injectent la teinture d'iode pure.

Ce procédé, qui produit une inflammation dans la poche, doit réussir bien mieux que ceux que j'ai indiqués.

Mais il est des cas où toutes ces méthodes sont insuffi-

(1) Boyer, *Maladies chirurgicales ;* Paris, 1844; t. I, p. 526.
(2) Marc-Antoine Petit, *Traitement des abcès.*
(3) Jules Guérin, *Du Traitement des Abcès.*
(4) Bonnet, *Traité des Maladies articulaires :* Lyon, 1845 ; t. II, p. 85.
(5) Boinet, *Iodothérapie.*

santes, lorsqu'il existe, au fond de ces foyers purulents, des fongosités dont j'ai parlé plus haut. Il faut alors ouvrir ces abcès et cautériser leur intérieur. On peut se servir, dans ce but, du fer rouge ou des caustiques coagulants, tel que le chlorure de zinc, que l'on laisse à demeure, dans la poche de la collection purulente, pendant trois, quatre ou cinq heures, en prenant la précaution de l'envelopper de coton et de l'attacher avec un fil, afin de l'enlever le plus commodément possible.

On a, par ce moyen, de grandes chances pour guérir l'abcès, si, bien entendu, la santé n'est pas trop détériorée et si, surtout, il n'existe point de carie des os.

Si les abcès se sont montrés très-tardivement, s'ils dépendent d'une carie des os, soit de la cavité cotyloïde ou de la tête du fémur, il ne faut plus alors compter sur l'efficacité de ces moyens curatifs. Le mieux est de ne pas y toucher et d'attendre qu'ils viennent s'ouvrir d'eux-mêmes au dehors. On ne guérit pas sans doute alors les malades ; mais on n'est pas exposé à hâter leur mort par des manœuvres imprudentes. Il faut, dans ces cas, fortifier la santé générale, tenir le membre dans l'immobilité, et laisser à la nature le soin de terminer, elle seule, l'évolution de ces abcès au-dessus des ressources de l'art.

III

DU TRAITEMENT LOCAL DES COXALGIES AVEC TRAJETS FISTULEUX.

Je n'indiquerai pas ici les cas qui sont favorables à un redressement du membre, ni ceux chez lesquels il faut opérer ce redressement avant tout traitement local. Je renvoie le lecteur à la troisième partie de cet ouvrage où j'ai longuement discuté ce principe de thérapeutique. Je ne vais faire connaître que le traitement local.

Il arrive souvent, lorsque les abcès se sont ouverts par les seuls efforts de la nature ou que le praticien en a fait l'ouverture, qu'il se forme des trajets fistuleux tendant à se perpétuer et donnant issue à du pus mal lié, crêmeux, et présentant, dans son intérieur, des débris tuberculeux. D'autres fois, ces conduits donnent issue à une suppuration fétide mêlée à quelques débris osseux.

Quelle conduite doit-on tenir en pareille occurence ?

Il faut distinguer plusieurs cas.

1° Si le trajet fistuleux est récent et qu'il ne soit que la conséquence de l'ouverture spontanée d'un abcès aigu ou d'une ponction opérée par le chirurgien, il faut ouvrir largement la fistule, afin de ne pas permettre au pus de croupir et de stagner dans la poche où il s'est formé. Des injections émollientes, détersives, faites dans la cavité de l'abcès, quelques cataplasmes résolutifs appliqués sur la tumeur seront utiles, si on combine ces moyens locaux avec les antimoniaux et surtout l'émétique, qui semble avoir une action spécifique pour aider à la disparition de ces abcès et trajets fistuleux ;

2° Si les trajets fistuleux provenant d'abcès sous-cutanés ou sous-aponévrotiques ne revêtent pas le caractère aigu ; si même ils proviennent des tissus fibreux articulaires et si l'on soupçonne que les surfaces osseuses ne sont que très peu altérées, on peut employer les moyens suivants :

§ 1. *De la Compression.*

La compression est destinée à rapprocher les parois des trajets fistuleux et à faciliter leur adhésion. Utile dans les abcès chauds, elle est ici tout à fait inefficace, parce qu'elle ne peut pas agir sur tout le trajet et qu'elle tend à emprisonner la matière purulente, au lieu de faciliter son écoulement au dehors.

§ 2. *Des injections Irritantes.*

Les injections irritantes, celles faites avec le vin, les solutions au nitrate d'argent, et surtout les *injections iodées*, réussissent dans quelques cas. On aura d'autant plus de chances de succès dans leur emploi que le trajet fistuleux ne sera pas très-ancien et que la santé générale n'aura pas subi une atteinte profonde. On peut employer de la teinture d'iode mêlée à parties égales avec de l'eau et un peu d'iodure de potassium, ou bien employer de la teinture d'iode pure. Dans le premier cas, on fera des injections matin et soir ; dans le second, on en fera une tous les deux ou trois jours.

§ 3. *De la Cautérisation.*

Si les trajets fistuleux sont anciens, la teinture d'iode ne pouvant détruire les fausses membranes qui se sont formées, il peut être utile de faire usage de la *cautéri- sation*. En effet, l'anatomie pathologique démontre que les abcès et les fistules qui en sont la suite se trouvent entourés par une fausse membrane rougeâtre, fongueuse ou tomenteuse, assez semblable, par son aspect, aux membranes muqueuses, dont elle se distingue le plus souvent par le défaut d'épithélium, de follicules et de papilles. La cautérisation détruit leur surface interne ou agit en changeant leur forme pour les convertir en des plaies largement ouvertes (1).

(1) Philipeaux, *Traité de la Cautérisation*, p. 265.

1° *Destruction de la surface interne des fistules par la cautérisation.* — Si l'orifice extérieur est trop étroit ou si les parois infiltrées de pus doivent être détruites à une certaine profondeur, on peut, tout en conservant la forme des trajets fistuleux, en cautériser la surface interne. Après la destruction des parties altérées, la solution de continuité repose sur un tissu sain beaucoup plus disposé à la cicatrisation. Cette cautérisation peut se faire avec le fer rouge ou avec les caustiques. Parmi ces derniers, les caustiques coagulants, comme les chlorures, doivent être préférés à tous les autres. On peut employer les trochisques de minium, qui doivent leur propriété au sublimé corrosif, ou mieux la pâte de chlorure de zinc, qu'il est facile de faire pénétrer profondément en l'entourant de coton. L'expérience démontre qu'à la chute de l'escarre, qui est assez épaisse lorsqu'on laisse le caustique en place six à huit heures, la plaie se guérit plus rapidement et les engorgements circonvoisins diminuent ou disparaissent.

2° *Conversion des trajets fistuleux en plaies largement ouvertes.* — Lorsqu'il ne suffit pas de modifier la surface de ces trajets fistuleux, mais d'en changer la forme, on incise leurs parois superficielles. Mais cette substitution d'une plaie à une fistule est nécessairement incomplète lorsque celle-ci provient d'une articulation si profondément placée que celle de la hanche. Quoiqu'il en soit, ce débridement peut se faire par le bistouri ; mais je préfère la cautérisation, qui prévient bien mieux les accidents qui pourraient résulter de l'emploi de l'instrument tranchant. Un cautère cutellaire sert alors pour inciser la peau qui recouvre ces lésions et pour en cautériser profondément l'intérieur. Il suffit du temps pendant lequel les malades peuvent être soumis à l'éthérisation, pour sonder toutes les parties qui peuvent être cautérisées, et agir de manière qu'aucune d'elles n'échappe à l'action du feu.

3° Il est des cas où des trajets fistuleux en plus ou moins grand nombre coïncident avec des caries où des nécroses des surfaces articulaires. Dans ces cas, il ne faut rien attendre du traitement local des fistules. Il faut insister sur l'ensemble de moyens curatifs généraux, sur les bains toniques et fortifiants, tels que ceux de vin ou aromatiques, si toutefois l'état du malade n'en contre-indique pas l'emploi.

4° Enfin, si les trajets fistuleux coïncident avec une luxation spontanée, ou si les os sont atteints de ramollissements ou d'affections tuberculeuses, il ne faut plus compter alors sur l'efficacité du traitement local. On peut employer les injections et même la cautérisation avec le chlorure de zinc, non dans le but de détruire les abcès des trajets fistuleux, mais comme antisceptiques, pour détruire la décomposition putride qui se manifeste souvent dans ces cas. A ce point de vue, on peut aussi utiliser les injections faites avec l'eau de chaux, la liqueur de Labarraque, l'acide phénique plus ou moins dilué, etc.

C'est surtout dans ces cas graves qu'il faut, si la santé n'est pas encore profondément altérée, faire usage des eaux thermales très-fortement salées, comme celles de Challes, de Bex, de Salins (Jura), de Kreutznach, prises en bains et en injections, et surtout les bains de mer de la Méditerranée, dont l'eau est beaucoup plus chargée que celle de l'Océan de principes minéralisateurs. Enfin, si ces moyens locaux et généraux échouent, on peut, dans certains cas, pratiquer la résection des surfaces osseuses et même désarticuler la cuisse en se conformant aux règles que nous allons indiquer.

CHAPITRE SIXIÈME

DU TRAITEMENT LOCAL DES COXALGIES AVEC GRAVES
ALTÉRATIONS DES OS.

Lorsque, dans les coxalgies, les surfaces osseuses sont atteintes d'altérations profondes que les traitements généraux et locaux sont impuissants à combattre, est-il permis de faire courir aux malades les chances d'opérations chirurgicales?

Cette question a beaucoup préoccupé les chirurgiens de notre époque. Les uns, comme Bonnet, ont proscrit ces opérations, à cause surtout des dangers de leurs suites immédiates. Les autres, ont encouragé de pareilles tentatives, en se fondant sur ce fait, que tous les moyens connus restant impuissants, il valait mieux tenter les chances d'une opération que d'abandonner des malades voués à une mort certaine, sans le secours d'une mutilation grave, mais parfois nécessaire. L'expérience a donné raison à ces derniers. Quoique ces mutilations soient très-dangereuses, les cas de succès que l'on en a obtenus sont en assez grand nombre pour excuser la hardiesse de pareilles opérations.

On peut donc, en présence de coxalgies avec graves altérations osseuses, pratiquer la résection de la hanche ou la désarticulation de la cuisse.

Parlons d'abord de la résection.....

I

DES GRAVES ALTÉRATIONS OSSEUSES NÉCESSITANT LES RÉSECTIONS.

L'idée de réséquer l'extrémité inférieure du fémur,.

dans les cas graves de coxalgie, est d'origine toute moderne; elle appartient à Charles White (de Manchester), qui la proposa pour la première fois, en 1768, puisqu'il dit (1): « Je n'ai point de doute que cette opération peut être partiquée sur le vivant avec grande chance de succès. »

Mais c'est à Antony White, chirurgien de l'hôpital de Westminster, à Londres, que revient l'honneur d'avoir pratiqué, le premier, une pareille opération, en 1821, chez un jeune homme de quatorze ans, atteint d'une coxalgie suppurée: il enleva 12 centimètres du fémur. Il se forma, entre la portion de l'os et le bassin, une articulation : le membre ne paraissait même pas beaucoup plus raccourci. Ce jeune homme vécût encore huit ans après cette mutilation, faisant un usage complet et journalier de son membre (2).

Les Allemands, parmi lesquels il faut citer Léopold de Wurzbourg, prétendent bien que c'est Schmalz, de Pirna (Saxe), qui a, le premier, reséqué le fémur dans les cas de coxalgie; mais M. Le Fort, qui a fait connaître en France ce fait (3), pense, avec raison, qu'il s'agit, plutôt d'une extraction de sequestre mobile que d'une véritable résection.

Quoiqu'il en soit, il se passa un certain nombre d'années avant que cette opération entrât dans la pratique. Oppenheim, en 1829, et Seutin, en 1832, pratiquèrent bien la résection du col du fémur, mais leurs tentatives n'eurent guère d'imitateurs, puisque cette opération ne fut pratiquée par Schlichting, Kluge, Vogel, Hewson (de Dublin), et d'autres, en tout qu'une dizaine de fois jusqu'en

____

(1) *Cases in Surgery*, publié en 1770.
(2) *The Lancet*, 1849, vol. I, p. 360.
(3) Le Fort, *De la Résection de la hanche, dans les cas de coxalgie et de plaies des armes à feu*; Paris, 1862.

1842. Mais, depuis cette époque, Textor, en publiant un remarquable travail sur ce sujet (1), donna l'élan, et bientôt des chirurgiens anglais, allemands et américains, pratiquèrent cette opération. Bonino (2) fit paraître, en 1844, un mémoire intéressant sur ce sujet, et, l'année suivante, Fergusson pratiqua de nouveau, en Angleterre, cette opération qui y était oubliée depuis vingt ans. Depuis, un grand nombre de praticiens, les plus remarquables de l'Angleterre et de l'Amérique, l'ont souvent répétée ; à leur tête, suivant M. le docteur Le Fort, se placent MM. Smith, Jones (de Jersey), Erichsen, Price, Bowman, Hancock.

La France n'a pas semblé faire, dès le principe, beaucoup de cas de ces résections. M. Velpeau a bien rappelé, en 1861, que, vers la fin du siècle dernier, Vermandois, Petit, Pradel et Chaussier, s'étaient occupé des résultats de ces opérations; mais c'est Roux qui, en 1847, reséqua, la première fois en France, la tête du fémur chez un garçon de quinze ans. Depuis lors, MM. Dolbeau, Sédillot et Bœckel, ont renouvelé la même tentative.

Parmi les travaux sur la résection que l'on consultera avec fruit, il faut citer la remarquable monographie de M. Le Fort, publiée en 1862 (3). C'est un ouvrage consciencieux et qui nous fait connaître le question dans tout son ensemble. Depuis lors, M. Heyfelder a publié un excellent travail sur les résections (4) et MM. Giorgi (5) et Isaac (6), ont consigné dans leur thèse toutes les

(1) *Ueber die Wiedererzeugung der Knochen nach resectionen;* Wurzburg, 1842.

(2) *Annales de la Chirurgie française et étrangère ;* Paris, 1844, t. X.

(3) Le Fort, *De la Résection de la hanche;* Paris, 1862.

(4) Heyfelder, *Traité des Résections,* trad. par Bœckel; Paris, 1865.

(5) Giorgi, Thèse inaugurale; Paris, 1862.

(6) Isaac, Thèse inaugurale; Strasbourg, 1865.

opérations qui ont été pratiquées dernièrement en France.....

De l'ensemble de tous ces travaux, il ressort que l'on compte aujourd'hui quatre-vingt-seize résections de la hanche, et les succès que l'on a eu, un peu plus d'un malade guéri sur deux, doivent encourager, dans une certaine limite, à pratiquer de semblables opérations.

§ 1. *Des objections faites à la Résection.*

Ceux qui ont blamé la résection de la hanche dans les cas qui nous occupent, ont prétendu qu'elle était inutile, parce que la coxalgie bien traitée doit guérir sans arriver au degré de gravité où la résection pourrait être indiquée. Cette objection est assez sérieuse ; car, je suis convaincu qu'à l'aide des traitements hygiéniques, généraux et locaux, que nous possédons actuellement, on peut guérir un bon nombre de cas, pour lesquels on aurait pratiqué, il y a quelques années, la résection des surfaces osseuses. À l'article consacré aux redressements des membres dans les cas de graves altérations osseuses, je citerai plusieurs faits qui appuyent ma manière de voir. Mais, en admettant qu'un traitement bien dirigé puisse enrayer la maladie, il n'existe pas moins des cas où le malade se présente au chirurgien, à une époque où les lésions sont arrivées au plus haut degré de gravité ; la résection me semble alors indiquée, si surtout le malade se trouve dans les conditions que nous indiquerons bientôt.

On a dit encore que l'opération était inutile, parce que la cavité cotyloïde est malade en même temps que la tête du fémur et que, par la section de la tête du dernier de ces os, on n'agit pas sur la maladie qui a atteint l'os iliaque.

Il est vrai de dire que dans presque tous les cas où il

existe une carie de la tête du fémur, la cavité cotyloïde est
également malade ; mais il résulte dés faits publiés dans
le mémoire de M. Le Fort et dans la thèse de M. Bazire,
que si la cavité cotyloïde cariée peut guérir spontanément,
la guérison semble encore plus facile lorsque la tête du
fémur a été enlevée par la résection ou s'est luxée ; de
telle sorte que, même en admettant que l'acétabulum ne
puisse être atteint par les instruments, la résection seule
de la tête serait encore une opération utile.

Mais la cavité cotyloïde peut être atteinte par le chirurgien, et l'on peut facilement, lorsque la tête du fémur
a été enlevée, la ruginer, la cautériser. « Nous avons
assisté à l'opération faite, dit M. Giorgi, par M. Dolbeau,
et nous avons pu constater combien il a été facile à ce chirurgien de s'assurer de l'état de l'os iliaque ; après avoir
constaté l'existence d'une carie superficielle, il a pu aisément porter le fer rouge et la rugine sur tous les points
qui ont paru l'exiger. »

Si l'objection basée sur la difficulté opératoire n'a que
peu de valeur, on ne saurait en refuser une à celle qui
s'appuie sur le danger que fait courir au malade l'appli-
tion des instruments sur un point aussi rapproché de l'ex-
cavation pelvienne. La cavité cotyloïde, ou plutôt la lame
osseuse qui en forme le fond, peut être réduite à une certaine minceur et n'être plus qu'une lamelle servant encore
de barrière à la pénétration du pus dans l'intérieur du
bassin ; de telle sorte que, si elle vient à être brisée par
la gouge ou la rugine, le pus pourra fuser facilement du
côté du ventre et du petit bassin. C'est là un danger qu'on
ne saurait nier, mais qui ne doit pas cependant être exagéré.

Cette objection a été combattue par M. Le Fort, dans
le travail que nous avons cité. Il rapporte plusieurs ob-

servations où le fond de la cavité cotyloïde a été perforé, soit par la maladie, soit par le chirurgien qui, dans quelques cas, aurait pu introduire le doigt dans le bassin, et où, malgré la gravité de cette complication, la résection a pu être accomplie avec succès (1). »

§ 2. *Des indications des Résections.*

Il y a indication à pratiquer la résection des os de la hanche, chez les coxalgiques minés par une suppuration abondante, due à une carie de l'articulation de la hanche, et cela, sans attendre qu'ils soient poussés à une mort certaine par le marasme arrivé à son dernier degré, ou par une affection diathésique.

Toutefois, la phtisie constitue, comme on le pense bien, une contre-indication formelle. Il se présente même des cas, dans lesquels les malades présentent de la respiration rude, de l'expiration prolongée, de la matité et des sueurs nocturnes. Faut-il, dans ces cas, pratiquer la résection ? On peut certainement la tenter, car la pratique a démontré qu'une fois la résection faite, la diarrhée s'arrête, les sueurs nocturnes disparaissent, l'embonpoint renaît.

Cependant, si la constitution est fort affaiblie, il ne faut pas tenter la résection, car on ne doit pas oublier que le malade doit faire, pendant plusieurs mois, les frais d'une longue suppuration et que, pour cela, il est nécessaire qu'il ait de la force.

Les maladies du cœur, une carie vertébrale, etc., sont autant de causes qui doivent faire rejeter les résections.

M. Giraldès (2), prétendant que plus les malades sont jeunes, plus il y a de chance de guérison, ne veut pas

(1) Giorgi, Thèse inaugurale ; 1862 ; p. 40.
(2) *Société de Chirurgie*, 1865.

qu'on pratique les résections après quinze ans. La statistique prouve la valeur de son opinion, puisque, d'après M. Le Fort, dans soixante-sept cas ou l'âge a été mentionné, on trouve les résultats suivants :

OPÉRÉS.	AGE.	GUÉRISON.	MORTS.
19	5 à 9 ans.	12	7
30	10 à 19 —	20	10
10	20 à 29 —	7	3
5	30 à 39 —	2	3
2	40 à 49 —	2	0
1	50 —	0	1

La luxation de la tête du fémur est une des conditions les plus favorables pour pratiquer la résection. Quand on a mis cette opération en vogue, on ne la pratiquait que dans ces cas, mais aujourd'hui, cette luxation ne paraît pas obligatoire, puisque sur trente-deux opérés, sans luxation de la tête fémorale, on a constaté 16 guérisons, 9 morts, 7 cas douteux (1).

Enfin, la résection ne doit pas être tentée, lorsque l'étendue de la carie, soit au fémur, soit au bassin, nécessiterait une ablation par trop considérable.

La diathèse scrofuleuse au troisième degré est aussi une contre-indication.

§ 3. *Du Procédé opératoire.*

La plupart de ceux qui ont pratiqué la résection de

(1) Isaac, Thèse inaugurale ; Strasbourg, 1865 ; p. 13.

l'articulation de la hanche, ont proposé un procédé particulier. Wite, Smith, Textor, Fergusson, Roux, Velpeau, Sédillot, Bœckel, Heyfelder, etc., ont attaché leur nom à une manœuvre opératoire différente. La plupart de ces procédés se trouvant décrits dans le mémoire de Le Fort, auquel je renvoie, je ne ferai connaître ici que celui de M. Bœckel, qui se trouve consigné dans l'excellente thèse de M. Isaac. Mais avant d'aller plus loin, je ne saurai trop recommander, dans les cas de résection, de conserver le périoste. On trouvera à ce sujet dans le savant ouvrage (1) de M. le docteur Ollier, chirurgien en chef de l'Hôtel-Dieu de Lyon, des règles et des procédés fort utiles.

L'opération de la résection, telle qu'elle a été pratiquée dans les observations qui vont suivre, comprend trois temps.

A. 1ᵉʳ Temps. — « Le malade, dit M. Isaac, est couché sur le côté sain, le tronc légèrement élevé, les membres inférieurs étendus. On le soumet à l'influence d'un agent anesthésique.

L'opérateur, placé à la droite du malade, reconnaît le bord supérieur du grand trochanter et pratique, selon les indications de M. Velpeau, un lambeau semi-lunaire à convexité inférieure. S'il existe des fistules largement ouvertes à l'extérieur, des clapiers, des décollements, il faut tâcher de les comprendre dans l'incision, enlever même les parties qui ne sembleraient pas pouvoir fournir aux frais d'une bonne cicatrisation. La peau relevée, on coupe l'insertion des muscles petit et moyen fessiers, jumeaux, pyramidal, obturateurs, au grand trochanter.

(1) L. Ollier, *Traité expérimental et clinique de la régénération des os et de la production artificielle du tissu osseux.* In-8°; Paris, 1867.

Dès lors, l'incision, comprenant la peau et les muscles, permet de reconnaître le rebord de la cavité cotyloïde.

Lorsque toute l'articulation est atteinte par la carie, la capsule est gonflée, comme augmentée de volume, souvent encore elle est perforée. On porte alors le membre dans la flexion et l'adduction ; si la capsule est intacte, on l'ouvre avec un bistouri pointu, puis on achève de débrider en haut et en bas, avec un bistouri boutonné.

Dans la majorité des cas, le ligament rond n'existe plus ; si la carie ne l'a pas détruit, on le coupe avec le bistouri boutonné.

B. 2ᵉ Temps. — *Luxation* : La luxation forcée doit toujours précéder la section du fémur. Cependant, dans certains cas, où des stalactites osseuses réuniraient les parties, il serait préférable de faire d'abord la section de l'os, puis de séparer les parties avec la gouge et le maillet et de luxer ensuite. M. Chassaignac (1) a conseillé cependant de faire la section de l'os avant la désarticulation. M. Le Fort (2) dit que l'expérience est tout à fait contraire à cette manœuvre opératoire. Il cite un cas où M. Jones, ayant suivi ce précepte, eût beaucoup de difficultés à luxer la tête fémorale, « l'opération fut à la fois longue et pénible, dit le chirurgien anglais, surtout par suite de la difficulté de détacher la partie de l'os scié, peut-être aussi parce que je ne fis pas une autre incision à angle droit avec la première, ce qui, j'en suis certain, m'eut fort facilité l'opération. »

Il est facile, en conservant le fémur intact, de s'en servir comme d'un levier, tout en lui imprimant des mouvements d'adduction et de rotation en dedans, qui font

(1) *Traité des Opérations chirurgicales*, t. I, p. 615.
(2) *Loc. cit.*

rapidement saillir la tête au dehors de la cavité cotyloïde, puis entre les lèvres de la plaie.

M. Sédillot, dans l'opération qu'il a pratiquée à la clinique, n'a pas luxé le fémur, la tête fémorale a été seulement soulevée et directement coupée dans sa cavité.

C. 3ᵉ Temps. — *Résection :* La tête du fémur une fois luxée, on passe une planchette derrière la portion osseuse dénudée, et on la coupe soit à l'aide d'une scie droite, soit avec la scie à chaînette : cette dernière est surtout utile, lorsque la section doit porter spécialement sur le col. On peut encore chez un enfant, lorsque la maladie est très-avancée, employer, à l'exemple de M. Bœckel, une cisaille tranchante, celle de Liston, qui suffit pour couper la col du fémur à sa base. La section achevée, on doit examiner avec soin la surface de la coupe pour s'assurer que tout le mal a bien été enlevé. Une seconde résection est parfois nécessaire et amène le chirurgien à enlever l'os jusqu'au-dessous du petit trochanter. Puis on s'assure aussi de l'état de la cavité cotyloïde : les fongosités articulaires doivent être complétement enlevées ; enfin on ne doit conserver que les parties susceptibles de fournir les éléments d'une bonne et rapide cicatrisation. Dans les cas où l'acétabule est assez gravement atteint pour nécessiter une opération, on emploie, selon l'intensité du mal, la gouge, la rugine ou les cautérisations au fer rouge. S'il faut reséquer la cavité articulaire dans sa totalité, on peut faire usage d'un ostéotome ou d'une scie à phalanges.

Mais à quelle hauteur faut-il pratiquer la résection du fémur? Il n'y a pas de limite fixe. D'après Vermandois, il faut emporter avec la scie, non-seulement ce qui serait vicié, mais une étendue suffisante pour permettre de traiter aisément la carie de la cavité cotyloïde et le vice des parties environnantes par les moyens convenables.

M. le professeur Sédillot (1) dit : « On doit poursuivre la carie par l'évidement sous-périosté, et la cautérisation ignée. Nous suivîmes cette conduite dans le cas de résection que nous avons signalé, et le fémur avait commencé à se reconstituer. »

Quand bien même la carie ne s'étendrait pas aussi loin, M. Malgaigne conseille de toujours réséquer le fémur au-dessous du grand trochanter. La conservation de cette apophyse paraît avoir une fâcheuse influence sur le résultat. Cela tiendrait, d'après le professeur de Paris, à ce que, après la résection de la tête fémorale, le grand trochanter vient s'appliquer sur la cavité cotyloïde et empêche ainsi le libre écoulement du pus. Nous voyons, en effet, dans les six observations de résection de la hanche, publiées par M. Fock, que les trois opérés, chez lesquels il a enlevé le grand trochanter, ont guéri, tandis que les trois autres, où il n'avait réséqué que le col, sont morts. Il est vrai que l'on enlève alors les insertions des fessiers et des rotateurs externes : mais la cuisse peut encore être facilement maintenue en place et relevée par les adducteurs, le psoas-iliaque, le demi-tendineux, le demi-membraneux, le biceps et les fibres inférieures du grand fessier.

L'opinion de M. Malgaigne n'est cependant pas partagée par MM. les professeurs Sédillot et Bœckel ; ces deux chirurgiens n'ont pas jugé utile et nécessaire d'enlever le grand trochanter chez leurs malades. Les résultats obtenus par eux nous engagent à ne pas admettre comme règle les conseils de M. Malgaigne.

D. *Traitement consécutif*. L'opération terminée, on met le malade dans le décubitus dorsal, le côté sain un peu relevé par des coussins de balle d'avoine, de façon

(1) *Médecine opératoire*, p. 517.

à assurer le libre écoulement des liquides fournis par la plaie. Quelques chirurgiens ont conseillé de coucher le malade sur le côté sain ; cette situation nous paraît vicieuse sous plusieurs rapports : elle est difficile à garder d'une manière continue ; le membre ne peut guère être ainsi maintenue dans une rectitude parfaite, il a tendance à s'incliner soit en avant, soit en arrière ; enfin, l'extrémité fémorale a plus de facilité à venir petit à petit faire saillie dans la plaie et entraver ainsi la cicatrisation. On rapproche ensuite l'extrémité supérieure du fémur de la cavité cotyloïde et on maintient les parties dans l'immobilité. Pour obtenir ce résultat, M. le professeur Sédillot n'a pas jugé nécessaire l'emploi des appareils : il a laissé le malade dans le décubitus dorsal, le membre et le bassin entourés de coussins.

M. Gosselin, dans un cas de résection de la hanche, fit usage d'une boîte rectangulaire bien matelassée. La partie inférieure est un peu exhaussée, elle fournit un point d'appui au pied, et permet de l'y fixer à l'aide d'un tour de bande. La boîte, en dehors, n'arrive pas jusqu'à la plaie ; en dedans, elle n'atteint pas le repli génito-crural. La planche du fond de la boîte est plus longue ; elle forme attelle et se continue jusqu'à une planchette transversale répondant à la région lombaire, sur laquelle on peut la fixer. Une ceinture traverse la planchette et la fixe au tronc. M. le professeur-agrégé Bœckel a simplement maintenu son malade par des coussins d'avoine.

Les résultats obtenus par nos deux maîtres nous engagent à considérer la boîte de M. Gosselin, celle de Bonnet et les nombreux appareils comme des compléments, le plus souvent inutiles, gênant et fatiguant le malade, puis rendant toujours les pansements plus difficiles et par suite plus douloureux. En outre, la méthode de nos maîtres a

l'avantage d'être beaucoup plus simple, moins dispen-
dieuse et plus facile à mettre en pratique dans la majorité
des cas.

M. le professeur Sédillot ne juge pas non plus nécessaire de soumettre le membre malade à l'extension continue dans les premiers jours qui suivent l'opération. Il
cherche d'abord à donner au membre une direction normale et à lui faire acquérir assez de force pour que la
marche soit, non-seulement possible, mais encore utile.
Il vaut mieux, en effet, avoir un membre un peu raccourci,
disgracieux même, dont les mouvements sont limités, que
d'obtenir une longueur convenable et une grande mobilité, avec des moyens d'union entre les deux os qui ne per-
mettraient pas à l'articulation de remplir les conditions
nécessaires à la marche. ·

Cependant, dans deux cas principaux, l'extension continue du membre, aussitôt après l'opération, nous paraît
indiquée :

1° Si, même durant le sommeil chloroformique, on ne
pouvait placer le fémur dans l'extension complète;

2° Si, à la suite d'une luxation spontanée, le membre
était remonté assez haut pour donner, après l'opération,
un raccourcissement par trop considérable.

Enfin, l'extension continue sera encore utile, vers l'é-
poque de la cicatrisation avancée de la plaie, pour remédier peu à peu à l'inclinaison du bassin. On a d'ailleurs
tout lieu de croire que cette inclinaison, qui existe toujours à la suite des coxalgies, disparaîtra insensiblement
dès que le malade pourra se lever et essayer de marcher.

La plaie ne réclame qu'un traitement simple. On réunit
ses bords aux deux angles à l'aide de bandelettes de diachylon et, laissant la partie moyenne béante, on y introduit une mèche ou quelques bourdonnets de charpie ; on

recouvre le tout de linges cératés, de compresses. Dans les premiers jours, on pourra encore se borner à panser le malade à l'eau froide, mais les compresses devront alors être soigneusement renouvelées. Ce traitement peut se continuer jusqu'au moment où la plaie est comblée par des bourgeons charnus. Si la suppuration est abondante, on lave la plaie deux ou trois fois par jour avec des injections aromatiques tièdes ; si l'on craint qu'elle ne se ferme trop vite, on introduit dans son centre un tube en caoutchouc, qui forme ainsi un canal artificiel à l'écoulement du pus. MM. les professeurs Sédillot et Bœckel ont employé ce moyen sur leur jeune opéré.

Avant que la cicatrisation soit complète, il sera utile d'imprimer de temps en temps quelques mouvements au membre, dans le but de favoriser la formation d'une articulation et d'en assurer la mobilité. Le malade pourra, dans son lit, s'essayer à exercer lui-même quelques légers mouvements. Ce n'est que petit à petit et avec beaucoup de prudence, qu'on lui permettra, d'abord de s'asseoir dans son lit, puis de se lever et enfin de marcher. On ramènera l'énergie musculaire dans la partie supérieure du membre par l'exercice, et l'on pourra aussi y joindre l'électricité. Quand la cicatrisation sera complète, on cherchera, à l'aide de mouvements imprimés dans les différents sens, à ramener le jeu à peu près complet de l'articulation. Il faudra éviter avec soin un excès d'exercice, qui pourrait produire une articulation trop lâche. En cas de raccourcissement par trop persistant, on fera porter au malade un soulier avec semelle de plomb. M. le professeur Bœckel, suppléant M. Sédillot dans son service, a jugé l'application de cette semelle nécessaire chez le petit malade de sa clinique.

Lorsque la cuisse est restée très-longtemps dans la

flexion prononcée, l'adduction et la rotation en dedans, il est quelquefois difficile de le ramener dans la rectitude parfaite, aussitôt après l'opération. Souvent le premier sommeil chloroformique ne suffit pas pour obtenir un résultat satisfaisant. Le chirurgien devra alors soumettre une ou deux fois encore le malade à l'influence du chloroforme, et, par des manœuvres de tension graduelle, tâcher d'obtenir la direction rectiligne du membre. Il pourra encore recourir aux appareils extenseurs de Bonnet et de Ross, et dans les cas extrêmes enfin, à la ténotomie des muscles, long adducteur, biceps, demi-tendineux.

Ces moyens ne devront pas être négligés, ni retardés par trop longtemps, car l'opération serait devenue en partie inutile si on laissait le membre s'ankyloser dans une position vicieuse. Ce résultat est rare, nous en convenons, mais enfin, il faut le prévoir et chercher à y remédier. »

Maintenant, pour appuyer ce que je viens de dire à propos des résections de l'articulation coxo-fémorale, je citerai quelques observations. Je les emprunterai encore à la thèse de M. Isaac, parce qu'elles sont les plus récentes et que le procédé opératoire que je viens d'indiquer y a été utilisé en dernier lieu avec le plus grand succès par M. Bœckel.

Ces observations serviront, en outre, à compléter la série de celles que nous a fait connaître M. Le Fort dans son intéressant mémoire publié en 1862....

XXXIII⁰-OBSERVATION. J. Untrau, natif de Grendelbruch, âgé de neuf ans, entre à la clinique de Strasbourg le 2 juin 1865. Constitution bonne, tempérament lymphatico-sanguin. Né de parents sains, vivants encore ; point d'affection héréditaire dans sa famille, point de rhumatismes. Atteint de coxalgie, à la suite d'un coup en novembre 1864, sa maladie a suivi une marche rapide et classique. Le malade, dont les réponses sont nettes, raconte que son affection a commencé par une douleur dans l'aine, qui, dans les débuts, ne lui permettait de se servir de son membre qu'avec peine ; durant quelques semaines, il put marcher sans béquilles, mais en boitant et en se soutenant sur la pointe du pied ; enfin la douleur de la jambe augmenta et devint intense au moindre mouvement, le malade fit alors usage de béquilles.

Nous trouvons à la clinique le petit malade couché sur le dos, incliné à droite et courbé en arc de cercle de ce côté. Le membre inférieur gauche est dans l'adduction, la rotation en dedans ; il porte sur le membre droit et s'y immobilise. Le pied est dans l'extension. Il y a un raccourcissement apparent du côté malade de 0^m,06. L'épine iliaque antérieure et supérieure gauche se trouve à 0^c, 06 au-dessus de l'épine droite. Dans la région sacro-lombaire, ensellure très-prononcée. Les mouvements que l'on cherche à imprimer au membre sont très-douloureux ; ils provoquent aussitôt les pleurs et les cris de l'enfant ; du reste, ils paraissent se passer en majeure partie dans l'articulation sacro-vertébrale. L'immobilité prolongée a amené un peu de raideur dans le genou gauche, la jambe paraît un peu fléchie sur la cuisse. Le membre malade est atrophié. La hanche est fortement gonflée et douloureuse à la palpation. Notons, en passant, que le malade avait des douleurs dans le genou, et s'éveillait en criant.

La moitié latérale gauche du thorax est aplatie, ratatinée, de telle façon que la distance, qui sépare la pointe de l'omoplate de la crête iliaque, est bien moins considérable que la même distance du côté droit. La colonne vertébrale présente une incurvention générale à droite. Sur la partie latérale de la cuisse du malade, au-dessous et en dedans du grand trochanter, existe une ulcération qu'on croirait superficielle, mais qui permet d'enfoncer le stylet très-haut dans la direction de l'articulation ; on ne pénètre cependant pas dans cette dernière. Un liquide séro-purulent s'échappe de ce trajet fistuleux. L'enfant nous dit que cet abcès date de l'hiver ; il a commencé par une tumeur qui s'est ouverte spontanément et a donné passage à un liquide qui, dit-il, avait la consistance du lait. Il n'a éprouvé au début et dans la suite aucune douleur. L'enfant n'a pas de fièvre et mange sans grand appétit.

Avant d'entrer à la clinique, il avait été soumis à l'application d'appareils plâtrés et amidonnés.

15 *Juin*. — Dans le but de redresser le membre pour l'immobiliser ensuite dans une position plus avantageuse, on chloroforme l'enfant. En appliquant la main derrière le grand trochanter et en déterminant des mouvements dans la cuisse, on entend des craquements osseux nombreux et l'on sent très-bien un frottement

rugueux, dû à ce que des surfaces osseuses altérées sont à nu et frottent les unes contre les autres. Ces mouvements font en même temps sortir par l'ouverture fistuleuse une quantité considérable de pus, mêlé à du sang et à des fongosités articulaires. Les efforts mêmes assez considérables, joints à l'anesthésie, n'ont pas pu vaincre la résection musculaire ; l'extension est donc restée très-incomplète.

A la suite de ces investigations, M. le professeur Sédillot déclare que la carie osseuse est assez avancée du côté de l'articulation, et que cette dernière est remplie, en grande partie, par des fongosités ; il n'y a aucune tendance à la guérison spontanée, le malade, au contraire, dépérit chaque jour, les accidents s'aggravent ; M. le professeur conclut à l'indication formelle de la résection coxo-fémorale. Dans la même journée, le malade a de la fièvre, il éprouve des douleurs assez vives dans la hanche. On fait des frictions avec l'huile de jusquiame laudanisée. Cet état dure encore 2 ou 3 jours, et tout revient à l'état habituel.

Le 23 juin, M. le professeur Sédillot procède à la résection de l'articulation coxo-fémorale. Le malade chloroformé, il fait une incision courbe à convexité inférieur et détache au niveau du grand trochanter un lambeau arrondi à base supérieure. Les muscles sont ensuite rapidement incisés et la capsule ouverte, le doigt peut alors pénétrer dans l'articulation et reconnaître la carie avancée de la tête fémorale, la carie superficielle de la cavité cotyloïde et les fongosités qui la remplissent : le ligament rond est rompu. Par un mouvement d'adduction, de flexion et de rotation en dedans, la tête est légèrement écartée de la cavité cotyloïde ; l'opérateur la sépare du col avec une scie à guichet ; puis la cavité cotyloïde est ruginée. Pas de ligatures. Le pansement consiste en trois boulettes de charpie unies par un fil et introduites dans la cavité cotyloïde : le tout est couvert par un linge cératé. La portion d'os réséquée est complétement dépourvue de son cartilage ; le tissu osseux est enflammé, très-vasculaire. Un canal à parois très-friables traverse le col dans son axe et vient s'ouvrir au point d'insertion du ligament rond.

23 *Juin*. — Le malade est couché dans le décubitus dorsal, un peu incliné à droite, son membre est soutenu dans l'adduction et la flexion par le membre sain et recouvert d'une couche de ouate. Les douleurs sont vives. On lui donne un peu d'opium. Le pouls est à 120. Suintement de sang, peu considérable, il est vrai. On se borne à humecter les pièces de pansement avec l'eau de Pagliari.

24 *Juin*. — Le malade a passé une bonne nuit. Il ne souffre plus, le pouls est encore à 120.

27 *Juin*. — Les journées du 25 et 26 ont été très-favorables. Aujourd'hui le malade prend des aliments, il a bien dormi la nuit, la fièvre est moindre. Le 25, la suppuration baignant les pièces de l'appareil, on a renouvelé le pansement, sans cependant extraire la charpie située au fond de la plaie. Le même jour, le malade a éprouvé par accès des douleurs dans le genou du côté malade : pas de douleurs dans la région coxo-fémorale. Le 27 juin, nouveau pansement : cette fois encore la traction opérée sur la charpie située au fond de la plaie provoque de grandes douleurs ; cependant on parvient à retirer deux boulettes et le linge cératé. Le pansement terminé, le malade souffre encore une heure environ, puis tout se calme.

29 *Juin*. — Le malade éprouve toujours des douleurs lancinantes : elles ne se font pas sentir dans l'articulation coxo-fémorale elle-même, mais dans la continuité de la cuisse et surtout dans le genou. Les pansements sont toujours très-douloureux, comme du reste tous les actes qui nécessitent quelques mouvements du membre. On a extrait aujourd'hui du fond de l'articulation la dernière boulette de charpie. La plaie a un bon aspect : les bords bourgeonnent et tendent à se refermer. M. Sédillot, pour prévenir ce résultat trop précoce, introduit au fond de la plaie deux linges enduits de digestifs ; un tube en caoutchouc, du calibre du pouce, est ensuite placé à demeure dans la cavité et verse constamment les produits de la suppuration et permet en même temps des injections émollientes et aromatiques qui vont déterger le fond de la plaie. L'état général du malade est du reste assez satisfaisant : il mange et dort bien : fièvre modérée s'exaspérant un peu vers le soir, 130 pulsations.

1ᵉʳ *Juillet*. — Etat local et général des plus satisfaisants.

4 *Juillet*. — Le malade continue à bien aller : l'état général s'améliore de plus en plus. Le pouls, autrefois à 130, oscille depuis quatre jours entre 108 et 120. Le malade ne se plaint pas ou rarement. Il dort et mange avec appétit. La plaie, ces jours-ci, a pris cependant un aspect rougeâtre, indice d'une excitation probablement due à une nourriture trop substantielle. L'enfant, dans la nuit du dimanche au lundi, a été inquiet, sans sommeil ; il a éprouvé d'assez vives douleurs. En examinant la plaie, on trouve la canule bouchée ; la suppuration ne s'écoule plus au dehors et est devenue fétide. On met une nouvelle canule, on fait quelques injections aromatiques et tous ces accidents disparaissent.

8 *Juillet*. — L'état du jeune malade ne laisse rien à désirer. L'appétit est très-bon, le sommeil de même. La fièvre est tout à fait tombée. L'enfant ne se plaint plus de sa plaie depuis trois jours :

on ne fait plus de pansements. On se borne à tenir la plaie propre, on la couvre avec un linge cératé, et l'on fait des injections aromatiques à travers la canule trois ou quatre fois par jour.

14 *Juillet.* — Dans cet espace de six jours, nous n'avons rien que de très-satisfaisant à noter. On abandonne la plaie à elle-même. On fait encore cependant quelques injections. L'enfant remue avec facilité et sans grandes douleurs le membre opéré.

22 *Juillet.* — Les mouvements sont de plus en plus étendus et faciles. L'enfant demande à se lever.

4 *Août.* — Etat de la plaie excellent; peu de suppuration. Le malade peut s'asseoir dans un fauteuil.

16 *Août.* La plaie tend à se cicatriser ; on enlève la canule. La suppuration est presque nulle. Les mouvements de l'articulation malade sont de plus en plus étendus.

26 *Août.* — L'enfant fait usage des béquilles, descend et se promène dans le jardin de l'hôpital.

5 *Novembre.* — L'enfant se porte bien, il a repris de l'embonpoint et de la force ; il marche avec des béquilles en posant la pointe du pied à terre, peut se tenir sur la jambe opérée en prenant un léger point d'appui avec les mains ; il commence aussi à marcher sans béquilles, mais en fléchissant à chaque pas la jambe, sur laquelle il craint de se poser; il n'y a pas douleur pour lui dans cet acte, mais bien plutôt faiblesse.

M. le professeur-agrégé Bœckel, suppléant M. Sédillot, fait porter au malade un soulier avec semelle de plomb dans le but de diminuer le raccourcissement apparent. La mensuration donne, en effet : de l'épine iliaque antérieure et supérieure gauche à la malléole externe 66 centimètres et 68 centimètres pour le côté droit;

D'une épine iliaque au bord de la rotule : 0,36 1/2 pour la jambe malade ; 0,36 1/2 pour la jambe saine.

Enfin le niveau de l'épine iliaque antérieure et supérieure gauche est à 0,06 au-dessus de celle du côté droit.

Mouvements de flexion complets, sans douleur. Mouvements d'adduction également complets.

Abduction un peu difficile et incomplète.

Rotation sur place possible.

Etat local. — Fistule du tiers supérieur et externe de la cuisse cicatrisée presque complétement : légère suppuration à la suite des divers mouvements imprimés au membre. La cicatrice de la plaie est très-forte ; elle conserve cependant à son centre une fistule qui donne peu de pus. En résumé, convalescence touchant à sa fin, et guérison parfaite avec usage complet du membre.

XXXIVe OBSERVATION. *Recueillie dans le service de M. le professeur-agrégé Bœckel..* — Engel Félix, garçon lymphatique et même
scrofuleux ; atteint de croup, en 1860, a guéri après une opération
de trachéotomie faite *in extremis.* En 1862 (mai), il est pris de
coxalgie à droite : douleurs, rétraction de la cuisse. Après avoir
appliqué sans succès quelques vésicatoires volants, M. Bœckel
propose le redressement du membre et un appareil inamovible. La
mère se refuse à l'opération et suit des traitements de bonne femme.
Dans le courant de l'été, il se manifeste un commencement de tuméfaction, indice de la formation d'un abcès, et l'enfant continue
à marcher en boitant.

En janvier 1863, M. Bœckel est rappelé auprès du petit malade,
et trouve un abcès énorme, s'étendant depuis le trochanter jusqu'au tiers inférieur de la cuisse. A la face interne du membre,
tout en haut, il existe déjà une fistule qui coule très-peu. Le membre est médiocrement fléchi, mais fortement dans l'adduction ; le
bassin est relevé, le raccourcissement apparent considérable. Il y
a une forte saillie du grand trochanter et apparence de luxation.
L'appétit est nul, douleurs incessantes qui produisent l'amaigrissement et la fièvre hectique. Le 27 janvier, on pratique deux ouvertures à l'abcès, l'une au haut de la collection, l'autre, vers le
milieu de la cuisse, il s'en écoule un litre de pus flegmoneux bien
lié.

Le 30 janvier 1863, l'évacuation du pus a beaucoup soulagé le
petit malade ; les douleurs sont moindres quand on le déplace ;
l'appétit commence à revenir (vin de quinquina).

Le 20 février, l'enfant, qui avait repris un peu de force et d'appétit
immédiatement après l'ouverture de l'abcès, a de nouveau des
accès de fièvre depuis deux jours. En l'examinant, on constate que
le pus s'écoule mal par les ouvertures ; la cuisse est de nouveau
gonflée et douloureuse ; la jambe est atrophiée. Quand les deux
membres inférieurs sont placés parallèlement l'un à l'autre, la
pointe de la malléole interne, du côté droit, est à 0,06 au-dessus
du côté gauche ; le trochanter droit est remonté vers la crête
iliaque du même côté et fait une forte saillie en haut et en dehors.
La cuisse n'est plus dans la flexion, *mais elle est presque étendue
sur le bassin, toujours dans l'adduction et, de plus, dans la rotation
en dehors.* La rotule regarde directement en dehors et on ne peut
pas ramener le membre dans une autre position. Il y a évidemment
luxation pathologique de la cuisse dans la fosse iliaque, et probablement que la tête est détruite en partie, ce qui permet cette
rotation de la cuisse en dehors.

M. Bœckel reconnaît la nécessité de donner une plus large

issue au pus, il se propose de faire une ouverture à travers les
muscles, derrière le grand trochanter, pour ouvrir une collection
que l'on croit sentir profondément en cet endroit ; en même temps
il veut explorer l'état de l'articulation, pour pratiquer, le cas
échéant, l'opération de la résection. A cet effet, il fait transporter
l'enfant à la maison de santé des Diaconesses, pour qu'il ait tout
les soins désirables.

Le 21 février, M. Elser chloroforme le petit patient ; on explore d'abord la fistule du haut de la face interne de la cuisse :
elle est remplie de bourgeons mollasses qui laissent pénétrer le
petit doigt jusqu'au voisinage du petit trochanter, sans qu'on
trouve des parties osseuses dénudées ; en introduisant une sonde
par l'ouverture qui existe au milieu de la cuisse, on constate un
décollement sous le fascialata qui s'étend en haut jusqu'au grand
trochanter, en arrière jusqu'à la ligne âpre, en bas jusqu'à la face
externe du genou. M. Bœckel fait des contre-ouvertures dans ces
trois directions et passe des tubes à drainage. Puis il introduit le
doigt dans l'ouverture au-dessous de l'épine iliaque antéro-supérieure, d'où il exprime des bourgeons mollasses ; il arrive ainsi à
contourner le col jusque dans la fosse iliaque externe.

M. Bœckel fait une incision de 4 à 5 centimètres derrière le
grand trochanter pour ouvrir le cul-de-sac. En y pénétrant avec
le doigt, on trouve la tête du fémur cariée et luxée en arrière et
en haut de la cavité cotyloïde : elle est détruite à moitié, et ses
fragments sont logés dans le foyer ; on se décide à l'enlever immédiatement. A cet effet, on réunit la contre-ouverture située en
avant du grand trochanter, à la partie inférieure de ce dernier,
de façon à avoir une plaie en L, embrassant le trochanter. Puis
on coupe le col du fémur avec de forts ciseaux ; il est tellement
raréfié, que cela se fait sans peine. Les insertions musculaires
restent intactes au grand trochanter, mais du côté du petit, le
périoste se laisse décoller jusqu'au-dessous de cette apophyse et
l'os est raréfié. Avec une gouge, on enlève le tissu osseux ramolli
et, en définitive, le fémur a été coupé selon une ligne oblique qui
va du grand trochanter au-dessous du petit. Pour modifier la
surface de section, on y applique un bourdonnet de charpie trempé
dans du perchlorure de fer, et fixé par un fil. En explorant ensuite
la cavité cotyloïde avec le doigt, on trouve qu'elle est couverte de
bourgeons mous, et son fond paraît à moitié comblé par une plaque osseuse, dure, de nouvelle formation et qui paraît saine. La
plaie ne donne que peu de sang. On temponne mollement avec
des bourdonnets de perchlorure très-étendu, et l'on panse à plat.
Une simple écharpe maintient la partie supérieure du fémur appli-

quée contre le bassin : une forte canule en caoutchouc vulcanisé est introduite dans la cavité cotyloïde.

Le 22 février, l'enfant n'a pas souffert de l'opération, il ne s'en doute même pas.

28 *Février* — Le jeune garçon est dans un état assez satisfaisant, ne se plaint nullement, et peut même soulever la hanche malade en immobilisant le fémur par contraction musculaire. Tous les soirs, il a un mouvement de fièvre assez vif, et le matin, sans aucune chaleur il a encore le pouls à 140. Du reste, il mange de bon appétit à midi. La suppuration est abondante, mais non pas exagérée, elle n'a pas d'odeur. Point de gonflement du membre malade, aucune douleur à la pression. — *Traitement.* Sulfate de quinine, 0,30 par jour et 40 gouttes de teinture d'aconit. Bains aromatiques tous les deux jours. Injections aromatiques dans les plaies, nourriture substantielle.

3 *Mars.* — La fièvre ne vient plus régulièrement le soir, mais quelquefois dans la nuit et le matin. Sans tousser, le même jour, l'enfant a rendu une bouchée de sang rutilant : l'exploration de la poitrine ne révèle rien de particulier, le pouls est encore à 110. — *Traitement.* 40 gouttes d'aconit. Huile de foie de morue. Supprimer les bains.

6 *Mars.* — Plus d'accès de fièvre ; pouls entre 110 et 125. Point de chaleur à la peau. Appétit excellent, sommeil bon. La suppuration est très-abondante de tous les côtés. Le pus de l'articulation reséquée s'écoule difficilement au dehors, quoique la plaie n'ait pas été réunie. — *Traitement.* Cataplasme de camomile. 20 gouttes d'aconit. Sulfate de quinine 0,30. Huile de foie de morue.

10 *Avril.* — Le petit malade tousse ; la respiration est accélérée. Le côté gauche de la poitrine présente un son tympanitique grêle en avant ; matité en arrière. Bruit respiratoire nul, épanchement pleurétique. — *Traitement.* Badigeon avec teinture d'iode.

La plaie de l'opération est en voie de cicatrisation. Le décollement sous le fascialata persiste. — Injections de nitrate d'argent dans les fistules.

1ᵉʳ *Mai.* — L'épanchement pleurétique a diminué. L'enfant se lève tous les jours et s'assied dans un fauteuil.

30 *Mai.* — Depuis 8 jours le petit malade marche avec des béquilles et se promène dans le jardin. Les fistules donnent moins, mais sont loin d'être fermées. Plus rien du côté de la poitrine. — 3 bains salés par semaine.

Août. — Saison de deux mois à Wildbad, quelques fistules se ferment, mais il en reste toujours au haut de la cuisse qui est gonflée, et il parait y avoir encore de l'ostéite au fémur.

Octobre. — Etat général bon.

Mai 1864. — Il reste toujours quelques fistules, l'enfant fait une nouvelle saison à Wildbad.

Août 1864. — L'enfant est présenté à la Société de médecine de Strasbourg dans l'état suivant : le garçon, âgé de 8 ans actuellement, redevient gras et rose. Toutes les fistules sont fermées ; la plaie de l'opération surtout est occupée par une cicatrice solide, un peu enfoncée. L'enfant ne veut se servir ni de béquilles ni de canne ; quand il a trop marché, l'une des fistules du fascialata rougit et suinte un peu, mais pour se refermer aussitôt. Pendant la marche, il appuie sur la pointe du pied malade, et le corps s'incline de ce côté par un balancement, comme dans les luxations congénitales. Quand l'enfant est couché droit, les épines illiaques sur une même ligne perpendiculaire à l'axe du corps, la pointe de la malléole interne droite est à deux centimètres et demi au-dessous de celle du côté opposé. La cuisse droite joue librement sur le bassin, et exécute un mouvement de flexion jusqu'à angle droit, sans que le bassin remue. L'abduction, par contre, n'est possible que dans l'étendue de quelques centimètres ; l'extension se fait complétement. Dans l'hiver de 1864 à 1865, il a eu une ophthalmie scrofuleuse, qui n'a guéri qu'après des cautérisations au sulfate de cuivre. Du reste, les cicatrices sont restées parfaitement solides, et ont continué à progresser vers la guérison.

Le 19 novembre 1865, M. le professeur Bœckel a l'extrême obligeance de vouloir bien nous conduire auprès de son petit opéré.

Nous trouvons un enfant de 9 ans, frais et gras, dont la face présente cependant encore tous les caractères d'un tempérament profondément scrofuleux : le nez est gros et épaté, les lèvres saillantes et bouffies, les yeux un peu larmoyants, mais sans blépharite ; le globe oculaire gauche porte sur la cornée de petites taches laiteuses, reste de l'ophthalmie dont nous avons parlé plus haut. Pas de cicatrices autour du cou.

L'enfant est debout et habillé, quand nous arrivons ; rien de prime abord ne nous fait pressentir qu'il a subi une opération. Cependant, en regardant les deux pieds, on voit que le droit ne porte pas sur le talon, le point d'appui n'est pris que sur les orteils et les métatarsiens. L'enfant vient à nous sans faucher, il fléchit et étend sans difficulté la jambe sur la cuisse, mais par contre, il décrit à chaque pas un mouvement de flexion latérale de gauche à droite, qui porte tout le haut du corps assez fortement sur le côté. Cependant, la marche n'est pas très-disgracieuse, elle est facile et peut se prolonger très-longtemps sans fatigue, ni douleurs.

Les deux membres inférieurs mis à découvert, nous paraissent à

peu près égaux en volume : la cuisse droite cependant, est un peu
moins volumineuse dans sa partie supérieure. Le bassin a conservé
sa situation normale, il n'est pas déformé ; les saillies trochanté-
riennes existent également des deux côtés, celle de droite est un
peu aplatie. Au niveau de cette dernière saillie est une cicatrice
linéaire, blanche, solide et adhérente sur toute son étendue ; elle est
due à l'opération. En arrière, tout près de l'ischion, existent deux
autres cicatrices, bien fermées à cette heure, elles sont le résultat
de contre-ouvertures. En dedans et en haut, au niveau du petit
trochanter, existe encore une cicatrice de fistule, bien guérie. Sur
la partie antérieure et moyenne de la cuisse on en trouve une
quatrième, qui était l'orifice moyen du trajet fistuleux ; enfin, au
tiers inférieur du fémur, on en rencontre une cinquième, qui est
la limite de l'abcès, qui, fusant sous le fascialata, avait gagné toute
la cuisse. Toutes ces cicatrices sont parfaitement consolidées, et
comme nous l'avons dit, le membre n'est ni difforme, ni atrophié.
Il est assez fort pour soutenir à lui seul le poids du corps. Si nous
cherchons à imprimer des mouvements, nous voyons que tous sont
parfaitement possibles et complets, l'abduction seule est un peu
gênée et difficile. Si nous fléchissons la cuisse sur le bassin, en
appuyant la main sur le grand trochanter, nous remarquons que
ce dernier joue facilement dans la nouvelle articulation, et que ce
n'est pas par sa pointe, mais bien par son centre, qu'il semble
prendre point d'appui sur l'os coxal.

L'état local est donc aujourd'hui parfait, ce n'est plus une convalescence, c'est une guérison complète : marche facile, sans fatigue.
plus de trace de suppuration. Etat général, ne laissant rien à désirer. Le tempérament scrofuleux seul persiste, sans amener cependant
dant des lésions qui compromettent la bonne situation de l'enfant.

Ces deux observations, en prouvant l'utilité de la résection coxo-fémorale dans quelques cas de coxalgie, démontrent aussi que les malades ont conservé les mouvements du fémur et ont guéri avec une pseudarthrose et
non une ankylose. Le second malade, celui de M. Bœckel,
exécute sans gêne tous les mouvements désirables, sauf
celui d'abduction qui n'est pas complet; il peut se soutenir sans bâton sur la jambe opérée. Ce résultat a été obtenu dans beaucoup de cas de résection, puisque, d'après
M. Le Fort, sur 42 malades guéris. 27 ont conservé un

membre d'une utilité parfaite et d'une solidité ne laissant rien à désirer. Tous sont boiteux, mais ils marchent assez bien. Un opéré de M. Fergusson, revu huit ans après, pouvait faire à pied jusqu'à 32 kilomètres.

En somme, quoique cette opération puisse réussir, je n'engage à y recourir que dans des cas exceptionnels, et lorsqu'il sera parfaitement prouvé que tous les traitements locaux et généraux ont été impuissants, et lorsque l'on pourra avoir à peu près la certitude que la cavité cotyloïde n'est pas très-gravement endommagée. Roux crut, dans l'opération qu'il pratiqua, que la cavité cotyloïde était saine ; l'autopsie démontra son erreur en lui montrant une grave altération de cette cavité.

Je ne saurai trop engager les chirurgiens à pratiquer ces résections dans des lieux bien aérés, à la campagne par exemple, ou dans les établissements qui réunissent les meilleures conditions d'hygiène.

Dans l'état actuel, nos hôpitaux sont trop grands et trop encombrés de lits, pour que les préceptes hygiéniques capables de faire réussir ces opérations y soient -fidèlement observés. (V. p. 48.) Aussi la mortalité y est-elle considérable, à la suite de ces résections.

Depuis quelques années, il s'est heureusement accompli une révolution complète dans le régime de nos opérés ; il se rapproche beaucoup de celui employé en Angleterre, et les malades s'en trouvent bien. L'alimentation devient de plus en plus tonique ou réparatrice. On devra donc insister sur les corroborants, le vin, l'alcool, et donner au malade, aussitôt l'opération pratiquée, des aliments en assez notable quantité.

II

DES GRAVES ALTÉRATIONS DES OS, NÉCESSITANT LA DÉSARTICULATION DE LA CUISSE.

Si j'ai démontré, dans l'article précédent, que l'on pouvait tenter la résection de la tête du fémur dans les cas de coxalgies avec altérations osseuses, il en est d'autres, si graves, que les résections ne peuvent être tentées.

Ce sont surtout les coxalgies avec trajets fistuleux et suppurations abondantes, dans lesquelles on acquiert la certitude que la carie a envahi non-seulement la tête du fémur, son col, mais même s'est propagée le long de son corps.

Dans des situations pareilles, si l'on abandonne le malade aux seuls efforts curateurs de la nature, ceux-ci se montrent tout à fait impuissants.

Que reste-t-il donc à faire ? Peut-on tenter la désarticulation de la cuisse ?

Cette opération est d'une gravité extrême. Les larges plaies que l'on est obligé de faire sont souvent la cause d'accidents qui entraînent la mort des malades. D'une autre part, la cavité cotyloïde peut aussi être gravement atteinte par la maladie, et alors comment reconnaître, avant l'opération, si elle est saine ou malade ? Ces réflexions doivent faire penser au peu de chances qu'offrent en général ces mutilations.

Stéphen a eu beau citer seize cas de guérison sur trente-deux cas de désarticulation de la cuisse, pratiquée pour des coxalgies chroniques (1), cette statistique, plus ou moins véridique, n'a convaincu personne et surtout n'a

(1) Labbé. *De la Coxalgie ;* Paris, 1863, p. 114.

décidé que très-peu de chirurgiens à tenter une opération qui, outre ses dangers, prive, à l'inverse des résections, le malade d'un membre tout entier.

Cependant puisque la désarticulation de la cuisse a réussi quelquefois, il ne faut pas la rejeter d'une manière tout à fait absolue. On conçoit que si la lésion est bornée au fémur et qu'elle ait gagné une grande partie de cet os, de manière à faire obstacle aux résections, on conçoit, dis-je, si la cavité cotyloïde est alors à peu près saine, et que le malade, profondément affaibli par une abondante suppuration, n'ait aucun organe interne altéré, qu'en désespoir de cause on puisse tenter la désarticulation, seule planche de salut pour le malade.

Du Procédé opératoire.

Parmi les nombreux procédés opératoires indiqués par Lalouette, Béclard, Lisfranc, Larrey, Cornuau, Guthrie, Scoutetten, Belmas, Abernethy, MM. Sédillot et Velpeau, nous donnons la préférence à celui de Lalouette, modifié par Lenoir, Manec et Baudens, parce qu'il rend l'opération plus facile et plus prompte et le résultat au moins aussi satisfaisant.

Manuel opératoire. — Le malade placé sur le côté sain, l'opérateur fait une incision demi-circulaire qui, de la partie supérieure et externe du trochanter, va se rendre à la tubérosité de l'ischion, en divisant toutes les parties molles extérieures jusqu'à l'articulation; le siége de celle-ci reconnue, un aide porte le membre dans la rotation en dedans, divise la partie postérieure et externe de la capsule et le ligament rond avec un bistouri boutonné; puis la cuisse est fléchie sur l'abdomen, afin de luxer la tête du fémur; alors on traverse l'articulation.

et le couteau, longeant le côté interne du membre, fait un lambeau antérieur et interne de quatre à cinq travers de doigt.

Au lieu du tourniquet dont se servait Lalouette pour comprimer l'artère, Lenoir se bornait à faire comprimer ce vaisseau, dans l'épaisseur du lambeau, par la main d'un aide. D'autres le lient au préalable.

Manec taillait le lambeau de dedans en dehors, en plongeant le couteau au milieu de l'espace qui sépare le trochanter de l'épine iliaque, presqu'un peu au-devant de l'ischion. Baudens, adoptant cette modification, recommande d'entamer la capsule avec le tranchant du couteau du même coup qu'on taille ce lambeau antérieur et interne.

Dernièrement, M. Maisonneuve, en présence d'un cas grave, n'a pas hésité à pratiquer la désarticulation de la cuisse, et le succès complet qu'il vient d'obtenir peut être cité ici comme une très-rare exception, sans doute, mais aussi comme un des plus heureux résultats que puisse produire la désarticulation coxo-fémorale dans les coxalgies avec graves altérations des os.

XXXVe OBSERVATION. *Désarticulation coxo-fémorale; emploi des lotions d'alcool; guérison.* — Cette observation, si intéressante déjà par elle-même, offre encore ceci de remarquable, qu'elle est le premier cas de guérison de désarticulation coxo-fémorale que l'Hôtel-Dieu ait encore enregistré dans ses archives.

R... (Charles), âgé de 26 ans, typographe, vint à l'Hôtel-Dieu le 7 mai 1866; il était depuis trois ans environ atteint d'une coxalgie suppurée. De nombreuses fistules s'étaient produites autour de l'articulation et fournissaient une énorme quantité de pus fétide. Ses forces étaient épuisées; il était amaigri, toussait, avait fréquemment la diarrhée. L'auscultation néanmoins n'indiquait pas d'altération grave de la poitrine. Pendant les premières semaines de son séjour à l'hôpital, on employa d'abord un traitement reconfortant, puis des injections à la teinture d'iode, et à l'intérieur l'iodure de potassium. Malgré ces moyens, l'état général du malade

déclinait de jour en jour ; il était urgent de prendre une grande
détermination. Deux partis se présentaient : pratiquer la résection
de la tête du fémur ou faire la désarticulation coxo-fémorale. C'est
à ce dernier parti que l'on crût devoir s'arrêter, en raison de l'extrême amaigrissement du membre et de l'épuisement du malade.

L'opération eut lieu le 18 juin, par la méthode à lambeau antéro-
interne ; elle fut prompte et facile. Le malade ne perdit que fort
peu de sang, grâce à la précaution qui fut prise de faire comprimer l'artère dans le lambeau avant d'achever sa division. Il n'eut
pas non plus conscience de l'opération, l'anesthésie par le chloroforme ayant été portée à résolution complète.

Après l'application des ligatures, cette vaste plaie fut soigneusement épongée, puis lavée à plusieurs reprises, sur toute sa surface
et dans toutes ses anfractuosités, avec de l'alcool à 40 degrés. On
dut faire préalablement quelques grattages dans la cavité cotyloïde,
dont la surface était érodée et remplie de fongosités et de détritus.

La plaie ayant été bien essuyée et bien desséchée, les lambeaux
furent mis en contact et réunis par douze points de suture simple
d'abord, puis par une couche exactement appliquée de bandelettes
de diachylon. Le tout fut recouvert d'une couche épaisse de charpie sèche et maintenu par des compresses et une longue bande.

Les suites de cette grave opération furent d'une simplicité ines-
pérée. Le malade n'eut pour ainsi dire pas de fièvre. Dès la première nuit il dormit paisiblement, et le lendemain il prenait avec
plaisir des aliments. La cicatrisation se fit par première intention dans la plus grande partie de la plaie. Mais il s'établit de la
suppuration, d'une part, au niveau des deux paquets de fils à ligature, sortant, l'un dans l'angle supérieur, l'autre dans l'angle inférieur de la plaie ; d'autre part, sur deux points du lambeau postérieur où déjà avant l'opération il existait des trajets fistuleux.

Les fils de suture furent enlevés le huitième jour. Le pansement
eut lieu avec de la charpie imbibée tantôt d'une solution d'acide
phénique, tantôt de vin aromatique.

La santé de ce jeune homme reprit bientôt le dessus ; le sommeil
et l'appétit reparurent, son teint s'éclaircit, il prit de l'embonpoint,
et, le 31 août, il sortit de l'hôpital pour aller achever sa convalescence à Vincennes (1).

(1) *Gazette des Hôpitaux* du 20 décembre 1866.

CHAPITRE SEPTIÈME

DES MOYENS LOCAUX PROPRES A FORTIFIER LES MUSCLES
ENTOURANT L'ARTICULATION COXO-FÉMORALE.

Il arrive souvent qu'à la suite d'une coxalgie qui a été guérie de la manière la plus heureuse, les muscles, par suite de l'immobilité nécessaire pour obtenir ce résultat, ont perdu momentanément une partie de leur force. Je ne parle pas ici des cas dans lesquels, après avoir été traversés par des trajets fistuleux, les muscles ont acquis l'aspect d'une membrane noirâtre, ni de ceux où ils sont confondus les uns avec les autres, de telle sorte qu'il n'est plus possible de les isoler, parce qu'ils forment le plus souvent la paroi d'une poche ayant été remplie de pus (1): tous ces cas sont au dessus des ressources de l'art. A plus forte raison, je n'ai pas en vue, dans ce moment, les faits qu'a produit M. Broca (2), et dans lesquels la fibre musculaire s'atrophiant, l'élément cellulaire et apo-névrotique prédominent. Les muscles présentent cet aspect que l'on avait désigné sous le nom de *transforma-tion fibreuse*, état qui, ainsi que l'ont démontré les recherches de ce savant professeur, n'existe pas plus que celui dans lequel les muscles ont subi la transformation graisseuse.

Tous ces cas sont incurables.....

Mais il en est d'autres, et c'est le plus grand nombre, dans lesquels les muscles comprimés et immobiles se sont seulement atrophiés. Il faut donc vaincre cette atrophie,

(1) Labbé, *Loc. cit.*, p. 21.
(2) *Bulletin de la Soc. Anat.*. t. XXV, p. 183.

si l'on veut donner à la jointure toute la force possible.

Or, quels sont les moyens que l'on peut employer?

En première ligne je place les *douches locales.*
(V. p. 77.) Les *eaux minérales* qui paraissent le mieux
convenir sont celles de Balaruc, de Bourbonne-les-Bains,
de Lamalou, d'Aix en Savoie, etc.

Les boues de Saint-Amand, avec lesquels on entoure
la partie malade, seront d'un puissant secours.

L'*hydrothérapie* peut aussi rendre de grands services;
la douche à colonne sera extrêmement puissante. Les
bains de mer, ceux surtout de l'Océan, sont parfaitement
indiqués. (V. p. 75.)

Les *frictions stimulantes* avec l'alcool de lavande,
la teinture de quina ou celle de noix vomique, rendront
de grands services.

Le *massage*, savamment accompli, produira des effets
les plus satisfaisants. Comme cette méthode de traitement
n'est guère connue que de nom par la plupart des médecins, on me permettra d'exposer ici les procédés qui, suivant M. Estradère (1), sont propres à masser la cuisse et
l'articulation coxo-fémorale.

Après avoir fait une friction préalable, on fait le pétrissage (voir les procédés généraux de massage à la
page 65), et la malaxation de tous les muscles de la
cuisse en les suivant depuis leur insertion soit au tibia,
au péroné ou à la rotule, jusqu'à l'os iliaque. De là, la
nécessité de commencer le massage au dessous du genou
et de le pratiquer jusqu'au dessus du pli fessier en
arrière, du pli de l'aine en avant, et en dedans jusqu'à
l'origine externe des organes génitaux. On pratique également le pétrissage et la malaxation sur toute la fesse,
car les muscles qu'elles contient concourent au jeu de

(1) Estradère, *Du Massage*, p. 81.

l'articulation de la hanche. Ces deux manœuvres opérées, on fait le foulage de la cuisse ; celui de la fesse ne peut être fait à moins qu'on ne saisisse les deux fesses à la fois. Après le foulage, on fait le sciage de toute la partie. On pratique ensuite les diverses percussions, la hachure, le claquement, les vibrations pointées et profondes, la percussion avec le poing fermé ou avec la palette, des verges ou tout autre instrument percuteur. Enfin, on termine par des mouvements imprimés à l'articulation coxo-fémorale et aux muscles. Dans cette région, les muscles étant les plus longs et les plus gros de l'économie, on peut produire, plus facilement qu'aux membres supérieurs, les mouvements de torsion des muscles, qui consistent à les saisir en les tournant, les tordant entre les doigts, transversalement à la direction de leurs fibres.

Ces mouvements terminés, on passe à ceux de l'articulation coxo-fémorale.

Une main fixe le bassin, en appuyant sur l'épine iliaque antérieure et supérieure, tandis que l'autre embrasse le jarret et soulève la partie inférieure de la cuisse pendant que la jambe fléchit sur cette dernière, si le patient ne résiste pas, ou bien reste étendue sur elle, si le patient résiste. La flexion obtenue, on ramène la jambe dans l'extension, en maintenant toujours d'une main le bassin et en entraînant en bas la partie inférieure de la cuisse, que l'on tient comme pour la flexion. Pour imprimer le mouvement de circumduction à la cuisse, il faut appliquer une main sur le bassin, comme je l'ai déjà indiqué, et ordonner au client de tenir la cuisse à demi-fléchie ainsi que la jambe ; puis, appliquant l'autre main sur le genou fléchi, on exerce des mouvements de circumduction, d'abduction et d'adduction.

On peut, pour imprimer des mouvements à l'articulation, se servir des appareils imaginés par Bonnet, et que nous décrirons dans la troisième partie de cet ouvrage. Mais il est préférable de se servir des mains. Toutefois, comme ces appareils n'exigent point le concours d'une personne pour être mis en fonction, puisque c'est le malade lui-même qui les fait manœuvrer, ils pourront donc être de quelque utilité dans certains cas.

L'électricité, et surtout l'électrisation localisée (1), sera aussi dans certains cas un auxiliaire puissant de guérison. Sans doute, il ne faut pas croire, comme M. Duchenne (de Boulogne) l'a écrit, que l'on peut, à l'aide de ce moyen, refaire la fibre musculaire quand elle n'existe plus. C'est une erreur qu'il importe de rectifier. Le plus sûr moyen de montrer l'efficacité et la signification réelle d'un agent thérapeutique, c'est de le dégager des exagérations qui sont de nature à en compromettre le succès.

La faradisation, en sollicitant la contraction musculaire et en appelant le sang dans les muscles, concourt puissamment à y attirer le sang, à les tonifier et, par suite, à augmenter leur puissance et leur force. C'est à ce seul titre que nous en recommandons l'emploi. Il faudra ne pas oublier, si l'on fait usage de ce moyen, de faradiser chacun des muscles isolément. Chaque séance durera demi-heure; on en pratiquera une tous les jours, en augmentant graduellement la force de la machine électrique.

L'exercice, les mouvements passifs de Mellet et l'usage des tuteurs articulés, permettant la marche (V. p. 58), seront d'une très-grande utilité. Je ne saurai trop les recommander.

(1) Duchenne (de Boulogne), *De l'Electrisation localisée;* Paris, 1861, p. 62.

J'en dirai autant des appareils de gymnastique et surtout de ceux qu'a imaginés Pravaz (1). Son charriot produira à la longue des résultats souvent favorables.

Je ne finirai pas ce chapitre sans exprimer le vœu que tous les moyens propres à donner de la tonicité aux muscles soient employés à la fois. Comme leur action prise séparément est faible, celle qui résultera de leur combinaison sera bien plus puissante.

(1) *Des luxations congénitales* ; Paris, 1847.

TROISIÈME PARTIE

DU TRAITEMENT MÉCANIQUE DES COXALGIES

Le traitement mécanique des coxalgies a pour but :

1° De s'opposer à l'état aigu, aux déviations du membre et du bassin, qui pourraient constituer, la maladie étant guérie, des difformités empêchant la marche ;

2° De faire disparaître les déviations vicieuses du membre et du bassin, lorsque la coxalgie est passée à l'état chronique ;

3° De restituer à l'articulation coxo-fémorale ses mouvements naturels perdus.

CHAPITRE PREMIER

DES PRATIQUES DESTINÉES A S'OPPOSER AUX DÉVIATIONS DES MEMBRES DANS LES COXALGIES AIGUES

Lorsqu'un malade est subitement atteint d'une inflammation aiguë de la hanche, il éprouve une douleur devenant de plus en plus vive : il survient bientôt un engorgement au pourtour de la hanche et une déviation du bassin, en bas, en avant ou en arrière. Le membre prend une direction vicieuse ; il se fléchit et se porte tantôt dans l'allongement, l'abduction et la rotation en dehors, tantôt dans le raccourcissement, l'adduction et la rotation en dedans.

Que faisait-on, il n'y a pas longtemps encore? On laissait le malade dans l'immobilité, couché sur son lit de douleur, le membre et le bassin maintenus dans une position vicieuse à tous égards. Il ne suffit que de lire les ouvrages du commencement de ce siècle, ceux surtout de Sue (1), de Delpech (2) et l'important traité de Boyer (3), pour se convaincre de cette vérité.

On agissait ainsi, parce que l'on était imbu de ce principe, qu'il ne fallait pas toucher au membre placé par le malade dans la position fléchie, et parce que l'on était convaincu que toute manœuvre exercée sur ce membre dévié de sa direction normale devait indubitablement produire une douleur qui, venant s'ajouter à celle existant déjà, aggravait le mal au lieu de le diminuer.

Ceci est tellement vrai, qu'il n'était pas de soins, même les plus minutieux, que l'on ne prît pour maintenir immobile dans leur position défectueuse le membre et le bassin. Le malade était couché dans un lit à double matelas, afin d'éviter la moindre pression sur l'ischion et l'os des îles. Le membre était, suivant les conseils de Tyrrel et Chavanne (4), entouré de coussins destinés à empêcher tout mouvement, ou bien on le plaçait, quand on pouvait, dans un appareil à demi-flexion, et on l'immobilisait dans cette attitude vicieuse, jusqu'à la disparition des phénomènes aigus de la coxalgie.

Il arrivait que le malade guérissait avec une difformité

<hr>

(1) *Observations, remarques et réflexions sur quelques maladies des os;* Paris, 1803.
(2) *Précis élémentaire des Maladies chirurgicales;* Paris, 1816.
(3) *Traité des Maladies chirurgicales.*
(4) Pigeolet, *De la Coxalgie.*

très-difficile à faire disparaître, à cause des rétractions et des adhérences nouvelles de la capsule, et que, pour le traiter de sa difformité, on devait ensuite le soumettre à l'usage de machines à extension lente, ce qui était une très-grande complication, tout en rendant le traitement beaucoup plus long, et j'ajoute qu'il était souvent fort difficile d'obtenir par ce moyen l'extension du membre et sa direction normale.

I

DANS LES COXALGIES AIGUES, IL FAUT RÉDRESSER LES MEMBRES
FLÉCHIS.

En 1835, après de nombreux travaux, Bonnet (1) proclame ce principe universellement adopté depuis, que ce qui aggrave la douleur dans les coxalgies aiguës, c'est la direction vicieuse du membre et du bassin. Il reconnaît que si la douleur a été antérieure à la déviation, elle est du moins d'autant plus accrue que le membre est plus dévié de sa direction normale.

Réfléchissant ensuite aux difformités que laissent après elles les inflammations et surtout les rétractions de la capsule articulaire, il arrive à cette conclusion : que, dans les coxalgies aiguës, le meilleur moyen de calmer les douleurs et d'empêcher les déformations ultérieures, c'est de placer, au début de la maladie, le membre dans l'extension, et de le maintenir ensuite immobile dans cette position, en le plaçant, avec le bassin, dans une gouttière matelassée faisant l'office d'une culotte douce, mais assez résistante pour maintenir solidement l'immobilité, et pour empêcher la moindre déviation ultérieure.

(1) *Traité des Maladies des articulations* ; Paris, 1847.

Les principes émis par Bonnet sont donc bien différents de ceux qui avaient cours avant lui dans la science,
et je regrette vivement que MM. Martin et Collineau les
aient passés sous silence dans leur récent ouvrage (1).

*Des procédés à employer pour redresser
les membres fléchis.*

Pour obtenir le redressement des membres dans les
coxalgies aiguës, alors qu'elles sont à leur début, il ne
faut pas croire qu'il faille employer de fortes et grandes
manœuvres. L'inflammation de la capsule, n'étant qu'à
son début, n'a pas encore produit d'épanchement de
lymphe plastique qui, en s'organisant, constitue un
obstacle sérieux au redressement. Il n'y a alors aucun
produit nouveau formé. Aussi, le redressement s'opère-t-
il avec facilité. Il suffit de soulever le malade, de faire
passer au dessous de lui une gouttière, de l'y déposer
dedans, en prenant la précaution de presser légèrement sur la cuisse de haut en bas et de pratiquer une
très-légère traction sur le membre en le portant dans la
direction normale.

Un bandage amidonné ou d'autres appareils immobilisateurs, que nous indiquerons dans la suite, peuvent
suppléer, au besoin, une gouttière que tout le monde n'a
pas immédiatement à son service.

Ce redressement exige si peu d'efforts, que si n'était d'un
peu de douleur, le malade ne s'apercevrait pas de ces
manœuvres si simples et si rapides qu'il exige.

Au surplus, si le malade est pusillanime, on peut avoir
raison de sa crainte de la douleur au moyen de l'éthérisation locale ou générale.

(1) Collineau et Martin, *Traité de la Coxalgie*; Paris, 1865.

Il est cependant des cas, j'en conviens, où il y a de la contracture consécutive et si puissante des muscles, qu'elle rend ce redressement bien plus difficile. Aussi, est-il de règle, dans ces cas, de plonger préalablement le malade dans le sommeil anesthésique et, le redressement obtenu, de fixer le pied à une attelle transversale siégeant au bas de la gouttière, non pour exercer des tractions sur le membre, mais pour empêcher seulement que la contraction musculaire ne le fasse remonter et dévier.

Il en est d'autres dans lesquels le redressement de la cuisse fléchie oppose une résistance assez forte. Il faut employer alors de plus actifs efforts. Il n'est pas nécessaire cependant de fixer le bassin à l'aide d'un appareil que nous décrirons lorsque nous nous occuperons de l'ankylose fibreuse, ni d'exercer de violentes tractions sur le membre. Les mains d'un aide, appliquées sur les crêtes des os des îles, fixent le bassin, tandis que le chirurgien fait exécuter à la cuisse des mouvements de flexion et d'extension. Avec un peu d'efforts joints à une légère traction du membre et avec l'aide de l'éthérisation, on triomphe dans tous les cas aigus.

II

EXAMEN CRITIQUE DES OBJECTIONS QUE L'ON A FORMULÉES CONTRE LE REDRESSEMENT DES MEMBRES DANS LES COXALGIES AIGUES.

L'expérience ou la pratique a-t-elle sanctionné la valeur des principes émis par Bonnet? Les coxalgies aiguës ont-elles été aggravées par cette nouvelle manière de faire? Ou bien les coxalgies, ainsi traitées, ont-elles été plus rapidement menées à bonne fin.

Pour résoudre ces questions, je n'ai besoin que de réfuter les objections que l'on a faites à cette thérapeutique.

1° La position du membre mis dans l'extension produit une vive douleur et est difficilement supportée par les malades;

2° L'extension rapide des membres produit dans les articulations malades une inflammation plus ou moins forte, qui souvent aggrave la maladie au lieu de la diminuer.

Ces objections, si elles étaient vraies dans l'immense majorité des cas, devraient, à tout jamais, faire condamner une thérapeutique qui attise le feu au lieu de l'éteindre.

Heureusement qu'il n'en est pas ainsi.

Je soutiens, et cela en me fondant sur la théorie et l'observation clinique, que dans le plus grand nombre des cas, cette méthode de traitement est exempte des reproches qu'on lui attribue.

Le redressement des membres calme la douleur et l'inflammation au lieu de les augmenter

Ceux qui ont prétendu que cette thérapeutique produisait de vives douleurs ont été guidés souvent par des idées *à priori*. Il faut bien se rappeler que la coxalgie débute par une douleur parfois très-vive, qui ne peut être détruite instantanément ou dans peu de temps par la plupart de nos moyens médicaux et chirurgicaux.

Dans la coxalgie, l'inflammation se trouve entée sur un état constitutionnel ou bien n'est que l'expression locale d'une diathèse. Envisagée à ce point essentiellement clinique et vrai, je pars de ce fait : qu'il n'est pas plus possible d'enrayer dans sa marche cette inflammation spécifique qu'il n'est possible, même aux meilleurs praticiens, de juguler une pneumonie de cause générale, une fièvre muqueuse ou une fièvre typhoïde!

On prétend bien que la médecine est l'art de guérir. Pour être plus dans le vrai, on devrait dire, que c'est l'art de traiter savamment une maladie, ce qui ne veut pas dire qu'on la guérisse toujours. Cette manière de voir serait en harmonie avec cette sublime réponse du restaurateur de la chirurgie moderne, Ambroise Paré, à Charles IX : « Je l'ai pansé, Dieu l'a guarî. »

Dès lors que vous employez l'extension brusque ou la demi-flexion du membre, l'inflammation suivra son cours, et, si le malade a une constitution altérée ou viciée, elle durera beaucoup plus longtemps ou produira des accidents plus graves que chez celui qui est doué d'une bonne santé.

Le point fondamental est donc de savoir, si l'extension rapide du membre produit, dans ces cas, plus de douleurs que si l'on immobilisait le membre dans sa position vicieuse, c'est-à-dire dans la demi-flexion, comme le conseillent MM. Martin et Collineau (1).

Je soutiens que l'extension rapide et opérée le plus tôt possible, au début de la maladie, affaiblit la douleur, contribue au bien-être des malades et prépare une solution heureuse de la lésion locale.

Que nous a appris l'anatomie pathologique ?

Elle nous a montré que, dans les coxalgies aiguës, il se produisait, presque aussitôt le début de l'inflammation, une sécrétion de sérosité dans la synoviale, sécrétion à laquelle certains auteurs, Réveillé-Parise entre autres, qui, ne voyant qu'un seul point de la question, ont attribué, par la pression qu'elle exerce sur la tête du fémur, tous les déplacements et les déviations vicieuses des membres.

Elle nous a encore appris qu'il y avait aussi, dans ces

____

(1) *Traité de Coxalgie:* Paris, 1865.

cas, rarement, il est vrai, une inflammation des os, mais ordinairement une inflammation du périoste, de l'aponévrose et des tissus fibreux entourant l'articulation, tissus qui, comme l'a démontré Gerdy, se rétractent alors avec une merveilleuse facilité.

Or, puisque nous savons que, lorsque les membres sont placés dans l'extension, il n'y a dans l'articulation de la hanche aucune distension, que les os se trouvent dans leurs rapports normaux, que la capsule orbiculaire et les muscles qui les environnent sont dans le relâchement complet, pourquoi ne pas profiter de ces données pour redresser le membre fléchi et le placer dans l'extension, alors qu'il se trouve dans une attitude vicieuse?

Pourquoi le laisser dans la demi-flexion, qui peut être la cause ultérieure de déplacements osseux, de tiraillements dans la capsule et les muscles périphériques à l'articulation de la hanche?

L'inflammation attaquant des tissus se trouvant dans le relâchement, devra être moindre, puisqu'elle n'aura plus de cause occasionnelle pour se perpétuer ou s'aggraver.

« Que la cuisse soit dans la position où l'on observe l'allongement ou dans celle qui produit le raccourcissement, dit Bonnet (1), les os ont des rapports propres à aggraver l'inflammation. Dans le premier cas, la cuisse, fléchie sur le bassin, est dans l'abduction et la rotation en dehors. La tête du fémur tend à s'échapper vers le côté interne de l'articulation. Il y a distension des ligaments placés en dedans de la jointure et tendance à la luxation spontanée sur le trou obturateur. Dans le second cas, la cuisse fléchie se porte dans l'adduction et la rotation en

____

(1) Bonnet, *Maladies articulaires*; t. 1, p. 456.

dedans. La tête du fémur tend à s'échapper en arrière et en dehors de l'articulation. Il y a distension de la capsule fibreuse et de la synoviale à leur partie externe et supérieure, tension du ligament rond, et tendance à la luxation spontanée.

« Au contraire, que le membre inférieur, médiocrement étendu et dirigé parallèlement à l'axe du tronc prolongé, soit dans la situation où il se trouve lorsqu'on se tient debout sur les deux pieds, il n'y aura plus dans l'articulation de la hanche aucune distension des ligaments, aucune tendance aux luxations consécutives, et la cuisse reprendra en partie ses fonctions, si elle vient à s'ankyloser. »

Mais, objectera-t-on encore, nous préférons tenir le membre dans la demi-flexion, parce que l'anatomie pathologique nous a appris qu'une parcelle des fibres de la partie antérieure de la capsule sont plus rétractés par l'inflammation que les autres. Vouloir alors étendre le membre, c'est exercer un tiraillement sur ces tissus aponévrotiques, et, par suite, augmenter la douleur et l'inflammation.

Pour admettre cette opinion fondée sur ce que la flexion de la cuisse ne tient qu'à la rétraction des fibres aponévrotiques du ligament de Weber, il faudrait qu'elle fût vraie et qu'on expliquât ensuite la déviation du bassin par la rétraction consécutive des muscles pelvi-fémoraux et trochantériens ; mais, cette objection n'est pas valable.

Comment ! dans une maladie de la hanche, dont l'inflammation s'empare souvent à la fois, comme l'anatomie pathologique le démontre, non seulement des os, mais de la membrane synoviale, de la capsule toute-entière et du tissu cellulaire qui l'entoure, on se contente d'appeler l'attention sur l'inflammation de quelques filets fibreux placés

plus ou moins obliquement sur la capsule, et on prétend
que ces fibres sont capables, à l'état pathologique, de se
rétracter à ce point d'être la cause primitive de la flexion
de la cuisse et consécutivement des déviations du membre, telles que abduction, rotation, raccourcissement ou allongement, etc. Comment croire que des fibres tendineuses
si courtes et en si petit nombre, puissent être la cause, si
elles viennent à s'enflammer, d'un résultat si grand et si
complexe?

Puis, ajoute-t-on, nous ne voulons point de l'extension,
parce que les muscles pelvi-fémoraux sont, dans ce cas,
violemment tendus et qu'ils n'arrivent au relâchement
complet que dans la position demi-fléchie.

Mais, à supposer que cette opinion fut vraie, ne pour-
rait-on pas répondre ce qui suit : dans la position demi-
fléchie, la tête du fémur, pressant sur la partie postérieure
et supérieure de la capsule, doit l'enflammer, la contu-
sionner, l'ulcérer; et finalement, ne peut-elle pas être
exposée à passer à son travers, pour aller se fixer à la
partie externe et postérieure de l'os des îles? Les muscles
de la partie postérieure de la cuisse et surtout de la fesse,
ne seront-ils pas, si l'on maintient le membre dans la
demi-flexion, dans un état de tension qui sera douloureux pour le malade?

Il est encore une autre objection que l'on invoque en
faveur de la demi-flexion. Les malades, prenant pour
éviter ou diminuer la douleur, cette dernière position,
s'opposent souvent à ce qu'on étende le membre fléchi;
ils ne veulent pas qu'on les change de place. Nous
avons même vu des malades qui n'ont pu supporter ce
redressement, et qu'on a été obligé de remettre dans
la demi-flexion.

« Quelles que soient les maladies aiguës de la hanche,

disent-ils, l'inflammation a pour résultat de fixer la cuisse dans la position où elle se place naturellement dans le repos, lorsqu'il n'existe pas de maladie de la jointure. A cet effet, sont-ils couchés sur le dos, le tronc, relevé par des coussins, se trouve fléchi sur la cuisse. Sont-ils couchés sur le côté, la flexion des membres inférieurs est indispensable, pour que le corps ait une base de sustentation suffisamment large. »

Mais, accepter cette opinion, c'est se mettre en opposition avec toutes les données scientifiques connues, et de plus, c'est favoriser le caprice des malades. Or, tout le monde sait combien il en coûte parfois au médecin de substituer, dans une inflammation grave et aiguë, la volonté du patient à celle dictée au médecin par le désir, non de lui être agréable, mais bien réellement utile.

Toute la question se résume donc en ceci : Faut-il maintenir la position qu'a choisie le malade ? ou faut-il l'y arracher, dans le but de le guérir et avant tout de lui procurer du soulagement ? Pour moi, je crois qu'il faut passer outre de ses volontés et redresser le membre.

Ecoutez d'ailleurs Gerdy, sa réfutation est péremptoire : -

« Qui n'a été frappé des phénomènes de rétraction qui s'observent dans les maladies articulaires, dans les arthrites aiguës et chroniques? Combien de fois n'ai-je pas vu des malades tombés depuis quelques jours, depuis quarante-huit heures seulement, sur le sol ou sur un corps très-dur, se trouver dans l'impossibilité d'étendre la jointure contuse par la chute; celle du coude par exemple ! Que s'est-il passé alors? Voilà la difficulté, et cette difficulté ne pouvait se résoudre que par des observations multipliées et très-minutieuses.

« On est d'abord disposé à croire que le malade tient

l'articulation immobile, parce que l'articulation étant douloureuse, il craint d'augmenter ses souffrances par le moindre mouvement. Il est même certain que cette circonstance concourt à l'immobilité que le malade conserve. Néanmoins, il est certain aussi que le patient ne peut réellement étendre le membre ou le fléchir autant que dans l'état sain. C'est ce dont on peut s'assurer dans les arthrites chroniques et dans les arthrites sub-aiguës, où l'articulation affectée est peu douloureuse ou peu sensible. On s'en assure même dans les arthrites aiguës en fléchissant et étendant très-doucement la jointure. Alors il arrive presque toujours un moment où le mouvement mécaniquement imprimé est arrêté par une résistance mécanique que le malade ressent dans l'articulation ou autour de l'articulation, et dont il détermine la position précise. Souvent alors on sent soi-même, en palpant la partie, des brides, des rubans fibro-cellulaires, des cordes fibreuses, qui soulèvent la peau et se tendent pendant que l'on fait des efforts modérés pour en vaincre la résistance. Dans certains cas, les muscles restent mous et inactifs pendant ces tentatives ; dans d'autres, ils se contractent en même temps pour résister aux efforts. Mais le malade ne souffre presque jamais alors dans les muscles tendus ; dans d'autres cas, au contraire, il y souffre réellement (1). »

Mais, dira-t-on encore, nous admettons volontiers qu'il faille redresser le membre. Cependant, ne croyez-vous pas que vos manœuvres, tiraillant les tissus, ne les enflamment davantage ?

A cela, je réponds : Dans la coxalgie aiguë, il n'est pas nécessaire, comme on se l'imagine, de produire de violents efforts pour redresser le membre ; il suffit tout

(1) *Bulletin de l'Académie de médecine;* t. IX, p. 772.

simplement, dans le plus grand nombre de cas, de soulever le malade et de le placer dans une gouttière droite, pour faire le plus souvent cesser la déviation ; et cela se comprend sans peine, puisque, au début de la coxalgie, comme je l'ai déjà dit, la lymphe plastique, produit de l'inflammation, n'a pas encore eu le temps de s'épancher ni de s'organiser en membranes fibreuses plus ou moins résistantes. Mais, à ceux qui m'objecteraient qu'il faut souvent des mouvements de flexion et d'extension assez forts (ce qui n'est pas) pour produire ce redressement, je répondrai : Ne voyez-vous pas, tous les jours, des individus atteints de déviations des membres par cause traumatique, telles que les luxations, qui sont immédiatement soulagés lorsque, même après le développement d'une inflammation, les os ont été remis à leur place par des mouvements brusques et saccadés ?

Dans les entorses, par exemple, ne constate-t-on pas une diminution notable de la souffrance, lorsque les muscles luxés, suivant l'expression pittoresque de Pouteau, ont été remis à leur place par des manœuvres qui constituent les différentes espèces de massage ?

Or, si, dans ces cas, l'on suprime la douleur et l'on diminue l'inflammation en plaçant les os et les muscles dans leur position normale, pourquoi n'obtiendrait-on pas le même résultat dans les coxalgies aiguës, lorsque le membre, placé dans la demi-flexion, c'est-à-dire dans une position vicieuse, est ramené, sans trop d'efforts, dans l'extension. qui est la situation où os, tissus fibreux et muscles, se trouvent dans le relâchement, en un mot, dans leur état normal.

III

DES AVANTAGES DU REDRESSEMENT SUBIT DES MEMBRES
DANS LES COXALGIES AIGUES.

La pratique a sanctionné la valeur des idées théoriques que je cherche à faire prévaloir.

« Depuis la publication des travaux de Bonnet, a dit M. Verneuil (1), et leur introduction dans notre pratique parisienne, les choses ont, ce me semble, complétement changé de face par le redressement subit, dans les coxalgies aiguës. Je ne parle pas des cas extrêmes, qui nous sont amenés trop tard, ou de ceux que compliquent des lésions internes irrémédiables, mais bien des cas moyens. Or, j'ai traité seul, par le redressement, une quinzaine de cas, et j'en ai vu un nombre égal dans la clientèle de divers autres chirurgiens, en particulier, dans l'établissement orthopédique de Duval, et, jusqu'à ce moment, je n'ai pas eu à constater une seule terminaison funeste. J'en excepte l'enfant d'un chaudronnier. Sur le conseil d'un chirurgien qui n'adoptai pas le traitement nouveau, on reprit les anciens errements, et j'ai appris, plus tard, la mort du petit malade. La plupart des sujets auxquels je fais allusion appartenaient, il est vrai, à la pratique civile ; mais quelques-uns d'entre eux étaient gravement atteints. D'ailleurs, autrefois, dans la même pratique privée, j'ai vu mourir, dans les meilleurs conditions hygiéniques, un enfant de neuf ans et une jeune fille de dix-huit ans, que les douleurs, le séjour prolongé au lit, la suppuration intarissable, ont manifestement fait périr. Je suis persuadé que mes collègues ont changé d'opinion

____

(1) Séance de la Société de Chirurgie, 8 février 1865.

sur la gravité actuelle de la coxalgie. Or, il n'y a que deux explications de cet heureux changement : ou la maladie est devenue moins grave de nos jours, ou la thérapeutique est devenue plus efficace. Le choix n'est pas douteux entre ces deux interprétations. »

Puis, dans la séance du 22 février 1865, répondant à une objection de M. Giraldès, il ajoute :

« Ce que je puis affirmer, c'est que dans une série de seize malades traités par la méthode de Bonnet et que j'ai pu observer, aucun n'est mort, tandis que, avant l'application des procédés du chirurgien de Lyon, j'en ai vu mourir deux qui, bien entendu, n'avaient de tubercules ni dans les poumons, ni dans le mésentère. »

Traitez un malade par la méthode de Bonnet, et traitez-en un autre par la demi-flexion, et vous verrez alors que le coxalgique dont on a redressé le membre vicieusement fléchi, guérira beaucoup plus vite que l'autre, et vous constaterez aussi que le malade se plaindra infiniment moins, son membre ayant été redressé, que celui dont le membre aura été placé dans la demi-flexion.

XXXVI° OBSERVATION. En 1856, j'avais été chargé par M. Bonnet d'aller offrir à M. Nélaton sa grande gouttière double. L'éminent professeur de Paris, après m'avoir reçu avec sa bienveillance habituelle et m'avoir permis d'exposer publiquement les idées de mon ancien et si regretté maître, me conduisit auprès d'une malade de 25 ans, atteinte d'une coxalgie qui la faisait cruellement souffrir. Je la trouvai, la jambe dans la position demie-fléchie et solidement fixée dans cette situation par l'appareil de MM. Ferdinand Martin et Collineau. L'occasion était belle de démontrer la supériorité de l'extension et de la gouttière de Bonnet sur la demi-flexion et l'appareil Collineau et Martin. Les souffrances étant très-vives, j'éthérisai cette malade ; je la débarrassai de son appareil ; je redressai le membre et je le plaçai, pour l'immobiliser, dans l'extension, dans la double gouttière de Bonnet. Le lendemain matin, à la visite, je constatai, comme tous ceux qui se trouvaient présents, que cette femme, qui souffraient si cruellement avant mon

redressement, accusait un bien-être inexprimable, et témoignait,
à qui voulait l'entendre, le bonheur d'être placée dans une situation et dans un appareil qui lui avaient enlevé les douleurs qu'elle
endurait depuis longtemps.

Ce fait n'a pas besoin de commentaires. Il suffirait, à
lui seul, pour démontrer la supériorité de la pratique
Bonnet. Il me serait facile de citer plusieurs observations
analogues, si je ne craignais de fatiguer le lecteur.

M. Berne, ancien chirurgien en chef de la Charité de
Lyon, qui a vu employer l'appareil de MM. Collineau et
Martin, n'a pas été satisfait de ses résultats, car, malgré
toutes les précautions, les malades y souffraient beaucoup.

« On comprend, dit-il, qu'il doive en être ainsi, quand
on réfléchit à l'insuffisance des moyens que l'on possède
pour arriver à redresser une hanche déviée par les procédés de redressement progressif. On a vanté l'appareil de
Martin. J'ai vu plusieurs fois M. Bonnet s'en servir, mais
toujours sans réussite. Peut-être récusera-t-on mon impro-
bation; mais, à Paris même, entre les mains de M. Marjolin, l'effet de cet appareil n'a pas été plus efficace, et cependant M. Martin lui-même en dirigeait l'application.
Dans quelques cas, pour faire cesser la flexion prononcée
de la cuisse sur le bassin, M. Marjolin fait coucher les
enfants sur le ventre, afin de diminuer autant que possible l'angle de flexion. M. Gibert, qui mentionne ce moyen
dans sa thèse, assure ne l'avoir jamais vu produire de redressement complet. Aussi, plutôt que de laisser les malades souffrir dans leur mauvaise position et risquer ultérieurement une ankylose d'autant plus grave qu'elle se
surajoutera à une difformité, je crois convenable de les
soumettre de suite au redressement (1). »

On a pu critiquer souvent, et avec raison, certaines

____

(1) Berne, *Du Redressement brusque dans les Coxalgies;* p. 156.

idées théoriques et pratiques de Bonnet ; mais il en est une, et c'est précisément celle qui nous occupe aujourd'hui, qui est d'autant plus vraie, qu'elle est passée dans la pratique commune, et dont l'expérience a sanctionné et sanctionne chaque jour l'incontestable utilité. Qu'un malade soit atteint de coxalgie, que s'empresse-t-on de faire ? De redresser le bassin et le membre, de placer ce dernier dans la ligne horizontale ou parallèle au corps, et de l'immobiliser dans cette heureuse position, en appliquant un bandage amidonné, ou, mieux, en déposant le malade dans une gouttière double.

On fait par ce moyen cesser les douleurs, ou du moins on les rend plus supportables. De la sorte, on prépare l'efficacité des moyens locaux et généraux ultérieurement employés, et, s'il n'y a point d'abcès, au bout de quelques temps, la maladie cède aux efforts incessants médicaux et chirurgicaux ; le patient guérit, conservant, sans doute, pendant plus ou moins longtemps, de la raideur dans la jointure, mais n'étant pas exposé à la difformité, suite de la flexion de la cuisse sur le bassin, et pour la disparition de laquelle il faudrait exercer ensuite des tractions plus ou moins pénibles et efficaces.

Comme faits confirmatifs de l'opinion que je défends, je citerai les quelques observations suivantes :

XXXVIIe Observation. Je fus appelé, en 1864, à donner mes soins à une petite fille de 6 ans, d'un tempérament lymphatique très-prononcé. A la suite de l'impression d'un froid humide, elle fut prise tout à coup d'une inflammation de la hanche gauche avec flexion de la cuisse sur le bassin. A mon arrivée, je constatai une douleur extrêmement vive dans l'articulation coxo-fémorale. Le contour de cette jointure était tuméfié, et le moindre attouchement y provoquait une recrudescence de souffrance. La cuisse était fléchie sur le bassin et portée dans l'adduction et la rotation en dedans. Ayant jugé, à tous ces signes, que j'avais affaire à une coxalgie aiguë, je résolus de redresser le membre et de placer ensuite cette enfant dans la gouttière double de Bonnet. L'ayant éthérisée, je redressai très-facilement la cuisse et, l'ayant mise dans la position horizontale, je plaçais, aussitôt après, cette jeune fille dans la double gouttière. Le soir, je pus constater une très-grande diminution de souffrance. L'amélioration se soutint et le lendemain je constatai que cette malade, qui n'avait fait que plaindre la nuit précédente de mon opération, avait dormi d'un sommeil assez calme pendant quatre heures consécutives. La douleur diminua progressivement. Au bout du quatrième jour, je pus toucher la hanche sans faire souffrir la malade; la tuméfaction était beaucoup moindre. Je laissai la gouttière en place une douzaine de jours, pendant lesquels je prescrivis des frictions avec des pommades à la belladone et au chloroforme. L'inflammation céda peu à peu, et lorsque j'enlevai la gouttière, je constatai l'égalité de longueur des membres, la suppression à peu près complète de la douleur.

Pour vaincre l'engorgement et la raideur articulaire, je prescrivis des frictions avec la pommade iodée et de légers mouvements. Sous l'influence de cette médication, la raideur disparut peu à peu. Je prescrivis alors des douches sulfureuses, et au bout de quelque temps, c'est-à-dire après deux mois de traitement, cette jeune fille put marcher facilement, en traînant légèrement la jambe. L'emploi des eaux minérales d'Aix produisit ensuite la guérison complète.

XXXVIII⁰ Observation. En 1865, j'eus à donner mes soins à un jeune homme de 17 ans, qui venait d'être pris d'une affection rhumatismale aiguë, localisée sur l'articulation coxo-fémorale droite. Quand je le vis pour la première fois, la hanche était le siége d'un gonflement considérable. La douleur était très-vive, la cuisse portait dans la flexion, l'abduction et la rotation en dehors.

Malgré une fièvre intense et des souffrances très-vives, je jugeai convenable, pour faire cesser l'allongement dû à l'inclinaison du bassin, la flexion de la cuisse, et pour calmer les souffrances, de redresser le membre aussitôt et de le placer dans une gouttière double. J'éthérisai ce jeune homme, et je profitai du sommeil anesthésique pour exécuter mon opération. Le lendemain, à ma visite, je constatai une diminution très-vive de la souffrance. Je fis placer sur la jointure un cataplasme camphré, que l'on renouvelât toutes les quatre heures. Je prescrivis en potion de la poudre de Dower et une tisane diaphorétique avec de l'acétate d'ammoniaque. Sous l'influence de cette médication, la douleur disparut peu à peu. Au bout de trois semaines, j'enlevai la gouttière. Je

conseillai des frictions avec le baume opodeldoch. Un mois environ
après, je prescrivis des douches sulfureuses, et le malade se rétablit complétement, puisqu'il pouvait alors marcher avec une simple
canne, qu'il ne tarda pas à quitter.

Ces observations, auxquelles j'aurais pu en joindre
d'autres tirées de ma pratique, me paraissent fort concluantes pour appuyer la valeur du redressement subit
des membres dans les coxalgies aiguës.

Sans citer celles qu'à fait connaître Bonnet (1), je
pourrais encore emprunter, un certain nombre de faits,
témoignant de l'utilité de cette thérapeutique, à mes honorables confrères de Lyon, MM. les docteurs Pétrequin,
Barrier (2), Valette, Desgranges, Ollier, Berne (3),
Delore, etc. L'École de Paris, principalement représentée par MM. Velpeau, Nélaton, Bouvier, Guersant,
Marjolin, Demarquay, Giraldès, Richard, Broca, Verneuil, etc. (4), me fournirait encore de nombreuses et
fort intéressantes observations. Je me contente de renvoyer le lecteur aux travaux de ces savants confrères ; il
y puisera la conviction profonde de l'utilité du redressement, si les faits que j'ai cités ont laissé encore du doute
dans son esprit. Toutefois, j'emprunterai à M. Marjolin
un des plus beaux cas qu'on puisse produire en faveur du
redressement dans les coxalgies aiguës.

XXXIX' Observation. R..... (Marie), 11 ans, née à Paris,
entrée, le 28 septembre 1858, à Sainte-Eugénie.

Antécédents de famille et d'hygiène. La famille habite au fond
d'une cour, dans un petit appartement où n'entre jamais le soleil,
pas humide cependant. Père bien portant ; frère de 21 ans, qui n'a
jamais été malade ; plusieurs frères et sœurs morts en bas âge ;

(1) *Maladies des Articulations ;* t. II.
(2) *Compte-Rendu du service Chirurgical de l'Hôtel-Dieu de Lyon ;*
1852 ; p. 112.
(3) *Du Redressement brusque des Coxalgies aiguës ;* Lyon, 1860.
(4) *Recueil des travaux de la Société de Chirurgie de Paris ;* 1865.

sa mère est morte dernièrement d'un cancer ; l'enfant elle-même a toujours été maladive, sujette à de la fièvre, à des érysipèles et des épistaxis fréquentes et abondantes ; habitude invétérée d'onanisme : elle est très-pâle, à peau blanche et fine, cheveux noirs, pas scrofuleuse ; somme toute, constitution chétive et souffreteuse.

Au commencement du mois de septembre 1858, elle a commencé à souffrir dans la hanche droite, et boitait de ce côté ; puis cette douleur a cessé et s'est manifestée dans la hanche gauche ; cette douleur s'était bien apaisée, assez pour qu'un jour elle pût aller à pied au cimetière Montparnasse ; là, elle est prise d'une douleur si vive, si aiguë, qu'elle ne peut pas faire un pas de plus et qu'on est obligé de l'emporter. Elle entre alors dans le service de M. Barthez, et comme à ce moment elle souffrait aussi dans le pied gauche, on crut à une affection rhumatismale ; mais bientôt il se forme un abcès au pied gauche, puis les signes de la coxalgie deviennent évidents, et elle passe dans le service de M. Marjolin, où je la vois le 15 octobre.

État actuel. (Je l'ai déjà presque complétement indiqué à propos du diagnostic, je le répète brièvement ici.) L'enfant est couchée dans le décubitus latéral droit, et tout le tronc est porté de ce côté : le bassin est fortement incliné à droite, et l'épine iliaque antérieure droite, plus basse que la gauche, est sur un plan très-antérieur : cependant la ligne de l'axe vertébral coupe à angle droit la ligne bisiliaque ; le membre abdominal gauche est dans une forte adduction, telle que la ligne vertébrale tombe près du tiers supérieur de la cuisse gauche ; le genou gauche fléchi repose sur la cuisse droite ; forte rotation en dedans, flexion de la cuisse sur le bassin très-prononcée : raccourcissement apparent à la vue très-prononcé : allongement apparent à la mensuration de près de trois centimètres, ce qui vient de la forte adduction (Parise) ; saillie considérable de la hanche, cambrure des reins, bascule du bassin en avant : l'enfant peut s'asseoir, mais aucun mouvement volontaire du membre n'est possible, tout mouvement communiqué est douloureux.

La question de la luxation est difficile à trancher : en donnant au membre sain le même degré de flexion qu'au membre malade, en tirant sur le membre raccourci de façon à abaisser le bassin et à faire disparaître l'ensellure des lombes, en rapprochant ensuite les deux genoux de façon que la ligne vertébrale tombe perpendiculairement entre eux, on constate que le genou gauche est plus court d'un centimètre que le genou droit ; cependant, en exécutant lentement cette manœuvre, il me semble que je détermine des mouvements qui se passent dans l'articulation même.

M. Marjolin penche pour la luxation.

Le 16 octobre, M. Marjolin endort la malade et, quand l'anesthésie est complète, il tire la cuisse gauche en bas ; il sent alors distinctement à la main un soubresaut, comme d'un obstacle franchi, et il le fait constater aux assistants; puis il exécute des mouvements dans tous les sens, redresse le membre, fait disparaître les déviations du bassin et des lombes, et quand la malade est dans le décubitus horizontal parfait, sans le plus petit degré de flexion de la cuisse sur le bassin ni d'adduction, les deux membres ayant exactement la même longueur, M. Marjolin, n'ayant pas à sa disposition les appareils de M. Bonnet, a l'heureuse idée de lui substituer l'appareil Scultet ; à gauche, on place cet appareil de façon que l'attelle externe remonte sous l'aisselle, et pour qu'elle ne se déplace pas, M. Marjolin la fait fixer dans une gaîne en toile qui enveloppe le tronc à la manière d'un bandage de corps. Le chirurgien, dans la crainte que l'enfant ne remuât trop avec la jambe saine, et ne déviât ainsi le bassin, l'en préserve avec un second appareil Scultet, de sorte que l'enfant est obligée de rester dans la plus complète immobililité.

Dans la journée, il y eut peu de douleurs ; il est vrai qu'il n'y avait pas eu grandes violences à exercer, et que, en quelques minutes, le redressement fut opéré.

La nuit de l'opération et à partir de ce moment, toutes les nuits se passèrent sans douleur. L'enfant va sensiblement mieux de jour en jour. On renouvelle de temps à autre l'appareil et l'on s'efforce de maintenir le membre dans une rectitude parfaite, ce que le double appareil Scultet réalise parfaitement.

Le 2 novembre, j'examine la hanche ; elle paraît aussi normale, aussi saine, que la hanche droite ; les mouvements sont possibles dans la moitié de leur étendue ; au delà, c'est le bassin qui remue.

Le 7 janvier, j'examine de nouveau l'enfant, qui peut, dès à présent, être considérée comme guérie, car elle exécute elle-même tous les mouvements de la cuisse gauche qu'on lui commande sans aucune douleur; il n'existe plus la plus légère déviation ni du membre ni du bassin. Les deux régions inguinales sont semblables : la région fessière est encore un peu aplatie. M. Marjolin n'a pas encore permis à l'enfant de se lever (1).

(1) Gibert, *De la Coxalgie;* Paris, 1862 ; p. 132.

IV

EXPLICATION DES SOUFFRANCES PRODUITES DANS CERTAINS CAS PAR LE REDRESSEMENT SUBIT DU MEMBRE.

Nous admettons bien l'utilité du redressement des membres, me dira-t-on encore ; nous croyons qu'à son aide on peut diminuer les souffrances et préparer une solution heureuse à la coxalgie ; cependant, il est des cas où ce redressement, loin de diminuer la douleur, l'a, au contraire, aggravée.

Je suis loin de nier ces faits, et quoiqu'ils ne soient pas nombreux, ils le sont déjà trop, puisqu'on a aggravé la position des malades en voulant les soulager.

Mais ces faits désirent être expliqués ; car, il en est plus d'un dont l'aggravation des souffrances ne doit pas être mise sur le compte de la méthode dite du redressement subit.

Pendant les trop courtes années que j'ai eu le bonheur de passer dans les hôpitaux, et, plus tard, lorsque je me suis trouvé pour ainsi dire associé à la pratique civile du créateur de cette thérapeutique, j'ai vu, et l'expérience surtout me l'a appris depuis lors, que pour obtenir du redressement subit tout le parti désirable, il fallait tenir compte de quelques détails pratiques qui ne sont rien en apparence, mais qui sont extrêmement importants pour en assurer le succès.

Il est quelques praticiens qui, n'ayant pas été initiés d'une manière convenable aux manœuvres qu'exige le redressement dans les coxalgies aiguës, croient être dans le vrai en tourmentant violemment une articulation de la hanche malade. Ceux-là s'exposent à tirailler violemment les tissus. Au lieu de procéder avec douceur et ménagement, ils fixent le bassin, tirent sur le membre avec force, compriment violemment la cuisse de haut en bas, font même exécuter à l'articulation malade des mouvements rapides et saccadés.

Il n'est pas étonnant alors de voir, par ces tiraillements intempestifs, l'inflammation s'accroître et d'obtenir, par ce moyen de contusion douloureuse des tissus enflammés, une aggravation de la douleur, au lieu de sa diminution.

Il est d'autres chirurgiens qui accomplissent en tous points le redressement de la manière la plus convenable ; mais, soit faute de temps ou autre motif, ils immobilisent le membre redressé, non dans des gouttières convenables, ils ne les ont pas à leur service , mais avec des appareils plus ou moins défectueux qui blessent les malades et rendent par suite le redressement insupportable.

Ce manque de détails pratiques, je l'ai observé dans les hôpitaux. Il m'est même quelquefois arrivé de provoquer de violentes douleurs en redressant les membres et en les immobilisant ensuite sans tenir compte de ces petits détails ; et si j'ai eu alors des résultats contraires à mon attente, pourquoi d'autres moins initiés que moi à cette thérapeutique n'en auraient-ils pas de semblables?

Bonnet même était persuadé de ce fait, puisqu'il a écrit les quelques lignes qui suivent :

« J'ai même lieu de penser que la disparition des douleurs (1), à la suite des redressements, a été plus prompte chez les malades qui ont été traités dans ces dernières années, parce qu'ils ont pu profiter des perfectionnements successifs qui ont été introduits dans ma gouttière. »

Je me résume, en disant à ceux qui veulent pratiquer de semblables opérations sans voir la douleur s'aggraver,

____

(1) *Traité des Maladies articulaires;* p. 458.

que, le plus souvent, le succès du redressement dépend, comme j'ai pu m'en convaincre, de la mise en pratique de tous les détails, même les plus minutieux, de cette opération, tels que les manœuvres douces et graduellement plus fortes, la confection méthodique et régulière du bandage amidonné, si l'on en fait usage pour maintenir le redressement, ou l'emploi des gouttières habilement exécutées.

Dans les traitements de cette nature, l'oubli des plus petits détails devient la source d'accidents qui peuvent produire des complications fâcheuses.

Maintenant, j'admets, puisque la pratique me l'a démontré, ainsi qu'à plusieurs autres chirurgiens, que le redressement subit, même le mieux savamment accompli, produit, dans des cas rares, il est vrai, mais non moins réels, une aggravation de la douleur.

Bonnet l'admettait tout aussi, à en juger par le passage suivant :

« Ces résultats heureux, produits par le redressement subit (1), n'ont-ils souffert aucune exception? C'est ce que je n'oserais assurer. Ainsi, l'une des malades traitées à l'hôpital par M. Barrier, dans la salle St-Paul, ne fut point soulagée, et une sœur hospitalière n'éprouva qu'un simple amendement. Chez la première, on employa un appareil, pour immobiliser le membre, bien inférieur à ceux dont on se sert en ville, et la sœur avait un abcès profond, qui finit par se faire jour en dehors. Ce n'est pas dans ces cas compliqués que nous prétendons réussir, mais dans les arthrites sans suppuration. Ici, le soulagement est immédiat et peut être annoncé à l'avance. »

Ces faits, en petit nombre, ne constituent à mes yeux qu'une exception qui confirme la règle de la diminution

____

(1) *Traité des Maladies articulaires*, art. Hanche; Paris, 1853.

de la douleur dans les coxalgies aiguës traitées par le redressement subit.

Le mercure guérit les accidents secondaires de la syphilis constitutionnelle : cela est universellement admis. Mais il ne les guérit pas toujours, et mon spirituel confrère, M. Diday, pourrait en apprendre bien long à ce sujet. Mais, parce que le mercure ne guérit pas toujours la vérole constitutionnelle, dira-t-on, jusqu'à preuves contraires et authentiques, que cet agent thérapeutique n'est pas le spécifique des accidents secondaires de la syphilis? Ira-t-on, en se fondant sur l'exception, le remplacer par un autre médicament dont l'action est plus ou moins problématique ?

Les plaies sous-cutanées sont, presque toujours, exemptes de suppuration et d'accident. Quoique les théories varient, par rapport à l'explication de ce fait, tout le monde a accepté cependant le principe de l'innocuité de ces sortes de plaies. Eh bien ! condamnera-t-on cette méthode de traitement parce que, en prenant les meilleures précautions possibles, on a vu des cas où des suppurations plus ou moins fâcheuses se sont produites?

Il faut bien le rappeler, car beaucoup l'oublient, il n'y a en médecine rien d'absolu, parce que, contrairement à la science mathématique, nous avons dans le corps humain une base qui n'est pas toujours identiquement la même; notre organisme est tellement modifié par l'âge, le sexe, le tempérament, les habitudes, les constitutions médicales et atmosphériques, que telle médication échouera, alors que l'on pouvait en espérer un succès complet.

Si, à la suite du redressement subit, il survient une inflammation ou une douleur insupportable pour le malade, le chirurgien devra faire tous ses efforts pour la calmer (V. p. 133). S'il ne peut y réussir, il enlèvera l'appareil immobilisateur de la jointure douloureuse ; il placera momentanément le malade dans le décubitus dorsal ; mais, n'oubliant point que la flexion du membre peut produire des difformités dont il faudra ensuite avoir raison, il devra, aussitôt que l'inflammation surexcitée sera calmée, essayer de redresser le membre, pour le placer dans la condition normale, c'est-à-dire, dans la position horizontale.

En agissant ainsi, malades et chirurgiens y trouveront leur compte. Le malade ne sera pas exposé à subir plus tard de nouvelles manœuvres, et le chirurgien aura fait triompher une méthode de traitement dont des circonstances insolites et imprévues l'avaient momentanément forcé à en suspendre l'emploi.

Il arrive parfois que, dans les coxalgies aiguës, l'inflammation est tellement rapide dans sa marche que, malgré que le membre soit redressé ou laissé dans la demi-flexion, la suppuration, quoi qu'on fasse, ne tarde pas à paraître.

M. Natalis Guillot (1) a cité des cas de coxalgie aiguë dans lesquels l'inflammation avait atteint l'état suppuratif en quarante-huit heures.

Ira-t-on attribuer au redressement cette progression rapide de la douleur, et finalement cette suppuraration ? Pour cela, il faudrait admettre que ce résultat n'aurait pas eu lieu si le membre eut été laissé dans la demi-flexion. Cette thèse est inadmissible ; car au temps où les idées du redressement n'avaient pas cours dans la pratique, alors surtout que l'on maintenait les membres dans l'immobilité et la demi-flexion, on n'aurait dû constater que très-peu d'abcès aigus, et pourtant il n'est peut-être

____

(1) Maisonneuve, *loc. cit.*, p. 33.

pas de chirurgien de cette époque qui ne se soit trouvé, malheureusement, en présence d'aussi fâcheux résultats?

Or, si ces accidents survenaient, le membre étant laissé dans la demi-flexion, position que certains auteurs prétendent être la plus avantageuse, ne peut-on pas être autorisé à soutenir que le redressement subit, fait suivant les principes que j'ai indiqués, n'a pas été la cause occasionnelle des accidents de suppuration qu'on lui a imputés?

Pour appuyer mon opinion, je pourrais citer une observation communiquée à la Société de chirurgie (1) par M. Hervez de Chégoin. Il s'agit d'une coxalgie aiguë en suppuration, et dont le redressement du membre ne donna lieu à aucune douleur, ni pendant, ni après cette opération.

« La malade, dit M. de Chégoin, fut chloroformée. On opéra le redressement, et elle n'éprouva aucune douleur, ni pendant cette réduction, ni après. »

Pour démontrer complétement la vérité de la proposition précédente, il faudrait fournir, je le sais bien, une statistique des abcès produits, le membre ayant été laissé dans la demi-flexion ou ayant été redressé comme il a été dit plus haut.

Malheureusement cette statistique n'existe pas ; et puisqu'elle n'est pas encore faite, nous la signalons à qui de droit et, en attendant qu'elle vienne fixer notre jugement à cet égard, ne nous est-il pas permis de soutenir l'opinion contraire à nos adversaires, qui, moins initiés que nous dans la pratique du redressement, puisqu'ils ne l'ont pas autant appliquée, n'ont pu juger de la valeur de cette thérapeutique qu'en se fondant sur des idées *à priori* ou

____

(1) Séance du 15 mars 1865.

sur quelques résultats malheureux, résultats qu'ils ont pris pour règle, alors qu'ils ne constituent qu'une minime exception ?

J'ai dit déjà, en me fondant sur les travaux de Bonnet et surtout sur ceux du spirituel Réveillé-Parise, que lorsque, dans une coxalgie, le membre inférieur est fléchi, il peut y avoir encore des tendances aux luxations spontanées quand, par exemple il est dans l'abduction et la rotation en dehors ou s'il est porté dans l'adduction et la rotation en dedans. Puis, j'ai ajouté que si le membre est étendu parallèlement à l'axe du tronc prolongé, la pointe du pied regardant en devant, il n'y a plus dans l'articulation de la hanche aucune distension, aucune tendance aux luxations spontanées. La tête du fémur est si bien logée dans le fond de la cavité cotyloïde que, si les rebords de celle-ci étaient même complétement érodés, le déplacement ne saurait avoir lieu.

Ces quelques lignes démontrent donc que si l'on veut prévenir les luxations ou les déplacements des surfaces osseuses dans les coxalgies aiguës avec abcès, c'est-à-dire dans les inflammations corrosives et suppuratives, il faut s'opposer à la demi-flexion du membre qui les facilite par la compression produite par la tête du fémur sur les parties postérieure et supérieure de la capsule, se hâter de redresser le membre et de faire cesser l'abduction ou la rotation en dehors. Ce n'est que grâce à ces manœuvres, combinées avec une extension seulement contentive, que l'on pourra autant que possible prévenir ces accidents, d'autant plus graves qu'ils produisent des difformités en général au-dessus des ressources de l'art.

V

DE L'EXTENSION CONTINUE DES MEMBRES
COMME MOYEN DE REDRESSEMENT ET DE DIMINUTION DES SOUFFRANCES
DANS LES COXALGIES AIGUES.

Il me reste à dire quelques mots d'une méthode de traitement des coxalgies aiguës que M. Le Fort appelle méthode américaine, parce qu'elle a été préconisée dernièrement par des chirurgiens des Etats-Unis.

Elle consiste dans l'emploi de l'extension permanente comme moyen d'arrêter la marche des lésions intra-articulaires dans la coxalgie aiguë, et de diminuer ou de faire même disparaître la douleur si ordinaire et si vive dans les deux premières périodes de la maladie.

C'est Willam Harris (de Philadelphie) qui la proposa le premier, en 1839. Depuis, les docteurs Davis (1), Sayre, chirurgien de l'hôpital Bellevue, à New-Yorck (2), Bauer, de Brooklyn (3), Olcott (de Williamsbury) (4), appelèrent, à peu près simultanément, l'attention sur cette thérapeutique. M. Edwards (d'Edimbourg) (5) la fit connaître en Angleterre, en 1860; depuis, elle a été appliquée dans les hôpitaux de Paris, mais, il faut le dire. avec peu de succès.

Je ne décrirai pas ici toutes les modifications apportées aux appareils d'extension par les auteurs que je viens de citer, je m'en occuperai bientôt. Il me suffira pour le moment de dire que ces chirurgiens américains ont été conduits à l'extension permanente du fémur, afin d'immobiliser

(1) *American Monthly journal.*

(2) *American Medical times.*

(3) *New-York journal of Medicine.*

(4) *San-Francisco Medical press,* 1861.

(5) *Edimburgh Medical journal,* 1860.

la jointure en supprimant toute pression sur les surfaces articulaires malades.

Cette pratique, qui exige l'usage de poids, exerçant la nuit, des tractions continuelles sur le membre, et, le jour, l'application d'un appareil spécial, nous conduirait, si elle était adoptée, à l'abandon de ce grand principe de l'immobilité si nécessaire et si utile, ce qui ne peut être.

De plus, il est bien difficile, pour ne pas dire impossible, d'empêcher à leur aide les pressions des surfaces osseuses articulaires, si tant est, que ces pressions soient, comme ils le disent, la cause de la douleur dans les coxalgies aiguës.

Du reste, MM. Bouvier, Giraldès, et autres, ont suffisamment démontré (1) que cette méthode de traitement prétendue nouvelle, mais en réalité fort ancienne, était très-inférieure à celle proposée par Bonnet.

En résumé de tout ce qui précède, je suis autorisé à conclure ainsi qui suit :

1° Le redressement subit des membres, dans les coxalgies aiguës, ne mérite pas les reproches qu'on lui a adressé. Savamment appliqué, il constitue une véritable conquête de l'art chirurgical moderne; aussi doit-on l'employer de préférence à toute autre méthode de traitement mécanique ;

2° Si la coxalgie est à son début, le redressement subit du membre fléchi sera en général facile. Plus l'inflammation sera aiguë, plus l'application de cette méthode sera indiquée, plus aussi ses résultats seront avantageux et immédiats :

3° Si la coxalgie est à la seconde période. c'est-à-dire lorsque l'inflammation a déjà produit des épanche-

____

(1) Séances de la Société de Chirurgie, mars et avril 1865.

ments plastiques en train de s'organiser, le redressement subit sera encore indiqué, et on en obtiendra de forts bons résultats ; mais il faudra employer plus d'efforts de redressement ;

4° S'il y a suppuration commençante, le redressement subit pourra être tenté quelquefois dans le but de rectifier la position vicieuse du membre ; mais il ne faudra plus compter sur les résultats heureux que j'ai signalés pour les cas précédents. Le mieux, à mon avis, sera de faire disparaitre les abcès et de pratiquer ensuite le redressement ;

5°- Enfin, si l'on craint un profond abcès avec carie de la tête du fémur, il faudra s'abstenir de tout redressement.

CHAPITRE DEUXIÈME

DES PRATIQUES DESTINÉES A CORRIGER LES DÉVIATIONS DÈS MEMBRES DANS LES COXALGIES CRONIQUES

Lorsque les phénomènes aigus de la coxalgie, tels que la fièvre, la douleur, etc., sont arrivés au terme de leur évolution, si l'inflammation ne s'est pas pas terminée par résolution, la maladie change alors de caractère, l'irritation devient sourde et lente, les déviations du membre, si elles existent, s'accroissent de plus en plus ; la coxalgie passe alors à ce que l'on appelle un état chronique.

Dans ces dernières années, on a tellement abusé du mot de coxalgie chronique, qu'on s'en est servi, non-seulement pour désigner une foule de maladies qui n'ont avec elle que de l'analogie, mais encore ses complications, telles que les ankyloses, les luxations spontanées, etc. Il n'est pas étonnant dès lors que les praticiens soient fort embarrassés quand il s'agit d'appliquer un traitement convenable à ce groupe de lésions si différentes.

Y a-t-il douleur à la hanche et légère déviation du membre avec claudication, on diagnostique une coxalgie. et l'on met en usage des méthodes thérapeutiques qui, bonnes pour quelques cas, sont souvent plus nuisibles qu'utiles.

Qu'arrive-t-il de cela? C'est que tous les jours nous voyons émettre . dans les ouvrages classiques, des opinions tout à fait contradictoires sur la valeur de telle ou telle méthode de traitement.

En effet, si l'on consulte les traités de chirurgie, on voit que certains auteurs affirment que, dans la coxalgie chronique, le redressement subit et manuel des membres est la chose la plus utile pour faire cesser les déviations du membre, tandis que d'autres, condamnant cette thérapeutique, vantent les appareils à traction lente et graduée, l'extension continue, etc.

Il en est d'autres qui, se fondant sur quelques cas heureux, prétendent que les eaux minérales, combinées avec le massage ou certains appareils à immobilisation, qui permettent la déambulation, sont préférables à toutes les autres méthodes de traitement.

Certainement cette divergence d'opinions n'existerait pas, si l'on avait, une fois pour toutes, défini la coxalgie chronique et si l'on ne désignait pas sous ce nom des maladies qui n'en sont que la suite, ou celles qui n'ont que quelques phénomènes symptomatologiques semblables.

Pour moi, je ne donne le nom de coxalgie chronique qu'aux maladies dans lesquelles il y a *inflammation chronique, le plus souvent diathésique, de l'articulation coxo-fémorale.* Je les sépare des ankyloses fi=

breuses, parce que ces dernières affections ne sont que la suite des coxalgies chroniques et qu'elles se trouvent constituées par des altérations morbides, qui ne sont que de pures complications.

Mais, dira-t-on, la base sur laquelle vous appuyez votre définition est souvent difficile à reconnaître au lit du malade. N'a-t-on pas vu des chirurgiens, même les plus expérimentés, prendre des inflammations de la hanche pour des sciatiques, et *vice versâ* ?

J'admets volontiers que le diagnostic des coxalgies est souvent très-difficile au début et qu'il est sujet parfois à de grossières erreurs. (V. les préliminaires de cet ouvrage.) Et en faisant intervenir les causes dans la définition des maladies de la hanche, on se trouve dans un double embarras.

D'abord, il faudrait parler des coxalgies rhumatismales, scrofuleuses et spasmodiques, comme l'a fait M. Vernueil, et pour être plus complet, il faudrait y ajouter les coxalgies traumatiques dont Jean-Louis Petit (1) et Sabatier (2) nous ont fourni d'intéressantes et nombreuses observations, qui n'ont fait que confirmer, du reste, celles recueillies par les auteurs modernes.

Il faudrait y joindre les coxalgies typhiques, varioliques et rubéoliques.

Celles produites par des attitudes habituelles. L'habitude de tenir une articulation toujours fléchie dans le même sens amène une déformation graduelle des surfaces articulaires et un raccourcissement des ligaments dans le sens de la flexion, qui rendent souvent certaines déviations définitives.

On doit encore ajouter, à cette nomenclature des causes

(1) *Mémoires de l'Académie des Sciences;* 1722.
(2) *Mémoires de l'Académie de Chirurgie;* t. V.

des coxalgies, l'immobilité prolongée sans lésions pathologiques antérieures de l'articulation sur laquelle le docteur Teissier (de Lyon) a publié un excellent travail, où
se trouvent consignées de nombreuses observations que
n'ont pu faire oublier les quelques faits contradictoires
cités par Cruveilher, Walter, Khunholtz et Frech.

Puis, chacune de ces espèces de coxalgie n'a pas des
caractères tellement tranchés, que l'on ne puisse les prendre l'une pour l'autre. Mettez en effet, plusieurs praticiens en face de ce problème étiologique, et vous en
trouverez à peine deux qui soient d'accord sur la cause
du mal.

M. Verneuil, en effet, nous dit, dans son Mémoire,
n'avoir presque traité que des coxalgies scrofuleuses,
tandis que M. Gaillard (de Poitiers) (1), dans une communication faite à l'Académie de médecine, affirme n'a-
voir eu affaire qu'à des coxalgies rhumatismales. « Or,
dit M. Bouvier (2), ce sont, en partie, des cas fort analogues, sinon identiques, que nos deux honorables confrères ont ainsi désignés chacun à leur manière. »

Supposez même que, dans ces diverses espèces de coxalgies, les causes afférentes à chacune d'elles soient bien
nettes et tranchées, croyez-vous que l'anatomie pathologique soit différente dans les arthrites traumatiques rhumatismales, scrofuleuses, fongueuses, varioliques, etc.? Non,
certainement. Les altérations morbides sont presque toujours identiques, parce que l'inflammation, de quelque
cause qu'elle vient, produit sur les tissus, tantôt des vas-
cularisations, tantôt des ramollissements, du pus, des
indurations fibreuses, cartilagineuses ou osseuses.

Si des causes des coxalgies nous passons à leurs signes,

1 *Gazette hebdomadaire*; 1867.
(2) Société de Chirurgie; 1865.

tout le monde est aussi d'accord sur le défaut d'un symptôme pathognomonique. Comme l'a fort bien dit M. Dolbeau, ce n'est que l'ensemble réuni de plusieurs signes qui peut, surtout au début, faire établir sûrement le diagnostic. L'attitude spéciale du corps, la rigidité de l'articulation, la déviatton du membre, la claudication, la déformation, la douleur spontanée ou provoquée, avec intermittences, voilà les symptômes de la coxalgie, et encore la réunion de ces signes, dit M. Bouvier, ne conduit, à la certitude, au début de la maladie, qu'autant qu'on a recherché avec soin les signes négatifs des affections qui peuvent la simuler.

Que vous preniez les causes ou les symptômes, pour établir une classification ou une véritable dénomination de la coxalgie, il est difficile de distinguer les maladies de la hanche d'avec celles avec lesquelles on peut les confondre.

Adopterons-nous la classification proposée par M. Berne, dans son Mémoire sur la Coxalgie ?

Il en a distingué trois catégories importantes :

1° Coxalgies chroniques s'accompagnant de déviations considérables des membres ;

2° Coxalgies avec attitudes vicieuses et coïncidant avec des suppurations et des trajets fistuleux ;

3° Coxalgies avec ou sans suppuration, peut-être sans déviation du membre ou, tout au moins, ne s'accompagnant que de déviations légères.

Mais cette classification, fondée sur le plus ou moins de direction vicieuse des membres, ne satisfait pas complétement notre esprit: car rien ne nous indique les lésions pathologiques que nous avons à vaincre dans tous ces cas, et ces lésions sont telles, qu'elles peuvent s'accompagner de déviations plus ou moins grandes, quand elles sont légères, fibreuses ou cartilagineuses; il est même des cas dans lesquels la déviation des membres est très-prononcée, et cependant les lésions pathologiques sont si légères ou molles qu'elles ne résistent que faiblement aux moyens mécaniques employés pour redresser les membres fléchis. J'en citerai bientôt des exemples frappants.

D'ailleurs, en prenant pour base de ma définition des coxalgies chroniques, celle tirée des causes de ces maladies, je dis qu'elle ne peut en aucune façon m'être utile, puisque je n'ai dans ce moment qu'un but, celui d'apprécier les effets et la valeur des principales méthodes de traitement mécanique de ces affections.

En effet, ayant à traiter d'une thérapeutique, qui a pour but de corriger les déformations consécutives à des altérations morbides, à des productions pathologiques plus ou moins résistantes, que nous importe que la coxalgie soit de nature scrofuleuse ou rhumatismale, ou traumatique. le point essentiel pour nous, c'est qu'avant de redresser le membre, il faut que nous sachions si les adhérences sont molles, vasculaires, fibreuses, cartilagineuses, si il existe des abcès ou des maladies des os.

Ce sont ces principes qui nous ont fait adopter la définition fondée sur l'anatomie pathologique, et nous allons voir bientôt qu'elle nous sera d'un grand secours, car elle nous permettra d'indiquer, pour chaque cas morbide, les efforts plus ou moins grands de redressement qu'il faudra employer, et ce qu'il faudra attendre de leur efficacité dans tel ou tel cas.

Partant donc de ces principes, je commence par rayer du cadre de la coxalgie chronique toutes les maladies que l'on y a fait rentrer, telles que les contractures musculaires produites par un état hystérique ou autre. (V. pour la description de ces maladies, p. 8.)

J'élimine aussi les maladies des trochanters (V. p. 33) et les abcès par congestion qui, descendant de la région lombaire, viennent envahir le pourtour de l'articulation de la hanche.

L'anatomie pathologique démontre que, dans ces derniers cas, l'articulation coxo-fémorale est restée à l'état sain ; ou bien, si elle a été endommagée, les lésions que l'on y trouve ne peuvent être traitées comme les coxalgies proprement dites.

M. Verneuil (1) n'a-t-il pas vu une maladie caractérisée par le raccourcissement, avec abduction et rotation du membre en dehors, simuler, de la manière la plus complète, une double coxalgie, des deux côtés, par un double abcès par congestion venu de la région lombaire et qui, sorti du bassin par le sommet de l'échancrure sciatique, avait fusé derrière la capsule coxo-fémorale. C'était, dit-il, chez un jeune enfant, à l'autopsie duquel j'ai assisté il y a quelques années. On avait dianostiqué une double coxalgie, et la région rachidienne avait passé inaperçue, parce que la gibbosité n'existait pas.

M. Behrend a rapporté (2) l'histoire d'un homme malade depuis longtemps, dont la hanche était fortement fléchie. Autour d'elle existaient trois grosses tumeurs fluctuantes, que l'on prit pour des collections purulentes. On décida la résection, et l'on trouva un encéphaloïde du bassin et de la hanche. Les prétendus abcès étaient des masses cancéreuses ramollies.

Prenant ensuite, pour base de ma division des coxalgies chroniques, les divers produits pathologiques que l'anatomie nous a révélés, nous allons traiter successivement

----

(1) *Mémoire sur la Coxalgie*; Paris, 1865.

(2) *Onzième Rapport sur l'Institut orthopédique de Berlin*; 1863, p. 26.

des moyens propres à combattre les directions vicieuses des membres lorsque les coxalgies sont constituées :

1° Par une inflammation avec vascularisation et ramollissement de la capsule articulaire ;

2° Par une inflammation de la capsule, de la synoviale et du périoste entourant les surfaces osseuses, et s'accompagnant de production de tissus fibreux très-résistants.

Mais avant d'entrer en matière, disons quelques mots du traitement mécanique des coxalgies chroniques.

Jusque dans ces dernières années, on s'était peu préoccupé de faire cesser la flexion des membres, suite presque inévitable des coxalgies.

On partait, présque toujours, de ce principe : Qu'il ne fallait pas exercer de traction sur les membres vicieusement fléchis, de crainte d'aggraver la douleur et surtout l'inflammation chronique de l'articulation coxo-fémorale.

On se contentait d'immobiliser la jointure malade et le membre dans la situation où le malade les plaçait.

Les chirurgiens, fidèles aux travaux de Boyer, ne s'occupaient point du traitement mécanique des coxalgies ; ils se contentaient, comme dans les coxalgies aiguës, de tenir les malades au lit, de leur prescrire un traitement palliatif ; et le plus souvent même, si les lésions étaient graves, on les abandonnait à leur malheureux sort, ces affections étant considérées comme au-dessus des ressources de l'art.

Quelques-uns conseillait bien l'immobilité du membre. C'est ainsi, par exemple, que David (de Rouen) (1) publia un ouvrage où il établit les avantages de cette immobilité. Lassus (2), Richerand (3), Tavernier (4),

(1) *De l'Immobilité dans les Maladies articulaires;* Rouen, 1769.
(2) *Traité des Maladies chirurgicales.*
(3) *Nosographie chirurgicale.*
(4) *Manuel de Clinique chirurgicale.*

Brodie (1), suivirent son exemple; mais l'immobilité qu'ils employaient était plus apparente que réelle. C'étaient. le plus souvent, comme dans l'état aigu, des fanons placés autour des membres ou des coussins mis au-dessous du genou qui devaient assurer cette immobilité.

On ne s'occupait point de redresser les membres fléchis. Qui ne se rappelle d'avoir vu ces infortunés coxalgiques couchés sur leur lit de douleur, souvent sans autre pansement que des cataplasmes de farine de lin, baignant parfois dans le pus, prenant la fièvre, s'amaigrissant, s'étiolant de plus en plus, et finissant par succomber à des souffrances d'autant plus cruelles qu'elles étaient lentes ?

Or, tandis que ceci se passait, l'École de Lyon, représentée par un de ses plus illustres maîtres, faisait sur la coxalgie des études les plus sérieuses, proclamait le redressement subit des membres déviés, et instituait un traitement mécanique dont le temps a consacré l'excellence dans le plus grand nombre de cas (2).

Étudions donc ce traitement mécanique et les résultats qu'il fournit dans les coxalgies chroniques.

On sera peut-être étonné, dans la description que je vais en faire, de trouver des procédés bien antérieurs à ceux indiqués par Bonnet, et l'on ne manquera pas de faire observer que le chirurgien de Lyon ne doit donc pas avoir le mérite d'avoir créé ce traitement mécanique.

A cette objection, je répondrai que, sans doute, avant Bonnet, quelques chirurgiens, tels que David (de Rouen), Venel (d'Orbe), Verduc, Bricheteau, etc., s'étaient occupés de ce traitement mécanique. Ils avaient même proposé le redressement des membres, et consécutivement le

(1) *Maladies des Articulations.*
(2) Bonnet, *Traité de thérapeutique des Maladies articulaires.*

rétablissement des mouvements de l'articulation coxo-fémorale ; mais leur pratique, souvent vicieuse et toujours incomplète n'était point tombée dans le domaine public, puisque l'on continuait, dans les ouvrages classiques, à les passer sous silence.

Les recherches de Bonnet ont eu un tel retentissement, que l'on peut dire qu'elles ont bouleversé, à elles seules, la thérapeutique des coxalgies ; et c'est en cela que l'on est dans le vrai en avançant, avec M. le professeur Broca (1), que, grâce aux travaux de Bonnet, la coxalgie chronique a cessé d'être incurable.

I

DU TRAITEMENT MÉCANIQUE DES COXALGIES CHRONIQUES
AVEC VASCULARISATION
ET RAMOLLISSEMENT DE LA CAPSULE ARTICULAIRE.

Si la capsule qui entoure l'articulation coxo-fémorale n'est que ramollie et vascularisée, c'est-à-dire, lorsque l'inflammation chronique de la hanche succède à celle dite aiguë et qu'elle s'accompagne de déviation du membre, est-il possible de vaincre, par des moyens locaux et généraux, la difformité existante ? Compter sur leur efficacité, serait perdre un temps précieux ; car, pendant qu'on les administrerait, l'inflammation continuant ses progrès, la capsule ne tarderait pas à s'épaissir et opposerait ensuite une résistance plus grande à tous les efforts du redressement du membre.

Quel est le traitement mécanique qu'il faut, dans ces cas, préférer ? Comme la cuisse n'est maintenue dans une mauvaise position que par des obstacles encore peu résistants, il est facile de les vaincre par des mouvements

____

(1) Eloge de Bonnet, prononcé devant la Société de Chirurgie; 1860.

manuels longtemps prolongés, par le massage combiné avec l'emploi des eaux minérales, par l'usage des appareils dits compressifs, soit, enfin, par le redressement subit. Étudions donc chacune de ces méthodes.

§ 1. *Du redressement progressif des membres à l'aide de manipulations longtemps prolongées.*

Le redressement progressif par les mains, recommandé par Paul d'Egine (1), indiqué par Ambroise Paré (2), Jean-Louis Petit (3), et rendu plus méthodique par Vénel et Jaccard, a trouvé quelques partisans.

Un orthopédiste du Doubs, Mellet (4) est celui qui a cherché à vulgariser le plus cette méthode de traitement, qui consiste à fixer le bassin, tandis que le chirurgien, saisissant le membre, lui imprime des mouvements graduels et réitérés qui le ramènent peu à peu à la rectitude normale. Les séances doivent être fréquemment répétées, et, à ces manipulations, qui rendent, dit-on, graduellement la forme et le jeu naturel aux surfaces articulaires malades et de la souplesse aux ligaments, il faut, d'après mon honorable confrère et ami, le professeur Denucé (5), joindre le massage sous ses différentes formes de traction, de pression, de pétrissage, de malaxation, de foulage, qui amortissant la douleur produite par les mouvements, restitue aux muscles leur longueur et leur souplesse et rompt les adhérences légères qu'ils peuvent avoir contractés avec les gaines aponévrotiques.

(1) Paul d'Égine; l. IV, ch. LV.
(2) Ambroise Paré; Paris, 1841; t. II, p. 320.
(3) *Traité des Maladies des os*; t. I. ch. XV, p. 285.
(4) Mellet, *Manuel pratique d'Orthopédie*; 1835.
(5) Denucé, *Dictionnaire de Médecine et de Chirurgie pratiques* t. II. p. 534.

Voici du reste le procédé de Mellet (1), qui est le plus fervent partisan de cette méthode thérapeutique.

Dès qu'il constate un peu de mouvement dans l'articulation coxo-fémorale, il procède de la sorte :

Le malade est couché sur un plan très-résistant, ou assis dans un fauteuil, le tronc solidement appuyé jusqu'au bas des lombes contre le dos du fauteuil, le médecin saisit d'une main le membre abdominal par l'extrémité inférieure de la cuisse, de l'autre, il maintient autant que possible le bassin immobile, en appuyant sur la crête iliaque du côté malade, et il commence à faire exécuter au membre des mouvements qui ne doivent pas dépasser la limite du mouvement réel. On est averti, par le déplacement du bassin, quand cette limite est atteinte ou dépassée. Les mouvements imprimés à la cuisse se font d'abord dans le sens de la flexion, parce que ce sont les plus faciles et les moins douloureux, et ils sont continués chaque jour, pendant un temps variable, suivant la fatigue du malade. Mellet insiste beaucoup sur ce point de ne jamais produire de douleur par ces manipulations. Dès que le malade souffre, il s'arrête et reste toujours au-delà du point qui a occasionné la souffrance. Peu à peu, au dire de cet orthopédiste, la limite de la mobilité de la jointure s'étend, et il est alors possible de passer aux mouvements complexes d'adduction, d'abduction, de circumduction, etc.

Si nous n'avions point d'autres méthodes de traitement plus rapides pour arriver, dans les cas qui nous occupent, au rétablissement du redressement des membres, je comprendrai, jusqu'à certain point, que l'on puisse en faire un usage à peu près exclusif ; car les tissus fibreux articulaires, n'étant encore que ramollis et vascularisés,

______

(1) Mellet, *Manuel d'Orthopédie.*

ne doivent pas retenir avec force les membres dans leur position vicieuse; j'admets donc qu'avec ces manipulations on puisse, dans les cas de coxalgies légères, remédier aux difformités. Mais je ne puis approuver l'opinion de Mellet quand il avance que l'on peut rétablir, par ces manœuvres, la forme et les mouvements de l'articulation coxo-fémorale, dans tous les cas de coxalgies chroniques.

Pour celui qui a eu à traiter des affections chroniques de la hanche, et qui sait combien il est difficile de relâcher les tissus fibreux rétractés et de restituer ensuite les fonctions de la jointure, il est presque impossible de croire que Mellet ait eu des succès nombreux avec une pratique si douce.

En effet, M. Gibert (1), qui approuve la pratique de Mellet, l'a utilisée dans un cas de coxalgie chronique. Or, dans son cas, favorable à cette méthode, il n'a pu obtenir, pendant quinze jours de l'emploi de cette pratique, que 2 à 3 centimètres au plus de mobilité.

Quoiqu'il en soit, je comprends l'utilité de cette méthode de traitement dans quelques cas de coxalgies subaiguës. Je lui ferai toutefois un grave reproche : c'est d'exiger un temps très-long, pour obtenir le résultat désiré. On a qu'à parcourir les observations citées par Mellet pour se convaincre de cette vérité. Ce reproche est d'autant plus fondé, que l'on sait que rien n'est plus utile, dans le traitement des coxalgies, que de hâter le redressement des membres, afin de faire faire de l'exercice si salutaire au malade. Qu'on se reporte à ce que j'ai dit à propos de l'exercice (p. 53), l'on y trouvera la confirmation de ce que j'avance actuellement.

On ne pourra pas m'objecter que Mellet fait usage,

____

(1) *De la Coxalgie:* Paris 1859; p. 140.

pendant la période que dure le redressement, de tuteurs propres à favoriser la marche. Il n'en parle pas : d'où je conclus qu'il ne s'en sert pas. Comment, du reste, le malade pourrait-il les utiliser, tant que son membre n'est pas redressé.

Comme on le voit, je ne condamne point complétement cette méthode de traitement : je dis seulement que les résultats doivent être, même dans les cas les plus légers, longs à obtenir.

§ 2. *Du Redressement successif avec les mains.*

Le redressement successif, conseillé par Verduc (1), peut être quelquefois utile. Il consiste à pratiquer avec les mains l'extension sur le membre autant qu'on le peut, en ayant soin de lui imprimer de temps en temps des mouvements de flexion, d'extension et de circumduction.

Ce procédé a été remis en honneur par M. Malgaigne, qui en a tracé les règles précises ainsi qu'il suit :

1° Ne pas administrer le chloroforme, quand on veut pratiquer ces manœuvres, la douleur devant elle-même servir de guide à la main du chirurgien ;

2° Déterminer le redressement par un mouvement rapide, mais sûr et calculé, de manière à pouvoir s'arrêter quand on veut, à la limite précise de la douleur supportable ;

3° Cesser alors tout redressement. traiter l'articulation par les bains, les douches et tous les moyens capable d'empêcher ou d'atténuer l'arthrite ;

4° Quand les symptômes inflammatoires et douloureux sont calmés, faire une nouvelle séance, qui permet tou-

---

(1) Denucé, *Dictionnaire de médecine et de chirurgie pratiques;* Paris, 1866; art. Ankylose, p. 535.

jours de dépasser le degré de redressement obtenu dans la séance précédente.

§ 3. *Des Eaux minérales et du Massage.*

Je suis convaincu que c'est dans les cas de coxalgies légères, avec simple vascularisation et ramollissement de la capsule, que les eaux minérales, unies au massage ou à la natation dans les piscines, ont fait cesser les déviations des membres, et consécutivement ont rétabli la mobilité de l'articulation coxo-fémorale atteinte de coxalgie chronique. On trouve, en effet, dans plusieurs brochures de nos confrères, un certain nombre de faits intitulés - *Coxalgies chroniques,* dont le redressement des mem: bres a pu être obtenu par l'emploi des eaux minérales. Le diagnostic, n'ayant point révélé si, dans ces cas, on avait affaire à des rhumatismes musculaires, ou s'il y avait, antérieurement à l'usage des eaux, une mobilité assez grande dans l'articulation malade, il est impossible d'établir ce fait. On peut croire aussi, par la prompte guérison des malades sous l'influence de la médication thermale, qu'il n'a dû y avoir que peu d'irritation dans la jointure, ou que souvent l'on n'a eu affaire qu'à des contractures de muscles. (V. p. 8.) Car, dans quelques faits brièvement consignés, on voit que les malades ont recouvré le jeu de leur jointure après vingt à vingt-cinq jours de traitement.

Je considère donc les eaux minérales comme pouvant être utiles dans quelques cas qui nous occupent; mais je ne saurais trop engager les médecins des eaux de faire usage, pendant leur traitement, de tuteurs en cuir bouilli ou articulés, rendant la marche facile, pouvant être enlevés à volonté et permettant de rendre durables les résultats progressivement obtenus.

A Aix en Savoie et à Bourbon-Lancy, on utilise, je le sais, les appareils de mouvement avec quelques avantages. On obtiendrait des cures plus rapides et plus sûres, si l'on joignait, à l'emploi de ces appareils, les tuteurs facilitant la marche et le redressement.

§ 4. Des Appareils compressifs.

Quelques chirurgiens, croyant que la rétraction musculaire était la cause de la flexion des membres dans les coxalgies chroniques légères, ont conseillé la compression des muscles rétractés. Cette méthode de traitement, préconisée par Dancel et Rault (1), ne peut que constituer une partie très-accessoire du traitement dans les coxalgies chroniques avec ramollissement des tissus fibreux. Cependant, si ces appareils sont faits en cuir bouilli, et surtout s'ils sont perfectionnés, comme ceux que construisent MM. Mathieu et Charrière, d'après les indications de M. Bouvier (2), ils peuvent rendre, dans les cas de coxalgie chronique qui nous occupent, quelques services.

En effet, ces appareils en cuir bouilli se moulent très-exactement sur le bassin et la cuisse ; ils exercent sur les muscles une compression et une extension lente, tout en permettant la déambulation. Comme ils sont fendus dans toute leur longueur, on peut les enlever à volonté, pour faire prendre au malade des douches, des grands bains, ou pour pratiquer des traitements locaux sur la jointure.

(1) Traitement des Ankyloses ; *Gazette médicale de Paris* : 1865.
(2) *Loc. cit.*

§ 5. *Du Redressement subit et manuel.*

De toutes les méthodes de traitement destinées à redresser les membres dans les coxalgies chroniques qui nous occupent actuellement, la meilleure et la plus prompte, est. à mon avis. celle du redressement subit et manuel. Nulle autre ne produit des résultats plus sûrs et plus rapides.

Comme dans les affections de l'articulation coxo-fémorale avec ramollissement et vascularisation de la capsule, les produits épanchés sont encore mous et peu solides, on peut très-facilement redresser le membre fléchi, pour l'immobiliser ensuite dans une bonne position, à l'aide d'une gouttière; d'un bandage amidonné, dextriné, ou en cuir bouilli.

Pour redresser le membre. le malade étant anesthésié, on fixe le bassin à l'aide des mains d'un aide; cela fait. saisissant le membre, on lui imprime des mouvements de flexion, d'extension, d'abduction, d'adduction et de circumduction. Ces mouvements doux d'abord. puis de plus en plus forts, sont accomplis jusqu'à ce que le membre soit ramené. dans une seule séance, à la direction horizontale.

J'ai, pour mon compte, employé plusieurs fois ce simple procédé de redressement, dans des cas analogues à ceux que je viens de décrire, et j'en ai obtenu un résultat satisfaisant.

M. le docteur Desgranges, professeur de clinique chirurgicale à Lyon, s'est aussi parfaitement trouvé de l'emploi de ce simple procédé. Il a cité, dans une des séances de la Société de médecine de Lyon, plusieurs faits de coxalgies chroniques dans lesquels l'éthérisation, combinée avec ces simples mouvements de flexion ou d'extension.

ont donné lieu à des redressements rapides et durables.

C'est surtout chez les enfants que ce procédé de redressement est très-utile.

Comme il n'exige que peu d'efforts, on n'a pas à craindre de voir survenir des phénomènes inflammatoires aigus. Du reste, s'ils se produisaient, l'immobilité, dans une gouttière ou un bandage, qui est nécessaire pour assurer le succès du redressement, en aurait promptement justice.

XL° Observation. Je me rappelle, entre autres, le fait d'un jeune enfant de huit ans, d'un tempérament lymphatique très-prononcé, qui me fut amené il y a environ trois ans. Il était atteint, depuis cinq mois, d'une coxalgie de la hanche gauche avec flexion de la cuisse sur le bassin et raccourcissement de six centimètres. Je me décidai à tenter le redressement de son membre, et, croyant que j'allais avoir affaire à une résistance assez forte, j'avais placé cet enfant dans un étau qui devait fixer le bassin pendant les mouvements alternatifs de flexion, d'extension et de circumduction du membre. Mais quel ne fut pas mon étonnement lorsque, aux premiers mouvements de flexion et d'extension, la difformité disparut, et le membre put être placé ensuite dans un bandage amidonné. Cet enfant ne tarda pas à guérir d'une manière complète.

A ce fait, je pourrais en joindre d'autres, tirés de ma pratique et de celle de plusieurs autres chirurgiens, mais les exemples sont assez communs, aujourd'hui surtout que la méthode du redressement est généralement acceptée, pour me dispenser d'en citer un grand nombre.

II

DU TRAITEMENT MÉCANIQUE DES COXALGIES CHRONIQUES AVEC INFLAMMATION DE LA CAPSULE, DE LA SYNOVIALE ET DU PÉRIOSTE ENTOURANT LES SURFACES OSSEUSES

Le plus souvent, dans les coxalgies chroniques, non seulement la capsule est enflammée, mais encore la membrane synoviale, le ligament rond et le périoste qui entoure les surfaces osseuses.

Pour peu que la maladie soit ancienne, la capsule s'épaissit et se couvre d'une couche plastique organisable, qui devient très-rétractible. La membrane synoviale laisse exsuder de la sérosité, ou bien la synovie absorbée n'est plus sécrétée. Le ligament rond devient le siége d'une inflammation qui le rétracte. Le périoste s'épaissit. Les cartilages se ramollissent, s'ulcèrent et disparaissent en tout ou en partie.

Avec ces phénomènes pathologiques, il existe des adhérences légèrement fibreuses qui unissent toutes ces parties enflammées et maintiennent le bassin et la cuisse dans des positions vicieuses. Le bassin se trouve porté en haut ou en bas, en arrière ou en avant; la cuisse est fléchie, et le membre inférieur se trouve tantôt dans l'abduction, la rotation en dehors et l'allongement, tantôt dans l'adduction, la rotation en dedans et le raccourcissement.

Quel est le traitement mécanique le plus convenable pour faire cesser cette difformité ?

Si la coxalgie ne vient que de passer à l'état chronique, les méthodes thérapeutiques de redressement, que nous venons de faire connaitre dans l'article précédent (V. p. 278), peuvent être utilisées dans bon nombre de cas; mais, par dessus toutes, le redressement subit, par les simples mouvements que nous avons fait connaître, procure souvent des résultats satisfaisants. Par ces manœuvres, on redresse les membres avec assez de facilité, pour pouvoir ensuite les immobiliser dans une bonne position.

Si la coxalgie date de quelque temps, les produits pathologiques opposent trop de résistance pour pouvoir compter sur l'efficacité de moyens thérapeutiques si simples. Il faut alors s'adresser à des méthodes où à des procédés beaucoup plus actifs.

Ceci nous ramène à discuter la valeur des principales méthodes de redressement des membres dans les coxalgies chroniques.

On a conseillé, pour redresser les membres :

1° Le redressement lent et graduel à l'aide de machines;

2° Le redressement brusque et manuel à l'aide de machines ou des mains.

§ 1. *Du Redressement lent et graduel.*

Le redressement lent et graduel est connu depuis longtemps. Il a surtout été préconisé, au commencement de ce siècle, par Boyer (1), Delpech (2) et Lallemand (3). C'est Fabrice de Hilden (4) qui en est le véritable promoteur, puisque ses machines ou appareils ont servi presque de modèles à tous ceux qui ont été inventés depuis.

Mais le redressement graduel des membres fléchis, à l'aide de ces appareils n'ayant jamais été mis en usage pour le traitement mécanique des coxalgies, nous n'en parlerons pas plus longuement.

A. *Procédé de Mayor* (*de Lausanne*). — Mayor (de Lauzanne) (5) est un des chirurgiens modernes qui s'est le plus occupé de ce redressement graduel appliqué aux coxalgies.

Partant de cette idée que l'élévation du bassin était la cause du raccourcissement, Mayor avait proposé d'exercer des tractions énergiques sur le membre malade, jusqu'à

(1) *Maladies chirurgicales.*
(2) *Traité d'Orthomorphie.*
(3) *Clinique chirurgicale.*
(4) *Œuvres chirurgicales;* édit. 1846, p. 881 et suiv.
(5) *Excentricités chirurgicales;* t. II, p. 209.

ce que l'on eût réussi à placer au même niveau les deux épines iliaques, et il les maintenait dans cette position au moyen de l'appareil qui suit :

Une forte attelle s'étendait depuis les fausses côtes, sous l'aisselle, jusqu'à quelques travers de doigt au dessous du pied qui paraissait le plus descendu. Son extrémité supérieure était percée d'une mortaise, et l'inférieure terminée par un prolongement à angle droit, en forme d'équerre, de sept à huit pouces environ de longueur. On y avait pratiqué deux trous pour le passage des rubans destinés aux tractions.

Lorsque le membre du côté malade était le plus court, l'attelle longitudinale était assujettie par un sous-cuisse passant sur l'ischion et le pubis du même côté. Ce sous-cuisse servait en même temps à retenir cette partie du tronc, et la jambe était alors entrainée en bas par des lacs qui la saisissaient et allaient s'attacher à la branche transversale.

Souvent Mayor se servait d'un treuil, afin que le lacs, qui saisit le membre le plus court, pût être tiré en bas avec une puissance plus énergique et plus régulièrement graduée.

Lorsque le membre inférieur était allongé, il appliquait le même appareil, mais avec certaines modifications. L'extension alors était exercée sur le membre du côté sain, qui, dans ce cas, est le plus court, et l'on faisait la contre-extension en dedans de la cuisse du côté malade.

Cette méthode de traitement était vicieuse, parce que le bassin, non seulement s'abaisse ou monte dans l'allongement ou le raccourcissement du membre, mais il se dirige en arrière. Dans le raccourcissement, cette projection en arrière du bassin se trouve encore combinée avec la flexion, l'adduction et la rotation en dedans du fémur correspondant. Or, dans ce cas, pour rétablir l'égalité de longueur des membres, il faut abaisser le bassin, le porter en avant et faire cesser la flexion, l'adduction et la rotation de la cuisse. Dans l'allongement, cette méthode de traitement est défectueuse, parce que le lacs contre-extensif, prenant son point d'appui sur le haut de la cuisse, tire celle-ci en dehors, et, par suite, tend à exagérer son abduction. Elle est insuffisante, parce qu'il ne s'agit pas seulement de mettre de niveau les deux parties latérales du bassin; mais il faut vaincre aussi la flexion, l'abduction et la rotation de la cuisse en dehors, éléments de difformités auxquels les tractions sur les membres sains ne sauraient remédier.

B. *De l'extension continue, destinée à redresser les membres et à s'opposer aux pressions des surfaces articulaires malades, dans les cas de coxalgie.* — Si l'extension continue, proposée par Mayor, est défectueuse, à plus forte raison doit-on compter sur très-peu d'efficacité de l'extension continue proposée par MM. William Harris, Davis, Sayre, Bauer, Olcott, Edwards et Andrews. Ces Américains, raisonnant avec l'idée erronée que la douleur, dans les coxalgies, est due à la pression, l'une contre l'autre, des surfaces articulaires osseuses, et que le raccourcissement n'est que la conséquence du creusement de la cavité cotyloïde et de l'absortion des cartilages, conseillent de pratiquer l'extension permanente sur le membre raccourci et vicieusement fléchi, afin, disent-ils, de combattre et d'empêcher les pressions des surfaces osseuses l'une contre l'autre et d'étendre consécutivement le membre.

Dans ce but, le malade est placé la nuit dans la position horizontale, un poids fixé à la partie inférieure de la jambe, sert à pratiquer l'extension, la contre-extension se faisant par le seul poids du corps. Pendant la station ou la marche, ils se servent d'un appareil qui ressemble à l'atelle dont se servait Desault pour les fractures du corps du fémur, mais avec des modifications importantes; c'est ainsi que l'atelle de MM. Davis et Sayre, ne descendant que jusqu'à la partie inférieure de la cuisse où elle est fixée, se trouve engaînée en haut dans une plaque métallique qui, appliquée sur le bassin du côté malade, se trouve maintenue dans cette position par une ceinture de cuir. L'attelle est mobile sur la plaque de manière à ce que, mue par un pignon, elle exerce, en s'allongeant, une extension plus ou moins forte sur le membre fléchi, la plaque exerçant alors la contre-extension.

J'admettrai volontiers que l'on puisse se servir de cet appareil après le redressement, pour assurer l'immobilité du membre, si l'on n'a pas à sa disposition les tuteurs articulés que je décrirai dans le chapitre consacré aux appareils, mais croire qu'avec ce moyen on puisse faire cesser des déviations des membres consécutives à des coxalgies avec inflammation des os et production de tissus fibreux très-résistants, c'est se bercer de vaines illusions. Pour ceux qui ont pratiqué des redressements des membres dans les cas qui nous occupent, ma manière de voir sera favorablement accueillie; car, après avoir constaté par eux-mêmes combien il est parfois pénible d'opérer ces redressements, ils comprendront le peu d'efficacité que peut avoir cette extension continue. « Au surplus, dit M. Bouvier (1), n'est-ce pas une prétention exorbitante que de soutenir qu'un poids pour pratiquer l'extension la nuit, avec le poids du corps pour seul agent de contre-extension, supprime la pression des surfaces coxo-fémo-

____

(1) Séance de la Société de Chirurgie du 12 avril 1865.

rales ; que, dans la station, une atelle, appuyée sur le bas de la cuisse, soutenant un lacs appliqué au périnée, va exercer une véritable extension , alors qu'un pareil bandage n'empêche même qu'imparfaitement le poids du tronc de porter sur la tête du fémur. »

Ces appareils rappellent très-imparfaitement, à vrai dire, les tuteurs articulés servant à la marche. Or ; je ne sache pas que ces derniers aient jamais pu redresser un membre dévié. Ils ont été créés dans le but de maintenir le redressement des membres, mais non pour l'opérer.

Du reste, M. Bouvier, qui a eu l'occasion d'analyser tous les faits produits par MM. Barwell, Edwards, Bauer, etc., affirme ne pas avoir trouvé d'observations dans lesquelles cette pratique a mis fin aux douleurs. Et pour ce qui regarde le redressement des membres, M. Bouvier fait encore observer que, dans des attitudes vicieuses, les auteurs que l'on donne comme très-grands partisans de l'extension continue, à l'aide de ces appareils, s'empressent, lorsqu'il y a lieu, d'évacuer les liquides, si ceux-ci produisent les attitudes vicieuses des membres, de couper les muscles mêmes au besoin, et ils ne pratiqueraient pas de pareilles opérations s'ils étaient convaincus de l'efficacité de cette méthode de traitement. En voilà, ce me semble, assez pour démontrer le peu de valeur que je reconnais à la prétendue méthode américaine.

Sans doute, si l'on a affaire à des déviations des membres, suite de contractures musculaires (V. p. 4), cette extension pourra être utile ; elle pourra même réussir quelquefois dans les cas de coxalgies chroniques légères, avec ramollissement et vascularisation de la capsule, mais, à part ces cas, je ne puis admettre l'utilité de cette méthode de traitement....

C. *Du redressement lent et graduél, à l'aide de l'appareil à demi-flexion de MM. Martin et Collineau.* — MM. Martin et Collineau se servent aussi de l'extension et de la contre-extension continues, pour redresser le membre dans les coxalgies chroniques, pour corriger les attitudes vicieuses du bassin et pour empêcher les pressions des surfaces osseuses malades l'une contre l'autre. Ils ont appliqué, au traitement des maladies de la hanche, l'ancien appareil à demi-flexion que Martin avait proposé pour le traitement des fractures du col du fémur.

Seulement, cet appareil ne peut servir que lorsque le malade garde le lit, il ne peut être appliqué pendant la station debout, ni pendant la marche.

Je ne le décrirai point ici, je ne veux qu'en donner une idée sommaire, renvoyant le lecteur au savant Traité que ces messieurs ont publié, pour en avoir une notion complète (1).

Il se compose de deux parties distinctes, une ceinture destinée à pratiquer la contre-extension et deux attelles servant à l'extension. Ces deux parties sont unies entre elles par une longue attelle qui sert de conducteur à la partie destinée à l'extension ; la partie propre à opérer la contre-extension est composée d'une ceinture d'acier qui doit entourer le bassin à distance, sans le toucher en aucun point, si ce n'est en arrière, où elle est garnie d'une large plaque rembourrée, sur laquelle vient reposer la région sacro-lombaire. Cette ceinture présente une série de boutons servant à attacher les sous-cuisses, qui doivent venir reposer sur le périnée et exercer la contre-extension.

Cette ceinture est divisée en trois pièces qui, réunies

____

(1) Collineau et Martin, *Traité de la Coxalgie:* 1865; p. 486.

au moyen d'une partie rétrécie que présente l'extrémité de chacune des pièces latérales, forment un cercle complet. Un arc de cercle portant, au milieu de sa face externe, une mortaise destinée à recevoir le tenon en fer d'une longue attelle, est monté sur l'une des pièces latérales de la ceinture et est maintenu au degré d'inclinaison que l'on juge convenable par deux boulons à vis, qui sont reçus dans une coulisse pratiquée à travers la pièce latérale. Cet arc de cercle est toujours placé du côté du membre malade. La partie de l'extension consiste en deux attelles latérales assemblées entre elles par trois demi-cercles d'acier qui les maintiennent au degré d'écartement nécessaire pour que le membre ne soit jamais comprimé par elles. Ces attelles sont articulées à la hauteur du genou, pour permettre de les fléchir en ce point et de placer le membre au degré de flexion qu'on jugera convenable. Elles sont maintenues au degré de flexion nécessaire par un arc de cercle fixé par une vis de pression. La portion fémorale des attelles présente de chaque côté deux gaînes de fer destinées à loger la longue attelle, à glisser sur elle, à servir de curseur à tout le système de l'extension. Une large courroie rembourrée est fixée sur la partie supérieure de la portion jambière des attelles ; c'est par elle que s'opère l'extension du membre. A la partie inférieure des attelles se trouve une chaussure qui maintient le pied. Elle est montée sur une semelle de bois et est fixée sur une tringle de fer terminée par deux tourillons placés dans des trous plus ou moins élevés, selon que le membre est plus ou moins long, et ils sont maintenus en place par un écrou. Toute cette partie de l'appareil est montée à coulisse, à l'aide de gaînes de fer existant sur l'attelle fémorale, qui remonte à la hauteur de la fosse iliaque externe où elle se fixe à la ceinture et qui vient se prolonger en bas jusqu'au-delà du genou et se termine par une sorte de béquillon sur lequel est fixée l'extrémité de la corde qui doit servir à faire l'extension. Des courroies réfléchies sur les attelles fémorales sont destinées à soutenir la partie moyenne de la cuisse.

L'appareil très-compliqué, dont je viens de donner une idée sommaire et qui avait été primitivement inventé dans le but de traiter les fractures du corps du fémur, est fondé sur le même principe à peu près que ceux des Américains; on l'applique sur un membre fléchi et peu à peu on ramène ce dernier à la rectitude par une extension et une contre-extension savamment calculée.

Or, le redressement lent et graduel doit-il prévaloir dans la pratique? Je pourrais, avec M. Bouvier, faire à cette méthode les mêmes reproches qu'il a adressé à la méthode dite américaine, puisque MM. Collineau et Martin appliquent les mêmes principes, l'extension et la contre-extension, au redressement des membres, mais je passe outre afin de ne pas m'exposer à de trop nombreuses redites.

Sans doute, dans les coxalgies chroniques, alors que l'inflammation n'a pas encore produit de tissus fibreux très-résistants, on peut bien, à son aide, redresser à la longue des membres fléchis, comme le prouve le fait suivant que j'emprunte à MM. Collineau et Martin :

XLIe Observation. *Rougeole; chute sur la hanche; coxalgie passée de la forme capsulaire à la forme osseuse; application de l'appareil Collineau et Martin; guérison avec claudication.* — En 1858, la nommée Romaine Luc..., âgée de six ans, douée d'une constitution vigoureuse et d'une activité extrême, était convalescente de rougeole, lorsqu'elle fit sur la hanche une chute, après laquelle elle éprouva de vives douleurs au genou et à l'articulation coxale du côté droit.

Le médecin de la famille crut d'abord avoir affaire à une sciatique et dirigea le traitement en conséquence.

Le mal continua à faire des progrès, le membre finit par présenter une élongation apparente et par se porter dans la demi-flexion, dans l'abduction, et dans la rotation externe; puis, tout à coup, vers la fin du mois d'août 1860, il affecta l'adduction et la rotation interne et offrit un notable raccourcissement.

Vers cette époque, M. le professeur Velpeau, appelé en consultation, reconnut l'existence d'une coxalgie et conseilla l'application de notre appareil. La différence de niveau entre les deux talons était de quatre centimètres. Le membre était rivé dans l'adduction forcée et dans la rotation interne.

Les douleurs, extrêmement vives, arrachaient des cris continuels à l'enfant.

L'appareil fut appliqué le 18 octobre 1860.

Les douleurs disparurent dans un bref délai ; mais deux mois s'écoulèrent avant que le parallélisme se rétablit entre les deux talons.

Le traitement fut prolongé jusqu'au mois de mars 1861.

A cette époque, l'enfant put commencer à marcher à l'aide de béquilles, qu'elle abandonna bientôt pour y revenir plus tard, puis les abandonner définitivement.

Aujourd'hui (8 août 1864), elle marche sans le secours d'aucun appui ; mais elle a conservé une légère claudication (1).

Si nous n'avions pas d'autres méthodes de traitement, nous concevrions qu'on pût, jusqu'à un certain point, faire de cet appareil une application générale. Mais depuis que M. Martin l'a inventé (1836), la science a marché : MM. Martin et Collineau sont seuls restés immuables dans leur conviction.

La méthode du redressement subit des membres a été créée, et elle offre des résultats rapides et complets. Cependant, ses avantages ont paru tellement minimes à ces auteurs qu'ils n'ont pas même daigné la critiquer, ni même en faire mention dans leur récent ouvrage sur la coxalgie.

(1) Collineau et Martin. *De la Coxalgie;* p. 518.

Ces auteurs n'ont reconnu à Bonnet d'autre mérite, à propos du traitement des coxalgies, que celui d'avoir inventé une gouttière qui immobilise le mieux une jointure malade.

Que Martin, qui n'a jamais été qu'un fabricant d'appareils de chirurgie, ne reconnaisse à Bonnet d'autre mérite que celui d'avoir été un bon mécanicien puisqu'il a perfectionné les gouttières de Mayor (de Lausanne), cela se conçoit. Mais que M. Collineau, véritable médecin, ait suivi son exemple, c'est ce qui m'étonne beaucoup. Du reste, je ne suis pas le seul à critiquer la conduite de ces messieurs vis-à-vis Amédée Bonnet ; car une puissante autorité chirurgicale, M. Bouvier, n'a pas craint de s'exprimer ainsi, dans la séance de la Société de chirurgie du 12 avril 1865 :

« Cette méthode du redressement est une des gloires de Bonnet, qui l'a systématisée le premier, qui en a démontré le premier tous les avantages, et qui, à lui seul, l'a vulgarisée parmi nous. C'est un vice de l'ouvrage de MM. Martin et Collineau d'avoir, en 1865, repoussé cette méthode et de ne l'avoir pas même fait connaître. »

MM. Collineau et Martin prétendent bien qu'avec leur appareil ils arrivent au même résultat que produit le redressement, et qu'ils ont le grand avantage de ne pas produire de graves accidents, capables de compromettre la vie des malades. Or, je soutiens, et cela en me fondant sur l'expérience, que le redressement subit et manuel, bien fait, ne produit pas d'accidents, je le prouverai bientôt ; et il faut que tout le monde partage mon avis, pour que cette pratique soit aujourd'hui universellement adoptée. Pourquoi donc, dans les coxalgies chroniques, se servir de méthodes de traitement qui redressent les membres à la longue, lorsqu'il en existe qui agissent sans danger avec une grande promptitude.

Js ne discuterai pas davantage sur la valeur de l'appareil de MM. Ferdinand Martin et Collineau. Je ne dirai pas non plus, comme M. Giraldès (1) : « que le silence est le meilleur service qu'on puisse lui rendre. » Je conçois que, dans quelques cas rares, pareils à celui dont j'ai parlé plus haut, il peut trouver une utile application; mais l'on a tort, à mon avis, d'en recommander l'usage pour redresser les membres, dans toutes les coxalgies chroniques, les ankyloses fibreuses et d'en faire, pour ainsi dire, une selle à tous chevaux.

Les appareils à extension continue de Blanc (de Lyon), singulièrement perfectionnés par M. Delore, chirurgien en chef de la Charité, pourront être heureusement utilisés lorsque l'on aura pu en faire une application méthodique aux maladies articulaires de la hanche (2).

§ 2. *Du Redressement subit et manuel.*

Le redressement subit et manuel par les mouvements de flexion, d'extension ou de circumduction, comme l'a conseillé Bonnet (de Lyon), me paraît devoir être généralement préféré à toutes les méthodes de traitement que je viens de faire connaître. Comme il ne peut produire aucun accident, qu'il ne peut être la cause d'aucune aggravation de mal, et comme il donne des résultats complets et instantanés, il me semble rationnel de préférer une pratique qui agit avec célérité, à celles qui exigent un temps plus ou moins long pour produire le redressement du membre.

(1) Séance de la Société de Chirurgie du 19 avril 1866.

(2) Delore, Du Traitement des Ankyloses. *Congrès médical de Lyon:* 1865, p. 222.

Dans les coxalgies chroniques, comme j'ai pu souvent m'en convaincre et comme l'ont fait judicieusement ressortir MM. Verneuil et Bouvier (1), il faut abréger le plus vite possible les traitements qui retiennent les malades au lit. Rien, en effet, n'est plus utile (V. p. 53) et plus favorable aux coxalgiques que le changement d'air et la déambulation. Or, puisque l'expérience a démontré cette vérité, on doit donc donner la préférence, dans le traitement mécanique des coxalgies, à des méthodes ou procédés qui agissent avec le plus de promptitude possible.

Mais si la coxalgie chronique dure depuis un certain temps, les adhérences sont trop fortes pour qu'elles puissent céder sous l'influence de ces deux mouvements alternatifs de flexion, d'extension, de circumduction et de traction. Il faut, pour pratiquer le redressement subit et manuel, fixer le bassin dans un étau et suivre en tous points les procédés opératoires que nous décrirons à l'article consacré au traitement des ankyloses fibreuses.

Il peut arriver que la rétraction puissante des muscles empêche ou paralyse les efforts de redressement. Chez les enfants, cette rétraction cède ordinairement aux premiers efforts, si le malade a été plongé préalablement dans le sommeil anesthésique. Mais quelquefois, surtout chez les adolescents, cette rétraction musculaire oppose une action tellement forte, qu'il devient nécessaire de pratiquer la section des muscles. C'est ordinairement les adducteurs qu'il s'agit de couper. On exécutera alors cette opération en se conformant aux préceptes qui seront décrits au chapitre suivant et qui a trait au traitement des ankyloses.

Je pourrais citer ici un grand nombre d'observations

____

(1) Séance de la Société de Chirurgie; 1865.

qui témoigneraient en faveur du redressement subit et manuel dans les cas de coxalgies chroniques avec attitude vicieuse des membres et du bassin. A cet effet, je n'aurais qu'à puiser dans les travaux des chirurgiens de l'École de Lyon, en particulier, dans la seconde édition du dernier ouvrage de Bonnet, dans laquelle M. le docteur Garin a rassemblé une foule d'observations qui viennent appuyer les idées théoriques de Bonnet (1). L'ouvrage du docteur Palasciano (de Naples) (2) me fournirait aussi des faits nombreux et confirmatifs des idées que je soutiens. Les publications de MM. Nélaton (3), Bouvier, Giraldès, Demarquay, Broca, Verneuil, Richard, etc., de l'École de Paris (4), m'offriraient aussi un ensemble de faits nombreux et très-intéressants. M. Gaillard (de Poitiers) (5) et beaucoup d'autres chirurgiens de province, ont adopté le redressement subit du membre dans les cas de coxalgies chroniques, et ils n'ont eu qu'à s'en louer.

Je pourrais même encore faire connaitre, ici, de nombreux faits, tirés de ma pratique, mais je préfère en citer quelques-uns qui ne me sont pas personnels; ils prouveront mieux l'utilité de la méthode que je défends, si surtout je les emprunte à des hommes étrangers à la ville de Lyon, dont les noms font, à juste titre, autorité dans la science.

XLII⁰ OBSERVATION. — Ce fait, publié par M. le docteur Spielmann (6), appartient à la pratique de M. Sédillot.

---

(1) *Nouvelle méthode de traitement des Maladies articulaires*, par Bonnet, 2⁰ édit., publiée par M. Garin; Paris, 1860.

(2) *Memorie ed Osservazioni di chirurgia pratica sulle Anchilosi*; Napoli, 1864.

(3) *Gazette des Hôpitaux*; 1860.

(4) Société de Chirurgie; 1860 à 1865.

(5) *Gazette Hebdomadaire*; 1866.

(6) *Gazette médicale de Strasbourg*; 1859.

J....., âgé de 7 ans, est atteint depuis deux ans d'une coxalgie gauche, traitée la première année par les eaux de Kreuznach. La maladie, suspendue un moment dans sa marche, a bientôt offert de nouveaux progrès, et, en janvier 1859, le racourcissement du membre, placé dans la flexion et l'adduction, paraissait être de six travers de doigt. Les douleurs étaient vives et continuelles, le sommeil et l'appétit perdus, l'émaciation avancée, et tout faisait craindre une terminaison promptement funeste. M. Sédillot exécuta le redressement du membre pendant l'anesthésie chloroformique ; aucune section musculaire ne fut opérée. Malgré la tension, sous forme de cordes saillantes, du muscle droit interne et des adducteurs, le grand trochanter fut abaissé et repoussé en dedans par des tractions et des mouvements convenables : des cautères furent posés, et un bandage inamovible, doublé de carton, fixa le membre, rendu à sa longueur normale. Dès le même jour, les douleurs cessèrent, l'appétit se réveilla, et une amélioration subite, complète, miraculeuse, au dire des parents, fut la conséquence de l'opération. Un mois plus tard, on renouvela le bandage, et il fut aisé de s'apercevoir que le fémur remontait ou descendait le long de la surface de la fosse iliaque externe, sous l'influence d'un simple effort de refoulement de bas en haut sur le pied, ou d'une pression de haut en bas et de dehors en dedans, exercée sur le grand trochanter. Quelques mois plus tard, l'enfant, dont l'embonpoint était rétabli et dont la santé n'avait cessé de se fortifier, faisait sans peine de longues promenades en continuant à se servir de béquilles, et son traitement faisait espérer une complète guérison.

XLIIIe OBSERVATION. Cette observation est empruntée à la pratique de M. Legouest.

B..... (René), fusilier au 69e régiment de ligne, est d'une bonne constitution, d'un tempérament mixte ; s'est toujours trouvé dans d'assez bonnes conditions hygiéniques ; pas de maladie antérieure, pas de rhumatisme, pas d'accidents syphilitiques.

Père et mère vivants et bien portants, plusieurs frères qui n'ont jamais été malades.

Le début de la maladie remonte à un an environ : sans cause connue, le malade ressentit à la hanche gauche des douleurs qui le faisaient boiter de temps en temps ; il continua néanmoins son service, et ce n'est qu'au mois de mars dernier que, son état s'aggravant, il dût entrer à l'hôpital de Tours. A dater de ce moment, la marche fut impossible et ne put se faire qu'à l'aide de béquilles.

Les vésicatoires furent employés avec peu de succès, et le malade alla passer les deux derniers mois de la saison d'été aux eaux de Bourbonne, sans en retirer grand profit.

ETAT ACTUEL. — 4 *Octobre* 1859. — Pas de fièvre, très-peu d'amaigrissement ; le tube digestif est en bon état, l'appétit conservé

Le membre malade est sensiblement du même volume que celui du côté opposé ; il est fléchi sur le bassin, et porté dans l'abduction avec rotation en dehors.

Allongement apparent à la vue, d'un travers de doigt à un travers de doigt et demi ; à la mensuration, diminution de longueur, de même quantité.

L'épine iliaque gauche, du côté malade, est abaissée ; le malade est couché sur le dos, le tronc incliné du côté souffrant.

Légère cambrure des reins ; la pression sur le grand trochanter détermine la douleur.

Tout mouvement volontaire est impossible ; les mouvements communiqués sont douloureux, et se passent dans la *région lombaire* et dans le bassin.

20 *Octobre*. — M. Legouest, après avoir endormi le malade, opère le redressement ; il emploie une grande force musculaire pour rendre à l'articulation ses mouvements ; des craquements sont perçus pendant les manœuvres qui durent environ trois minutes, M. Legouest fait parcourir au membre tous les mouvements que comporte l'articulation coxo-fémorale, et il est facile de s'assurer qu'ils se passent bien dans l'articulation.

Le membre étant dans la rectitude, et parallèlement à son congénère, on constate un peu de raccourcissement ; il n'y a plus de cambrure lombaire.

Le malade est ensuite placé dans la grande gouttière en fil de fer de Bonnet, sans appareil dextriné ni cautérisation.

L'opération a été parfaitement supportée.

21 *Octobre*. — Le malade n'accuse que très-peu de douleurs à la hanche ; il ne se plaint que du pied, sur lequel on opère l'extension continue à l'aide d'une manchette placée au-dessus des malléoles.

Etat général satisfaisant.

29 *Octobre*. — La manchette est enlevée en raison de la douleur qu'elle provoque.

3 *Novembre*. — L'appareil est enlevé ; le membre est dans la rectitude ; pas de cambrure lombaire.

Application de quatre cautères au pourtour du grand trochanter.

20 *Novembre*. — Depuis quelques jours le malade se lève et marche avec des béquilles ; mais il ne peut s'appuyer sur le membre gauche.

25 *Décembre*. — Nous avons revu le malade ; son état général est excellent.

La cuisse s'est maintenue dans une bonne position ; toutefois elle présente un très-léger degré de flexion sur le bassin, mais sans autre déviation appréciable ; la cuisse est fixée sur le bassin ; on ne peut constater de mouvement réel. A la mensuration, les deux membres présentent sensiblement la même longueur. Le malade continue de marcher avec des béquilles et peut poser le pied à terre, n'accusant que très-peu de douleur (1).

Je ne prétends point, qu'après avoir redressé les membres, dans les cas de coxalgies chroniques, on puisse toujours obtenir les mouvements de l'articulation coxo-fémorale. Loin de moi cette pensée ! Le plus souvent, les mouvements ont été si peu marqués et si faibles, qu'on peut dire que la hanche conserve ordinairement une grande raideur. Puis, les malades gagnent, circonstance extrêmement heureuse pour eux, de pouvoir marcher, d'abord à l'aide d'appareils amidonnés ou dextrinés, puis avec des tuteurs articulés ; et finalement, l'irritation chronique de la jointure, disparaissant sous l'influence de médications appropriées, en particulier des eaux minérales, ils peuvent marcher presque sans boiter, sans soutien, avec seulement une raideur plus ou moins forte dans l'articulation coxo-fémorale.

Ce résultat, long sans doute à obtenir, est, comme on le voit, inférieur à celui que Bonnet espérait, puisqu'il croyait pouvoir rétablir les mouvements après avoir rétabli la forme des articulations atteintes de coxalgies. Mais, tel qu'il est, il n'en constitue pas moins un véritable progrès, puisque les malades peuvent aujourd'hui être guéris, sans conserver d'attitude vicieuse de leur membre qui puisse empêcher la marche.

A supposer même, ce qui n'est pas, que les autres

(1) Taquoy, Thèse inaugurale ; Paris, 1860 ; p. 39.

méthodes de redressement produisent de semblables résultats, je dis que le redressement subit et manuel est préférable, parce qu'il agit beaucoup plus vite et qu'il permet, presque aussitôt qu'il a été pratiqué, la déambulation à l'aide d'appareils, ce qui est, je le répète, excessivement utile pour aider à la guérison des coxalgies, qui ne sont, en définitive, que l'expression locale d'un mal diathésique, pour l'amendement duquel les ressources hygiéniques sont des plus nécessaires.

Si je viens d'avancer que, dans les coxalgies chroniques avec épaississement fibreux et inflammation des os, il ne fallait pas, en général, compter sur le rétablissement des mouvements après le redresement subit et manuel, il ne faut pas croire, qu'à la longue, des mouvements ne peuvent survenir dans l'articulation de la hanche. Des faits nombreux, que je ferai connaître dans la partie de cet ouvrage destinée à apprécier la valeur du rétablissement des mouvements, prouvent que le temps et la marche produisent une mobilité assez étendue pour permettre aux malades la marche avec une facilité suffisante.

Le redressement subit et manuel, dans les coxalgies chroniques, est-il toujours possible sans accidents ? Je ne crains pas de répondre par l'affirmative.

En vain objectera-t-on que ces manœuvres doivent transformer l'inflammation chronique en aiguë : l'expérience de chaque jour démontre la nullité de cette objection ; et d'ailleurs, n'avons-nous pas démontré que ces manœuvres ne provoquent pas ordinairement d'accident grave dans les coxalgies aiguës ?

Sans doute, on a constaté quelquefois, à la suite de redressements subits opérés dans des cas analogues, des abcès et, par suite, des accidents graves. Mais je ferai observer, qu'alors il existait, dans l'intérieur de l'articulation, du pus provenant d'une altération des surfaces osseuses, qui se serait fait jour au dehors quand bien même on n'aurait point opéré de redressement. Ce n'est pas la méthode qui se trouve en défaut, mais bien le diagnostic du chirurgien.

XLIV⁰ OBSERVATION. J'ai eu à traiter, il y a un an environ, un jeune enfant qui était atteint d'une coxalgie chronique avec flexion, adduction de la cuisse. Il y avait 5 centimètres de raccourcissement. Comme cet enfant ne souffrait guère et qu'il n'existait, au pourtour de la hanche, aucune tuméfaction capable de faire croire, à la présence d'un abcès profond, je pratiquai le redressement subit et manuel du membre et je plaçai la cuisse dans une rectitude aussi parfaite que possible. Tout semblait aller bien, lorsque, peu de jours après, je constatai une tumeur fluctuante au côté externe de l'articulation. Ce fut en vain que j'essayai de la faire résoudre: Je la ponctionnai, je pratiquai des injections iodées, et, malgré tous mes soins, je ne pus faire disparaître cet abcès, qui finit par occasionner à la longue la mort de mon petit malade.

Je dis que la naissance de cet abcès ne doit pas être attribuée au redressement brusque et manuel, parce que le malade aurait dû se plaindre aussitôt le redressement opéré, ce qui n'a pas eu lieu. Le redressement, en tiraillant les tissus, a aidé au développement de cette collection purullente : je ne nie point ce fait ; mais je dis que si l'abcès n'avait pas existé antérieurement, il ne se serait pas produit.

Je pourrais citer ici un certain nombre de faits empruntés à plusieurs chirurgiens, dans lesquels des abcès articulaires méconnus sont venus, comme dans mon observation, faire saillie au dehors, à la suite des redressements du membre. Je me contente de les rappeler, afin de donner moins d'étendue à cet article déjà fort long.

Sans doute il serait utile d'avoir des signes certains de ces suppurations intra-capsulaire. Malheureusement il ne nous est guère possible de reconnaître ces abcès que par l'existence d'une douleur sourde et persistante, parce que la capsule fibreuse, étant alors enflammée et rétractée, comprime le pus et ne lui permet pas, du moins pendant un temps assez long, de se faire jour au dehors pour venir faire saillie dans l'intérieur de la fesse ou à la partie antérieure, interne et supérieure de la cuisse.

Toutefois s'il s'agit d'une coxalgie rhumatismale, ces suppurations ne sont pas à craindre ; elles ne s'observent, le plus souvent, que lorsque le sujet est d'une nature scrofuleuse ; à supposer même que l'on put en diagnostiquer la présence, la question se pose ainsi : Faut-il attendre, pour redresser le membre, que l'abcès se soit fait jour au dehors, ou vaut-il mieux redresser immédiatement la cuisse ?- Cette question sera traitée lorsque je m'occuperai des abcès comme complication fâcheuse de la coxalgie.

Le redressement subit a d'autant plus de chances de réussir, qu'il est pratiqué chez des enfants, alors que la diathèse scrofuleuse n'est pas héréditaire ni très-prononcée. Chez eux, l'anatomie pathologique démontre que les tissus fibreux sont, la plupart du temps, fongueux et peu résistants.

Ce serait vainement qu'on espérerait en obtenir de bons résultats chez ceux qui sont âgés ou tombés dans un état cachectique, et dont la santé est profondément détériorée. C'est pour cela que ces redressements ne réussissent guère dans nos hôpitaux, parce que l'on ne conduit, dans ces asiles, les enfants atteints de coxalgies, que lorsque la maladie les a déjà épuisés. La plupart y arrivent dans un état de langueur et de dépérissement tel, qu'il est bien difficile de triompher de leurs maux. Si, à ces causes d'insuccès, on joint l'insalubrité occasionnée par la réunion d'un grand nombre de malades, on comprendra pourquoi des pratiques, qui donnent d'assez beaux résultats en ville et dans la classe aisée, ne peuvent, la plupart du temps, en donner que de forts incomplets dans les hospices.

Il me faudrait indiquer ici la durée de temps nécessaire aux appareils immobilisateurs, appliqués pour maintenir les redressements, et celle nécessaire ensuite aux tuteurs articulés pour produire leur effet. Ayant déjà traité en partie ce sujet (p. 60), j'y renvoie le lecteur, me réservant d'y revenir encore, à propos de la description des appareils immobilisateurs.

Combien de temps faut-il pour guérir une coxalgie chronique? Cette question est impossible à résoudre. La marche de ces affections, liées à des états constitutionnels, est tellement insidieuse, que souvent, lorsque l'on croit les malades à peu près guéris, le mal récidive, souvent même sans cause appréciable. C'est, en étant bien pénétré de cette possibilité de renouvellement ou de recrudescence du mal, qu'il faut conseiller pendant longtemps l'emploi des tuteurs propres à faciliter la marche en maintenant les redressements obtenus. Six mois, un an, et même plus, seront nécessaires aux appareils de déambulation pour empêcher les récidives. Pendant ce temps, il faudra utiliser toutes les ressources hygiéniques, pharmaceutiques, que nous avons fait connaître au commencement de cet ouvrage. Il sera en même temps nécessaire d'utiliser le massage et les mouvements passifs indiqués par Mellet (V. p. 68). On a vu surtout des enfants atteints de coxalgies et chez lesquels les membres ayant été redressés, la rigidité articulaire diminuait chaque année et finissait par disparaître à peu près au bout de quatre, cinq, six ou sept ans.

CHAPITRE TROISIÈME

DES PRATIQUES DESTINÉES A REDRESSER LES MEMBRES DANS LES ANKYLOSES FIBREUSES DE LA HANCHE.

Nous n'avons traité, jusqu'ici, que des coxalgies chroniques de date récente, et dont les membres peuvent être ramenés à la rectitude par les seuls efforts des mains, en faisant exécuter à la cuisse des mouvements de flexion et d'extension, d'abduction et de circumduction, le bassin ayant été préalablement fixé par les mains d'un aide.

Mais il est d'autres coxalgies chroniques déjà anciennes, chez lesquelles les produits pathologiques se sont tellement épaissis, et les tissus fibreux sont devenus tellement résistants, que le redressement subit, par ces mouvements, n'est plus possible.

Ce sont ces cas que l'on désigne ordinairement sous le nom d'*ankyloses*, parce que le bassin et le fémur sont alors si solidement fixés entre eux, qu'il est impossible de leur faire exécuter des mouvements tant soit peu étendus.

Dans l'état actuel de nos connaissances, le mot *anky-lose* ne constitue donc pas une entité morbide.

A proprement parler, ce n'est qu'une diffformité succédant à la coxalgie, qu'elle soit de nature rhumatismale, scrofuleuse, fongueuse, typhoïde, traumatique et autres.

Dans l'ankylose, les mouvements sont ou totalement abolis, comme lorsqu'il y a soudure entre les os, ou gênés, comme lorsque les os sont solidement fixés par un tissu fibreux.

Il y a donc deux espèces d'ankylose; l'une osseuse et l'autre fibreuse. Il ne peut être question ici de l'ankylose complète ou osseuse, c'est-à-dire de celle dans laquelle les os sont soudés sans intermédiaire, comme les extrémités d'une fracture, ou sont fixées dans leur position vicieuse par de nouvelles productions osseuses que l'on a observées plusieurs fois tout au pourtour de la cavité cotyloïde et sur la tête du fémur.

Vouloir tenter le redressement subit, dans des cas de cette nature, serait poursuivre une chimère; on ne pourrait l'obtenir; des manœuvres intempestives exposeraient à des accidents qui pourraient compromettre la vie des malades.

On a bien proposé, pour ces cas, de redresser les membres fléchis, en pratiquant avant l'ostéotomie ou la fracture du col du fémur; la description de ces opérations ayant été faite (p. 10 et suiv.), je n'en dirai pas davantage ici.

I

DE LA RUPTURE DES ANKYLOSES FIBREUSES.

Dans l'ankylose fibreuse, l'anatomie pathologique nous montre des lésions identiquement semblables à celles de la coxalgie chronique, mais arrivées à leur dernier terme d'évolution.

Ainsi, la capsule orbiculaire est devenue extrêmement épaisse, les épanchements de lymphe plastique se sont transformés en tissus fibreux, et ces tissus se sont puissamment rétractés. Cette rétraction, si bien étudiée par Gerdy, concourt à fixer les membres dans de vicieuses positions. Les muscles entourant l'articulation s'atrophient, l'élément aponévrotique devient prédominant ; mais, comme l'a démontré M. Broca, le tissu musculaire ne se transforme jamais en tissu fibreux.

Le tissu cellulaire est épaissi sous forme de bandelettes ou de faisceaux fibreux qui jouent un rôle analogue à celui des ligaments indurés et rétractés. Bonnet et Richet en ont cité chacun un exemple.

Les tissus aponévrotiques subissent aussi parfois des modifications analogues.

A des productions pathologiques si complètes viennent se joindre les inflammations des os, de la synoviale; les extrémités articulaires ne se trouvant plus dans leurs rapports normaux, les cartilages s'absorbent en partie, la cavité synoviale disparaît, le périoste s'épaissit ou subit lui-même la transformation fibreuse.

Veut-on faire exercer quelques mouvements à la jointure, on éprouve une résistance opiniâtre, et, si l'on est assez heureux pour en opérer, ils sont alors bien faibles, et les os ne tardent pas à reprendre leur position vicieuse dès qu'on cesse les efforts, tant est grande la puissance de rétraction de ces tissus fibreux et indurés.

§ 1. Aperçu sur les anciennes méthodes de Redressement des membres dans les cas d'ankylose fibreuse de la hanche.

Les ankyloses produisent des déviations des membres, qui empêchent, comme je l'ai déjà dit, la marche et qui ont, par suite, un retentissement considérable et fâcheux sur l'ensemble de l'économie.

Anciennement, on considérait ces cas comme au dessus des ressources de l'art. Grâce aux progrès modernes, on peut en triompher, surtout chez les enfants. C'est pour des cas de cette nature que le redressement subit et manuel trouve sa véritable indication.

Le redressement n'est ici possible, ni par les manœuvres simples que nous avons indiquées (V. p. 279), ni par la section sous-cutanée des muscles, dont nous indi-

querons bientôt les procédés, ni même par les appareils,
ni par les machines modernes à extension ou à demi-
flexion.

Les appareils à extension lente et graduée que nous
avons fait connaitre (p. 286 et suiv.), peuvent bien dis-
tendre à la longue les muscles contracturés : mais ils
demeurent impuissants contre les tissus fibreux qui maintiennent les membres vicieusement fléchis dans les ankyloses. Ce tissu, éminemment rétractile, comme je l'ai dit
plus haut, est si serré, si épais, qu'il est même impossible
de l'allonger lorsque, faisant des expériences sur les animaux vivants atteints de ces ankyloses, on veut en reconnaitre le degré d'élasticité.

A supposer même que l'on puisse, avec ces appareils,
étendre ces tissus fibreux, ne doit-on pas craindre que le
membre redressé ne redevienne aussitôt fléchi de la même
manière que le caoutchouc revient sur lui lorsque les forces qui l'allongeaient n'existent plus ?

Louvrier, avec sa machine à extension brusque et
rapide n'a pas été plus heureux; il a même produit des
accidents qui ont fait à tout jamais abandonner sa méthode. Les appareils modernes, dans lesquels on utilise la
force du caoutchouc, sont aussi impossibles à être appliqués, dans les cas des coxalgies chroniques, que leurs
devanciers.

§ 2. *Historique de la Rupture brusque et manuelle des ankyloses.*

Des travaux de Bonnet, sur l'utilité du redressement
subit des membres dans les coxalgies aiguës et subaiguës.
il n'y avait qu'un pas à faire pour arriver à la rupture
brusque et manuelle des ankyloses; il ne s'agissait que
de suivre le même ordre d'idées et cependant ce pas a

été très-long à se faire; et comme s'il était vrai que celui qui poursuit une idée semble ne devoir pas en saisir tout d'abord la valeur et tous les avantages, il a fallu que Bonnet empruntât les idées de Dieffenbach et de M. Palasciano pour créer et généraliser la méthode brusque et manuelle des ankyloses, une de ses plus belles conquêtes chirurgicales.

Voici, en effet, ce qu'il écrivait en 1845 :

« Lorsque, par la section des tendons, par des mouvements gradués et par l'action de machines qui n'agissent qu'avec lenteur, l'on a pu remédier à la difformité d'une articulation ankylosée, ma conviction est qu'il faut abandonner la maladie à elle-même et n'avoir recours à aucune opération. Il en est cependant un certain nombre qui ont été conseillées et mises en pratique ; j'en parlerai pour faire connaître l'état de la science sur la question que j'examine ; mais je les repousse par avance comme dangereuses en soi et comme ne s'appuyant que sur des cas rares de succès, dans lesquels il n'est pas démontré que des méthodes plus rationnelles n'auraient pas réussi (1). »

Il s'agissait de la méthode de traitement de Louvrier et de l'excision cunéiforme de la partie anguleuse des articulations ankylosées.

Peut-être les choses en seraient restées là, si Bonnet n'avait pas connu, grâce à M. le docteur Palasciano (de Naples), les travaux de Dieffenbach, qui écrivait ceci en 1841, à propos de l'ankylose du genou :

« Ce traitement, par les efforts continus de la machine de Louvrier, était souvent lié à des douleurs insupportables. Je résolus d'essayer le redressement violent, et mon attente fut de beaucoup dépassée, parce que non-seule-

____

(1) Bonnet, *Traité des Maladies articulaires.*

ment les formes les plus différentes de l'ankylose, que n'avait pu vaincre aucun traitement, cédaient à ce moyen, mais encore parce que le temps du traitement était réduit d'années à un nombre égal de mois, et des souffrances énervantes changées en une douleur violente, mais de courte durée.

« Après avoir coupé, dit-il, sous la peau, les muscles rétractés, pour l'articulation du genou par exemple, je plie le membre si fortement que le talon touche les fesses; ensuite, je porte le membre dans la direction opposée, l'étendant de plus en plus fortement, quelquefois le ramenant à la flexion, jusqu'à ce que, par les mouvements alternatifs, l'ankylose devienne tout à fait droite (1). »

Partant dès lors de cette idée émise par Dieffenbach que, pour redresser un genou vicieusement ankylosé, il fallait fléchir, pour l'étendre ensuite, la jambe sur la cuisse et couper au besoin, suivant les conseils de M. Palasciano (2), le muscle rotateur externe de la jambe, Bonnet ne tarda pas à saisir tout ce qu'il pouvait y avoir d'utile dans ce procédé chirurgical, qui n'était que la continuation de ses travaux sur le redressement subit dans les coxalgies aiguës et subaiguës. Mais, perfectionnant aussitôt la méthode de Dieffenbach, il proposa, avant la flexion du membre et son redressement successif, l'assouplissement préalable, qui devait lui permettre de bien mieux réussir. Il comprit que pour rompre les adhérences, il s'agit moins d'exagérer une fois la flexion que de procéder par une série alternative de mouvement de flexion, d'extension, doux d'abord, brusques ensuite, et allant jusqu'à la limite extrême de ceux qui s'accomplissent naturellement.

(1) *Éléments de Chirurgie.*
(2) *Journal de la Société de médecine de Lyon;* 1847.

Doué de cet esprit généralisateur qui le caractérisait au suprême degré, après avoir perfectionné ce procédé, il l'appliqua à toutes les ankyloses fibreuses vicieusement consolidées.

Si donc Bonnet n'est pas l'inventeur de la rupture brusque et immédiate des ankyloses par les mains, c'est lui qui l'a organisée, généralisée et propagée, et c'est lui qui eut le rare mérite de la faire prévaloir dans la pratique (1).

On a prétendu que Bonnet, ne tenant aucun compte des travaux déjà publiés, s'était complétement approprié la découverte de cette méthode opératoire. C'est une erreur qu'il importe de rectifier. Non-seulement juste envers tous, mais encore bienveillant, même envers ceux qui s'occupaient de travaux analogues, il ne manquait jamais une occasion de citer les travaux antérieurs aux siens et il avouait avec un sincère plaisir, que l'idée de redresser une jointure vicieusement ankylosée lui était venue après la lecture des travaux de Dieffenbach et surtout en suivant les conseils et les écrits de son savant ami, le docteur Palasciano (de Naples). Pour ce qui regarde les travaux de M. Behrend, publiés en 1855 (2), non-seulement ce chirurgien a adopté, pour faire cesser l'allongement apparent, la méthode que Bonnet avait con-

(1) En 1858, M. Bonnet se rendit à Paris pour exposer publiquement ses idées à l'Académie des Sciences, à l'Académie de Médecine et à la Société de chirurgie, il y fut écouté avec une grande faveur. M. Nélaton, avec une bienveillance qui l'honore, s'empressa de mettre à sa disposition sa chaire et son service de clinique, et c'est grâce à la libéralité scientifique de ce professeur, son ami, qu'il a fait pratiquement connaître ses recherches en exécutant, sous les yeux de plusieurs chirurgiens de Paris et de nombreux élèves, des opérations de redressement des membres dans les cas de maladies articulaires.

(2) *Gazette Hebdomadaire*; 1855.

seillé en 1840 (1), qui consiste à ramener la cuisse dans l'extension et à faire cesser son abduction et la rotation en dehors, mais M. Behrend a pratiqué ces opérations cinq ans après la publication du Mémoire de Bonnet sur la rupture des ankyloses et deux ans après son *Traité des Maladies articulaires*, où il indiquait des procédés analogues. Pour ce qui regarde les travaux de M. Langenbeck, Bonnet a établi, de la manière la plus péremptoire, qu'ils étaient postérieurs aux siens (2).

Du reste, Bonnet savait très-bien que la filiation de nos propres idées est rarement indépendante de quelques germes étrangers, et qu'il n'appartient qu'à la sottise de répudier la solidarité des intelligences dans les progrès de la science.

Recherchant autant que possible les véritables indications de cette thérapeutique chirurgicale, il l'a sans doute appliquée parfois à des cas au-dessus des ressources de l'art. Mais s'il est allé quelquefois trop loin, il a, du moins, toujours été guidé par cet amour scientifique qui pousse sans cesse les hommes les mieux doués à la recherche des moyens les plus propres à diminuer de plus en plus nos trop nombreuses incurabilités.

§ 3. Du procédé opératoire de la Rupture brusque et manuelle des ankyloses,

Pour exécuter cette opération il est de toute nécessité d'anesthésier le malade et de le placer, avant toute tentative, dans un appareil qui, fixant le bassin, rende les manœuvres plus faciles.

(1) Mémoire sur les frictions des membres dans les Maladies articulaires, *Gazette médicale;* 1840; p. 746.

(2) *Nouvelle méthode de traitement des Maladies articulaires:* Paris, 1860; p. 88.

A. *De l'Anesthésie.* — L'anasthésie doit être profonde, il ne faut commencer l'opération que lorsque le malade est devenu tout à fait insensible ; il faut même pousser l'anesthésie jusqu'à ce que la résolution complète des muscles soit survenue et même pendant que l'on applique, l'opération terminée, un bandage ou un appareil destiné à maintenir le redressement du membre.

Ici, plus que dans toute autre opération, il est nécessaire d'une anesthésie durable ; car les manœuvres qu'exige le redressement peuvent souvent durer une heure et plus.

Nous donnons, à Lyon, la préférence à l'éther pour produire le sommeil, parce que cet agent est moins toxique que le chloroforme, et parce qu'il permet d'anesthésier le malade pendant une durée beaucoup plus longue.

M. Ferrand, pharmacien distingué, qui s'occupe, avec beaucoup de succès, d'anesthésier les malades qui doivent subir de graves opérations, a publié un remarquable travail pratique sur cette importante question (1). Il a donné des règles les plus utiles pour éviter tout danger et pour rendre durable le sommeil anesthésique obtenu. Depuis 1846, qu'il ne cesse de se servir de l'éther, il n'a jamais perdu un seul malade et n'a eu aucun accident ; cependant, j'ai été souvent le témoin d'éthérisations prolongées, par lui, près de deux heures, chez des sujets souvent faibles, et de bien chétive apparence. Je rappellerai, entre autres éthérisations pleines de difficultés, celle accomplie sur une femme déjà âgée, atteinte d'une bronchite chronique, chez laquelle j'étais obligé de pratiquer une profonde cautérisation avec le fer rouge. Malgré la respiration haletante de cette malade et même les intermittences du pouls, M. Ferrand est parvenu à pro-

_____

(1) *L'Éther et le Chloroforme considérés comme agents anesthésiques;* Lyon, 1859.

duire un sommeil profond et durable sans aucun accident. Enfin, ayant été appelé à rompre à la fois deux ankyloses de la hanche chez le même sujet, très-irritable
d'ailleurs, M. Ferrand, grâce à la longue expérience
qu'il a de l'éthérisation, a pu anesthésier assez longtemps
ma malade (pendant deux heures environ) pour me permettre de pratiquer, dans la même séance, ces deux
ruptures, qui ont, comme on le pense bien, exigé une éthérisation des plus complètes.

« Il ne suffit pas, dit M. Ferrand, d'employer des éthers
purs. pour conjurer tous les accidents; il ne s'agit pas
d'en faire absorber une grande quantité; il faut, par des
pratiques savamment conçues, éthériser les malades de
manière à ce que, pendant la durée de l'opération, ils
respirent sans cesse un air chargé de vapeurs éthérées.

« Dans l'appréciation des deux systèmes d'inhalations
brusques et par suite intermittentes ou graduées, par là
même continues, il importe de tenir compte du dosage du
liquide et de la durée de l'inhalation. Or, il arrive quelquefois que le malade présente, ou une tolérance très-
faible, et l'on est obligé d'agir lentement et avec intermittence, ou une tolérance excessive, et les doses doivent
être données plus fortes et plus fréquentes. Il résulte que,
dans ces deux cas, on fait forcément de l'inhalation graduée. Mais à part les malades qui sont d'une excessive
faiblesse ou d'une constitution robuste, il y a encore une
grande majorité d'individus qui opposent une résistance,
à l'éthérisation, notable et prévue, qu'il ne faut pas exagérer par des lenteurs accusant plus d'inhabileté que de
prudence. Et l'expérience démontre qu'il faut alors anesthésier promptement ces sujets, et que, pour bien agir, il
faut, aussitôt après les premières inhalations d'épreuve,
faire forcément de l'éthérisation brusque à haute dose :

dose que j'appelle massive. Ajoutons que penser adopter exclusivement l'une ou l'autre de ces méthodes, c'est se faire illusion, car elles sont successivement nécessaires dans la plupart des cas. Seront enfin entachés de complications à bien surveiller, les cas dans lesquels le malade ne pourrait pas respirer assez librement la vapeur donnée et ceux où il semblerait pouvoir la respirer indéfiniment sans s'endormir. Or, cette assertion me rappelle l'un des cas les plus difficiles que j'aie rencontrés :

XLV⁰ OBSERVATION. Malade opérée par le docteur Philipeaux pour une fistule à l'anus (emploi de l'éther), kyste rentrant du cou comprimant la trachée, respiration sifflante, oppression habituelle : je dus réduire ma dose d'épreuve à un huitième, ma première dose active à un quart et recourir deux fois à l'intermittence avant de produire le sommeil. »

Je recommande donc à ceux qui veulent pratiquer des ruptures d'ankyloses la lecture du travail de M. Ferrand, ils y apprendront le moyen précieux d'obtenir une éthérisation prolongée, sans danger pour le malade.

B. *De la fixation préalable du bassin.* — J'ai dit qu'il fallait solidement fixer le bassin, lorsqu'on veut pratiquer la rupture de l'ankylose de la hanche. Les pressions des mains sont insuffisantes. Il faut de toute nécessité avoir recours à un appareil approprié à la circonstance. Sans cet appareil, le bassin ne pourra être solidement fixé ; les mouvements imprimés au fémur se communiqueront au tronc. Celui que l'on emploiera devra, pour réunir toutes les conditions désirables, saisir le bassin à la manière d'un étau.

L'appareil dont se servait Bonnet (fig. 1), qui se rapproche de celui que Pravaz employait pour la réduction des luxations congénitales, est ainsi constitué, en tenant compte des modifications importantes que Blanc et ses successeurs lui ont fait subir depuis.

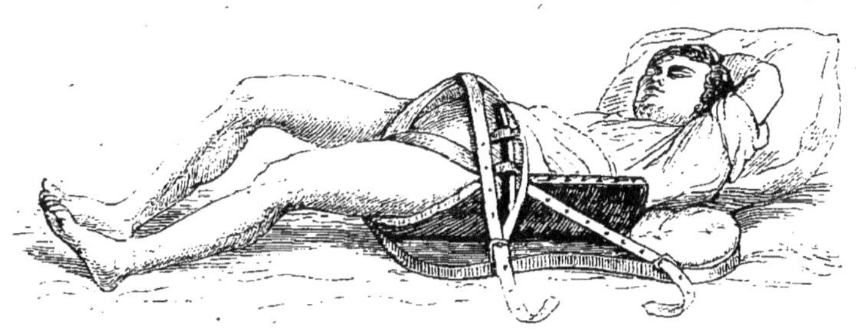

Fig. 1. — Appareil destiné à fixer le bassin.

Il consiste en une planchette matelassée, sur laquelle doit reposer la partie inférieure et postérieure du tronc. Des parties latérales de cette planchette partent des leviers en fer concaves et matelassés, qui, venant s'appuyer en avant, principalement sur les épines iliaques antérieures et supérieures, y sont solidement fixés par des courroies. Ils empêchent tout mouvement du bassin en avant. Les ischions et les pubis sont retenus par des sous-cuisses en boudins. Cet appareil est fixé à son tour à un support solide, une table par exemple.

A défaut de cet appareil on pourrait, à la rigueur, suivre le procédé indiqué par M. Nélaton. On se servirait d'une table couverte d'un matelas mince, à cette table serait attaché le tronc à l'aide de longues courroies faisant le tour de la poitrine ; le bassin serait immobilisé par des liens passés à la partie interne de chaque aine et solidement fixés en dehors de la table.

C. *Du procédé opératoire.* — Le malade étant profondément anesthésié, le tronc assujetti dans l'étau que je viens de décrire, les jambes pendantes en dehors du lit, l'opérateur saisit la cuisse et lui imprime, suivant son axe, des mouvements alternatifs de traction et de répulsion ; puis, l'on passe à ceux de flexion. On s'efforce de pousser, par secousses alternatives, la flexion jusqu'au point où le devant de la cuisse touche la partie antérieure du ventre. La souplesse étant rétablie dans ce sens, on commence les mouvements d'extension en rapprochant graduellement le fémur de l'axe du tronc ; puis on passe à la circumduction, que l'on exécute en faisant décrire au genou un cercle d'abord à court diamètre, puis de plus en plus étendu. Si les fléchisseurs ou les adducteurs résistent énergiquement, on peut les couper par la méthode sous-cutanée ; mais ordinairement il n'est pas nécessaire d'y recourir.

Les premiers mouvements de flexion et d'extension, agissant sur les muscles rétractés, produisent des améliorations notables. Les membres fléchis sont ramenés à un degré d'extension assez satisfaisant. Beaucoup de chirurgiens bornent là leurs manœuvres et espèrent que les machines ou les efforts de la nature finiront par produire la rectitude complète du membre. C'est une erreur qui ne saurait être trop combattue. Le tissu fibreux qui maintient les os vicieusement fléchis n'ayant été que distendu et non rompu, comme cela doit être, la difformité ne tarde pas à reparaître, et si le membre n'est pas ensuite solidement fixé dans la nouvelle position qu'on lui a donnée, il reprend à peu près le même degré de flexion qu'il avait avant l'opération.

Ainsi donc, il ne faut s'arrêter dans ces manœuvres que lorsque l'on a entendu et constaté ce bruit sec, caractère distinctif de la rupture des tissus fibreux. On détache alors le malade, on l'étend sur son lit, et là, ayant le corps sous les yeux, on continue les tractions, les mouvements d'extension et de flexion, d'inclinaison et de rotation convenables, jusqu'à ce que l'on ait pu rétablir l'égalité de longueur des membres, toute cambrure du dos et toute inclinaison du bassin ayant disparu.

Cela fait, on place le malade dans une double gouttière, dans un bandage amidonné ou dans tout autre appareil destiné à maintenir le membre immobile au moins pendant 15 à 30 jours, suivant les cas, puis on le fait lever, on lui applique un tuteur articulé et on le fait peu à peu marcher, en suivant les conseils que nous avons fait connaître à l'article exercice (p. 53) et au chapitre consacré aux redressements dans les cas de coxalgie chronique (p. 300).

Je viens de dire qu'il ne fallait s'arrêter, dans les efforts de redressement, que lorsqu'on avait perçu un bruit sec, signe de la rupture des tissus fibreux. Il est indispensable, en effet, de pousser les efforts de redressement jusqu'à ce point, si l'on veut avoir des redressements durables et parfaits. Ceux qui ne sont pas habitués à ce craquement pourraient croire, en voyant le membre se redresser aussitôt qu'il s'est produit, à une fracture du col du fémur. Cette méprise est souvent arrivée à quelques-uns de ceux, par exemple, qui assistent pour la première fois à ces opérations. En entendant ce bruit sec, ils croyent à une fracture, mais un examen attentif leur démontre bientôt qu'ils sont dans l'erreur, que c'est bien le seul tissu fibreux qui a été rompu. Dans l'observation empruntée à MM. Nélaton et Duval, que nous allons bientôt reproduire, ce bruit a été si fort qu'il pu faire momentanément croire à une fracture.

Ainsi, pour nous résumer, l'opération se compose de huit temps.

1er Temps. — Anesthésier le malade jusqu'au relâchement complet des muscles et jusqu'à l'application de l'appareil immobilisateur :

2ᵉ Temps. — Fixer le bassin dans l'étau ;

3ᵉ Temps. — Faire exécuter au fémur des mouvements de traction et de répulsion suivant son axe ;

4ᵉ Temps. — Exagérer ou produire la flexion, puis, ramener le membre dans l'extension ; reproduire alternativement ces deux mouvements, pour passer ensuite à ceux de latéralité et de circumduction ;

5ᵉ Temps. — Faire la section des muscles par la méthode sous-cutanée, si cette section est indiquée ;

6ᵉ Temps. — Enlever le malade de l'étau, opérer le redressement par des tractions et des flexions répétées ;

7ᵉ Temps. — Immobiliser le membre et le bassin, à l'aide d'un bandage amidonné, d'une gouttière double, ou de tout autre appareil.

8ᵉ Temps. — Au bout d'un certain temps, faire lever les malades et les faire marcher pendant un temps assez long avec des tuteurs articulés ou, à leur défaut, avec des bandages amidonnés, maintenant le redressement du membre et du bassin.

Les bandages amidonnés ou dextrinés peuvent être renouvelés tous les quinze jours environ ; lorsqu'ils sont malpropres ou défaits, il importe beaucoup, quand on les réapplique, de ne permettre aucune inflexion du membre, et surtout de ne pas trop les serrer. La confection de ces bandages sera longuement détaillée dans le chapitre consacré aux appareils.

§ 4. Des résultats fournis par la Rupture brusque et manuelle
des ankyloses fibreuses.

Si je ne craignais de fatiguer le lecteur par un grand nombre d'observations, je lui citerai plusieurs exemples de malades atteints d'ankyloses, suite d'épaississement fibreux de la capsule, qui ont été abandonnés comme incurables, après de longues manœuvres de flexion et d'extension brusques, et dont les ankyloses ont été rompues lorsque des chirurgiens, initiés complétement à la méthode de Bonnet, en ont fidèlement rempli tous les temps, et ne se sont arrêtés dans leurs manœuvres qu'après avoir rupturé le tissu fibreux qui fixe solidement les déviations des membres.

Je n'aurai pour cela qu'à emprunter quelques observations à presque tous les chirurgiens de Lyon, à tous ceux de Paris, de la province et de l'étranger, pour qui l'application de cette méthode de thérapeutique est devenue familière.

Je citerai toutefois trois faits, car à eux seuls ils peuvent donner une idée très-complète de ce que l'on peut espérer de cette méthode de traitement dans les cas les plus graves et les plus difficiles.

Le premier est tiré de la pratique M. Barrier, ancien chirurgien en chef de l'Hôtel-Dieu de Lyon ; indépendamment d'un beau résultat de l'application de la méthode Bonnet, il offre, comme je le démontrerai bientôt. un détail de pratique qu'il est bon de connaître.

XLVI᷍ OBSERVATION. *Ankylose de la hanche droite, datant de deux ans, avec rétracture des muscles, ayant donné lieu à une ankylose coxo-fémorale incomplète dans une position très-vicieuse ; redressement immédiat opéré avec succès.*

Mme P..., âgée de douze ans, m'est présentée, dit M. Barrier (1),
le 3 février 1859, pour être traitée d'une coxalgie du côté droit.
C'est une enfant pâle, à chairs molles, d'un tempérament lymphatique exagéré et nerveux.

La maladie, qui remonte à deux ans, paraît s'être développée
sous l'influence de l'humidité, dans une habitation fraichement
réparée. Elle a débuté par quelques douleurs vagues dans le genou
droit, et par quelques crampes qui occupaient tout le membre. Ce
sont ces crampes qui, par leurs réapparitions fréquentes, ont
attiré l'attention des parents. Jusqu'à ce moment, l'enfant ne s'é-
tait jamais plainte de rien et avait toujours joui d'une excellente
santé.

A partir de cette époque, la marche est devenue pénible, Mlle P...
se fatiguait plus vite, et quelques mouvements particuliers de la
jambe et des reins ont donné à penser qu'il existait une lésion
cachée ; et bientôt un peu de claudication, qui ne tarda pas à devenir plus forte, en a donné la certitude.

Plusieurs célébrités médicales ont été consultées à Paris et à
Lyon. Voici le résumé de leurs consultations.

M. Guersant, le 22 octobre 1857, a constaté: « une coxalgie
droite sans douleurs, avec une déviation du bassin qui détermine
un allongement apparent, mais non réel du membre. »

Comme appréciation il ajoute :

« Il y a beaucoup à espérer que les choses ne s'aggraveront pas
et en resteront là, avec roideur dans l'articulation, à la condition
qu'on continuera plusieurs années les moyens suivants : huile de
foie de morue, sirop anti-scorbutique et de proto-iodure de fer.
Friction avec une pommade iodurée autour de l'articulation, des
bains salés et sulfureux. Enfin une nourriture tonique. La marche
est permise, pourvu qu'elle n'aille pas jusqu'à la fatigue, et que la
malade ne se livre pas à l'action de courir. »

M. Bouvier à qui l'enfant a été présenté le 19 octobre 1848,
s'exprime ainsi : « Aujourd'hui, aucune douleur, mais fausse ankylose de la hanche droite, s'opposant à l'adduction de la cuisse,
d'où l'abaissement de la hanche dans l'attitude droite. Allongement apparent du membre et nécessité de fléchir le genou en marchant. » Il conseille : « De faire chaque jour des efforts avec les
mains pour rétablir les mouvements de la cuisse ; en s'arrètant
aux premières douleurs, afin de ne pas causer d'inflammation, des

----

(1) Observations et Remarques sur la rupture des ankyloses de la hanche :
Gazette médicale de Lyon ; 1860.

frictions avec l'huile de camomille camphrée, des bains et des douches d'eau de Baréges. »

Au mois de novembre 1858, M⁻ P... présenta sa fille à M. Bonnet qui, dans sa consultation, consigna les remarques suivantes :
« La jeune enfant pour laquelle je suis consulté, est affectée d'une coxalgie du côté droit, datant de deux ans. La cuisse est fortement fléchie sur le bassin, en même temps qu'elle est portée dans l'abduction et la rotation en dehors. La flexion de la cuisse est voisine de l'angle droit, car ce n'est qu'en la plaçant dans cette attitude relativement à l'axe du tronc que l'on fait cesser la cambrure des reins qui dissimule la difformité. Il n'y a pas d'abcès de la jointure, et la santé de l'enfant est bonne. Dans ces conditions, je conseille un traitement dont le premier temps sera le redressement immédiat de la jointure, suivant un procédé qu'il n'y a pas lieu de décrire ici.... »

Enfin, le 3 février 1859, je suis appelé à mon tour à donner des soins à Mⁿᵉ P..., et voici ce que je constate à cette époque :
Mˡˡᵉ P... marche péniblement ; son pied droit est tourné en dehors ainsi que le genou ; elle boite et se fatigue très-vite ; elle ne peut qu'à grand'peine monter un escalier à la hauteur d'un étage. Les reins présentent une cambrure très-marquée, et le ventre une grande saillie. La hanche droite décrit une courbe plus grande que la gauche ; le genou est fléchi. Les pieds, posés naturellement à terre, sont perpendiculaires l'un par rapport à l'autre. Dans la position couchée, la colonne lombaire forme un pont très-apparent. Pour qu'elle touche le plan du lit, il faut que le genou soit relevé jusqu'à ce que le talon de la jambe malade se place au niveau du bord inférieur de la rotule du côté opposé. Une ligne qui tomberait directement du bord supérieur de la rotule droite passerait sur la cuisse gauche au niveau de l'union du tiers inférieur avec les deux tiers supérieurs.

Si, par la pression, on parvient à étendre la jambe et à lui faire toucher le lit par son plan postérieur dans toute son étendue, les dernières vertèbres s'éloignent et forment une voûte dont j'ai déjà indiqué l'existence, et dont la hauteur est de huit à neuf centimètres.

Si l'enfant rapproche les jambes naturellement, et qu'on n'exerce sur elles aucune action, le membre droit semble plus long que le gauche de quatre centimètres. Mais si l'on suit la direction de l'axe du corps, on s'aperçoit bien vite que le membre droit est dans une forte abduction, tandis que le gauche est dans l'adduction. L'axe du corps prolongé depuis l'appendice xiphoïde, passant par l'ombilic et le milieu du pubis, va tomber à huit centimètres en dehors de la malléole externe gauche, par conséquent à quatorze centimètres de la malléole externe du pied droit. Pour donner aux deux membres la même position, par rapport à l'axe du corps, il faut les écarter l'un de l'autre en portant le membre gauche, lui aussi, dans l'abduction. Si on les mesure alors, comme leur position par rapport à l'axe du corps est identique, on voit qu'il existe un raccourcissement réel, mais que celui-ci n'est que d'un centimètre. Le sommet du grand trochanter est plus éloigné à droite qu'à gauche de l'épine iliaque : la différence paraît être de trois centimètres. Elle se réduit à un centimètre si on met le pied gauche dans la rotation en dehors.

Enfin, si on compare la position des deux membres, on trouve que le droit est dans la rotation en dehors. Cette rotation est égale à un huitième de cercle.

La petite malade étant couchée sur le dos et abandonnée à elle-même sans qu'on exerce aucune pression, ni traction, on voit que le ventre est très-saillant ; que la face antérieure du pubis et la vulve regardent plus directement en bas qu'à l'état normal. Les épines iliaques sont très-saillantes. La malade étant couchée sur le ventre, la saillie des fesses est énorme ; la région lombaire est extrêmement enfoncée. L'hypogastre et le pubis sont séparés du lit par un intervale d'au moins huit centimètres. La rainure inter-fessière est oblique de haut en bas et de droite à gauche. La fesse droite descend un peu plus bas que l'autre. Le grand trochanter est plus rapproché de la tubérosité sciatique à droite. Le rachis ne présente rien d'anormal.

Enfin, il reste à dire que tous les mouvements imprimés à la cuisse droite se transmettent au bassin et que l'articulation coxo-fémorale de ce côté est ankylosée de la manière la plus manifeste.

La pression, à la périphérie de cette jointure, n'est pas notablement douloureuse ; cependant elle inspire quelque appréhension à la malade qui, pendant les tentatives de mouvement, accuse de temps en temps une douleur au genou. La marche provoque aussi parfois la même douleur, bien que le genou paraisse sans lésion.

Après la constatation de tout ce qui précède, je portai le diagnostic suivant :

Arthrite coxo-fémorale sèche, chronique, presque latente, accompagnée de rétraction des muscles qui produit une fausse ankylose dans une position vicieuse, caractérisée par : 1° un allongement et un raccourcissement réel d'un centimètre environ ; 2° une forte flexion de la cuisse sur le bassin ; 3° une abduction et une rotation en dehors très-marquées.

Quant au traitement, je me prononce dans le même sens que Bonnet, c'est-à-dire, en affirmant la nécessité de rompre la fausse ankylose, et de replacer le membre dans une position aussi normale que possible en faisant disparaître l'allongement, l'abduction, la rotation en dehors, la flexion et avec elle la cambrure des lombes. — Des manœuvres méthodiques, favorisées par l'éthérisation, suffiront sans doute pour atteindre ce but sans l'aide de la ténotomie.

Après quelques jours de préparation, l'enfant est soumise à l'opération le 10 février. Je me fais assister de MM. les docteurs Ach. Dron, mon chef de clinique, Paul Meynet, chef de clinique à la Charité, Félix Bron, mon secrétaire particulier, de M. Bonnes, interne de mon service à l'Hôtel-Dieu, et de M. Blanc, mécanicien.

La petite fille est éthérisée par M. Ferrand. Le bassin est fixé par des courroies dans un étau armé de bras de leviers courbes, qui appuyent sur les os des îles.

Après avoir assuré autant que possible son immobilité, on commence à assouplir l'articulation, en faisant quelques petits mouvements, fort restreints d'abord, de va-et-vient, de haut en bas, puis de latéralité, puis de flexion et d'extension. Après des manœuvres assez pénibles, et qui n'ont pas duré moins de trois-quarts d'heure, je parviens à étendre la cuisse sur le bassin, à peu de chose près, autant que du côté sain. — A la fin de la séance, la courbure des reins est réduite à deux centimètres au plus ; les membres inférieurs sont égaux ; toutes mesures prises dans la position la plus normale.

Aucun des mouvements n'a produit des craquements. On n'a pas senti non plus les frottements rudes qu'on perçoit à la main, quand on frotte l'une contre l'autre des surfaces rugueuses.

Ce premier résultat obtenu, on a cessé l'inhalation de l'éther et on a entouré tout le membre et le bassin d'un bandage ouaté et amidonné.

11 *Février*. — Il y a eu un peu d'agitation et de fièvre, hier dans la soirée et cette nuit ; mais pas la moindre douleur dans la hanche.

12 *et* 13 *Février*. — L'enfant est parfaitement tranquille dans son lit, dans une position très-droite, autant qu'on peut en juger à travers le bandage. Elle n'éprouve aucune douleur, est sans fièvre et demande à manger.

14 *Février*. — Un peu d'agitation, mais aucune douleur dans le membre. Cela tient peut-être à une constipation opiniâtre qui a lieu depuis la veille de l'opération, et qui a résisté à trois lavements simples. On prescrit un lavement purgatif.

19 *Février*. — Mme P... se plaint beaucoup du genou et du talon.

On fait une ouverture au bandage dans ces deux points. On trouve sur la rotule une ecchymose superficielle produite par la pression du carton.

Les jours suivants, l'enfant va aussi bien que possible, mais on s'aperçoit que la jambe est revenue dans l'abduction.

Est-ce parce que le bandage n'a plus autant de solidité, à présent qu'il est coupé ; ou est-ce parce que le membre a eu assez de jeu à l'intérieur du bandage pour obéir à la rétraction musculaire ? Ces deux opinions peuvent être soutenues avec des apparences de raison.

22 *Février*. — On enlève complétement le bandage amidonné, pour mieux juger des résultats de l'opération, et l'on reconnaît que la position du membre est presque aussi vicieuse qu'avant la tentative de redressement. — Je me décide à en faire une seconde.

24 *Février*. — On éthérise de nouveau Mlle P.... Une fois que le sommeil est complet, on voit cesser immédiatement toute rétraction musculaire, et je puis, avec la plus grande facilité, faire faire à la jambe tous les mouvements dont un membre sain est susceptible. L'adduction, l'abduction, la flexion, l'extension et même la rotation, peuvent s'exécuter avec facilité. — Il était inutile de prolonger cette séance en tant qu'elle avait pour but le rétablissement des mouvements, puisque rien ne s'opposait à leur exercice. La première opération avait donc donné sous ce rapport tout ce qu'on pouvait en attendre. A quoi donc fallait-il attribuer l'échec qui fut constaté au bout de quelques jours ? Comment les leviers articulaires avaient-ils repris leur fausse position ?

Une circonstance dont je vais parler me paraît propre à expliquer le fait.

Pour faciliter l'application toujours longue et difficile du bandage, et pour ne négliger aucune indication, j'ordonne de prolonger cette fois l'éthérisation jusqu'à la fin, ce que je n'avais pas fait lors de la première opération. Mais quelques intermittences survenues dans le pouls ayant fait suspendre l'inhalation momentanément, la malade revient incomplétement à elle ; aussitôt le membre reprend sous nos yeux, et malgré nos efforts, la position vicieuse qu'il avait avant l'opération. Force est de suspendre l'application du bandage. Ce n'est que lorsque l'éthérisation a remis tous les muscles dans la résolution complète, qu'on peut rendre au membre sa position et la direction voulue qu'il conserve alors de lui-même.

Pour assurer la solidité du bandage, M. Blanc applique, à sa surface, des attelles en fil de fer recuit et, par des pressions réitérées, donne à l'appareil tout entier une direction contraire à celle qu'avait la jambe avant l'opération. L'enfant est mise dans une grande gouttière et, pour empêcher la reproduction de l'allongement, je fais faire sur le membre gauche une traction permanente pendant que le droit est repoussé de bas en haut, au moyen d'un étrier fixé par ses deux chefs sur les bords de la gouttière et agissant en sens inverse de celui de l'autre jambe.

Pour ce double mécanisme, le bassin tend à basculer en sens contraire de son inclinaison primitive et les deux épines iliaques sont maintenues au même niveau.

Cette position a été conservée jusqu'au 5 mars. A cette date, on coupe la ceinture du bandage de manière à laisser la hanche complétement libre. Voici ce qu'on remarque :

La courbure des reins est complétement effacée ; il est impossible de glisser la main sous le tronc. Les deux épines iliaques sont au même niveau : il y aurait plutôt cette fois élévation de l'épine droite. Le membre inférieur de ce côté est dans une position étendue très-naturelle. L'axe du tronc prolongé passe exactement par le milieu de l'intervalle des deux jambes. Les mouvements qu'on imprime au membre se font sans douleur et entraînent très-peu le bassin.

A partir de ce moment, on ne laisse plus l'enfant dans sa gouttière que la nuit ; mais on a soin de la maintenir pendant la position où elle a été placée après la seconde opération. Le jour, on la laisse libre et on lui fait faire à deux reprises des mouvements artificiels.

Non-seulement l'opération a eu le résultat qu'on cherchait, c'est-à-dire le redressement du membre, mais elle n'a exercé aucune influence aggravante sur la marche de la maladie. La hanche n'est ni plus douloureuse, ni plus tuméfiée qu'avant les manœuvres.

Les parents ont emmené leur enfant le 11 avril, après un séjour de deux mois. Je trace alors les prescriptions suivantes :

A l'intérieur : huile de foie de morue, tisanes amères, ferrugineux, régime tonique ;

A l'extérieur : bains salés ou sulfureux, frictions iodées sur la périphérie de la hanche ; vésicatoires, si des douleurs surviennent.

La malade emporte un tuteur pour la marche ; elle marchera graduellement de plus en plus en se servant de béquilles, jusqu'à ce que le membre soit assez fort pour s'en passer. On fera faire plusieurs fois par jour l'exercice artificiel méthodique de l'articulation, et, pendant la nuit, Mme P... couchera dans sa gouttière encore plusieurs mois.

Je me suis tenu au courant de ce qui est arrivé depuis cette époque. La malade est allée de mieux en mieux. Cependant, quelques douleurs ayant reparu dans le mois de mai, on a appliqué deux vésicatoires qui les ont enlevées. Au commencement de juillet, la jeune fille a été conduite à Aix en Savoie, après avoir été examinée à son passage à Lyon, et trouvée dans un état satisfaisant. Je l'ai revue à son retour d'Aix, vers le milieu du mois d'août. Elle se trouvait très-bien de son traitement thermal qui avait été dirigé par notre habile confrère, le docteur Vidal. A cette époque, les béquilles et le tuteur même ne sont plus nécessaires pour la marche ; mais je recommande de se servir encore du tuteur, et de continuer l'usage de la gouttière pendant la nuit. La hanche a conservé sa bonne position, et sa configuration est très-peu différente de celle du côté opposé. Quant aux mouvements, ils ne sont que très-incomplétement rétablis : sous ce rapport, la malade a perdu la moitié de ce qu'elle avait recouvré peu de temps après l'opération. La rotation est assez facile, mais la flexion mesure un arc de cercle de 40 à 50 degrés seulement, et les mouvements d'abduction et d'adduction sont très-bornés, pour ne pas dire nuls.

La constitution de l'enfant parait s'être notablement fortifiée, et la santé est très-bonne d'ailleurs.

On a vu, dans cette intéressante observation, que M. Barrier a été obligé de renouveler deux fois les tentatives de redressement pour obtenir un résultat satisfaisant ; cela tient, comme il le dit lui-même, à ce que l'éthérisation n'ayant pas été, la première fois, prolongée jusqu'à la complète confection du bandage amidonné, le malade a repris, pendant l'application de l'appareil, la position vicieuse qu'il avait auparavant ; mieux avisé, la seconde fois, il a obtenu un redressement parfait, à l'aide d'une anesthésie beaucoup plus prolongée.

Nous ne saurions donc trop engager les praticiens à relire (p. 310) ce que nous avons dit à propos de l'anesthésie. Ils y verront que ce n'est que lorsqu'elle est profonde et durable, qu'on peut rendre au membre la direction normale qu'il doit ensuite conserver.

J'emprunte le second fait à la pratique de M. le professeur Nélaton, membre de l'Institut. Il offre, comme on va le voir, un double intérêt. Ce chirurgien, n'ayant pas à sa disposition l'étau nécessaire pour fixer solidement le bassin, s'est servi d'un procédé que nous avons déjà fait connaitre, et que nous recommandons à ceux qui ne peuvent se procurer l'appareil de Bonnet.

XLVIIe Observation. Il s'agissait d'une demoiselle âgée de dix-huit ans, très-forte, bien portante, qui, dix ans auparavant, avait été atteinte d'une coxalgie aiguë guérie, par ankylose avec position vicieuse du membre inférieur.

L'articulation coxo-fémorale était complétement immobile.

Lorsque la malade était couchée sur le dos, la plante du pied reposant sur le lit, il existait une ensellure tellement prononcée, qu'une tête d'adulte aurait pu facilement passer entre la colonne lombaire et le plan du lit. Si l'on corrigeait cette ensellure, la cuisse du côté mallade était fléchie sur le bassin à angle aigu, de sorte que le genou était placé plus haut que la base de la poitrine.

La malade était venue à Paris, disposée à subir toute espèce d'opération pour arriver à la guérison de sa difformité. On se décida à tenter le redressement. Elle fut examinée endormie ; on constata qu'il ne se passait aucun mouvement dans l'articulation. La malade fut prévenue des difficultés que l'on aurait à surmonter, mais elle exigea cependant l'opération. Elle fut endormie et une première tentative de redressement eut lieu. MM. Nélaton, Duval et deux autres médecins cherchèrent successivement à étendre le membre, le bassin étant préalablement fixé par les mains de plusieurs aides. On n'obtint aucun résultat.

Les moyens de réduction furent alors perfectionnés : voici comment les choses furent disposées : le lit n'offrait pas un support assez fixe. On prépara une table couverte d'un matelas très-mince ; à cette table était attaché le tronc, à l'aide de longues courroies faisant le tour de la poitrine. L'abdomen était aussi immobilisé et des liens passés dans chaque aine étaient fixés solidement. A l'extrémité des genoux on attacha un système de moufles permettant de tirer graduellement. Alors la cuisse fut saisie, et l'on chercha à rompre les adhérences. Deux tentatives très-énergiques de redressement furent faites dans la même séance. On crut avoir obtenu une légère mobilité.

Une troisième, quatrième, cinquième et sixième séances furent faites et ne donnèrent que des résultats douteux : à la septième, au moment où tous les efforts étaient réunis sur la cuisse de la malade, on entendit un craquement bien net, et la cuisse s'étendit presque entièrement. Il se fit une rupture au niveau de la peau. Était-ce le col du fémur qui avait été rompu ? On appliqua l'appareil de Bonnet, et la malade fut traitée comme s'il existait une fracture du col. On la laissa dans la gouttière pendant trente à quarante jours ; puis au bout de ce temps on commença à imprimer des mouvements au membre pour faciliter la production d'une fausse articulation. Tout alla parfaitement bien, et, lorsqu'on put permettre à la malade de marcher, on n'observa aucun raccourcissement, quoiqu'on n'eût pris aucune précaution pour l'empêcher de se produire. En présence de ce dernier fait, M. Nélaton s'est demandé s'il avait réellement eu affaire à une fracture du col. Je crois que M. Nélaton avait pris pour une fracture du col, la rupture des tissus fibreux. La malade a été opérée il y a six ans. Les membres ont sensiblement la même longueur ; elle marche, court, monte à cheval, et il ne lui reste qu'une très-légère flexion de la cuisse sur le bassin (1).

Voici donc une observation des plus intéressantes ; car, dans ce cas, non-seulement l'ankylose a été rompue, mais la malade a pu marcher, courir et monter à cheval, ce que, certainement, elle n'aurait jamais pu faire sans l'emploi d'une pareille thérapeutique.

Si, dans le fait qui va suivre et qui m'est personnel, la marche a été moins facile, la rupture simultanée de deux ankyloses n'en a pas moins été un immense avantage pour le malade, puisqu'il a pu marcher seul à l'aide d'une simple canne, se tenir debout, s'habiller seul, ce qu'il ne pouvait faire avant cette formidable opération.

XLVIIIe OBSERVATION. En 1864, je fus appelé à donner mes soins à un Espagnol de 26 ans, qui était atteint d'une ankylose fibreuse des deux hanches avec flexion forcée des cuisses sur le bassin et des jambes sur les cuisses. Ces deux ankyloses, suite de rhumatisme contracté à la Havane, empêchaient complétement la marche, rendaient la station verticale impossible, courbaient le corps du malade en deux parties, et mettaient ce jeune homme dans l'obligation de recourir à l'assistance de plusieurs personnes pour se lever et se coucher.

(1) Labbé. *Traité de la Coxalgie* ; Paris, 1865 ; p. 130.

Successivement traité sans succès pendant six années, d'abord à la Havane, où il habitait, puis à New-York, puis en Europe, à Barcelonne et à Paris, j'ai pu, dis-je, dès son arrivée à Lyon, pratiquer simultanément la rupture de ces deux ankyloses, rétablir la rectitude des membres inférieurs, la station verticale, et permettre ainsi à ce jeune homme de se tenir debout, très-droit, sans soutien, de s'habiller et de se coucher tout seul, et de faire des promenades appuyé sur une canne, dont il peut même se passer au besoin.

§ 5. *La Rupture brusque et manuelle des ankyloses, peut-elle produire des accidents graves.*

Si l'on a affaire à des ankyloses fibreuses sans altérations notables dans les os, rien n'est à craindre. Tout se passe ordinairement avec la plus grande simplicité, si surtout on place, immédiatement après l'opération, le malade dans une gouttière ou dans un bandage amidonné, ou autre appareil destiné à maintenir l'immobilité complète du bassin et du membre redressé, l'uniformité de température unie à une compression seulement contentive.

Pendant les premiers jours, on constate un peu de gonflement au pourtour de l'articulation et une douleur plus ou moins vive avec un léger mouvement fébrile. La douleur peut persister à cet état pendant deux ou trois jours, puis elle cesse petit à petit et ne tarde pas à s'éteindre au bout de quelques jours.

Ordinairement l'inflammation de la jointure est prévenue tout aussi sûrement en laissant les malades dans les bandages, que la suppuration lorsque les sections sous-cutanées ont été bien faites.

Le coton, corps mauvais conducteur du calorique, entourant les surfaces malades, produit, comme on le dit en Belgique, une véritable incubation.

La jointure opérée étant, par le coton, à l'abri des transitions de température et de mouvement, il n'en faut pas davantage pour prévenir l'inflammation articulaire.

C'est pour n'avoir pas suivi ces préceptes que M. Bherend (de Berlin) a eu des accidents. Cet auteur parle d'inflammations consécutives pour lesquelles il a été obligé de placer des sangsues et même d'appliquer des compresses trempées dans de l'eau froide sur des articulations soumises à la rupture. Or, pour que ces applications fussent possibles, il fallait que la hanche fût à découvert, ce qui ne doit pas être; car alors la nudité de l'articulation est une faute; toute jointure, sur laquelle on vient de faire une si grave opération, doit être soigneusement enveloppée, immobile et à l'abri du contact de l'air et du froid.

Quelques chirurgiens, constatant quelquefois, à la suite de ces opérations, des douleurs très-vives, croient utile, pour les faire cesser ou les calmer, d'enlever l'appareil immobilisateur. Agir ainsi, c'est vouloir perdre le bénéfice de la rupture; car le membre ne tarde pas à reprendre sa mauvaise position ou une approchante. Il vaut mieux le laisser dans son appareil; on obtiendra de la sorte de meilleurs résultats que de tout autre traitement.

Mais, dira-t-on, il est des cas dans lesquels on a constaté des douleurs telles, qu'elles ont été le prélude d'accidents graves qui ont nécessité la suppression du bandage ou de la gouttière.

Ces faits sont très-rares, ils ne se sont produits que lorsqu'il existait dans la jointure des abcès à l'état latent, que l'inflammation et la rupture ont augmentés. Je me suis déjà expliqué sur le compte de ces abcès à propos des coxalgies chroniques (V. p. 298), pour n'avoir pas besoin d'y revenir ici.

D'ailleurs, si l'on examine les faits qui ont été cités comme condamnant la rupture, on voit qu'il s'est agi, dans ces cas, d'ankyloses avec des inflammations des os, et des suppurations dans la capsule, lésions que des mouvements de flexion et d'extension devaient nécessairement augmenter. Ce n'est pas à la rupture qu'il faut rapporter ces accidents, mais bien aux cas pour lesquels elle n'aurait pas dû être employée. Mais, en admettant même que, dans certains cas analogues à ceux qui nous occupent à présent, la rupture brusque ait produit quelques résultats défavorables, il ne s'ensuivrait pas qu'il faille la rejeter. Où peut-on, en effet, trouver une méthode opératoire réellement efficace, et qui n'ait jamais donné lieu à des accidents plus ou moins graves?

En général, les adversaires d'une méthode thérapeutique sont uniquement occupés à ne voir que ses défauts, à l'exclusion de ses qualités.

On connait les avantages que l'on peut retirer du laryngoscope. Eh bien! un médecin prétend qu'en faisant trop ouvrir les mâchoires, on peut, comme cela lui est arrivé, s'exposer à luxer le maxillaire inférieur (1). Parce que cet accident peut quelquefois se présenter, ira-t-on déverser le blâme sur un si précieux moyen de diagnostic, et en bannira-t-on l'emploi à cause de quelques faits malheureux qui, certainement, n'auraient pas dû être mis sur son compte?

On a prétendu aussi, qu'en opérant la rupture des tissus fibreux, on pouvait quelquefois s'exposer à casser le col du fémur.

Sans doute, si la tête du fémur se trouve cariée ou remplie de tubercules, on peut fracturer le col. Il est alors si friable, que les moindres tractions ou mouvements de flexion et d'extension peuvent produire de tels résultats. Mais ce ne sont pas pour des cas pareils que nous

____

(1) *Gazette des Hôpitaux:* 20 septembre 1866.

conseillons les ruptures. Nous nous expliquerons à ce sujet dans l'article consacré aux redressements subits des membres dans les cas de coxalgies avec graves altérations des os.

On peut fracturer le col du fémur, lors même que les os ne sont pas gravement altérés ni même malades, si, dès l'abord, on exécute brusquement des manœuvres qui tendent à porter violemment la cuisse dans l'abduction, comme les expériences cadavériques le prouvent. C'est ce qui est arrivé pratiquement à Bonnet. Aussi, est-il de règle aujourd'hui de ne jamais, pendant qu'on opère les ruptures, faire exécuter ce mouvement, avant que l'on ait assoupli la jointure et rupturé les tissus fibreux.

Mais, quand bien même, en prenant toutes les précautions, on fracturerait quelquefois le col du fémur par ces manœuvres brusques, il n'y aurait pas de quoi trop s'effrayer. Car, à propos de l'ankylose osseuse, nous avons prouvé (V. p. 175), non seulement l'innocuité de ces fractures, mais même nous avons indiqué une thérapeutique rationnelle, fondée sur cet ordre d'idée.

§ 6. *Des objections que l'on a formulées contre le Redressement des membres après la rupture des ankyloses fibreuses.*

On a prétendu qu'en plaçant le membre dans la rectiligne, après la rupture de l'ankylose, les malades ne pouvant que difficilement s'asseoir, il valait mieux placer le membre dans une légère flexion.

Il faut d'abord dire que les ankyloses doubles de la hanche, les seules qui produisent un pareil résultat lorsque les membres ont été placés dans l'extension, sont extrêmement rares : le plus fréquemment, l'on a affaire qu'à une ankylose simple ; et avec une telle lésion le malade peut s'asseoir, quand bien même le fémur serait placé dans l'extension et solidement fixé dans cette position rectiligne.

Mais je suppose que les ankyloses soient doubles, qu'on ait redressé les membres et qu'on les ait placés dans la rectiligne, cette méthode de traitement doit-elle être rejetée ou modifiée, comme le conseillent ceux qui sont partisans d'une flexion modérée ?

« On connaît, dit M. Bouvier, les inconvénients de la flexion permanente, même modérée ; mais trop d'extension nuit aussi quand la flexion est impossible. Quoique le redressement pèche bien plus souvent par défaut que par excès, j'ai vu deux fois la flexion trop bien effacée et les malades plus gênées par l'extension permanente, surtout lorsqu'ils voulaient s'asseoir, qu'ils ne l'eussent été par un peu de flexion. »

Il me sera facile de répondre à M. Bouvier : Ce que vous demandez existe dans tous les cas d'ankyloses rompues, le membre étant ramené à la rectiligne. Il y a toujours, quoi qu'on fasse, cette légère flexion du membre que vous désirez. Examinez, en effet, l'appareil qui maintient le mieux l'immobilité et la rectitude du membre, c'est-à-dire la gouttière perfectionnée de Bonnet, et vous vous convaincrez de cette vérité.

En effet, pour rendre à la cuisse une légère flexion, cet appareil, bien fait, présente un creux assez profond pour loger les fesses, et il fait une légère saillie dans la partie correspondante à la cuisse. Or, puisque cette flexion existe, à quoi bon alors l'augmenter de manière à constituer ensuite une difformité, complication à laquelle vous avez voulu remédier par votre opération.

Mais j'irai plus loin, et je dirai qu'à supposer même que la rectitude du membre ne soit pas parfaite après l'opération et l'application d'un appareil, la nature, seule, vient à notre aide pour corriger cette petite défectuosité.

J'ai vu, en effet, bien des malades qui, après le redressement brusque et manuel, ne pouvaient qu'imparfaitement s'asseoir ; et en les revoyant quelque temps plus tard, j'ai été étonné de constater avec quelle facilité ils pouvaient alors le faire, quoiqu'il n'y eût que très-peu de mouvements dans l'article. Ce fait, d'autres l'ont constaté comme moi. Il n'a pas échappé à mon honorable confrère, le docteur Verneuil, puisqu'il s'exprime ainsi dans son Mémoire sur la Coxalgie :

« D'ailleurs, chez les jeunes enfants (et il aurait même pu ajouter chez les adolescents), la nature se charge à la longue de réparer le mal. Lorsque la coxalgie est bien guérie, grâce à l'emploi prolongé des appareils, la raideur est d'abord extrême et la mobilité fort douteuse. Mais, sous l'influence de la marche et de l'exercice, on voit quelques mouvements revenir, puis acquérir peu à peu une étendue satisfaisante. Ce travail réparateur, probable quand l'obstacle réside dans les parties molles périarticulaires engorgées, s'effectue d'autant mieux que nulle inflammation intercurrente ne vient le troubler. Je n'ai pu l'observer qu'un petit nombre de fois, à cause du temps fort long qu'il exige, mais je n'en affirme pas moins la possibilité. J'en ai vu surtout un exemple fort concluant dans la clientèle de M. Duval, sur la fille d'un écuyer. »

Ce sont des cas analogues qui m'ont induit en erreur lorsque, examinant les malades, quelques mois après leur opération, constatant alors une légère flexion et une possibilité de s'asseoir convenablement, j'avais cru à la possibilité des mouvements à la suite des ruptures des ankyloses, les malades ayant été soumis ensuite à l'usage

des appareils de mouvement. Aujourd'hui, mieux éclairé,
je rends à la nature et au temps cette flexion légère et ce
peu de mouvement dans l'article.

§ 7. Des indications de la Rupture des ankyloses.

La rupture brusque et manuelle ne doit être tentée que
lorsqu'on a acquis la certitude que l'ankylose n'est pas
osseuse ; pour cela on doit s'enquérir avant toute opération, à l'aide de légers mouvements imprimés à la cuisse,
le bassin étant préalablement fixé, s'il y a de la mobilité :
si le cas est difficile, on plonge le malade dans le sommeil
anesthésique et par la résolution des muscles, qu'entraîne
l'éthérisation ou la chloroformisation, on peut facilement
établir son diagnostic. Nous ne saurions trop recommander
une pareille conduite, surtout dans les cas anciens.

La rupture ne peut donner des résultats satisfaisants
que chez les enfants et les personnes peu avancés en âge.
Chez les sujets âgés, pour peu que la maladie soit ancienne,
elle ne doit pas être employée. Les résistances sont alors
trop fortes et les tissus fibreux trop durs pour être rompus.
Il y a des limites à tout dans ce monde, et à plus forte raison à ces opérations. Il faut se contenter de ce que peut
donner une méthode et ne pas chercher à la discréditer en
voulant l'appliquer à des cas qui sont au-dessus de ses
ressources et pour lesquelles il faut préférer l'expectation
ou recourir, si on le peut, à d'autres méthodes curatives.

XLIX⁰ Observation. En 1859, j'ai été appelé à pratiquer la
rupture de l'ankylose chez une femme fortement constituée et âgée
de quarante ans ; chez elle, j'avais affaire à une ankylose fibreuse,
suite d'arthrite rhumatismale, avec allongement du membre et
déviation du pied en dehors. Malgré les soins les plus empressés
je n'ai pu obtenir qu'un résultat tellement minime qu'il est inutile
de le mentionner ici.

Depuis lors, j'ai essayé plusieurs fois la rupture dans des cas analogues, et je n'ai jamais pu rien obtenir. Je sais que d'autres chirurgiens n'ont pas été plus heureux que moi.

§ 8. *De l'utilité, dans certains cas, de pratiquer la Rupture des ankyloses en deux temps.*

J'ai dit que si les muscles rétractés opposaient une barrière insurmontable aux efforts de redressement, il fallait en pratiquer la section sous-cutanée et procéder ensuite à la rupture des tissus fibreux. Tel n'est pas l'avis d'un des anciens et des plus honorables chirurgiens en chef de l'Hôtel-Dieu de Lyon, M. le docteur Barrier. Il conseille de diviser le manuel opératoire en deux temps, s'il s'agit d'ankyloses avec rétraction considérable des muscles.

L'éthérisation et les premiers efforts de redressement n'ayant pu vaincre les contractures, les sections musculaires étant jugées nécessaires, on opère ces sections ; et, quelques jours après, on pratique le redressement du membre vicieusement consolidé.

M. Barrier n'a mis en avant ce procédé que dans le but de prévenir les inflammations violentes qui pourraient se manifester, si l'on déchirait les tissus fibreux de la jointure malade, alors qu'ils se trouvent en contact avec un épanchement sanguin provenant de la section des muscles.

Ce conseil, qui dénote un esprit éminemment sage et judicieux, peut être accepté.

Quoiqu'il oblige à deux opérations et qu'il allonge la durée du traitement, ce procédé opératoire ne produisant aucun résultat fâcheux ; je n'y suis nullement opposé. Cependant, M. Barrier me paraît craindre beaucoup les hémorragies et les accidents consécutifs à la section sous-cutanée des muscles. Ces accidents sont-ils réellement à craindre? Ils le seraient sûrement, si on pratiquait ces sections en même temps que le redressement dans les cas de coxalgie avec suppuration. On pourrait alors, et cela est arrivé malheureusement, supposer que l'épanchement de sang, en se mêlant au pus, ne produise des accidents, que l'inflammation, suite des ruptures, ne ferait qu'accroître.

Mais dans les cas d'ankyloses fibreuses ou capsulaires, sans complication, ces accidents ne sont pas à craindre. Je pourrais citer plusieurs observations qui confirment cette vérité. Je me contenterai de mentionner la suivante.

Il s'agit d'une jeune personne âgée de onze ans, atteinte d'une double coxalgie avec luxation spontanée, que Bonnet opéra, à Paris, en présence de MM. Bouvier, Guersant et Adolphe Richard, le 24 août 1859.

L'anesthésie obtenue, et le bassin étant fixé à l'aide de l'étau, on commença par imprimer à la cuisse des mouvements de va-et-vient dans le sens de l'axe du fémur. Ces mouvements ne produisant aucun résultat, à cause de la rétraction violente des adducteurs, Bonnet les coupa à leur insertion au pubis; cette section faite, le redressement du membre et la déchirure des tissus fibreux, n'offrit plus aucune difficulté. Eh bien! malgré ces profondes incisions sous-cutanées, exécutées dans un endroit où existent de nombreux vaisseaux artériels, et la rupture simultanée de deux ankyloses, aucun accident ne survint, tout se passa comme s'il n'y avait pas eu de section.

De plus, en admettant les idées de M. Barrier, n'est-il pas à craindre, comme l'a fait observer M. Diday, qu'en faisant la rupture dix à douze jours après les sections sous-cutanées, on ne perde les bénéfices de cette dernière opération? M. Barrier s'est bien attaché à faire comprendre

que la cicatrice des muscles serait alors encore assez molle
et se distendrait suffisamment pour ne faire aucun obstacle
au redressement du membre.

Cependant, il peut rester du doute dans l'esprit touchant
les bénéfices des sections sous-cutanées, opérées quelques
jours avant les ruptures, si, par analogie, on réfléchit à
ce qui se passait, il n'y a pas longtemps encore, lorsqu'on
pratiquait la section du tendon d'Achille et qu'on attendait, pour redresser le pied, que la plaie fût cicatrisée et
que l'épanchement de sang n'existât plus. Alors on éprouvait, en suivant cette pratique, des résultats quelquefois
négatifs et très-souvent incomplets. Le pied ne parvenait
à se redresser que difficilement, et malgré l'emploi d'appareils très-efficaces, tels que ceux de Vénel et de Mellet,
on était obligé quelquefois de se contenter de résultats mé-
diocres, ou bien de refaire une seconde fois la ténotomie.

Mais aujourd'hui, qu'aussitôt la section faite, on prend
la précaution de redresser le pied, de rompre les adhérences qui se sont formées entre les surfaces osseuses vicieusement en rapport et qu'on immobilise aussitôt le pied
dans une bonne direction, à l'aide d'un appareil amidonné ou autre, quels meilleurs résultats n'obtient-on pas?
Que de pieds-bots, aujourd'hui parfaitement redressés, et
qui, certes, l'auraient été à un bien moindre degré, si l'on
se fût tenu à la pratique qui a beaucoup d'analogie avec
celle que conseille M. Barrier.

J'ai dit, qu'après la rupture, il fallait placer le membre
dans un appareil, un bandage amidonné, une gouttière
double ou tout autre. M. Barrier a érigé en principe que,
dans le cas d'ankylose avec flexion et adduction de la cuisse,
il fallait, une fois la rupture opérée, placer le membre dans
l'abduction. J'approuve fort cette pratique, sur laquelle
viennent aussi d'appeler l'attention MM. Verneuil et

Bouvier. Elle est fort utile, parce que l'inclinaison du bassin, qui en est la conséquence, peut, par l'abaissement de l'épine iliaque correspondante et l'allongement apparent du membre, corriger le raccourcissement réel qui existe quelquefois, raccourcissement dû à l'absorption des cartilages ou à l'atrophie du squelette. Par ce moyen, on facilite singulièrement la marche.

II

DE LA SECTION SOUS-CUTANÉE DES MUSCLES QUI MAINTIENNENT LA CUISSE DANS DES ATTITUDES VICIEUSES.

Il arrive parfois que les muscles sont tellement rétractés, dans les coxalgies chroniques et surtout dans les ankyloses fibreuses, qu'il est impossible de procéder aux efforts complets de redressement du membre vicieusement fléchi, sans avoir au préalable fait la section sous-cutanée des muscles résistants.

Ces cas sont, il est vrai, fort rares. D'ordinaire, on triomphe de tous ces obstacles sans avoir besoin de recourir à la ténotomie. A ce point de vue, Bonnet était dans l'erreur; car, à la moindre résistance, il sectionnait les muscles. On peut dire qu'il a abusé de ces opérations; et s'il est une excuse qui puisse faire absoudre sa pratique, souvent trop aventureuse, c'est la confiance absolue qu'il avait dans l'innocuité des plaies sous-cutanées. Si la mort ne l'eût pas enlevé trop tôt à la science, il aurait sans doute modifié ses idées et rétréci singulièrement le cadre de ces opérations. Il avait même, dans les derniers temps de sa vie, restreint de beaucoup ces ténotomies, puisque, dans son dernier ouvrage, il reconnaissait et il avouait même qu'il avait poussé trop loin les applications de cette méthode de traitement (1).

Aujourd'hui, guidé par l'expérience, on fait infiniment moins de sections sous-cutanées. La pratique a prouvé que, chez les enfants au dessous de quinze ans, on pouvait s'en passer, ou du moins les cas qui en réclament l'emploi sont extrêmement rares. Grace à une anesthésie profondément accomplie et à l'emploi du massage, joints à des efforts de redressement et à des mouvements passifs, on triomphe presque toujours des contractures et des rétractions musculaires.

La ténotomie peut être quelquefois utile chez les adolescents, quand les ankyloses fibreuses datent de longtemps, et encore on ne doit y avoir recours que lorsque l'on a acquis la conviction que le redressement du membre ne peut être accompli sans la section des muscles.

Chez les personnes avancées en âge et atteintes d'ankyloses de longue durée, la ténotomie pourrait être utilisée; mais, comme dans ces cas, la rupture des ankyloses ne peut produire que des résultats très-imparfaits, il est préférable de ne pas toucher à ces difformités, parce que le mieux désiré est souvent pire que le mal.

Ceci établi, décrivons, en peu de mots, le manuel opératoire pour sectionner les muscles qui opposent une très-grande résistance aux efforts de redressement.

On peut, dans les maladies de l'articulation coxo-fémorale, sectionner les adducteurs ou les fléchisseurs de la cuisse.

A cet effet, on doit avoir à sa disposition un ténotome pointu et un ténotome mousse; le premier sert à piquer la peau, le second à pénétrer par cette ouverture pour aller faire la section. Ce dernier a, en général, une partie

______

(1) *Nouvelle méthode de traitement des Maladies articulaires;* Paris, 1859; p. 138.

métallique de 10 centimètres de long, dont la lame forme
la moitié et le pédicule l'autre moitié. Ce ténotome,
beaucoup plus long que ceux dont on a coutume de se servir, doit avoir les dimensions qui viennent d'être indiquées, afin que l'on puisse diviser, à son aide, des muscles
épais et donner une longueur suffisante au canal étroit à
travers lequel il pénètre, à partir de la piqûre de la peau
jusqu'au point de la section des muscles.

§ 1. *De la Section sous-cutanée des adducteurs.*

Ces muscles doivent être coupés en haut vers leur
insertion au pubis, partie où ils forment le relief le
plus distinct au dessous de la peau. « Cette section, dit
Bonnet (1), doit être faite comme celle du tendon d'A-
chille, de la partie superficielle à la partie profonde ; elle
doit comprendre le droit interne et les trois adducteurs. Si
la section que l'on fait en ce sens pénétrait trop profondément, elle pourrait intéresser la veine et l'artère fémorales. Ce danger est facilement évité en faisant placer le
doigt indicateur d'un aide sur cette artère, et deux autres
doigts plus en dedans. Celui du milieu, pressant ainsi la
veine fémorale, le plus interne dépassant cette veine,
le ténotome ne peut intéresser aucune partie importante,
si son tranchant s'arrête avant d'avoir atteint les parties
limitées par les doigts de l'aide. Je me suis demandé s'il
valait mieux enfoncer le ténotome en arrière ou en avant
de la cuisse. Je n'hésite pas à dire qu'il est préférable
de le faire pénétrer d'arrière en avant, au devant de l'ischion, parce que, en agissant ainsi, la piqûre de la peau
peut-être éloignée de 3 centimètres au moins de la sec-

(1) *Traité des Maladies articulaires;* Paris, 1853; p. 426.

tion des muscles, et que ce long canal sous-cutané met à l'abri de toute espèce d'accidents. »

Manuel opératoire. — Le malade étant couché sur le dos, on amène son bassin sur le bord du lit. Un aide place ses doigts, comme il vient d'être dit, sur l'artère et la veine fémorales. L'opérateur fait avec le ténotome pointu une piqûre à la peau, en dedans et en avant de la tubérosité de l'ischion, il introduit le long ténotome mousse à travers cette piqûre et le fait pénétrer jusqu'à l'extrémité interne de l'aine, comme le représente la fig. 2.

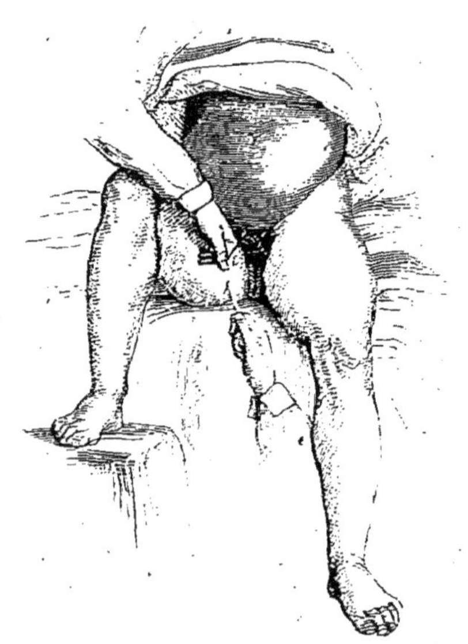

Fig. 2. — Section sous-cutanée des adducteurs.

Ce ténotome sert à couper le droit interne et les adducteurs, s'il est nécessaire, de la partie superficielle à la partie profonde. L'instrument est retiré en prenant la précaution de presser sur le canal qu'il a formé, à mesure qu'on l'extrait, afin d'éviter l'entrée de l'air; l'on applique sur la piqûre un petit morceau de toile enduit de collodion. On procède aussitôt après aux efforts de redressement.

§ 2. *De la Section sous-cutanée des fléchisseurs.*

Les cas qui réclament cette opération sont excessivement rares. Les muscles que l'on peut diviser sont le couturier, le jambier antérieur, l'iléo-aponévrotique et le faisceau antérieur du moyen fessier. Tous peuvent être divisés simultanément. Pour n'intéresser, dans ces sections, ni le nerf, ni l'artère crural, il suffit qu'un aide applique sur le pli de l'aine trois doigts; le plus interne presse sur l'artère crurale.; le moyen sur le nerf crural; le plus externe est placé en dehors de ce nerf. Le ténotome, que l'on fait pénétrer de dehors en dedans, doit s'arrêter un peu avant d'avoir atteint le doigt le plus externe.

Procédé opératoire. — Le malade étant couché sur le côté sain, le chirurgien fait un pli à la peau, pique celle-ci avec le ténotome pointu, en arrière du pli, à 3 centimètres au-dessus du grand trochanter, à 9 ou 10 centimètres en arrière de l'épine iliaque antérieure et supérieure. A travers cette piqûre, il pousse d'arrière en avant le ténotome mousse et il arrive jusqu'au devant du muscle couturier, à 2 centimètres au-dessous de l'épine iliaque antérieure et supérieure. Il presse alors avec les doigts de la main gauche sur le dos de la lame et l'enfonce jusqu'à ce que le tranchant en soit arrêté par le col du fémur, et l'extrémité mousse par les doigts de l'aide. Le ténotome est retiré en prenant les précautions indiquées lors de la section des adducteurs ; la plaie est fermée comme il a été dit plus haut. On procède ensuite aux efforts de redressement.

Je ne reviendrai pas sur les cas qui réclament les sections sous-cutanées. Je veux seulement dire un mot des objections qu'on a élevées contre cette thérapeutique.

On a dit que la ténotomie était le plus souvent inutile. Je le crois et me suis déjà expliqué à ce sujet.

D'autres ont avancé que dans les cas où on pouvait appliquer cette méthode, il valait mieux rompre les muscles que de les diviser. S'exprimer ainsi, c'est avouer d'abord qu'il est des résistances que l'on ne peut surmonter par l'allongement progressif des muscles, et qui exigent, pour être vaincues, une solution de continuité. Mais après avoir ainsi concédé le principe, pourquoi rejeter la méthode et préférer une rupture qui n'a pas été soumise à l'expérience, dont rien ne démontre la possibilité et qui exige des violences capables peut-être de fracturer les os, à des sections d'une innocuité incontestable quand elles sont bien faites, qui font cesser la résistance musculaire avec autant de certitude que de rapidité ?

Il est enfin d'autres chirurgiens qui, se fondant sur quelques accidents très-rares, survenus à la suite des sections sous-cutanées, ont rejeté la ténotomie comme étant dangereuse.

Je ne nie point qu'il y ait eu des ténotomies accompagnées de revers; mais je soutiens, en me fondant sur ce que j'ai vu, que ceux qui ont attaqué les sections sous-cutanées des muscles ont été plutôt guidés par la crainte ou par des idées théoriques que par l'expérience. La pratique prouve, en effet, dans l'immense majorité des cas, l'innocuité des sections sous-cutanées, et si l'on a pu citer quelques accidents à la suite de ces sections, ils ont été fort rares et n'ont fait jusqu'ici que confirmer la règle de l'innocuité.

On a avancé qu'à la fin de sa trop courte carrière, Bonnet hésitait un peu à pratiquer la ténotomie, qu'il ne la faisait plus aussi souvent que dans le principe ; l'on a tiré de ce fait la conclusion qu'il commençait à les redouter. Je puis répondre à cette objection par la négative.

Si, à la fin de sa vie, Bonnet pratiquait moins souvent la ténotomie, c'est que l'expérience lui avait appris que la rupture de l'ankylose de la hanche ne réussissait le plus souvent que chez les jeunes sujets, pour qui la ténotomie est rarement indiquée. Il hésitait de traiter les ankyloses chez des personnes âgées de plus de trente ans.

« Présentez-moi, disait-il à M. Richard, lorsqu'il fut le voir à l'hôpital des Cliniques, à Paris, en 1858, de jeunes sujets. Sans cela, vous me mettriez peut-être dans la triste nécessité de ne rien entreprendre ni de tenter aucune opération. »

III

DANS LES CAS DE COXALGIES CHRONIQUES
ET D'ANKYLOSES FIBREUSES SANS DIRECTION VICIEUSE DES MEMBRES,
DOIT-ON TENTER LA RUPTURE DES TISSUS FIBREUX ?

Pendant longtemps on a cru qu'il n'existait point de coxalgie chronique ou d'ankylose fibreuse sans direction vicieuse des membres. Telle était l'opinion de Bonnet et de beaucoup de chirurgiens qui ont fait des maladies de la hanche une étude spéciale.

La science en a cependant enregistré un certain nombre. M. Gibert, dans son intéressant travail (1), en a mentionné trois faits. M. Berne (2) a pu en observer

(1) *De la Coxalgie;* Paris, 1862.
(2) *Études sur le Redressement brusque dans les cas de coxalgies;* Lyon, 1860.

trois autres. M. Busch, cité par M. Bouvier (1), en a publié deux cas ; et moi-même, j'en ai observé un sur une jeune fille de 18 ans.

D'après les nombreuses considérations que j'ai établies précédemment, il ressort, de la manière la plus évidente, que, puisque j'ai préféré les méthodes thérapeutiques qui ramènent le membre à la rectitude dans les coxalgies ou les ankyloses avec flexion de la cuisse, il faut, de toute nécessité, conserver l'extension du membre quand elle existe, et ne pas tenter de rompre les adhérences qui le maintiennent dans cette position. Une pratique contraire aurait l'inconvénient d'exposer le malade à une flexion de la cuisse, ce qu'il faut, avant tout, éviter.

Sans doute, si, à la suite de la rupture des ankyloses, on pouvait espérer le rétablissement des mouvements, cette opération pourrait et devrait être tentée, puisqu'elle faciliterait singulièrement la marche des malades. Mais, comme nous le dirons à la fin de cet ouvrage, c'est courir, presque toujours, après une chimère, que de vouloir tenter le rétablissement des mouvements après le redressement brusque et subit des ankyloses.

M. Busch a bien eu occasion de pratiquer le brisement forcé dans deux cas d'ankylose de la hanche, chez des montagnards qui avaient conservé, après la guérison d'une coxalgie, la cuisse trop droite et rigide. Mais ces faits, que je ne connais que par une simple citation de M. Bouvier, ne me permettent pas d'approuver ni de désapprouver la conduite opératoire suivie dans ces circonstances.

Il vaut mieux, en présence de pareils faits, ne pas

(1) Société de Chirurgie ; avril 1865.

pratiquer la rupture des tissus fibreux maintenant le membre dans l'extension. J'engagerai, ceux qui m'opposeraient la difficulté qu'il y a alors pour le malade à marcher, à lire ce que j'ai écrit (p. 331 et suiv.). Ils verront que la nature seule, se chargeant, à la longue, surtout chez les enfants, de diminuer, par une légère flexion des membres, les inconvénients de l'extension, il ne faut donc pas désespérer de voir, au bout d'un certain temps, la marche s'accomplir avec assez de facilité.

CHAPITRE QUATRIÈME

DES PRATIQUES DESTINÉES A RÉDUIRE LES LUXATIONS SPONTANÉES SUITE DE COXALGIE.

Il arrive souvent qu'à la suite des coxalgies aiguës et chroniques, diathésiques ou non, la tête du fémur quitte la cavité cotyloïde pour se placer, très-rarement au-dessous d'elle, le plus communément au-dessus; elle va se loger dans la fosse iliaque externe.

Comme le membre inférieur se raccourcit ou s'allonge, suivant les cas; que la cuisse se fléchit sur le bassin, et que le pied se trouve dévié en dehors ou en dedans, on a songé depuis quelques années à essayer de réduire ces luxations. De là sont nés les travaux de Jacquier et Humbert de Morley, Pravaz, etc.

Il ne sera question ici que de luxation spontanée dans la fosse iliaque externe, celle dans le trou obturateur n'étant pas généralement admise par les praticiens.

En 1835, Humbert de Morley appela l'attention

des chirurgiens sur une méthode de traitement pour réduire les luxations symptomatiques ou spontanées du
fémur (1). Il cita des résultats plus ou moins heureux
obtenus à l'aide de machines qu'il avait imaginées à cet
effet. Depuis lors, les chirurgiens qui ont essayé sa méthode, Pravaz père entre autres, n'en ont obtenu aucun
bon résultat. D'où vient donc cette divergence? C'est ce
que nous allons étudier.

Disons d'abord qu'à l'époque où Humbert fit connaitre ses travaux, on considérait, comme atteints de
luxations spontanées, ceux qui, à la suite de coxalgie,
avaient la jambe fléchie sur le bassin avec adduction,
rotation du pied en dedans, et raccourcissement du
membre. On expliquait alors cette difformité en disant
que la tête du fémur avait, par suite de l'inflammation,
quitté la cavité cotyloïde et s'était portée dans la fosse
iliaque externe, en y remontant plus ou moins haut.

Les travaux modernes ayant démontré que le plus ordinairement la tête du fémur ne quitte pas la cavité cotyloïde et que les difformités que l'on observe ne sont
que la conséquence de la flexion de la cuisse sur le bassin
et de la déviation du bassin; il faut, dès lors, diminuer
d'autant le nombre des luxations spontanées admises par
Humbert et Jacquier. De plus, Bonnet ayant aussi
prouvé que souvent la tête du fémur, cariée ou non, ne
quitte qu'incomplétement, dans certains cas, la cavité
cotyloïde, il faut encore retrancher ces derniers cas de
ceux que Humbert désignait sous le nom de luxations
spontanées.

Or, nous savons déjà que, dans les coxalgies, le meilleur moyen de prévenir les difformités ou de vaincre les

____

(1) *Du traitement des Luxations congénitales:* 1835.

déviations des membres, c'est de redresser subitement ce dernier sans avoir besoin pour cela de pratiquer, comme le conseille ce chirurgien, des extensions en tirant sur le pied ou sur le genou (V. p. 279 et suiv.).

Humbert redressant souvent, à l'aide de ses machines, les membres fléchis, dans les cas de simples coxalgies, il n'est pas étonnant qu'il ait obtenu des prétendues guérisons de luxations spontanées, puisqu'il confondait les coxalgies avec déviation des membres avec celles où il existait des luxations spontanées.

Disons maintenant quelques mots du traitement des véritables luxations spontanées.

D'abord, il faut, si l'on veut empêcher le plus possible leur formation, ne pas oublier, dans le traitement des coxalgies aigues, de pratiquer le redressement des membres, comme nous l'avons indiqué (V. p. 233.).

Toutes les fois que la cuisse se luxe sur l'os des îles, elle est préalablement fléchie et portée dans l'adduction et la rotation en dedans. Cette position est la cause efficiente du déplacement. Si l'on veut, sur un cadavre, luxer la cuisse en haut et en dehors, on la fléchit d'abord, puis on la porte dans une adduction et une rotation en dedans aussi fortes que possible. Tant que les liens qui unissent le fémur au bassin sont conservés intacts, on éprouve la plus grande difficulté à produire la luxation, mais si les ligaments sont ramollis ou si l'on a fait en arrière une large ouverture à la capsule, il suffit de porter en dedans la cuisse, préalablement fléchie, pour qu'elle se luxe aussitôt. Quelque grande que soit l'ouverture de la capsule, la luxation ne s'opère pas tant que la cuisse est étendue et qu'on la laisse dans la direction de l'axe du tronc.

Ces expériences démontrant que l'adduction et la rotation du membre en dedans favorisent la luxation spontanée dans les expériences faites à l'amphithéâtre, il est dès lors naturel de penser que, dans les coxalgies, la flexion de la cuisse et la rotation du membre en dedans soient une cause occasionnelle puissante de luxation spontanée. De là l'impérieuse nécessité de redresser les membres aussitôt que possible et de les maintenir immobile dans une gouttière ou tout autre appareil approprié, afin de prévenir ce funeste résultat.

Ceci étant établi, divisons ces lésions en deux grandes classes.

1° Luxations spontanées sans altération des surfaces osseuses.

2° Luxations spontanées avec inflammation des os, abcès et trajets fistuleux.

I

DU TRAITEMENT MÉCANIQUE DES LUXATIONS SPONTANÉES SANS ALTÉRATION DES SURFACES OSSEUSES.

Dans cet article, je range les cas où il y a eu, à la suite de coxalgie, inflammation, ramollissement, ulcération de la capsule, et issue, à son travers, de la tête du fémur, qui est venue se loger le plus ordinairement dans la fosse iliaque externe. Le tissu osseux peut bien être enflammé concurremment, mais sa lésion est peu grave.

Que ces luxations surviennent pendant le cours d'une coxalgie aiguë avec ou sans abcès, ou bien qu'elles soient la conséquence d'une coxalgie chronique, on observe les altérations pathologiques suivantes :

La capsule articulaire, par suite de l'inflammation, s'est ulcérée à son attache cotyloïdienne supérieure. Elle s'est remplie quelquefois de pus qui s'est fait jour au dehors, de fongosités ou de sérosité sanguinolente, produits morbides qui avaient principalement attiré l'attention d'Edouard Ford et de Samuel Cooper ; la membrane synoviale est parfois gonflée, vascularisée, tuméfiée ; les cartilages sont plus ou moins absorbés, etc.

Les cas où les lésions sont bornées au tissu fibreux entourant la jointure sans altération des os sont assez fréquents. En voici un exemple manifeste :

L' OBSERVATION. M. Focachon, ancien interne de nos hôpitaux, m'a montré, en 1840, l'articulation de la hanche d'un malade de 18 ans, mort à la suite d'une inflammation aiguë de cette jointure. Ce jeune homme, d'un tempérament lymphatique, ayant couché sur un pré humide, éprouva, à la suite de cette imprudence, des douleurs dans l'épaule et dans la hanche du côté gauche. Celles de la hanche s'étant accompagnées d'une très-vive inflammation, le malade vint à l'Hôtel-Dieu de Lyon, le 4 janvier 1840, où le médecin chargé de le soigner lui fit subir, pendant les trente jours que dura sa maladie, un traitement très-actif par des applications multipliées de sangsues, des cataplasmes et des lavements laxatifs, et plus tard, des vésicatoires autour de la hanche. Ce traitement fut impuissant, et le malade, après avoir éprouvé les plus vives douleurs, mourut le 1er février, vers le quarante-cinquième jour de sa maladie. Il est à noter qu'il était resté constamment la jambe légèrement fléchie sur la cuisse, et la cuisse fléchie sur le bassin. Le membre inférieur était porté dans la rotation en dedans. Dans les derniers jours de sa maladie, il offrit un raccourcissement de quatre travers de doigt. N'ayant pas observé moi-même le malade, je n'ai pu noter toutes les particularités que j'observe dans les maladies de la hanche, d'après les principes que j'ai exposés plus haut. Quoi qu'il en soit, on trouva à l'autopsie que la tête du fémur était luxée sur l'os des îles et remontée de trois à quatre centimètres au-dessus du rebord supérieur de la cavité cotyloïde ; la capsule était complétement déchirée en haut et en arrière, c'est-à-dire dans la partie qui avait livré passage à la tête de l'os ; le ligament rond était aussi déchiré à son insertion à la tête du fémur. L'inflammation de la hanche était caractérisée par les lésions suivantes :

Toutes les parties de la synoviale en rapport avec la capsule articulaire, le périoste et le tissu graisseux du fond de la cavité cotyloïde étaient rouges, vivement injectés et recouverts d'une couche de fausses membranes rougeâtres, épaisses, surtout au fond de la cavité cotyloïde. Cette dernière partie offrait une masse fongueuse rougeâtre, se prolongeant, sous la forme d'une tête de champignon, sur les parties occupées par le cartilage. Toute cette masse offrait le caractère des lésions que produit l'infiltration de la fibrine et son passage à l'état vasculaire.

Les cartilages du fémur et du fond de la cavité cotyloïde étaient presque entièrement absorbés ; le fibro-cartilage du pourtour de la cavité complétement détruit en haut et en arrière, c'est-à-dire dans le point où la tête de l'os s'était échappée et dans celui où la capsule fibreuse était perforée. Autour de sa perforation, cette capsule fibreuse était ramollie, rougeâtre, et telle que peut la rendre l'infiltration de la matière fongueuse ; partout ailleurs, la capsule fibreuse était ramollie seulement à sa surface interne, elle avait conservé extérieurement son aspect et sa consistance. Le fibro-cartilage du pourtour de la cavité était aussi conservé dans cette partie. M. Focachon me dit avoir trouvé une grande quantité de pus dans la cavité articulaire et autour de la tête du fémur. La portion osseuse du fémur et de l'os des îles n'avait éprouvé aucune altération.

J'aurais pu citer cette observation pour montrer quels sont les caractères anatomiques de l'inflammation aiguë de la hanche. Je m'en servirai seulement ici pour démontrer tous les dangers de la position demi-fléchie avec adduction et rotation en dedans, et les caractères anatomiques de la luxation spontanée du fémur, lorsqu'elle survient, ce qui est rare, dans le cours d'une maladie rapide dans sa marche (1).

Lorsque la luxation spontanée existe sans abcès ou lorsque l'on a fait disparaître les collections purulentes et que les phénomènes inflammatoires sont passés à l'état chronique, peut-on tenter la réduction de la luxation spontanée avec quelque chance de succès ?

Pour répondre à cette question, il faut d'abord distinguer deux cas. Dans l'un, la tête du fémur est à peu près libre. On peut, en tirant sur le membre malade, la faire descendre volonté. Je soigne dans ce moment

____

(1) Bonnet, *Traité des Maladies des articulations;* t. II, p. 394.

un enfant de 12 ans qui présente cette variété, survenue à la suite d'une coxalgie aigue avec abcès. Il y a eu, chose rare, luxation de la tête du fémur en haut et en avant. On peut à volonté réduire la luxation en tirant sur le membre, mais aussitôt qu'on abandonne ce dernier à lui-même la luxation se reproduit.

Dans le second cas, beaucoup plus commun, la tête du fémur s'est luxée sur l'os des îles et a contracté des adhérences avec les parties avoisinantes. Ces adhérences sont tellement fortes qu'elles retiennent solidement la tête du fémur vicieusement placée. De ces connections accidentellement acquises, il s'est formé une fausse articulation ou une ankylose.

Dans le premier cas, la difficulté ne réside pas dans la descente de la tête, mais bien dans son maintien dans la cavité cotyloïde, lorsqu'elle y a été successivement ramenée, ce qui est très-difficile, pour ne pas dire impossible.

Dans le second, il faut vaincre les adhérences, puis ramener la tête fémorale dans le cotyle et la fixer dans cette position. Pour que la tête fémorale puisse se fixer définitivement dans le cotyle, il faudrait que l'inflammation existât encore, afin que les sucs, en s'épanchant, puissent produire des tissus fibreux capables de retenir la tête dans sa nouvelle situation, ce qui est fort rare.

On doit déjà saisir combien est parfois difficile la réduction des luxations spontanées et toujours le maintien de la tête du fémur dans la cavité cotyloïde qui, au dire de Pravaz père, n'existe qu'en partie dans beaucoup de cas.

Cependant, comme de nombreux travaux ont été accomplis sur ce sujet, dans ces dernières années, apprécions-en la valeur.

Avant cette étude, il est utile de dire quelques mots du redressement brusque et manuel appliqué à ces sortes de luxations. Cette méthode de traitement ne peut être utilisées que dans le second cas, et encore les résultats sont-ils très-incomplets. On fait bien, par les manœuvres du redressement, cesser en partie l'adduction, la flexion de la cuisse, on diminue même le raccourcissement apparent en plaçant le membre dans une position moins vicieuse ; mais il est impossible de vaincre le raccourcissement réel, suite de la luxation spontanée de la tête du fémur à la partie supérieure et externe de l'os des îles.

Sans doute, si l'on partageait l'opinion de Bonnet, à savoir, que dans les luxations spontanées scrofuleuses de la hanche, la tête du fémur vient ordinairement se fixer sur le rebord supérieur de la cavité cotyloïde ulcérée et agrandie, je comprendrais que l'on puisse espérer de replacer facilement la tête dans la cavité cotyloïde par les seules manœuvres du redressement, et qu'on put l'y maintenir ensuite, puisqu'elle aurait encore la capsule pour lui servir de support. Mais, malgré les faits que Bonnet a invoqués et les pièces pathologiques qu'il a pu recueillir, on peut dire qu'il a pris l'exception pour la règle ; la tête du fémur, dans les luxations spontanées, remonte le plus souvent à la partie supérieure et externe de l'os des iles, où elle fixée par des tissus fibreux.

Humbert de Morley, partant de ce fait que, dans les luxations spontanées, la cavité cotyloïde persiste dans le plus grand nombre des cas, ce qui n'est pas (les observations de Pravaz père l'ont amplement démontré), et convaincu que les adhérences et le tissu fibreux, qui unissent le fémur et la surface externe de l'os des îles, n'ont pas une résistance très-forte, il conçut le projet d'en tenter la réduction.

A cet effet, son traitement se compose de quatre séries de moyens :

1° Emploi d'un lit mécanique ;

2° Extension préparatoire ;

3° Réduction de la tête du fémur ;

4° Traitement consécutif.

L'usage du lit mécanique ne doit être, sauf de rares exceptions, que de peu de durée.

L'extension et la contre-extension sont faites à l'aide de bretelles et ceintures destinées à retenir le tronc par les aisselles et le bassin ; un appareil saisit la jambe et tire graduellement sur elle. La durée de ces extension et contre-extension ne peut être déterminée à l'avance ; elle varie de quelques jours à plusieurs mois, suivant les cas.

La réduction est opérée au moyen d'un appareil que l'auteur désigne sous le nom d'*appareil extenseur*, qui est composé, indépendamment de pièces destinées à l'extension, d'une planche en arc de cercle.

« Pour déterminer le rayon de cet arc, on prend la mesure du membre abdominal sain, le malade étant couché sur un plan horizontal ; on fait décrire à ce membre la longuèur qui existe alors entre l'un des points de ce cercle et le point qui se trouve à l'aplomb du périnée et le rayon qui servira à décrire l'autre portion de cercle que doit suivre le membre malade dans la réduction. L'appareil étant appliqué, l'opérateur place sa main sur le grand trochanter, qu'il porte en bas et en dedans, tandis qu'un aide fait glisser de dehors en dedans la planche mobile. L'opérateur ne tarde pas à reconnaître un mouvement qui se passe dans l'articulation ; il ne sent plus de frottement, et, à mesure que la planche marche, l'os rentre dans sa cavité et y est complétément, lorsqu'elle arrive à son premier point de départ. Aussitôt, un aide étend la jambe, comme au commencement de l'opération, pour l'extension; un second aide place sa main au pourtour de l'articulation; l'opérateur détache les courroies et dégage le pied de la planche mobile; il rattache les cordes, et l'on continue une légère extension que l'on diminuerait si le malade éprouvait une gêne ou de la douleur dans l'articulation. (1) »

Quant à ce qui regarde le traitement consécutif, Humbert se sert d'appareils destinés à produire l'extension continue associée à l'immobilité, le malade étant au lit; d'autres, destinés à conserver la position horizontale au sortir du lit; d'autres, enfin, pour rester assis ou se promener; puis, il se sert de béquilles pour faire marcher les malades, et d'un brodequin à talonnière élastique, quand il y a un raccourcissement.

Ce traitement exige au moins une année pour être accompli dans son ensemble.

Le temps n'est rien, quand il s'agit de guérir une difformité qui entraîne à la suite tant de difficultés pour la marche. Mais, Humbert de Morley réussissait-il à l'aide de tous ces moyens? Il est permis d'en douter. Il cite bien plusieurs cas, où il prétend avoir obtenu la réduction complète. Or, ces cas, bien soigneusement examinés par Pravaz père, ne lui ont pas paru probants en faveur de ce traitement. Pravaz a démontré, en effet, que le déplacement n'ayant pu se faire sans que la capsule fût érodée vers sa partie postérieure, il s'ensuit que des adhérences ont dû se former entre les bords de la solution de continuité et le col fémoral, que

_____

1) Humbert de Morley, *loc. cit.*: p. 462.

ces adhérences ont dû s'opposer à ce que la tête articulaire ait pu être ramenée dans l'intérieur de la capsule orbiculaire. De plus, les autopsies ont démontré que lorsqu'il y a eu luxation spontanée, la cavité cotyloïde, plus ou moins enflammée et corrodée, s'est oblitérée en partie, de sorte que la tête du fémur n'a pu se loger et se maintenir dans cette cavité après la prétendue réduction de la luxation.

Toutes ces considérations, jointes à cette circonstance incroyable qu'Humbert assure avoir, dans quelques cas, réduit des luxations en quelques minutes, alors que ces luxations étaient anciennes et, par conséquent, suivies de rétractions puissantes, on conviendra qu'il est difficile d'ajouter une grande confiance à la valeur des faits qu'il cite.

» Un jeune sujet, dit Pravaz, fut présenté à la Société de Médecine comme ayant été guéri par Humbert d'une luxation symptomatique ancienne de la hanche. Il boitait moins qu'avant le traitement et il marchait infiniment mieux. Un praticien, qui n'avait pas bien examiné le fait, concluait que la tête du fémur avait été ramenée dans le cotyle ; mais une mensuration sérieuse permit de constater que la différence des distances respectives des épines antérieures et supérieures de l'ilion aux malléoles correspondantes était précisément de 55 millimètres, c'est-à-dire que la tête articulaire ne s'était pas déplacée de 2 millimètres et que le bassin seulement ayant été abaissé de 27 millimètres du côté malade. »

Notez bien que je ne parle pas ici des luxations spontanées, suite de luxation par traumatisme. Si j'admets que dans certains de ces cas l'on puisse réussir, témoins les faits publiés par Gerdy, Trinquier et autres, je ne puis admettre, qu'avec toutes nos connaissances actuelles, on puisse réduire ou maintenir réduites les luxations spontanées, suite de coxalgie.

« La séparation définitive, disent MM. Martin et Collineau (1), complète, des surfaces diarthrodiales, s'accomplit, en effet, consécutivement à des altérations profondes et irrémédiables, dans les moyens d'union et dans l'intégrité des parties articulaires. Des connexions accidentellement acquises par les os, naît un travail particulier dont le résultat habituel est, ou une fausse articulation, ou une ankylose. Tout imparfaits qu'ils sont dans le premier cas, les moyens de glissement et les moyens d'union laissent à la progression la faculté de s'accomplir. Dans le second cas, la solidité des adhérences et la texture éburnée des stalactites osseuses sont une garantie contre le développement de nouveaux phénomènes phlegmasiques. Dans les deux éventualités, les troubles intra-articulaires s'atténuent d'ailleurs au point de cesser presque complétement. En présence de pareilles conditions cliniques et avec la présomption légitime que le cotyle et la tête fémorale sont assez profondément désorganisés, pour n'être plus susceptibles de contacts réguliers et persistants, s'exposera-t-on, en les contraignant à un rapport réciproque, à développer en eux une nouvelle évolution morbide, et, des manœuvres tentées dans un semblable but, ne seraient-elles pas le plus souvent intempestives? »

Il ne faut pas cependant croire que je rejette tout traitement destiné à s'opposer à la luxation spontanée de la tête du fémur sur l'os des îles dans les cas de coxalgie chronique ; loin de moi cette pensée. S'il est, à mon avis, impossible de réduire et de maintenir réduites ces sor-

____

(1) Collineau et Martin ; *De la Coxalgie*; p. 481.

tes de luxations, alors que des tissus fibreux maintiennent solidement les os dans leurs rapports anomaux et que la cavité est en partie disparue, je conçois cependant que l'on puisse, avec le traitement de Humbert de Morley, qui redresse le membre, diminuer la difformité et le raccourcissement apparent, cela est incontestable; à ce point de vue, ce traitement peut offrir quelques avantages.

Si la luxation spontanée s'accompagne d'une flexion de la cuisse sur le bassin assez forte pour que le malade ne puisse marcher qu'avec des béquilles, on peut même tenter alors le redressement, soit avec l'appareil de MM. Collineau et Martin (V. p. 287), et même avec des manipulations subites et manuelles (V. p. 292). On ne réduira certainement pas de la sorte la luxation, mais on pourra faire cesser en partie la flexion du membre, et rendre, comme cela m'est arrivé, la marche assez facile avec un tuteur muni d'une bottine à talon plus ou moins élevé.

Il en est de même du traitement de M. Pravaz fils. Convaincu que la méthode des extensions lentes peut offrir, dans certains cas déterminés, de grands avantages, il a cherché à résoudre le double problème d'empêcher le mouvement de bascule du bassin et d'obtenir le maximum d'effet utile sans employer une force trop considérable.

Voici l'appareil qu'il a imaginé pour réaliser ce double but :

Cet appareil se compose essentiellement d'un plan incliné supporté par quatre supports et sur lequel la partie postérieure du tronc s'applique exactement dans toute son étendue. Au niveau du bassin s'élèvent, du plan incliné et de chaque côté, deux montants en fer réunis supérieurement avec ceux du côté opposé par une planche rembourrée et munie de deux coussins qui s'appliquent sur les épines iliaques. Cette planche, munie d'une charnière qui lui permet de remplir l'office d'une valve, forme, avec les deux montants latéraux et le plan du lit, une sorte de ceinture dans laquelle s'encadre le bassin, de telle sorte qu'il ne peut basculer en avant. Une tige métallique également rembourrée passe entre les cuisses du malade, appuie contre le périnée et remplit l'office de sous-cuisse pour éviter le glissement sous l'influence des tractions.

Lorsqu'on pratique l'extension sur le membre, le bassin, maintenu par la pression des pelotes, ne pouvant plus basculer en avant, la force de traction est toute entière employée à ouvrir l'angle formé par le fémur avec le bassin. La première condition, obstacle au mouvement de bascule du bassin, est donc remplie.

Mais il est important de pouvoir faire varier l'angle sous lequel on tire sur le membre malade afin d'éviter d'exercer les tractions parallèlement au levier représenté par le fémur. Voici par quelles dispositions il y est arrivé.

Le plan incliné sur lequel repose le malade est brisé au niveau du bassin, son segment inférieur peut basculer de haut en bas, de manière à former avec le supérieur un angle plus ou moins obtus dont l'ouverture est tournée en bas. Cette partie mobile peut s'arrêter dans toutes les positions, et en même temps qu'on la fait basculer on peut abaisser la poulie sur laquelle se réfléchit la corde qui transmet l'action du poids. Cette poulie est fixée à une tringle réunissant les deux supports inférieurs et qui glisse dans deux rainures verticales.

Il résulte de cette disposition que les tractions ne peuvent jamais s'opérer parallèlement au levier ; car, à mesure que le redressement s'opère, on abaisse la poulie et on augmente l'angle sous lequel s'opère l'extension. Cette disposition permet donc de n'employer qu'un poids relativement très-faible et d'en obtenir une action très-forte.

M. Pravaz a déjà employé avec avantage l'appareil dont je viens de donner la description. Je me bornerai à rappeler l'observation d'un malade sur lequel il en a fait l'application, parce que ce cas difficile offrait la plupart des complications qui peuvent se présenter dans l'ankylose et que le docteur Barrier a pu suivre les diverses phases du traitement et en constater les résultats.

LI° OBSERVATION. Un jeune garçon de sept ans, dit Pravaz (1), me fut amené de Barcelone, au printemps de l'année 1861, pour une ankylose de la hanche survenue à la suite d'une coxalgie dont l'origine remontait à deux ans. L'état de l'enfant était alors des plus graves. Le membre malade était fléchi à angle droit sur le bassin et il existait une adduction très-prononcée qui s'accompagnait de rotation en dedans. Dans la station verticale, le bassin présentait une inclinaison considérable en avant, et cette inclinaison donnait lieu à une énorme cambrure de la région lombaire. Dans cette attitude la jambe du côté malade se fléchissait sur la cuisse et le talon venait presque toucher la fesse. La marche était tout à fait impossible et l'enfant était obligé de se servir de béquilles. L'état général était de plus extrêmement mauvais et la constitution éminemment scrofuleuse de l'enfant aggravait encore le pronostic.

Le cas me paraissant des plus graves, j'hésitai à prendre seul la responsabilité du traitement, et les parents voulurent bien m'adjoindre M. le docteur Barrier qui fut appelé à examiner aussi l'enfant.

Le malade fut endormi, et pendant le sommeil anesthésique on put se livrer à un examen complet de la hanche. Cet examen fit constater, outre les phénomènes déjà décrits, une luxation du fémur et la perte presque absolue des mouvements dont l'amplitude ne dépassait pas quelques degrés.

En présence du mauvais état de la santé générale, M. Barrier repoussa comme moi l'emploi du redressement brusque.

Je plaçai d'abord l'enfant dans la gouttière de Bonnet et les tractions furent commencées au moyen d'un petit treuil; mais je fus obligé de renoncer à cet appareil dont l'action était complétement

(1) *Congrès médical de Lyon;* 1865; p. 263.

nulle, à cause de l'inclinaison du bassin. Je mis en usage l'appareil décrit plus haut.

Sous l'influence de tractions dirigées dans un sens plus favorable à leur effet mécanique, le redressement du membre fit aussitôt de rapides progrès. L'enfant ne tarda pas à quitter ses béquilles et au bout de dix-huit mois de traitement il put retourner dans sa famille, marchant sans aucun soutien et ne portant qu'un simple talon plus élevé du côté malade, pour compenser la différence de longueur qui résultait du déplacement du fémur et de l'atrophie qui accompagne ordinairement la coxalgie.

Depuis la publication de ce fait, M. Pravaz a été appelé à revoir cet intéressant malade, la cure s'est maintenue, la santé générale s'est bien améliorée. Tout fait espérer que, grâce à notre confrère, cet enfant pourra de plus en plus marcher avec facilité.

Dans les cas de luxations spontanées avec soudure des os, il est impossible, comme on le pense bien, de mettre en usage de pareilles pratiques. On pourrait, à la rigueur, pratiquer l'ostéotomie, si la flexion de la cuisse empêchait complétement la marche. Je renvoie le lecteur à la page 170, où j'ai longuement exposé cette méthode opératoire.

II

DU TRAITEMENT MÉCANIQUE DES LUXATIONS SPONTANÉES AVEC ABCÈS TRAJETS FISTULEUX ET ALTÉRATION DES OS.

Ces cas sont extrêmement graves. Le plus souvent ils entraînent la mort dans un temps plus ou moins éloigné. L'abondante suppuration qui s'écoule par les trajets fistuleux, la carie qui s'empare de la tête du fémur et même de l'os des îles font successivement tomber le malade dans le marasme. La fièvre hectique survient. et finalement la mort en est la fâcheuse conséquence.

J'ai dit (V. p. 199) que l'on pouvait tenter alors la résection de la tête du fémur. Quoique cette opération soit très-chanceuse, on peut se décider à la faire lorsque les malades se trouvent dans les conditions que j'ai indiquées.

Mais, à supposer que le malade se refuse de subir une si grave opération, et que celle-ci même ne puisse être exécutée, ne peut-on pas tenter, non la réduction, ce qui ne serait pas raisonnable, mais bien le redressement, afin de permettre la marche si la maladie vient à guérir? Le cas est fort embarrassant. Laisser des déviations de la jambe, aussi prononcées, sans faire aucun effort de redressement, c'est condamner le patient à une infirmité qui le forcera toute sa vie à marcher avec des béquilles, s'il guérit. De plus, lorsque l'abcès est situé profondément à la partie interne de la cuisse, si la jambe est fléchie et dans l'adduction, le pus ne pourra sortir, retenu qu'il est dans une espèce de cul-de-sac interne et profond.

Opérer, dans ces circonstances, le redressement subit et manuel, c'est, d'une autre part, s'exposer à des fractures et à des accidents plus ou moins redoutables.

C'est au chirurgien à décider lui-même la conduite qu'il doit tenir. Pour moi, dans des circonstances semblables, j'ai pratiqué le redressement du membre, et je n'ai eu qu'à m'en féliciter.

LIIe OBSERVATION. En 1859, j'eus à traiter un enfant de douze ans, d'un tempérament lymphatique et atteint d'une luxation spontanée de la tête du fémur sur l'os des iles avec nécrose des os, adduction et flexion de la cuisse, luxation spontanée, vaste abcès s'ouvrant à la partie interne et supérieure de la cuisse, à la partie supérieure et externe du bassin par de nombreux trajets fistuleux. Après avoir éthérisé le malade, je fis rompre les adhérences fibreuses (V. pour ce procédé p. 309), et cesser l'adduction et la flexion de la cuisse, de manière à pouvoir faire évacuer une collection purulente emprisonnée, pour ainsi dire, dans le cul-de-sac situé profondément à la partie interne de la cuisse. Cette rupture, quoique accompagnée d'accidents graves, mais heureusement combattus, donna un résultat fort avantageux ; car je fis cesser la stagnation du pus et, par suite, les accidents de fièvre et de débilitation occasionnés par cette collection purulente ; peu à peu les os nécrosés ont été éliminés et si je n'ai pu rendre au membre sa longueur complète, ce qui ne pouvait être, à cause de la luxation spontanée existant antérieurement, j'ai rendu du moins la marche possible à l'aide d'une simple bottine à talon, et surtout j'ai pu conserver à sa famille un enfant qui avait été abandonné par les médecins qui l'avaient vu avant moi, non-seulement comme incurable, mais comme voué pour ainsi dire à une mort prochaine.

III

DU TRAITEMENT MÉCANIQUE DES LUXATIONS CONGÉNITALES.

Je ne parlerai point ici des luxations congénitales : ce sujet est hors du cadre que je me suis imposé. Toutefois, je ne saurai trop engager le lecteur à consulter sur ce sujet les travaux si remarquables de MM. Pravaz, père et fils. Si ces estimables confrères, qui ont fait une étude spéciale de ces difformités, n'ont pas encore porté la conviction complète dans l'esprit de tous les chirurgiens sur la possibilité de réduire, à l'aide de leurs appareils, ces sortes de luxations et de les maintenir réduites, ils ont du moins, par les résultats qu'ils ont obtenus, singulièrement diminué les difformités, puisque des malades sont arrivés à ce point de marcher sans boiter et sans cette désinvolture particulière à ces luxations, qui est si disgracieuse (1).

______

(1) Pravaz. *Des Luxations congénitales;* Paris, 1847 et 1865.

CHAPITRE CINQUIÈME

DU TRAITEMENT MÉCANIQUE APPLIQUÉ AUX COXALGIES OU AUX ANKYLOSES COINCIDANT AVEC DES ABCÈS, DES TRAJETS FISTULEUX ET DE GRAVES ALTÉRATIONS OSSEUSES.

Lorsque les coxalgies ou les ankyloses coïncident avec des abcès, des trajets fistuleux et des altérations osseuses, doit-on faire usage des moyens mécaniques, propres à redresser les membres lorsqu'ils sont dans des attitudes vicieuses ? La plus grande circonspection est alors imposée au praticien, si l'on tente des efforts de redressement.

L'inflammation profonde peut-être ravivée ; la suppuration augmente, et souvent les trajets fistuleux se prêtant mal à la sortie du pus, l'infection purulente ou putride menace les jours du malade ; si c'est un enfant, ses forces se perdent par ces suppurations trop abondantes, et bientôt arrivent le marasme et la mort.

Le cas est d'autant plus embarrassant, dit M. Verneuil, que l'on peut s'exposer à briser le fémur à son extrémité supérieure, à créer, par conséquent, une fracture, et tout cela pour obtenir une attitude du membre qui ne favorisera certes pas la guérison.

A cette objection, démontrant que la méthode du redressement n'est applicable que par exception, j'ajoute que les douleurs et l'inflammation peuvent la rendre inapplicable.

De plus, les résultats définitifs, à supposer que l'on ait pu redresser le membre et que tous les accidents se soient dissipés ou aient été conjurés, sont alors d'une extrême imperfection.

S'il y a eu luxation spontanée, il est impossible, comme je l'ai déja dit (V. p. 357), de ramener la tête du fémur dans la cavité cotyloïde, et surtout de la maintenir dans cette cavité, la plupart du temps érodée et cariée dans une plus ou moins grande partie de son rebord cotyloïdien. Les tentatives de réduction peuvent quelquefois développer des accidents graves et hâter la mort du malade.

Lorsque la tête du fémur est atteinte de carie étendue, il y a aussi indication formelle à ne pas opérer le redressement. On peut craindre, comme cela est arrivé, de produire des ruptures osseuses dont la cicatrisation est impossible au milieu de foyers purulents. On peut alors tenter la résection (V. p. 199).

Cependant, comme il est quelques cas où la présence d'abcès ou de trajets fistuleux ne contre-indique pas toujours l'emploi de moyens mécaniques et surtout le redressement brusque et subit du membre, il est bon de rechercher ce que l'expérience et la pratique nous ont appris à ce sujet.

Je supposerai à cet effet les cas de coxalgies avec déviation des membres dans lesquelles on constate :

1° Des abcès non ouverts ;

2° Des abcès ouverts avec trajets fistuleux ;

3° De graves altérations des os.

I

COXALGIES AVEC ABCÈS NON OUVERTS

Faut-il dans ces cas pratiquer le redressement subit avant l'ouverture de l'abcès ? Ou bien faut-il redresser le membre après l'ouverture de l'abcès ? Ou, en définitive, faut-il conseiller de s'abstenir, de toute manœuvre mécanique ?

Si l'on juge que l'abcès ne vient pas de l'intérieur des os, ou du moins, si ces derniers sont peu malades et que le sujet soit doué d'une bonne constitution, il est de règle, et la pratique en a démontré l'efficacité, de traiter les abcès : lorsqu'ils sont guéris ou près de l'être, de pratiquer le redressement des membres.

On n'obtiendra pas toujours des résultats très-satisfaisants ; on n'aura pas des cures complètes ; mais il résultera de ces tentatives une marche beaucoup plus sûre et souvent même une amélioration assez grande pour n'avoir pas à regretter d'avoir agi ainsi.

LIIIe OBSERVATION. Bonnet rapporte (1) l'observation d'un malade âgée de onze ans, d'une constitution détériorée, qui était atteint d'une coxalgie datant de deux ans, avec allongement, ankylose et abcès multiples.

Un traitement général, par des moyens hydrothérapiques et l'iodure de potassium, combiné à un traitement local par les ponctions sous-cutanées pour enlever le pus, la rupture de l'ankylose, produisirent une guérison telle, que ce petit malade put marcher au bout de onze mois de ce traitement, sans souffrir, et faire même plusieurs kilomètres sans fatigue. Il n'y avait plus de trace des abcès de la hanche, et la santé générale était aussi bonne que le comportait la constitution du malade. Il s'appuyait seulement sur une canne, et son talon élevé de deux centimètres masquait presque complétement la claudication.

Le résultat obtenu chez cet enfant démontre, avec le plus d'évidence, tout ce que l'on peut faire aujourd'hui, par une combinaison raisonnée des moyens que la science possède dans le traitement des maladies graves des articulations.

Sans doute, on ne sera pas toujours aussi heureux. On

(1) *Thérapeutique des Maladies articulaires,* p. 463.

aura souvent des revers. Mais si l'on considère qu'arrivée à cette période, toute coxalgie menace la vie, prédispose à la luxation spontanée, compromet gravement l'avenir du membre ; tenter le redressement, après avoir fait disparaître l'abcès, n'est plus une hardiesse chirurgicale, si surtout l'état général ne contre-indique pas toute manœuvre. L'expectation, dans ces cas graves, donne le plus souvent de mauvais résultats.

Il arrive parfois que les abcès se trouvent situés à l'extérieur de l'articulation de la hanche. Ils peuvent siéger dans le tissu cellulaire ambiant. La capsule fibreuse de l'article, se trouvant épaissie par l'inflammation, oppose une barrière presque infranchissable à la pénétration du pus dans l'article.

Alors, on peut enlever le pus par des ponctions sous-cutanées et des injections iodées. Mais la cautérisation me paraît préférable. Qu'on la fasse avec le fer rouge ou avec les caustiques, en ayant la précaution de cautériser la surface interne de ces collections purulentes, on en obtiendra de très-bons effets. On s'occupera ensuite de redresser le membre.

J'ai rapporté (p. 183 et suiv.) les observations de quatre malades chez lesquels cette méthode de traitement, douloureuse, mais vraiment efficace, a été employée avec succès. J'y renvoie ceux qui voudraient connaître les détails de ces faits.

II

COXALGIES AVEC ABCÈS OUVERTS, TRAJETS FISTULEUX ET ANKYLOSES FIBREUSES.

Lorsque le pus, venant de l'articulation, s'est fait déjà jour au dehors par des trajets fistuleux ; lorsqu'il existe de nombreuses ouvertures par lesquelles s'écoule une suppuration abondante qui épuise les malades ; lorsque des adhérences intimes rendent inutiles tous les efforts de redressement du membre, le but essentiel qu'on doit se proposer est la guérison des fistules bien plus que celle de l'infirmité.

Dans ces circonstances, il faut abandonner toute tentative de redressement et pratiquer, s'il y a indication, la résection (V. p. 199).

C'est dans ces cas difficiles que Pravaz a réussi quelquefois, sans opération, lorsque la lésion osseuse n'était pas très-forte, en soumettant les malades à l'usage du bain d'air comprimé associé à des moyens hygiéniques, physiologiques et pharmaceutiques appropriés.

LIV⁰ OBSERVATION. Je me rappelle surtout le fait d'un enfant de Marseille qui fut adressé à Bonnet, dans un tel état de fièvre et de consomption, que sa mort paraissait inévitable. Soumis au traitement de Pravaz, il se rétablit peu à peu : ses fistules guérirent à la longue, et il finit par recouvrer toute la santé compatible avec sa débile constitution.

Cependant, il est des cas où la présence d'abcès et de trajets fistuleux ne contre-indique pas toujours le redressement des membres. Lorsque, par exemple, les trajets fistuleux proviennent d'abcès sous-cutanés et même sous-aponévrotiques. L'articulation n'étant alors que très-légèrement affectée, on peut pratiquer le redressement brusque et manuel avec un certain avantage.

Il est d'autres cas où ces trajets fistuleux coïncident avec une inflammation suppurative de la jointure.

Or, pour peu que l'on ne puisse soupçonner une carie profonde ou la présence de tubercules dans la tête des os, on peut obtenir de la rupture, même lorsque les

cas sont anciens, des résultats souvent des plus satisfaisants.

Dans celui qui va suivre et que nous avons eu à traiter, M. Barrier et moi, nous avons obtenu du redressement brusque et manuel un succès tout à fait inespéré.
Il s'agit d'une jeune fille considérée comme incurable à
Saint-Pétersbourg, à Berlin et à Paris. Elle était atteinte
d'une coxalgie de la hanche droite, datant de six ans,
avec nécrose de la partie supérieure du fémur ayant
donné lieu à de nombreux abcès, trajets fistuleux, à l'éli-
mination de plusieurs esquilles, et finalement à une ankylose fibreuse coxo-fémorale avec flexion très-vicieuse
du membre. La rupture de l'ankylose a permis le redressement complet du membre sans accidents....

LV⁰ Observation. Je fus appelé, dit M. Barrier (1), le 23 novembre 1858, auprès de la petite fille de madame K.... de Moscou,
pour donner mon avis sur l'état de cette enfant, en consultation
avec M. le docteur Vidal, d'Aix (Savoie), en ce moment à Lyon, et
avec M. le docteur Philipeaux. Il s'agissait d'une ankylose de la
hanche droite, pour laquelle le professeur Bonnet, consulté quelque temps auparavant, avait conseillé le redressement de l'articulation. La maladie qui devait nous enlever cet éminent chirurgien
s'était déclarée depuis huit jours et ne laissait plus d'espoir. Je
fus, par conséquent, mis en demeure par la famille et par les honorables confrères qui m'avaient convoqué, de dire, après avoir
examiné la malade, si je partageais l'opinion de M. Bonnet et si je
me chargerais de l'opération qu'il avait conseillée.

Voici ce que j'appris sur les antécédents :

N... K... est dans sa neuvième année ; elle est d'un tempérament
très-lymphatique, petite de taille, d'un teint blanc et rose, d'un
embonpoint satisfaisant. Sa maladie a commencé dans le cours de
sa troisième année. Sans cause occasionnelle connue, l'inflammation s'est emparée de la hanche droite ; des abcès nombreux se
sont développés successivement dans le voisinage de l'articulation.

____

(1) Observations et Remarques sur la rupture des ankyloses de la hanche ;
Gazette médicale de Lyon ; 1859.

en avant et en arrière du grand trochanter, ainsi qu'en dehors de
la cuisse. Ces abcès se sont ouverts, sont restés longtemps fistuleux et ont donné issue à plusieurs esquilles d'un petit volume. La
maladie a été combattue par tous les moyens locaux et généraux
usités en pareilles circonstances. Les toniques, les amers, l'huile
de foie de morue et autres antiscrofuleux ont été employés d'une
manière presque incessante. Les nombreux médecins que madame
K.... a consultés en Russie et en Allemagne, ont tous insisté sur
ces médicaments et sur les prescriptions hygiéniques utiles en
pareil cas. Quant au traitement local, il suffit de dire que les topiques les plus variés ont été appropriés aux diverses phases que
l'affection a parcourues, et qu'à plusieurs reprises on a appliqué
des cautères à la périphérie de la jointure ; le bandage amidonné
a été aussi mis en usage plus d'une fois ; mais les moyens propres
à prévenir une position vicieuse paraissent avoir été omis ou
négligés, ou peut-être rendus impossibles par des circonstances
ignorées. Depuis un an, la plupart des fistules sont guéries ; les
douleurs se sont éteintes, mais la marche est restée impossible par
suite de l'ankylose qui s'est établie, et qui s'accompagne d'une
déformation et d'un raccourcissement du membre tels, que le pied
ne peut atteindre le sol. La petite malade ne peut se déplacer qu'à
l'aide de deux béquilles.

La malade étant couchée sur un lit et découverte, nous recon-
naissons au premier coup d'œil que la hanche droite est déformée,
très-saillante en dehors, l'épine iliaque de ce côté beaucoup plus
haute que celle du côté gauche, le membre droit plus court (en
apparence au moins), la cuisse notablement fléchie sur le bassin
est dans une très-forte adduction, enfin l'abdomen proéminent et
la colonne lombaire tellement cambrée par une extension forcée,
qu'il y a un grand vide entre elle et le plan du lit.

Tous les mouvements imprimés à la cuisse se transmettent au
bassin, soit qu'on fléchisse ou qu'on étende le membre, soit qu'on
tente de le porter dans l'abduction ou d'augmenter l'adduction qui
existe déjà. En un mot, l'articulation coxo-fémorale est évidemment immobile. Les régions antérieure, externe et postérieure de
la hanche sont parsemées de cicatrices, la plupart profondes,
adhérentes au fémur dans le voisinage du grand trochanter ; une
fistule qui fournit très-peu de pus existe encore à la partie antérieure et externe de la cuisse.

Tous ces signes suffisent pour caractériser la maladie, mais il
est utile de les préciser davantage et d'examiner jusqu'à quel degré
les conditions anatomiques du membre ont été modifiées, altérées
et ses fonctions compromises.

Quant au raccourcissement, si on en jugeait d'après l'apparence,
il serait considérable, et ferait croire que la tête du fémur est
sortie de la cavité cotyloïde pour remonter dans la fosse iliaque.
En effet, les deux membres étant rapprochés l'un de l'autre, et se
touchant par en bas, le talon droit n'atteint que la partie inférieure
du mollet gauche et reste plus élevé que le talon gauche de onze
centimètres. Une partie de cette différence peut être attribuée à
ce que la cuisse droite reste, malgré des efforts d'extension, fléchie
sur le bassin, le jarret un peu éloigné du plan du lit, et par conséquent le genou fléchi. En plaçant le membre gauche dans une
position aussi analogue que possible sous le rapport de la flexion,
le talon droit arrive au niveau de la base de la malléole interne
gauche, et la différence se réduit ainsi à cinq ou six centimètres.
Mais ce n'est pas tout. Comme le membre malade est dans une
très-forte adduction qui ne peut être détruite, la mensuration comparée des deux membres donnerait des résultats fort infidèles, si
on laissait le membre droit dans l'abduction où il est repoussé
par le gauche. On est obligé, pour donner aux deux membres une
position semblable, de les croiser en X en faisant passer l'un au
devant de l'autre, de telle manière que l'axe du corps partant du
milieu des clavicules, passant par l'ombilic et le milieu du pubis,
aille tomber à égale distance des deux malléoles externes. Dans
cette position on constate un résultat que l'expérience de tous les
jours rend familier aux chirurgiens attentifs, mais qui étonne au
premier abord : c'est que la distance de l'épine iliaque droite à la
malléole externe correspondante est à très-peu près égale à celle
qui sépare l'épine gauche de la malléole externe du même côté.
Une mensuration faite avec soin dans ces conditions, montre du
côté droit un raccourcissement qui est à peine deux à trois centimètres. Il reste enfin à établir si ce raccourcissement, qu'on peut considérer comme réel, a sa cause dans une modification pathologique
de la hanche droite, ou dans l'arrêt du développement du membre,
qui d'ailleurs est manifeste, à en juger par le volume de la cuisse et
de la jambe sensiblement inférieur à celui du membre gauche. Pour
reconnaitre si le squelette du membre malade est atrophié en longueur nous mesurons à droite et à gauche la ligne qui s'étend du sommet du grand trochanter au bord supérieur de la rotule, et nous trouvons que cette ligne est d'un centimètre est demi moins longue à
droite : puis nous mesurons aussi, des deux côtés, la distance qui
s'étend de l'angle supérieur et interne de la rotule, au sommet de
la malléole interne, et nous constatons qu'elle est d'un centimètre
moindre à droite qu'à gauche. Ces deux résultats additionnés
montrent que le squelette du membre droit est d'environ deux cen-

timètres et demi moins long que celui du membre gauche, et cette différence, due à l'arrêt de développement, étant à peu près la même que celle que j'ai indiquée plus haut dans la distance des épines iliaques à leurs malléoles, respectivement correspondantes, il faut en conclure que le raccourcissement, soit apparent, soit réel, n'est pas dû à la luxation en haut et en dehors de la tête fémorale. D'ailleurs, si cette luxation existait, elle s'accompagnerait d'un signe qui n'existe pas ; le grand trochanter serait plus élevé, plus rapproché de la crête iliaque ; c'est le contraire que l'on peut reconnaître. Enfin, peut-on admettre que la tête du fémur, sans se luxer, se soit élevée en glissant sur le segment supérieur du sourcil cotyloïdien déprimé, et en quelque sorte détruit par suite de la maladie qui amène, comme on le sait, assez souvent l'agrandissement par en haut de la cavité cotyloïde ? Cette condition pathologique peut à la rigueur exister ; mais elle ne contribue certainement que pour quelques millimètres au raccourcissement réel que nous avons reconnu.

Le raccourcissement de onze centimètres, noté plus haut, est donc presque en totalité seulement apparent ; il est dû à la flexion de la cuisse sur le bassin, et à ce que le membre malade situé, comme nous l'avons dit, dans une très-forte adduction, ne peut rester à peu près parallèle au membre sain qu'en faisant basculer le bassin, dont le côté droit est beaucoup plus élevé que le gauche : différence facile à reconnaître en examinant la position relative des épines et celle des crêtes iliaques. Il faut enfin remarquer que le décubitus dorsal ne donne pas une idée exacte de ce raccourcissement ; car cette position, dans laquelle la petite malade donne spontanément à la colonne lombaire une cambrure considérable, masque en grande partie la flexion de la cuisse sur le bassin. Pour bien juger du degré de cette flexion, il faut élever le genou, pour que le bassin, basculant en arrière, entraîne la colonne lombaire et la mette en contact avec le plan du lit. Dans cette position, l'axe du fémur droit se rapproche de la verticale, et fait avec le plan du lit ou, ce qui est la même chose, avec le plan antérieur du bassin, un angle ouvert en avant d'environ 105 à 110 degrés. Dans cette situation, le talon droit vient se placer au-dessous de la partie moyenne du mollet, et le raccourcissement apparent du membre est alors de 17 à 18 centimètres.

Outre la flexion et l'adduction, la cuisse présente encore un peu de rotation en dedans. La région trochantérienne est plus saillante qu'à l'ordinaire ; cette saillie est due à la position du membre et au volume de l'os qui est manifestement hypertrophié à ce niveau, par suite de la carie et de la nécrose dont il a été affecté. On y voit les cicatrices de sept fistules fermées depuis plus ou moins longtemps, desquelles trois sont adhérentes à l'os ; un ulcère fistuleux est encore ouvert sur la région antérieure de la cuisse, un peu au-dessus de sa partie moyenne. Elle fournit peu de pus, et le stylet qu'on y introduit ne va pas jusqu'à l'os. La pression et les mouvements ne déterminent aucune douleur dans le voisinage de l'articulation. Ces mouvements d'ailleurs sont tous de totalité ; l'os iliaque suit exactement tous ceux qu'on imprime au fémur, avec lequel il paraît entièrement soudé, et forme un levier coudé et inflexible. Quant aux fonctions du membre, la station est presque impossible, le pied droit atteignant à peine le sol par sa pointe, et la malade, ne pouvant se tenir que sur le membre gauche, perd bientôt l'équilibre si elle n'a pas de point d'appui. La marche est encore plus impossible. Si elle a lieu sans béquilles, la claudication est énorme, et la petite fille est menacée à chaque pas de tomber. Enfin, outre la difformité de la hanche proprement dite et du membre, il faut encore noter la saillie énorme de l'abdomen en avant, la cambrure profonde des lombes et des courbures de compensation sur le rachis dans le sens antéro-postérieur et latéral.

Le diagnostic que nous portâmes ensemble, les docteurs Vidal, Philipeaux et moi, conforme à celui qu'avait déjà formulé M. Bonnet, fut le suivant :

Coxalgie et affection organique du fémur que l'on peut considérer comme guéries, mais ayant amené une ankylose avec difformité, et privation presque complète des usages du membre ; doute sur la question de savoir si l'ankylose est osseuse ou seulement due aux parties molles ; nécessité de recourir à l'éthérisation pour résoudre la question ; indication de rompre l'ankylose si elle n'est pas jugée osseuse, et de placer le membre dans une position favorable à la station et à la marche.

Notre manière de voir ayant été communiquée à la famille, il fut convenu que la petite malade serait éthérisée le lendemain. C'est ce qui fut fait, et quand la résolution musculaire fut bien complète, nous reconnûmes qu'il existait quelques mouvements très-peu étendus, mais suffisants pour écarter l'idée d'une fusion entre les surfaces articulaires. L'opération était donc possible, mais elle fut remise pour quelques jours.

Il me restait toutefois quelques craintes relatives à la maladie de l'os. Cette affection était-elle bien guérie ? Le tissu osseux n'était-il pas ramolli ou raréfiée, et résisterait-il aux manœuvres d'une certaine violence qu'il faudrait exercer ? Je trouvai dans l'ancienneté de cette maladie qui avait dû être une carie au commencement, mais qui plus tard avait présenté les caractères de la nécrose, et dans l'hypertrophie osseuse qu'elle avait laissée à sa suite, des garanties suffisantes pour oser entreprendre cette opération, évidemment très-hardie, peut-être même téméraire, et j'étais encouragé à la tenter par l'opinion favorable du professeur Bonnet, qui l'aurait exécutée sans la maladie dont il devait prochainement mourir.

L'opération était d'ailleurs vivement désirée par la mère qui comprenait bien qu'en raison de la position du membre, les rapports sexuels devaient être un jour impossibles pour sa fille qui ne pourrait par conséquent ni se marier ni avoir des enfants. Enfin, outre les inconvénients actuels relatifs à la station et à la marche, il y en avait un autre fort désagréable : c'était que la petite malade ne pouvait excréter l'urine sans se servir d'un urinal d'une forme particulière, qui ne pouvait même être placé qu'en écartant fortement la cuisse gauche. Sans ces précautions, la cuisse était abondamment mouillée par l'urine. Madame K... avait en vain, contre cet état fâcheux, invoqué les lumières des chirurgiens qu'elle avait en grand nombre consultés en Russie et en Allemagne. On lui avait donné l'espoir de trouver à Lyon, et spécialement auprès de M. Bonnet, des ressources de guérison qu'elle n'avait pu rencontrer ailleurs. Une dernière déception lui eût été cruelle, et elle insistait pour qu'elle lui fût épargnée.

L'opération fut pratiquée le 5 décembre 1858. Je fus particulièrement secondé par le docteur Philipeaux et heureusement assisté par le docteur Vidal, d'Aix, le docteur Achille Bron, mon chef de clinique, le docteur Félix Bron, mon secrétaire particulier, et par M. Blanc, mécanicien, qui avait préparé tous les appareils nécessaires. M. Ferrand, pharmacien, fut chargé d'endormir la malade avec l'éther.

Quand la malade, bien endormie, eût été placée sur l'étau immobilisateur du bassin, j'exerçai sur la cuisse des mouvements de va-et-vient, de haut en bas, et de bas en haut, comme pour déprendre la tête du fémur du fond de la cavité cotyloïde, en y employant une force graduellement croissante : ces mouvements n'eurent d'abord aucun effet sensible ; j'essayai des mouvements alternatifs de flexion et d'extension, mais ceux-ci avec beaucoup plus de ménagements que les premiers. Mes efforts furent inutiles. Après douze à quinze minutes je n'avais rien obtenu que des mouvements très-obscurs, suffisants pour nous confirmer dans l'opinion que l'ankylose n'était pas osseuse, mais n'ayant aucune influence sur la position du membre. Éprouvant un peu de fatigue, je cédai le membre au docteur Philipeaux qui, pendant une dizaine de minutes, fit les mêmes manœuvres sans plus de succès. Je recom-

mençai alors de nouveaux efforts et j'obtins un peu d'assouplissement dans le sens antéro-postérieur; mais voyant que, dans tous
les mouvements tentés jusqu'à ce moment, le bassin éludait en
grande partie l'action de l'appareil immobilisateur et les mains
des aides qui cherchaient à le fixer, je résolus d'agir dans le sens
de l'abduction. J'y mis une certaine force, et tout à coup un violent
craquement se fit entendre, dont tous les assistants tressaillirent,
craignant une fracture du col fémoral. Pour moi, cette crainte ne
dura pas une seconde ; je compris presque aussitôt qu'il n'y avait
eu qu'une forte adhérence rompue. Je continuai les mouvements
alternatifs d'adduction et d'abduction, puis ceux de flexion et d'extension, puis des mouvements de va-et-vient dans le sens vertical,
puis enfin des mouvements de rotation et de circumduction. L'étendue de ces mouvements s'accrut graduellement. Je me fis remplacer de nouveau par M. Philipeaux, puis je repris le membre,
et à la fin des manœuvres, qui en tout avaient duré près d'une heure,
je pus donner au membre sa position normale, c'est-à-dire faire
disparaître la flexion et l'adduction, la cambrure des lombes, la
saillie de l'abdomen et le raccourcissement du membre. Les épines
iliaques étant sur le même niveau par rapport à l'axe du tronc,
et les deux membres étendus parallèlement, le droit ne présentait plus que deux centimètres de raccourcissement. Un bandage amidonné fut placé par M. Blanc autour du membre et du
bassin ; par dessus, des attelles en grillage flexible furent assujetties par des bandes; nous fîmes alors un dernier effort d'extension pour donner au bandage et aux attelles la forme définitive
qu'ils devaient garder, et l'enfant fut placé dans une grande gouttière. Je dois ajouter que, pendant les manœuvres, la tête du
fémur, sans doute dépolie et rugueuse, causait un bruit de frottement très-marqué pour la main et pour l'oreille, mais qui ne
s'accompagnait pas sensiblement de déplacement de haut en bas,
d'où l'on put conclure que la cavité cotyloïde n'était pas notablement agrandie par l'usure de son bord supérieur.

Les suites de cette opération, qui avait duré près d'une heure
et demie, furent heureuses, mais pénibles pendant les premiers
jours. La pression de l'étau, le frottement des sous-cuisses,
avaient contus la peau dans plusieurs points et même excorié le
pli de l'aine.

Il se fit des ecchymoses dans une grande étendue, à la périphérie
du bassin; la grande lèvre droite se tuméfia énormément et devint
noirâtre ; le gonflement s'étant propagé vers le ventre et vers les
fesses, on fut obligé le lendemain d'échancrer le bandage amidonné sur quelques points, d'y faire une fenêtre au niveau de la

fistule purulente. On trouva sur ces parties mises à nu une teinte érysipélateuse qui, le jour suivant, gagna l'ombilic et la moitié gauche de la paroi antérieure de l'abdomen. Mais le mal s'arrêta là. La réaction générale fut modérée. Les docteurs Vidal et Philipeaux qui entourèrent la malade de soins aussi éclairés que dévoués, eurent recours à des laxatifs, à des boissons acidules gazeuzes, à des onctions avec la pommade au précipité blanc, et à la poudre de riz sur les rougeurs érysipélateuses. Les accidents furent calmés en cinq à six jours. L'appareil et la position furent très-bien supportés par la malade qui reprit bientôt sa gaieté, l'appétit et le sommeil. Au moyen de la fenêtre pratiquée au bandage, on fit un pansement simple à la fistule qui se mit à suppurer un peu plus abondamment qu'avant. Nous arrivâmes ainsi au 12 décembre. A partir de ce jour nous ne fîmes que maintenir la malade dans sa gouttière. J'ai omis de dire qu'un peu d'incontinence d'urine était survenue après l'opération. De temps en temps, le jour comme la nuit, la malade perdait, s'en s'en apercevoir une partie de ses urines. Ce léger accident disparut après une quinzaine de jours. Le 20 décembre, je fis enlever le bandage et nous reconnûmes, le docteur Philipeaux et moi, que le membre avait en grande partie, mais non complétement, conservé la bonne position que nous lui avions donnée, et qu'il faudrait probablement faire encore quelques manœuvres. Mais il y avait encore trop de sensibilité dans les muscles et dans l'articulation, et nous dûmes ajourner une nouvelle tentative ; en attendant, la malade fut replacée et assujettie dans sa gouttière.

Le 30 décembre 1858, l'état de la malade était très-satisfaisant et l'ayant anesthésiée, nous fîmes une seconde séance de manœuvres analogues à celles de la première, avec cette différence qu'en très-peu d'instants l'articulation fut complétement assouplie, et tous les mouvements furent portés un peu au-delà de la limite qu'il avait été impossible de dépasser la première fois. Une extension suffisante fut complétement obtenue ; quant à l'adduction nous ne nous contentâmes pas de la faire disparaître, nous voulûmes la remplacer par un certain degré d'abduction, et nous dirons tout à l'heure pourquoi. Ce double résultat fut maintenu par le bandage amidonné.

Les suites de cette seconde opération furent plus bénignes que celles de la première. Le gonflement et la douleur furent moindres et de courte durée. Toutefois il y eut, le surlendemain, des vomissements nerveux que j'attribuai à l'éthérisation, et qui ne cédèrent qu'assez lentement aux boissons acidules, à la potion anti-émétique de Rivière, à l'eau de Saint-Galmier, et surtout à l'ingestion de la glace. Il y eut aussi, comme précédemment, pendant une dizaine de jours, une incontinence incomplète d'urine que j'attribuai également à l'influence de l'éthérisation. Cependant, pour le dire en passant, cette explication n'est peut-être pas la meilleure qu'on puisse donner de ce fait singulier. On sait que dans certaines affections traumatiques de la hanche on observe la rétention d'urine. Il n'est pas impossible que les connexions sympathiques de l'articulation coxo-fémorale avec la vessie, que l'on invoque pour expliquer la rétention d'urine, soient aussi le point de départ d'une incontinence dans certains cas.

Le 15 janvier, le bandage amidonné fut complétement enlevé, et l'on put définitivement juger les résultats de l'opération. La malade étant couchée sur une table, on voit les deux membres également étendus ; les vertèbres lombaires touchent le plan de la table, l'abdomen n'est pas du tout proéminent ; les deux épines iliaques étant placées sur le même niveau, on reconnaît que l'axe du tronc passe à huit ou dix centimètres en dedans du pied droit, que par conséquent un certain degré d'abduction a remplacé l'ancienne adduction, et, comme il y a immobilité dans la hanche droite, on ne peut rapprocher les pieds l'un de l'autre qu'en produisant l'adduction du membre gauche. Ainsi rapprochés, les deux pieds sont sur le même niveau. Mais on reconnait en même temps que l'épine iliaque droite est plus basse que la gauche, ce qui prouve que la longueur absolue du membre droit est inférieure à celle de gauche, différence entièrement due à la brièveté par atrophie du fémur et du tibia arrêtés dans leur développement par la maladie. C'est ici que paraît l'avantage d'avoir placé le membre plus court dans l'abduction qui, en forçant le bassin à s'incliner de son côté, a produit une espèce d'allongement factice. La malade étant mise debout, la longueur apparente des deux membres est à peu près la même, et l'on voit qu'avec une chaussure d'un cetimètre à peine plus épaisse du côté droit que du côté gauche, la claudication devra tout à fait disparaître ; c'est sous ce rapport que, dans des cas de ce genre, le succès de l'opération donne le plus de résultats satisfaisants: c'est-à-dire que la station debout et la marche sont redevenues possibles et faciles. Quant à la station assise, elle est difficile ; la malade ne peut s'asseoir que sur le bord d'une chaise, à cause de l'impossibilité de fléchir le fémur sur le bassin. L'ankylose très-vicieuse qui existait avant l'opération est remplacée maintenant par une nouvelle ankylose dans laquelle on a donné aux os la meilleure situation possible : mais cette situation est fixe, et les mouvements sont devenus impossibles.

On devait se demander, s'il ne fallait pas tenter de les rétablir par la méthode des mouvements artificiels, secondés par des douches et autres moyens résolutifs ; à cette question nous avons répondu par la négative sans hésitation. Les désordres pathologiques avaient été portés trop loin pour qu'on pût espérer un meilleur résultat, et l'expérience a démontré déjà bien souvent que, même dans des cas plus favorables, on ne réussit presque jamais à rétablir une certaine mobilité dans l'articulation.

Quelques mots suffisent maintenant pour achever le récit de cette observation. Pour maintenir les avantages obtenus, il n'y avait plus qu'à continuer le décubitus dans une gouttière pendant la nuit, et à fournir pour la station et la marche pendant le jour, un appui rendu nécessaire encore par la faiblesse et la sensibilité de l'articulation et des muscles. Le tuteur double décrit par M. Bonnet et fabriqué par M. Blanc fut placé ; secondé, en outre, par des béquilles, la petite malade commença à se promener dans la chambre. Vers la fin du mois de janvier, elle pouvait se soutenir sans ses béquilles, reprenait ses forces à vue d'œil, et s'acheminait ainsi vers une guérison aussi complète que la nature des choses le comportait. Au commencement de février, madame K... a emmené sa fille dans le Midi, partageant sa reconnaissance entre le chirurgien qui avait le premier conseillé l'opération et celui qui, s'étant chargé de l'exécuter, pouvait ainsi se féliciter de n'avoir pas reculé devant le legs d'une responsabilité aussi périlleuse qu'honorable.

Le membre, dans ce cas si intéressant, était maintenu dans sa position fléchie par des tissus fibreux et par la rétraction musculaire. Il a été heureusement possible de vaincre ces deux résistances par des manœuvres subites et manuelles. Les trajets fistuleux n'ont empêché ni compliqué cette opération.

La ténotomie n'a pas été nécessaire.

Or, dans les cas d'ankylose avec trajets fistuleux, coïncidants avec un abcès ou une nécrose, on ne doit pas pratiquer de sections sous-cutanées. Le sang, qui s'épancherait si on les exécutait, pourrait, en se mêlant avec le pus, occasionner des accidents graves capables, comme j'ai été à même de le constater, de devenir mortels.

III

COXALGIES OU ANKYLOSES FIBREUSES AVEC ABCÈS, TRAJETS
FISTULEUX ET GRAVES ALTÉRATIONS DES OS

Lorsque les coxalgies s'accompagnent de déviations des membres, jointes à des altérations profondes du système osseux, il faut rejeter tout traitement mécanique.

M. Berne a fait voir, à la Société de médecine de Lyon, une pièce pathologique se rapportant à une coxalgie avec extrême déviation du membre qui entraîna la mort. Dans cette pièce, on trouva, indépendamment de la lésion de l'os des îles, la tête du fémur remplie de tubercules.

A supposer qu'on eût voulu redresser le membre, ne se serait-on pas exposé à des accidents graves, tel que la fracture du col du fémur, accident qui aurait avancé la mort du malade?

Ce qui favoriserait surtout la production des fractures du col à la suite de ces tentatives, ce serait la carie profonde des os et leur ramollissement.

Si M. Broca a pu montrer, à la Société anatomique, des pièces provenant d'un jeune homme de 19 ans, qui s'était fracturé le fémur en se retournant dans son lit; si Blandin, essayant de redresser un membre, s'arrêta, effrayé par un mouvement particulier qu'il sentit dans l'épiphyse, que de fractures ou de décollements épiphysaires, n'obtiendrait-on pas, par le redressement pratiqué sur des sujets atteints de pareilles altérations osseuses?

Aussi, pour terminer cet article, je dirai que Bonnet s'est fait illusion lorsqu'il a écrit les quelques lignes qu suivent:

« Quand j'ai rencontré de vastes abcès ou des trajets

fistuleux avec décollement, la lésion s'est toujours montrée grave, soit que j'aie abandonné ces collections purulentes à elle-mêmes, soit que je les aie traitées par la cautérisation au fer rouge, par la cautérisation au chlorure de zinc, ou que j'y aie fait des injections iodées. Beaucoup de malades, traités conjointement par la rupture de l'ankylose, n'ont pas guéri. Quelques-uns ont fini par mourir ; mais ces terminaisons funestes, dis-je, *ont été indépendantes des redressements ; ces dernières opérations ont toujours eu les suites les plus simples quand elles ont été faites en l'absence de toute complication.* »

En présence de faits si graves, l'art, il n'y a pas longtemps encore, était impuissant. On considérait ces lésions comme au-dessus de nos ressources. On abandonnait toute idée d'opération, les malades restant voués à une mort certaine. La cautérisation ne pouvait être employée, les désordres locaux trop considérables et trop étendus ne permettaient pas au cautère actuel d'atteindre l'ensemble du mal. Aujourd'hui que des études spéciales ont appelé l'attention sur ces cas difficiles, on conseille l'emploi de méthodes de traitement énergiques, sans doute, mais quelquefois efficaces. On peut tenter la désarticulation de la cuisse, et mieux, s'il est possible, la résection de la tête du fémur. On se guidera, pour les indications de ces opérations, d'après les règles générales que j'ai établies (V. p. 199 et suiv.).

CHAPITRE SIXIÈME

DES APPAREILS PROPRES A IMMOBILISER
LES MEMBRES PLACÉS DANS UNE BONNE POSITION, AU LIT
OU PENDANT LA MARCHE.

J'ai établi, dans les chapitres précédents, qu'il fallait, dans le traitement des coxalgies, prévenir ou détruire toute inflexion vicieuse des membres et du bassin. Il me reste à traiter des appareils qui produisent le mieux l'immobilité en maintenant les redressements.

Depuis longtemps on a reconnu la nécessité du repos absolu dans le traitement des coxalgies aiguës. Lassus (1), Richerand (2), Tavernier (3), Boyer (4), ont toujours regardé l'immobilité comme indispensable à la guérison de ces maladies. Brodie (5) assure avoir constaté des cures extraordinaires obtenues par le repos seul dans le décubitus dorsal. Bonnet (6), Seutin (7), Crocq (8), Pigeolet (9), Berhend (10), etc., se sont efforcés de démontrer ses avantages dans des traités spéciaux qui méritent d'être consultés.

Les chirurgiens modernes ont accepté ces principes, et Hilton, en Angleterre, vient d'essayer de prouver, dans

(1) *Traité des Maladies chirurgicales.*
(2) *Monographie chirurgicale.*
(3) *Manuel de Clinique chirurgicale.*
(4) *Traité des Maladies chirurgicales.*
(5) *Maladies des articulations;* p. 124.
(6) *Traité des Maladies des articulations;* 1847.
(7) *De la Méthode amovo-inamovible.*
(8) *Des Tumeurs blanches des articulations.*
(9) *De la Coxalgie;* Bruxelles, 1845.
(10) *Zur Pathologie und Therapie der Krankheiten des huftgelenks;* Berlin, 1852.

plusieurs articles (1), tous les avantages que l'on peut retirer du repos dans le traitement des coxalgies.

Cependant, il ne faut pas croire que les chirurgiens du dernier siècle ne s'étaient point occupés de la valeur de l'immobilité. David (de Rouen), gendre de Lecat, a publié, en 1779, un ouvrage (2), malheureusement trop peu connu, dans lequel il conseille, avec toute l'autorité d'un praticien éminent, l'immobilité dans le traitement des maladies articulaires.

Alors que ce grand principe de l'immobilité était à peine connu, il a pu écrire, après avoir cité des cas de guérison, d'affections articulaires graves, les quelques lignes qui suivent :

« C'est, dit-il, à la nature qu'ont été dues ces grandes guérisons, et l'art n'y a concouru qu'en écartant tout mouvement ; les pansements très-rares et les membres placés à demeure dans des fanons, comme dans le traitement des fractures, ont été les seuls moyens employés. »

Les avantages de l'immobilité étant reconnus par tout le monde, décrivons les appareils à l'aide desquels on la produit de la manière la plus convenable.

Disons d'abord qu'on peut constater quelquefois, dans les coxalgies commençantes, la rectitude du membre (V. p. 338).

Dans ces cas, on peut, au besoin, se passer d'appareil spécial ; la position horizontale au lit, sous les matelas duquel on aura placé une planche et, de plus, quelques fanons autour du membre suffiront. On pourra même, en suivant les conseils de M. Malgaigne, interposer un

(1) *The Lancet ;* Londres, 1862.
(2) *Des avantages du mouvement et de l'immobilité dans le traitement des Maladies articulaires ;* Rouen, 1779.

long coussin entre les deux membres, et se servir de celui qui n'est pas malade comme d'une attelle destinée à maintenir l'autre dans la rectitude.

Mais, si le membre se fléchit, ou s'il est déjà fléchi, il faut alors employer, le redressement opéré, des appareils qui produisent l'immobilité absolue.

I

DES APPAREILS EMPLOYÉS
POUR ASSURER L'IMMOBILITÉ ET LE SUCCÈS DU REDRESSEMENT IMMÉDIAT
DES MEMBRES DANS LES COXALGIES

Pour maintenir les articulations atteintes de coxalgies aiguës dans une bonne position, il ne suffit pas de les placer dans une situation favorable à la guérison ; il est de toute nécessité de les y maintenir dans une immobilité complète. Les plus petits mouvements exaspérant les douleurs, il faut donc, si l'on veut tirer tout le parti avantageux possible des redressements des membres, immobiliser, immédiatement après, le membre et le bassin. Or, cette immobilisation ne pouvant être parfaite qu'au lit, nous allons donc indiquer les appareils qui conviennent le mieux dans le décubitus dorsal.

§ 1. *Des Lits mécaniques.*

Les lits mécaniques sur lesquels les malades sont étendus, puis soulevés à volonté, peuvent être employés. Mais, sans parler de leur complication et de la difficulté de se les procurer, nous devons faire remarquer qu'à moins d'exercer, à leur aide, des extensions et des contre-extensions, toujours pénibles et douloureuses dans les cas qui nous occupent, ils sont insuffisants pour assurer l'immobilité de la cuisse et du bassin. S'ils préviennent les mouvements de l'articulation de la hanche, ils n'assurent pas mieux la fixité de la jointure que les lits ordinaires lorsqu'on veut donner le vase au malade. D'ailleurs, à supposer même qu'ils assurent l'immobilité dans les coxalgies aiguës sans déviation du membre, ce qui est fort rare, ils sont tout à fait impuissants à maintenir le redressement lorsque ce dernier a été accompli.

§ 2. Des Appareils à double plan incliné.

Les appareils à demi-flexion assurent bien l'immobilité ; tels sont ceux de Fabrice de Hilden, de Boyer, de Desault, de Delpech, de Lallemand. Les appareils à double plan incliné de Mayor, ceux de M. Blanc (de Lyon), et enfin celui à demi-flexion proposé par MM. Martin et Collineau (V. p. 287), devraient trouver ici une description détaillée ; le dernier surtout mériterait un examen sérieux, puisque M. Collineau le prône comme supérieur à tous les autres. Mais, comme je me suis longuement expliqué sur le compte de ce dernier (V. p. 239 et suiv.), et que j'ai pris pour principe, qu'il faut, dans la coxalgie aiguë, empêcher toute inflexion du membre, le redresser s'il est fléchi pour l'immobiliser dans la position rectiligne ou horizontale, ces appareils ne peuvent en aucune façon nous être utiles.

On dit bien qu'avec les appareils à demi-flexion, on peut redresser peu à peu le membre, à l'aide d'un mécanisme spécial. Il est même des machines qui permettent le redressement lent, successif et sans secousse, du membre et d'une manière telle que ce dernier fléchi en principe se trouve, au bout de quelque temps, dans l'extension. Mais, puisque le redressement du membre, dans les coxalgies aiguës, est si facile et si innocent

(V. p. 237), pourquoi ne pas l'employer et redresser, dès le début, le membre vicieusement fléchi?

S'il était prouvé que ce redressement subit soit dangereux, je comprendrais l'application de ces appareils. Mais, comme j'ai prouvé que les manœuvres qui placent instantanément le membre dans la rectiligne calment les douleurs et préparent une solution heureuse de la maladie, pourquoi alors appliquer des appareils qui produisent très-lentement le résultat satisfaisant obtenu si vite?

§ 3. *Des Appareils à extension, usités dans le traitement des fractures.*

Les appareils de fracture qu'on peut faire servir pour immobiliser les membres dans les coxalgies aiguës sont composés de bandes roulées, de coussins, de fanons et d'attelles latérales. Ils ne trouvent ici que très-peu d'applications vraiment utiles.

En effet, ils provoquent, quand on les place, des douleurs très-vives par les mouvements que l'on est obligé d'imprimer à l'articulation. Ils ne peuvent, de plus, maintenir une immobilité parfaite, parce qu'ils se relâchent incessamment, et, en dernier lieu, parce qu'ils exercent souvent une compression nuisible sur la jointure. Malgré même leur confection régulière et méthodique, ils ne parviennent pas à immobiliser complétement le bassin, chose cependant si nécessaire. Aussi les a-t-on entièrement bannis du traitement des coxalgies aiguës, ou on leur a fait subir des modifications si importantes qu'ils peuvent remplacer, dans quelques cas, comme nous le dirons bientôt, les gouttières ou les appareils amidonnés dont nous allons nous occuper actuellement.

§ 4. *Des Appareils inamovibles.*

Pour assurer l'immobilité des membres, on peut employer des bandages amidonnés, dextrinés, des appareils plâtrés ou en gutta-percha.

Si nous n'avions pas d'autres appareils pour assurer l'immobilité sans fatiguer le malade, nous comprendrions que l'on puisse toujours les utiliser dans les coxalgies aiguës, parce que, grâce à eux, on peut obtenir une immobilisation parfaite. Mais, comme leur application est longue est difficile, comme ils exigent, pour être bien confectionnés, des attouchements du membre plus ou moins douloureux, nous leur préférons les gouttières ou les appareils qui leur sont succédanés ; on peut, à leur aide, placer, vite et sans effort, le membre et le bassin dans une immobilité parfaite sans aucune fatigue pour le malade.

Donnant la préférence aux bandages amidonnés ou dextrinés sur les gouttières, dans le traitement des coxalgies chroniques, nous ferons connaître leur confection et les modifications que M. Verneuil et d'autres leur ont apportés.

§ 5. *Des Gouttières.*

Les gouttières sont des appareils offrant une concavité dans laquelle sont reçus les membres et le bassin. Depuis Ambroise Paré (1), qui en a parlé le premier, Ravaton (2) en a fait exécuter en bois, Scharp (3) en carton, Wilson Gavin (4) en cuir, Mayor (de Lausanne) (5)

---

(1) *Œuvres d'Ambroise Paré*, publiées par Malgaigne ; Paris, 1840.
(2) *Précis de Médecine et de Chirurgie.*
(3) Bonnet, *Traité des Maladies des articulations*; t. I.
(4) Cité par B. Bell.
(5) *Déligation chirurgicale.*

et Bonnet (1) en fil de fer, plus ou moins matelassées et flexibles.

Je ne parlerai ici que de la gouttière la plus usitée, de celle qui permet d'obtenir le mieux, jusqu'à ce jour, le redressement et l'immobilité, c'est-à-dire la gouttière double de Bonnet.

De la double gouttière de Bonnet. — Il était naturel que Bonnet, qui avait posé le premier en principe de redresser les membres vicieusement fléchis dans la coxalgie, s'occupât des moyens les plus propres à maintenir ces redressements. Après plusieurs tâtonnements, il s'était enfin arrêté à l'idée d'une double gouttière en fil de fer matelassée, ayant la forme des parties qu'elle doit contenir et qui permet, une fois que le malade y est placé, d'obtenir une immobilité parfaite et constante, puisque, grâce à cet appareil, le bassin ne fait plus qu'un tout avec le membre inférieur.

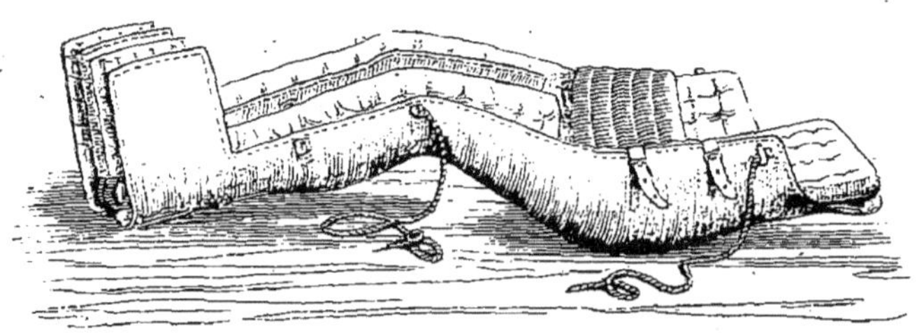

FIG. 3. — Double Gouttière de Bonnet.

Au lieu de faire, comme Mayor (de Lausanne), un treillis plan que l'on cherche à mouler sur le bassin et les cuisses, Bonnet, comme on le voit, a fait donner à sa gouttière la forme des parties qu'elle doit embrasser.

Nous allons donner la description de cet appareil avec

(1) *Loc. cit.;* t. 1, p. 128.

les modifications importantes qu'on lui a fait subir depuis la mort du chirurgien de Lyon, afin de le rendre de plus en plus parfait.

Cette gouttière (fig. 3) consiste en un treillage en fil de fer mou, embrassant à la fois les deux tiers postérieurs du membre et les deux tiers postérieurs du bassin. Elle remonte en haut, jusqu'à la partie supérieure et postérieure de la poitrine. Sa forme est celle d'un pantalon allongé, dont le tiers antérieur aurait été enlevé et présenterait en avant une ouverture qu'on peut agrandir ou resserrer à volonté. Sa charpente est en fil de fer très-solide en arrière, afin de ne point se plier sous le poids du malade, plus mince sur les côtés, assez souples pour qu'on puisse les rapprocher ou les écarter de l'axe de la gouttière.

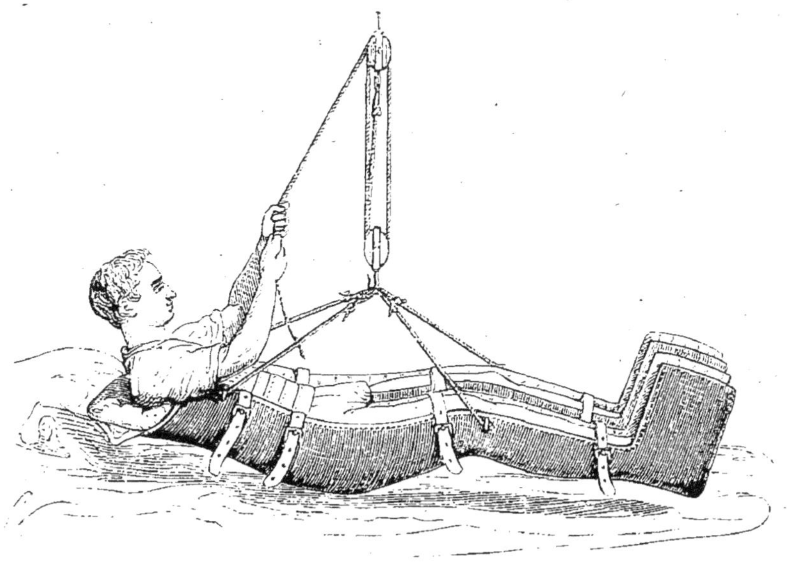

FIG. 4. — Malade placé dans la gouttière.

Cette charpente en fil de fer est recouverte d'une couche épaisse de crins maintenue par un coutil solide. Sur les côtés de cette gouttière, au-dessus des deux trochanters et au niveau des deux genoux, sont des boucles desquelles partent des cordes qui vont se rendre à un moufle fixé au plafond de la chambre ou à un support approprié.

Le malade, placé dans cet appareil (fig. 4) présentant au niveau de l'anus une large échancrure, peut facilement s'enlever en totalité et horizontalement au dessus de son lit sans le moindre mouvement. Il lui suffit de tirer lui-même la corde qui passe dans le moufle.

Pendant qu'il se maintient à la hauteur que l'on juge convenable, ou lorsqu'un aide exerce une traction sur la corde, on peut donner le vase, changer les draps, et même faire complétement le lit. Dans tous ces mouvements, le corps se déplace en totalité, la colonne vertébrale ne fait aucun mouvement sur le bassin ; le bassin, à son tour, ne se meut point sur la cuisse et dès lors rien ne tend à déranger l'immobilité, comme le font les mouvements qu'on produit avec l'emploi des appareils ordinaires, soit que le malade aille à la garde-robe, soit que la propreté exige qu'on refasse de nouveau son lit.

Tels sont les avantages que présente la grande gouttière de Bonnet réduite à sa plus grande simplicité. Toutefois, comme dans cette condition elle serait incomplète, on a dû y faire des additions successives pour qu'elle puisse remplir toutes les indications.

Ainsi, dans le but d'obtenir une compression régulière et suffisante pour maintenir en repos parfait le membre, on a fait disposer de 12 en 12 centimètres, le long de la gouttière, des boucles et des courroies, à l'aide desquelles on peut rapprocher à volonté les bords antérieurs de la gouttière, faire une compression à tous les degrés, l'augmenter ou la diminuer, suivant que le besoin s'en fait sentir, suivre tous les changements que le membre peut éprouver dans son volume, et l'examiner dans toute son étendue, sans lui faire éprouver aucun mouvement. Il suffit, pour cela, de détacher les courroies des boucles et d'écarter ou de rapprocher les deux bords de la gouttière.

Pour empêcher la rotation en dehors, les bords de la gouttière s'élèvent de chaque côté du pied, jusqu'à la hauteur de l'extrémité du gros orteil. Bonnet préférait ces soutiens latéraux à la semelle, qui peut repousser la plante du pied, si le malade glisse dans son appareil.

Pour éviter que le membre soit dans une rectitude complète, circonstance qui serait défavorable à la marche si l'ankylose survenait, l'appareil présente un creux assez profond pour loger les fesses, et il est légèrement fléchi au niveau des genoux.

Indépendamment de ces conditions avantageuses, cet appareil en a d'autres utiles à connaître. Il borne les mouvements de latéralité du tronc par les prolongements latéraux qu'il offre jusque près des aisselles. Une ceinture, qui va d'un côté à l'autre, fixe l'abdomen. Les escarres se produisent moins facilement sur le sacrum que lorsque le malade repose dans son lit, parce que, le bassin étant soutenu dans toute sa moitié postérieure, la pression est moins forte sur un seul point, par cela même qu'elle est plus généralement répartie.

Il n'est pas nécessaire de pratiquer des extensions ni des contre-extensions pour maintenir le membre immobile, puisque cette culotte de fer matelassée et bien appliquée suit tous les contours du membre et empêche qu'il ne se dérange. Si toutefois on avait besoin de pratiquer l'extension, on ferait joindre à son extrémité inférieure un treuil, c'est-à-dire une poulie dont la rainure serait dirigée dans le prolongement du membre et que supporterait une tige coudée placée à l'extrémité de l'appareil. Deux bandes latérales seraient fixées sur les côtés de la jambe. De ces bandes partiraient, au-dessous de la plante du pied, une courroie qui se réfléchirait sur la poulie et supporterait une traction aussi pesante que le malade pourrait la supporter sans douleur.

L'extension ainsi faite d'une manière continue, la contre-extension n'offrirait aucune difficulté. La pression du bassin et de la partie postérieure de l'abdomen sur la gouttière qui les embrasse en totalité et deux sous-cuisses suffiraient pour maintenir le tronc et opérer ainsi une contre-extension régulière. Les sous-cuisses seraient formés d'un boudin dont le centre est rempli de coton et dont l'enveloppe est en peau de chamois. Leur partie postérieure est cousue à l'appareil, au niveau des tubérosités de l'ischion, et leur partie antérieure est terminée par une courroie qui peut s'engager dans une boucle placée à six pouces au-dessus des épines illiaques.

Je ne décrirai pas ici la construction spéciale de cette gouttière, qui exige pour être bien confectionnée l'habileté d'un artiste.

Cet appareil, et c'est son grand défaut, ne peut-être créé extemporanément comme le bandage amidonné, mais cette difficulté se trouve dans l'emploi de tous les instruments qui remplissent des indications difficiles à atteindre. Lorsque l'on se résout à acheter des instruments spéciaux pour la taille ou la lithotritie, j'ai peine à comprendre pourquoi l'on se refuserait à un sacrifice pareil, identique, lorsqu'il s'agit du traitement des coxalgies, s'il est démontré que les appareils qui exigent ces sacrifices sont supérieurs aux appareils dont les éléments se trouvent partout et que l'on peut créer soi-même.

« Ce serait, dit Bonnet (1), se priver, dans les arts, des instruments les plus utiles et les plus parfaits, que d'exiger dans leur construction autant de simplicité qu'il y a de précision dans leur emploi. Les chronomètres, qui marquent le temps avec une égale précision dans les températures élevées et dans les températures froides, après un long usage, comme au moment où l'on a commencé à s'en servir ; les microscopes, qui permettent de découvrir les objets les plus ténus, sans que la lumière soit décomposée et qu'il y ait production des couleurs de l'arc-en-ciel, et tant d'autres instruments précieux que je pourrais citer, sont d'une construction très-compliquée. On n'hésite cependant point à les préférer à des instruments plus simples, moins coûteux, mais moins précis dans leur action. Pourquoi n'en serait-il pas de même dans le choix des appareils qui servent au traitement des coxalgies, et pourquoi ne s'empresserait-on point d'adopter ceux qui rempliraient le mieux le but auquel on les destine, sans s'inquiéter de savoir s'ils sont ou non d'une construction facile pour tous ? Vouloir, comme le pensent la plupart des chirurgiens, des appareils dont les pièces soient partout sous la main, et qui puissent être exécutés extemporanément, c'est demander une chose utile ; inventer ces appareils, c'est rendre service aux malheureux qui ne peuvent s'en procurer d'autres. Mais s'en contenter, bien qu'ils soient incomplets, c'est refuser aux coxalgiques les secours qu'on n'hésite point à donner aux malades atteints d'autres affections chirurgicales qui nécessitent des instruments spéciaux ; c'est leur refuser des soins que l'on s'accorde même tous les jours, lorsqu'on s'adresse à un artiste spécial pour la façon d'un pantalon et d'un

____

(1) *Gazette médicale de Paris*, 1862.

habit. Encore faut-il remarquer que mon appareil, une fois construit, est d'une application très-facile, et que, lorsqu'il est mis en place, il ne demande presque plus de surveillance; il n'exige point une construction spéciale pour chaque malade. Celui qui sert à un adulte d'une taille déterminée peut servir à tous les adultes d'une taille et d'un embonpoint à peu près semblables (2). »

§ 6. *Des Appareils succédanés à la gouttière de Bonnet.*

L'immobilité est donc aussi parfaitement obtenue que possible jusqu'à ce jour, à l'aide de la gouttière de Bonnet. C'est pour ne l'avoir pas su bien appliquer, c'est-à-dire lorsqu'on a pas moulé cet appareil sur le bassin et le membre, qu'on a pu dire qu'elle n'immobilisait pas rigoureusement.

Mais cet appareil ne se trouve que dans les grands centres et dans les hôpitaux; il faut, j'en conviens, le construire d'après la taille des malades, et il est peu de praticiens qui puissent grossir leur arsenal d'une série suffisante de ces engins. A supposer même qu'on les fasse acheter par les malades, il ne faut pas oublier que si la coxalgie sévit sur ceux qui peuvent en faire l'acquisition, elle sévit plus particulièrement sur la classe indigente qui souvent n'en peut faire les frais.

Il est donc naturel que l'on ait cherché à le suppléer, surtout chez les pauvres, par des appareils moins dispendieux et que l'on puisse immédiatement confectionner.

J'ai déjà dit qu'on pouvait, dans ce but, utiliser les bandages amidonnés et dextrinés, mais que leur confection

---

(1) La maison Blanc de Lyon, 28, place de l'Hôpital, est celle qui confectionne le mieux ces gouttières. On peut donc s'adresser à elle pour leur acquisition.

pénible et douloureuse pour le malade en rendait l'emploi difficile dans les coxalgies aiguës.

Bonnet s'était même préoccupé du désir d'obtenir, en vue de ces objections majeures, l'immobilité de la hanche sans recourir à son grand appareil.

A. *Appareil de Bonnet succédané à sa gouttière double.* — Il fit construire, dans ce but, deux demi-gouttières internes, réunies entre elles par des arcs de fil de fer qui les tiennent au degré d'écartement où se trouvent les cuisses d'un homme couché sur le dos et dont les pieds sont distants de 30 centimètres à peu près. Faute d'une prise sur le bassin, on n'obtient pas, il est vrai, une immobilité complète, mais on prévient le retour du membre à de mauvaises positions; et, en combinant les demi-gouttières internes avec un bandage amidonné, on peut réaliser à peu près les avantages de la double gouttière.

MM. Guersant, Marjolin et Verneuil ont produit, à leur tour, des appareils destinés à remplacer la gouttière de Bonnet, dont le principal avantage est la facilité de leur construction.

B. *Appareil de M. Guersant.* — Il se compose de deux attelles symétriques en bois, un peu plus longues qu'une béquille, appliquées sur la face externe des deux membres inférieurs. Elles se prolongent, en haut, jusqu'à l'aisselle, sans gêner toutefois les mouvements des bras, et dépassent, en bas, de quelques centimètres le niveau de la plante du pied. Sur leur longueur, les attelles présentent des trous, ou plutôt des mortaises, au nombre de trois à cinq, destinées à laisser passer des lacs qui doivent assurer la contention. Leur extrémité supérieure est arrondie ou échancrée en béquille : l'extrémité inférieure se termine par un enfourchement disposé de manière à pénétrer dans la mortaise de la traverse ; celle-ci consiste dans une planchette elliptique verticalement placée et plus haute que les pieds, présentant, dans le sens vertical, six mortaises, dont deux plus grandes destinées à recevoir l'enfourchement des attelles, les quatre autres servant à fixer les liens extenseurs. Cette plaque fixe les attelles, donne de la solidité à l'appareil, assure la bonne position du pied, le protége contre le poids des couvertures et empêche la compression, toujours fâcheuse, du talon. Deux coussins, interposés entre les membres et les attelles fixées à ces derniers par des lacs, protégent les parties en saillie contre une pression trop forte, trop rude ou trop prolongée. Leur extrémité supérieure se termine par un gousset destiné à coiffer l'attelle.

Un bandage de corps est destiné à fixer le tronc avec les attelles et ces dernières entre elles. Il se compose de deux pièces rectangulaires de toile ou de tissu élastique portant, sur les petits côtés, des liens qui viennent s'attacher aux mortaises. L'une des pièces correspond à la partie postérieure du tronc, l'autre à l'antérieure (1).

C. *Appareil de M. Marjolin.* — Ce chirurgien fait usage de l'appareil scultet appliqué sur les membres pelviens. Par dessus les bandelettes sont placés des coussins et des attelles. Les attelles internes ont la longueur du membre, et les attelles externes remontent jusqu'à la base de la poitrine. Un bandage amidonné ou dextriné enveloppe cet appareil du côté malade et assure sa fixité en embrassant, au niveau du tronc, les deux attelles externes (2).

Ces appareils peuvent rendre de grands services dans les familles pauvres, mais leur application est laborieuse

(1) Labbé, *De la Coxalgie.* Paris, 1862. p. 102.
(2) *Bulletin de la Société de chirurgie de Paris;* 1865.

et difficile ; ils doivent être renouvelés souvent, au grand détriment du principe qu'on s'est posé de maintenir dans un repos permanent l'articulation malade. Sans parler de leur souillure par l'urine et les matières alvines, ils ne permettent pas, comme dans la grande gouttière, de surveiller la jointure, puisqu'ils l'emprisonnent tout à fait. Or, cette surveillance est rendue nécessaire par la nature phlegmasique de l'affection que l'on traite. Comment, en effet, constater si du pus se forme et qu'elle est l'étendue du foyer purulent. De plus, avec la gouttière de Bonnet, la partie antérieure de l'articulation étant à découvert, on peut faire usage de médicaments appliqués sous forme locale, ce qui ne peut avoir lieu en se servant de ces derniers appareils.

Quoiqu'il en soit, que l'on utilise, pour maintenir le redressement des membres et du bassin, la gouttière, les bandages amidonnés, dextrinés ou les appareils de MM. Guersant, Marjolin et Verneuil, etc., nous ferons observer que, dans les coxalgies aiguës, il faut toujours se garder de continuer longtemps l'immobilité. Si elle est prolongée au-delà de quatre semaines à deux mois, il est à craindre qu'elle ne favorise les épanchements de sang dans la jointure et les ulcérations des cartilages. Aussi, si l'on est obligé, pour un motif quelconque d'en prolonger l'usage, il sera nécessaire, aussitôt que les phénomènes aigus n'existeront plus, de faire sortir chaque jour le malade de son appareil et de l'y placer seulement pendant la nuit. Il peut être même utile, tout en l'y laissant, de faire mouvoir la cuisse comme je l'ai indiqué (p. 53); rien ne s'oppose à cela si l'on se sert de la gouttière pour immobiliser le membre et le bassin.

J'ai eu occasion de constater, entre autres, un fait qui corrobore pleinement l'opinion que je soutiens, et qui montre combien il est dangereux de prolonger longtemps l'immobilité dans les maladies de la hanche.

LVI° Observation. Un enfant de six ans fut amené à Bonnet. Il avait fait une chute sur le grand trochanter quelques mois auparavant. Graduellement des douleurs s'étaient fait sentir dans l'articulation de la hanche, et il en était arrivé au point de ne pouvoir marcher qu'à l'aide de béquilles. Sa cuisse était maintenue fixée dans la flexion, l'abduction et la rotation en dehors ; le côté correspondant du bassin était abaissé ; il y avait un allongement de deux travers de doigt à peu près. La colonne vertébrale présentait une profonde concavité en arrière, et les fesses étaient très-saillantes lorsque le malade était debout.

Pour remédier à cette difformité et pour calmer les douleurs, Bonnet conseilla l'emploi de sa double gouttière. L'enfant, qui demeurait à plusieurs lieues de Lyon, fut conduit dans son pays. Dès qu'il commença à être placé dans l'appareil, les douleurs de la hanche disparurent, et la déformation des membres et du tronc diminua peu à peu et finit par devenir insensible. Tout annonçait une amélioration. Cependant le repos fut prolongé pendant deux mois ; et lorsque, au bout de ce temps, l'on sortit l'enfant de l'appareil, il était redressé ; mais il ne pouvait se tenir debout et encore moins marcher. Ce ne fut qu'après plusieurs jours qu'il put faire péniblement quelques pas à l'aide de béquilles. On rejeta alors l'appareil, que l'on accusait de l'état déplorable où se trouvait le petit malade ; on abandonna celui-ci à lui-même. Peu à peu ses cuisses, son bassin et la colonne vertébrale reprirent, mais à un plus haut degré, la mauvaise position à laquelle on l'avait enlevé ; et la difficulté de la marche vint s'accroître de toutes les conséquences qu'entraînait cette déformation.

Cependant, deux mois après la sortie de l'appareil, et quatre mois après le début du traitement, les parents ramenèrent à Bonnet cet enfant. Il déplora l'usage qui avait été fait des moyens par lui conseillés : et considérant que la maladie actuelle dépendait surtout de l'immobilité, il employa pendant deux mois les moyens propres à faire cesser cette immobilité, tout en ne négligeant point la gouttière destinée à faire cesser autant que possible la difformité du tronc et des membres inférieurs. Il n'y plaçait seulement le malade que durant la nuit. Le jour était consacré à la marche, aux douches et aux mouvements artificiels. Cependant, bien que la raideur parût complète dans les premiers temps, il parvint à rompre les adhérences ; il put entendre distinctement les craquements que produisait le frottement des surfaces articulaires les unes contre les autres. Évidemment les cartilages étaient absorbés. Malgré ces conditions défavorables, il amena l'enfant à un état assez satisfaisant pour qu'il parût complétement redressé et qu'il marchât sans trop de difficulté avec une canne. Sans aucun doute, si l'immobilité n'eût pas été si prolongé, le résultat eût été beaucoup meilleur, et l'on n'aurait pas eu à détruire par un traitement actif et long les conséquences d'une immobilité trop longtemps continuée.

II

DES APPAREILS PROPRES A ASSURER L'IMMOBILITÉ OU LE SUCCÈS DU REDRESSEMENT SUBIT ET IMMÉDIAT DU MEMBRE DANS LES COXALGIES CHRONIQUES.

Si j'ai donné la préférence aux gouttières et aux appareils qui en dérivent pour assurer l'immobilité dans le traitement des coxalgies aiguës, je change de manière de voir quand il s'agit des maladies chroniques de la hanche. Dans les maladies aiguës, il faut employer, comme je l'ai dit, des appareils d'une application facile et qui ne soient pas, pour le sujet, cause de douleur lorsqu'on les place. A ce point de vue, les gouttières, étant d'une application facile et immédiate, doivent l'emporter sur le bandage amidonné ou dextriné, par exemple, dont la confection est pénible, à cause des mouvements qu'elle nécessite.

Dans les coxalgies chroniques, au contraire, on peut toucher impunément la jointure, et lorsque les membres déviés ont été redressés, on profite du sommeil anesthésique pour confectionner un bandage dextriné ou amidonné, sans douleur pour le malade et qui, en se durcissant, oppose une barrière insurmontable aux déplacements ultérieurs du membre, et assure une immobilité nécessaire pour empêcher ou pour prévenir toute inflammation.

§ 1. *Des Appareils inamovibles.*

Je ne ferai point ici l'historique de ces sortes de bandages. Il me faudrait remonter bien haut, puisque les
Grecs, les Egyptiens, les Maures, les Espagnols s'en sont
longuement occupés. Je ne parlerai pas non plus des
travaux de Ledran, ni de ceux même de Larrey qui entourait le bandage de compresses imbibées d'un liquide
composé de blanc d'œufs, d'alcool camphré et de sous-
acétate de plomb, battus ensemble. Je ne veux appeler
l'attention que sur les appareils inamovibles, dextrinés ou
amidonnés.

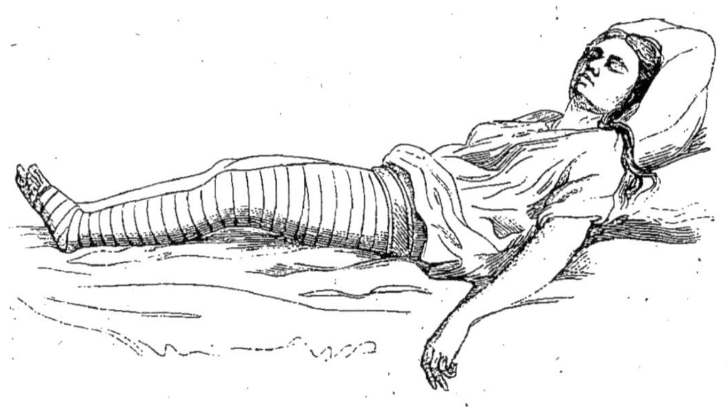

FIG. 5. — Appareil inamovible.

Ces bandages, généralement employés (fig. 5), doivent être préférés lorsque, par exemple, on a opéré le
redressement brusque et manuel du membre. Mais, il faut
bien se rappeler qu'ils doivent, pour être réellement utiles,
embrasser tout le membre et le bassin, de manière à n'en
faire qu'un tout.

A. *Du Bandage dextriné*. — M. le professeur Velpeau (1) rend les bandages inamovibles à l'aide de la dextrine. Ce célèbre chirurgien prépare son mélange solidifiant avec 100 parties de dextrine, 60 d'eau-de-vie camphrée et 40 parties d'eau chaude. Il pétrit la dextrine avec l'eau-de-vie; il ajoute ensuite l'eau chaude et agite le mélange. En deux minutes, la solution est faite. M. Seutin (2) se sert de l'amidon : on le fait dissoudre dans de l'eau bouillante; on agite le mélange, et bientôt, il ne tarde pas à prendre la consistance d'une pâte molle blanche grisâtre. Pour ce qui regarde la confection du bandage, M. Velpeau applique sur le membre un bandage roulé sec, et efface les inégalités du membre, en remplissant les creux avec des compresses, applique par dessus, de bas en haut, une bande dextrinée, et termine en appliquant sur l'appareil, avec la main promenée de haut en bas, un enduit de la solution dextrinée. M. Seutin remplace le bandage roulé et les compresses par de la ouate et rend son appareil solide à l'aide du carton, fortement enduit d'une couche de pâte d'amidon. On peut se servir de l'un ou l'autre de ces deux appareils. Si nous donnons la préférence à l'appareil amidonné, c'est que l'amidon se trouve partout, et que nous sommes habitués depuis longtemps à en faire usage.

B. *Du Bandage amidonné*. — Le bandage amidonné exige des soins minutieux qu'il importe de bien connaître et sur lesquels Seutin insistait avec beaucoup de raison. Ainsi, ce chirurgien, en posant son appareil amidonné, plaçait directement sur le membre malade et sur le bassin, des coussins faits avec du coton, qu'il en-

(1) *Annales de la Chirurgie*; t. 1, p. 5; t. X, p. 280.
(2) Traité de la Méthode amovo-inamovible ; *Mémoires de l'Académie de Médecine de Belgique*; t. II, fasc. I.

tourait de linges et auxquels il donnait plus d'épaisseur vis-à-vis des parties osseuses les plus saillantes. La solidité est obtenue par des attelles de carton que l'on place entre les coussins protecteurs et le bandage amidonné proprement dit. Ces attelles sont droites ou courbées, suivant la forme des parties, déchirées et non coupées, afin que leurs bords ne soient point aigus. Avant de s'en servir, on les passe rapidement dans de l'eau tiède, pour qu'elles s'assouplissent et puissent s'adapter exactement à la forme du membre et du bassin redressés. Ces attelles enfin sont enduites de colle sur leurs deux faces, afin qu'elles fassent corps en dedans avec les coussins et en dehors avec le bandage circulaire. Celui-ci les tient, et les tours de bandes dont il se compose sont unis entre eux par la pâte d'amidon que l'on étend avec un pinceau ou mieux avec la main.

L'application du bandage se compose donc : 1° de coussins protecteurs amidonnés entourant le bassin, et d'autres, placés en arrière, sur les côtés et en avant du membre : ils sont amidonnés seulement à leur surface externe ; 2° d'attelles de carton, mouillées et amidonnées sur leurs deux faces, entourant également le membre et le bassin de toutes parts. Tout cet ensemble, soigneusement pressé pour embrasser exactement les parties à contenir, est entouré de bandes circulaires superposés deux ou trois fois sur elles-mêmes, et dont chaque tour est recouvert d'une couche de colle. A l'extérieur, on peut placer quelques linges que l'on enlève après la dessiccation. Pour que l'appareil soit sec, il faut, en général, trente-six à quarante-huit heures, et pendant tout ce temps, le malade doit garder le repos.

Lorsqu'on a appliqué un bandage amidonné, le grand point, c'es de le faire sécher de manière à ce que, pendant cette dessiccation, le malade ne puisse, par des mouvements intempestifs, le déformer. Dans ce but, on peut placer le membre dans une gouttière. Seutin l'entourait de carton sec et très-épais.

Bonnet et tous les chirurgiens de Lyon se servent d'attelles flexibles (fig. 6). L'une est destinée à être placée au côté interne du membre, et l'autre, devant être fixée au côté externe, présente, à sa partie supérieure, une plaque devant embrasser le bassin du côté malade.

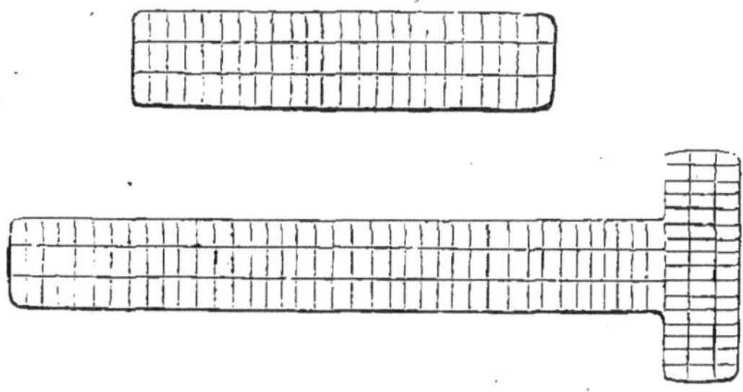

Fig. 6. — Attelles en fil de fer.

Ces attelles, toutes en fil de fer mou ou vulcanisé, comme le recommande M. Belin, sont exactement moulées sur le bandage et y sont fixées (fig. 7) par des tours de bandes. Elles sont laissées à demeure pendant deux à trois jours, temps nécessaire pour que le bandage ait acquis une très-grande solidité.

Le bandage amidonné offre de plus cet avantage sur les gouttières, qu'il peut permettre, au bout de quelques jours, la déambulation, chose si importante dans le traitement des coxalgies chroniques. Les malades s'habituent peu à peu à marcher avec un pareil support : ils se servent d'abord de béquilles, puis d'une simple canne ; il en est même qui, au bout de quinze jours de l'application de l'appareil, marchent avec une assurance qui étonne lors-

qu'on songe que, quelque temps auparavant, ils ont subi
l'opération longue et difficile de la rupture des tissus

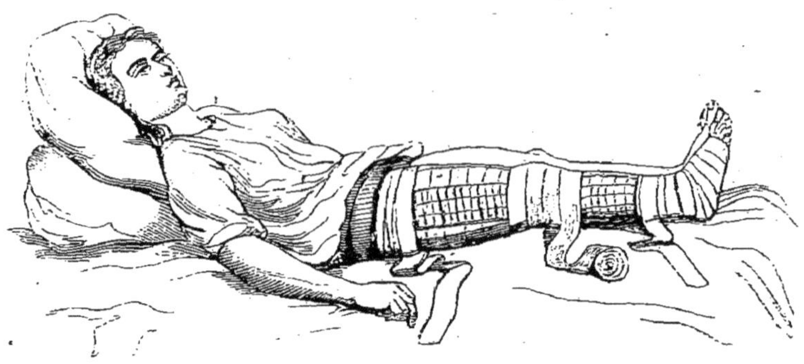

Fig. 7. — Atteiles en fil de fer placées sur le bandage amidonné.

fibreux. Lorsque cet appareil est sale ou défait, on le
renouvelle, et s'il existe des plaies au pourtour de la jointure, on pratique à ce niveau une fenêtre au bandage dès
qu'il est sec. Cette ouverture permet alors de panser toutes
les solutions de continuité existantes.

§ 2. Appareil de M. Verneuil.

Frappé de quelques inconvénients du bandage inamovible, tel que je viens de le décrire, ce chirurgien l'a heureusement modifié.

Nous n'allons donner ici qu'une idée sommaire de l'appareil de M. Verneuil, parce qu'il a bien voulu se charger
de sa description complète, et d'en faire ressortir les
avantages, dans une note qui termine cet ouvrage.

1° M. Verneuil supprime toute la partie pédieuse du
bandage. Il commence les circulaires au-dessous du mollet,
d'où économie de temps et liberté entière des mouvements
du pied. 2° Un caleçon de coton, ajusté comme un maillot

et doublé d'une couche épaisse de coton piquée à l'avance, est substitué aux pièces d'ouate roulées autour du membre et du bassin et au premier bandage sec destiné à les maintenir. 3° Application immédiate sur ce caleçon de trois attelles de fil de fer : l'une circulaire faisant le tour du bassin, les deux autres parallèles à l'axe du membre et solidement fixées par l'une de leurs extrémités sur la première. Les attelles feront partie intégrante du bandage dont elles augmentent infiniment la solidité sans accroître beaucoup le poids. Elles rendent beaucoup plus aisée l'application de la bande solidifiable qu'on pose immédiatement dessus ; par là, on abrége la séance et l'on continue moins longtemps le chloroforme. 4° Le caleçon dépassant de tous côtés les couches du bandage qui doivent se durcir, on se sert de l'excédant comme d'une manchette que l'on rabat et que l'on colle sur toute la circonférence libre, de manière à terminer partout celle-ci par un bourrelet arrondi, mousse, épais, incapable de blesser la peau et de faire naître des excoriations. Ce temps complémentaire est assez long à exécuter, mais on y procède lorsque le malade est tout à fait revenu de son sommeil. Toute précaution ultérieure, pour empêcher la flexion et la déformation du bandage pendant qu'il sèche, devient inutile. Certains bandages ainsi construits ont pu rester en place pendant six mois sans incommoder les sujets et sans subir la moindre détérioration.

Cet appareil très-simple et d'un emploi facile me paraît destiné à une application générale.

§ 3. *Appareils de M. Guillot.*

M. Guillot, fabricant d'instruments de chirurgie à

Paris, a proposé dernièrement (1) une gouttière à coxalgie, applicable aux cas où l'on veut obtenir graduellement le redressement du membre dévié, et à ceux dans lesquels le redressement brusque n'a pu rectifier du premier coup l'attitude vicieuse.

Cette gouttière, dont la forme est celle de la gouttière de Bonnet, en diffère cependant par l'indépendance et la mobilité des pièces constituantes.

Sur la pièce pelvienne vient s'ajuster chacune des pièces crurales qui peuvent être portées dans une position très-variée, adduction, abduction, flexion.

Chaque pièce crurale est également mobile au niveau de l'articulation du genou.

Il en résulte que, quelle que soit la déviation du membre au niveau de la hanche et du genou, on peut toujours y adapter la gouttière, grâce aux brisures dont celle-ci est munie. Cette gouttière une fois placée, le membre peut être ramené progressivement à la rectitude.

L'articulation des pièces crurales avec la pièce pelvienne se fait par un mécanisme qui ressemble à celui de la jointure coxo-fémorale ; l'immobilisation de ces pièces est assurée par une vis à collier qu'on trouve déjà dans un appareil présenté autrefois à la Société par notre collègue, M. Le Fort.

Cette gouttière brisée, qui rappelle beaucoup celle qu'a inventée (2) M. le docteur Palasciano (de Naples), pour placer commodément et dans l'immobilité les blessés, a cela de particulier sur cette dernière, qu'elle peut permettre l'extension progressive du membre à l'aide d'écrous.

N'approuvant pas, en général, le redressement lent et graduel, je me contente de la mentionner à ceux qui pour-

(1) *Gazette des Hôpitaux;* 22 décembre 1866.
(2) *Congrès médical de Lyon ;* 1865.

raient être appelés à l'utiliser dans quelques cas spéciaux, où ni la gouttière de Bonnet, ni les appareils inamovibles ordinaires ne pourraient être facilement applicables, cas que je n'ai pas encore rencontrés, et qui, sûrement, doivent être fort rares.

III

DES APPAREILS PROPRES A IMMOBILISER LA JOINTURE ET A MAINTENIR LE MEMBRE REDRESSÉ PENDANT LA MARCHE.

Si l'on convient unanimement que la position dans le décubitus dorsal est la seule qui procure un repos complet de l'articulation, et qui, comme l'a dit M. Le Fort, fasse cesser la pression du poids du corps sur les surfaces articulaires malades, tout le monde est aussi d'accord qu'il faut faire marcher le plus vite possible les individus atteints de coxalgie.

En effet, lorsque la maladie a déjà duré plusieurs semaines ou plusieurs mois, rien n'est plus favorable à la guérison, dès que les douleurs n'existent plus, que le changement de milieu et surtout la déambulation. Si les malades sont lymphatiques ou scrofuleux, la marche combinée avec l'immobilité de la jointure, produit sur la santé générale des modifications profondes et durables.

L'étude des appareils immobilisateurs propres à rendre la déambulation facile dans les cas de coxalgie chronique, a beaucoup occupé, depuis 1865, la Société de Chirurgie de Paris. Voici ce qu'a écrit un de ses membres les plus actifs :

« Il faut, dit M. Verneuil (1), que peu de jours après le redressement du membre, l'exercice au grand air et le transport d'un lieu à un autre soient possibles.

(1) Séance de la Société de Chirurgie ; 8 février 1865.

Lorsque la maladie a déjà duré plusieurs semaines ou plusieurs mois, c'est user d'une pratique défectueuse que de laisser au lit les patients et surtout les petits enfants lymphatiques et scrofuleux, après la cessation des douleurs. Rien n'est plus favorable à la guérison que le changement de milieu ou du moins la déambulation. Ce changement amène quelquefois dans la santé générale des modifications promptes et surprenantes. D'un autre côté, si on entreprend le redressement dans les cas anciens non douloureux et n'interdisant point l'exercice, rien n'est plus fâcheux que de condamner brusquement les petits malades à un repos prolongé.

« Il faut pouvoir à son gré prolonger l'immobilité pendant des mois entiers, quelquefois une année ou deux. Aussi longtemps, en un mot, que la récidive est à craindre.

« Quand on suppose la guérison obtenue, il est nécessaire de procéder prudemment à des essais de marche, véritable, je veux dire par là qu'il faut peu à peu confier au membre malade une partie du poids du corps, pour s'assurer qu'après la suppression de l'appareil, l'articulation, naguère malade, pourra servir à la marche. »

Cette citation prouve l'utilité de la marche à l'aide de tuteurs ou d'appareils orthopédiques pendant un temps plus ou moins long. Ce sujet mérite donc d'attirer notre attention d'une manière toute spéciale.

Cependant, il ne faudrait pas croire que les anciens n'aient pas reconnu les avantages de la déambulation dans le traitement des coxalgies chroniques.

Brodie (1) avait proposé d'immobiliser l'articulation de de la hanche au moyen d'attelles de carton, d'emplâtres adhésifs, et recommandé la marche avec des béquilles, en

______

(1) *Maladies des Articulations;* p. 185.

prenant la précaution de ne point appuyer sur le membre malade. Il conseillait même les promenades en voiture. Mais, avec ces moyens défectueux, il était difficile d'obtenir des résultats favorables. Du reste, comme il n'insiste guère sur ce sujet, il est permis de douter qu'il en ait souvent fait usage ou qu'il en ait retiré des avantages marqués.

David, le gendre de Lecat (1), paraît s'être préoccupé de cette question. Il en est de même de Hilton, en Angleterre (2). Mais, n'ayant pu me procurer leurs ouvrages, je suis obligé de m'en tenir à cette simple citation.

On avait bien fait usage de l'étoupade de Moscati pour rendre les douleurs plus tolérables et moins fréquentes. M. Delavacherie (3) avait aussi publié un ouvrage remarquable sur l'utilité de la marche unie à la compression au moyen des bandelettes agglutinatives. Mais il faut venir aux travaux de Seutin pour constater pratiquement la vérité de ce principe.

Ce médecin belge (4) est celui, de tous ceux que je viens de citer, qui a réalisé le mieux, à l'aide de son bandage amidonné, les changements de position du corps au lit, la marche avec des béquilles et la promenade en voiture.

Avant lui, en effet, les malheureux coxalgiques étaient condamnés à un séjour très-prolongé dans une immobilité fatigante.

« Dans l'état actuel de la société, l'exercice, dit M. Pigeolet (5), est devenu une condition indispensable à l'ac-

---

(1) *Des avantages de l'immobilité et de l'exercice dans le traitement des Maladies articulaires;* Rouen, 1779.

(2) *The Lancet;* 1861.

(3) *De la Compression contre les tumeurs blanches des articulations;* Gand.

(4) *Du Bandage amidonné;* Bruxelles, 1840.

(5) *De la Coxalgie;* p. 403.

complissement régulier des fonctions ; car il n'est que trop
de circonstances, tenant à l'agglomération de la population dans les grandes villes, qui tendent à amener la débilité et à accroître les causes de cachexie qui assaillent
l'espèce humaine ; un repos prolongé et indispensable à la guérison d'une maladie locale, ajoutait donc,
chaque jour, à la débilité des malheureux qui en étaient
atteints, et éloignait ainsi le terme de la guérison, en y
apportant de nouveaux obstacles. »

M. Pigeolet, ne connaissant que le bandage amidonné,
en faisait ressortir l'utilité dans ces circonstances.

Bonnet (1) s'était aussi préoccupé de rendre la marche
facile après les redressements, car il a fait construire des
tuteurs disposés à cet effet. Aussitôt que l'inflammation
aiguë n'existait plus, il faisait lever ses malades et leur
appliquait un appareil destiné à maintenir immobile la
jointure tout en permettant la déambulation.

Quoi qu'il en soit, on doit reconnaître qu'à nulle époque que la nôtre, on ne s'est plus occupé de cette capitale
question. On a construit une foule d'appareils que nous
allons passer en revue.

§1. *Généralités sur les Appareils prothétiques.*

S'il ne s'agissait, pour faciliter la marche, que de prévenir les ébranlements que celle-ci entraîne dans les parties malades, on pourrait se contenter de bandages amidonnés, ou mieux de ceintures de cuir qui embrasseraient
la cuisse et le bassin, et seraient à la hanche ce que les
chaussettes et les genouillères sont aux pieds et aux genoux. Le problème essentiel à résoudre n'est pas celui de
prévenir des secousses, mais bien d'empêcher l'effet que

(1) *Traité des Maladies articulaires:* 1847.

produit le poids du corps sur l'articulation. Non-seulement sous l'influence des pressions qu'il entraine, les surfaces malades sont douloureusement pressées les unes contre les autres; mais elles tendent à chevaucher. Ainsi, tantôt les efforts de la marche sont suivis d'une ascension du grand trochanter, qui remonte de un ou deux centimètres et reprend sa place dans la station assise ou couchée; tantôt le chevauchement devient permanent et constitue une luxation spontanée. L'obliquité que présente l'acétabulum par rapport à la cuisse, lorsque celle-ci est dans l'adduction et que son rebord supérieur est érodé, facilite ce chevauchement.

Pour prévenir des pressions dangereuses, sans recourir à des béquilles, Dupuytren soutenait le grand trochanter par une ceinture placée autour du bassin. Humbert de Morley faisait porter un corset qui entourait le tronc et se prolongeait jusqu'à la partie supérieure de la cuisse.

Ces sortes d'appareils sont insuffisants; ils n'empêchent en aucune façon les pressions sur l'articulation coxo-fémorale.

§ 2. *Des Appareils amidonnés ou dextrinés.*

Si ces bandages (V. p. 397) n'empêchent pas d'une manière complète les pressions du tronc sur l'articulation de la hanche, ils en diminuent du moins singulièrement les effets plus ou moins fâcheux, puisqu'ils s'opposent au chevauchement des os.

Sans doute ils sont pénibles et longs à faire, mais du moment qu'on dispose d'un nombre d'aides suffisant, on peut les exécuter avec assez de promptitude, et dès qu'ils sont confectionnés et entourés d'attelles de fil de fer mou, et surtout qu'ils sont secs, les malades peuvent se lever, ou être transportés sans souffrance dans un autre appartement, et passer ainsi la plus grande partie de leurs journées dans un fauteuil long, près d'une croisée bien aérée ou au milieu de leur famille, dont ils peuvent partager les repas et les récréations.

Si, comme on vient de le voir, les appareils inamovibles permettent les changements de lieux, la déambulation, tout en conservant l'immobilité de l'articulation, ils offrent cependant quelques inconvénients majeurs.

Comme ils entourent tout le membre inférieur, ils exposent à l'atrophie des muscles. Puis il est difficile de pratiquer des frictions sur la jointure, d'y appliquer même des emplâtres et surtout de s'en servir lorsque, par exemple, on veut diriger les malades vers un établissement d'eaux minérales.

Seutin recommandait bien de faire fendre son bandage amidonné d'un bout à l'autre, afin de l'enlever lorsqu'il serait nécessaire, pour le remettre ensuite, ou bien d'y pratiquer des fenêtres. Mais en agissant ainsi, on ne tarde pas à voir l'appareil se détériorer ; de sorte qu'on n'a bientôt plus, malgré toutes les précautions possibles, qu'un bandage insuffisant, qu'il faut à chaque instant renouveler.

Les appareils en cuir moulé ou bouilli de Hilton, perfectionnés par M. Bouvier, trouvent quelques indications dans les cas qui nous occupent.

Il en est de même de celui de M. Verneuil. Ce dernier est plus utile, parce qu'il immobilise mieux le bassin et qu'il peut se maintenir longtemps dans un état de conservation parfaite (V. à la fin de l'ouvrage.).

§ 3. *Des Appareils en cuir bouilli.*

On sait que l'idée de ces appareils appartient à Hilton, qui en a fait connaître tous les avantages (1).

Avant Hilton, Wilson Gavin, mécanicien anglais, en avait bien construit en cuir. Benjamin Bell paraît s'en être servi avec avantage, puisqu'il en fait l'éloge ; mais ces appareils ne se moulaient pas complétement sur le membre et le bassin comme ceux de Hilton.

Quoi qu'il en soit, M. Bouvier (2), qui semble leur attribuer une action très-favorable, en a fait exécuter par M. Charrière, mais en les modifiant avantageusement. Son appareil embrasse le bassin et les deux tiers supérieurs de la cuisse. Il porte au côté externe une tige d'acier offrant les inflexions des parties à immobiliser. Il est fendu verticalement et peut être lacé d'une manière commode. Mais ce qui le distingue surtout de ceux de Hilton, c'est que sa ceinture remonte très-haut, qu'il se moule bien plus exactement sur la partie inférieure du tronc et qu'il assure par là la fixité plus grande du bassin.

Quoique, selon nous, ces appareils en cuir moulé soient inférieurs au bandage amidonné, ils peuvent être quelquefois utilisés avec succès. Ainsi, ils seront souvent employés lorsque l'on voudra faire marcher les malades tout en exerçant une légère immobilité sur l'articulation coxo-fémorale.

Fendus verticalement, on pourra les enlever et les remettre à volonté, soit que l'on veuille faire prendre des bains, soit qu'on désire soumettre le patient à des

(1) *The Lancet ;* 1861.
(2) Société de Chirurgie ; 1865.

traitements locaux appropriés. En y pratiquant même des ouvertures, dans la coxalgie avec trajets fistuleux, ils permettent au pus de se faire jour au dehors. Hilton rapporte l'histoire d'une coxalgie suppurée où l'application de cet appareil, avec repos horizontal pendant cinq mois, suivi d'exercices gradués de locomotion, produisit une guérison complète.

Si nous donnons toutefois la préférence aux bandages amidonnés ou dextrinés et surtout à celui de M. Verneuil (V. p. 402), c'est que ces appareils sont extrêmement faciles à appliquer, qu'on peut se les procurer en tout lieu, et parce qu'ils assurent une immobilité constante et durable. Les ouvertures que l'on peut y faire permettent de les appliquer lors même qu'il y a des trajets fistuleux. Et si, dans ces cas, on accuse le bandage amidonné de se salir vite et de prendre sa solidité par l'imbibition des tissus, on peut dire que la grande facilité que l'on a de le remplacer, lorsqu'il est sale, constitue un avantage qui ne se retrouve pas, du moins à aussi bas prix, dans les appareils en cuir bouilli.

Cependant ces derniers pourraient leur être supérieurs dans le traitement de quelques coxalgies chroniques légères. Ils permettent la déambulation bien mieux que les appareils dextrinés ou amidonnés. Mais, comme nous avons des appareils prothétiques qui rendent la marche très-facile en assurant mieux qu'eux l'immobilité de la jointure et le redressement des membres. nous pensons qu'ils ne deviendront pas d'un usage général dans la pratique.

§ 4. Des Tuteurs articulés.

Il ne sera point question ici des appareils articulés et à extension que les Américains, Sayre entre autres, ont

imaginés pour redresser pendant la marche les membres
fléchis. Comme je conseille le redressement subit préalable à la marche (V. p. 279), ces appareils ni celui de
MM. Collineau et Martin ne peuvent trouver une utile
application ; du reste je me suis expliqué sur leur compte
(V. p. 289 et suiv.).

Pour assurer l'immobilité de la jointure tout en permettant la déambulation, Bonnet avait fait construire un
appareil prothétique qui immobilisait le bassin et la cuisse.

Il consiste en un tuteur
(fig. 8) qui laisse libres à volonté les mouvements du pied
et du genou et qui assujettit la
hanche â la manière du bandage inamovible et de ceux
en cuir bouilli.

Il se compose de deux
branches d'acier qui, partant
d'un étrier qui traverse la
chaussure en avant du talon,
remonte sur les parties latérales de la jambe, sur celles
de la cuisse, et vont se terminer, l'externe au-dessous de
la crête de l'os des îles, où il
se fixe à une ceinture métallique ; l'interne se termine à
la partie supérieure de la
cuisse. Elles présentent des
articulations au niveau de

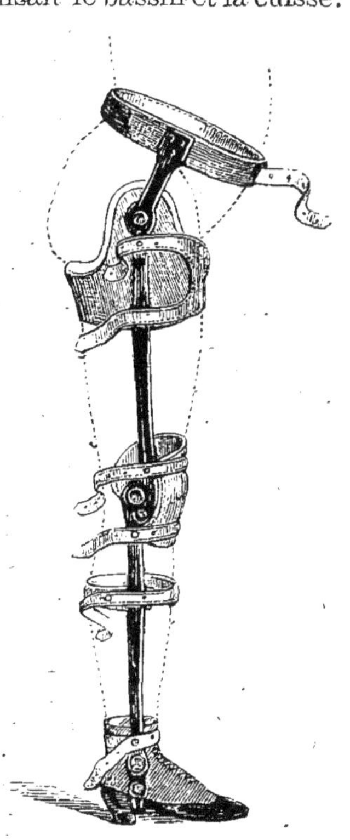

Fig. 8. — Tuteur articulé.

l'articulation du pied, du genou et de la hanche. Ces articulations peuvent être, à l'aide d'une vis, immobilisées,
lorsque le cas l'exige.

Les deux branches sont unies entre elles par des demi-colliers solides au niveau de la cuisse et de la jambe.

J'ai perfectionné de la sorte cet appareil.

La pratique m'ayant prouvé qu'il n'immobilisait pas complétement la jointure, puisque je constatai souvent une flexion de la cuisse à la suite de leur emploi, j'ai fait adapter quelquefois une plaque qui, fixée antérieurement au collier supérieur du tuteur, allait se fixer à la ceinture entourant le bassin. Le plus souvent je fais adapter à la partie postérieure de ce même collier une plaque de fer large, mobile et recouverte de peau et de coton qui va prendre un point d'appui sur l'ischion sans blesser les tissus. En appliquant sur le genou une genouillère en cuir qui, par sa pression, le porte en arrière, j'agis sur la cuisse à l'aide de deux forces pressant en sens contraire et par suite j'immobilise bien la jointure et j'empêche la flexion.

Il n'est nullement disgracieux, puisque les tiges se moulent sur les contours de la cuisse et de la jambe. Il rend la marche facile. J'en ai obtenu de forts bons résultats en le faisant porter le jour et en recommandant aux malades de coucher la nuit dans une gouttière.

Cet appareil ne doit pas être employé aussitôt le redressement opéré. Il faut pour le prescrire, que l'inflammation aiguë soit éteinte, qu'il n'y ait pas ou peu de douleurs dans la hanche ; il offre alors des avantages marqués. Il permet, de plus, des applications médicamenteuses sur la jointure. Pouvant être enlevé de place à volonté, on peut pratiquer des frictions sur le membre, le massage même, administrer des douches, des bains, etc.

La facilité de son application et la compression qu'il exerce sur tout le membre, si l'on applique tout autour de lui des gouttiers en cuir solide, le rend fort utile dans tous les cas.

On peut, au besoin, enlever les tiges de la jambe et ne laisser que celle de la cuisse. L'appareil est beaucoup plus léger. Sans doute, il n'immobilise pas alors très-bien la cuisse, mais cette modification apportée à ce tuteur peut être utile lorsque, par exemple, le malade étant près de guérir on n'a plus besoin que d'un simple appareil contentif et protecteur de l'articulation...

§ 5. *Des Tuteurs articulés avec béquilles.*

Si le tuteur articulé que je viens de faire connaître s'oppose à la flexion du membre et immobilise bien l'articulation coxo-fémorale, même pendant la marche, il ne peut empêcher que le poids du corps rapproche les surfaces osseuses malades; or, les pressions de la cavité cotyloïde sur la tête du fémur étant une cause occasionnelle de souffrance, il était naturel que l'on cherchât à l'annihiler.

Des efforts ont été depuis longtemps tentés ; mais, il faut bien le dire, ils ont été jusqu'à ce jour couronnés de peu de succès. Les Américains ont bien songé à corriger cette cause de douleur ; à cet effet, ils ont fait construire des appareils prothétiques (V. p. 408), qui, exercent une pression en sens contraire, c'est-à-dire l'extension et la contre-extension, à l'aide d'une tige métallique engaînée dans une autre, dont la partie supérieure, au moyen d'un écrou, peut remonter et retenir le bassin, tandis que l'inférieure descend et pratique une traction continue sur la cuisse. Mais, comme cet appareil, à supposer qu'il remplisse l'indication voulue, ce que je ne puis admettre, est destiné à être appliqué pour redresser les membres, il ne peut nous être utile, puisque nous ne nous occupons actuellement que des coxalgies dans lesquelles les membres ont été préalablement placés dans l'extension.

Pour empêcher le plus possible les pressions des surfaces osseuses l'une contre l'autre, on a cherché non-seulement à agir sur le bassin, mais sur la partie supérieure du corps, de là est née l'idée de faire remonter la contre-extension jusqu'au dessous de l'aisselle.

A cet effet, Bonnet réunissait le tuteur au niveau de la hanche à un corset béquille dont les tiges latérales, remontant jusqu'au dessous des aisselles, devaient s'opposer à la descente du bassin et par suite à sa pression sur la tête fémorale.

L'expérience a-t-elle approuvé les idées théoriques du chirurgien de Lyon? Evidemment non. J'ai vu ces appareils à l'œuvre, ils n'ont produit aucun bon résultat; j'en ai moi-même fait usage dans plusieurs cas, et j'ai été obligé d'y renoncer bientôt. Ils étaient lourds; ils fatiguaient les malades qui ne pouvaient exécuter aucun mouvement de flexion ou de latéralité. Le buste était tellement fixé dans la position verticale par ce corset, que cette attitude devenait insupportable au bout de quelques minutes de marche. Un autre inconvénient majeur naissait de la pression que les béquilles exerçaient sous l'aisselle. Malgré le coton ou le cuir qui les rembourraient, elles occasionnaient, au bout de peu de temps, des excoriations, des irritations d'autant plus vives que l'aisselle est abondamment pourvue de glandes sébacées qui secrètent une humeur acre. Une fois, entre autres, cette pression sous les aisselles a produit, chez une de mes malades, une paralysie du deltoïde, qui, venant se joindre à sa maladie de la hanche, n'a pas peu contribué à la jeter dans un découragement complet.

Tous ces motifs m'ont engagé à abandonner ces cor-

set-béquilles ou à en restreindre singulièrement l'emploi
et à revenir au tuteur articulé que j'ai décrit (V. p. 414).

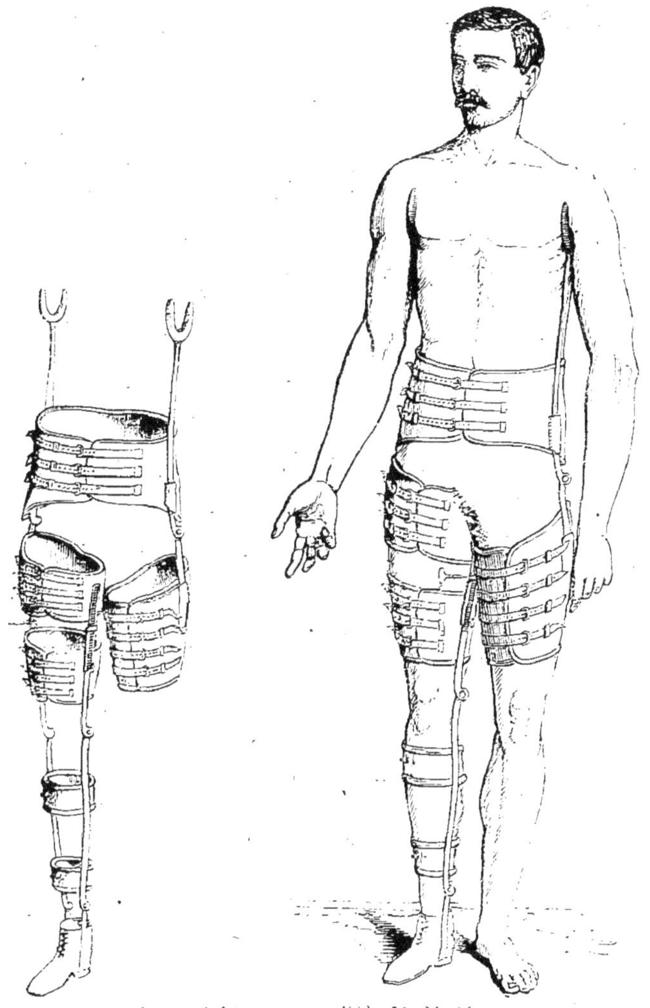

Fig. 9 et 10. — Appareil de M. Mathieu.

Je n'ai pas eu, il faut bien le dire, beaucoup de peine
à y faire renoncer mes malades; ils trouvaient ces appareils trop défectueux et trop fatigants pour les regretter.

Sera-t-on plus heureux en se servant des appareils à corset-béquilles de MM. Mathieu et Guillot, fabricants d'instruments de chirurgie à Paris.

B. *Appareil de M. Mathieu.* — Le but que cet honorable fabricant d'instruments de chirurgie s'est proposé est le même que celui dont nous venons de parler : « Faire que le *poids du tronc se transmette au sol non par les membres, mais par des tiges articulées.* L'appareil (fig. 9 et 10) se compose d'une ceinture emboîtant la partie supérieure du bassin et prenant son point d'appui sur le sommet des grands trochanters. A cette ceinture se trouvent annexées deux *petites béquilles* prenant leur point d'appui sous les aisselles. De cette manière le poids de la tête, de l'épaule, du bras, se trouve supporté de chaque côté par la béquille et transmis à la ceinture. A la partie inférieure de celle-ci, il existe une tige, ou plutôt un système de colonnes superposées les unes aux autres qui transmet au sol le poids du tronc sans qu'il passe par les fémurs. »

Cet appareil est, comme on le voit, fort élégant et même très-coquet.

C. *Appareil construit par M. Guillot, sur les indications de M. le docteur Le Fort.* — Cet appareil (1) a pour effet : 1° d'opérer le redressement graduel de la cuisse fléchie sur le bassin ; 2° d'empêcher ou mieux de de diminuer la pression de la tête fémorale contre la cavité cotyloïde, tout en permettant les mouvements de l'articulation et même la marche ; 3° de servir d'appareil inamovible lorsque l'indication s'en présente, quelle que soit la position que puisse affecter le membre.

Ces divers effets sont obtenus par les moyens suivants :

(1) *Gazette des Hôpitaux ;* 28 février 1867.

1° L'articulation des cuissards et de la ceinture consiste en une boule sphérique roulant dans une cavité, et permettant ainsi les mouvements de flexion, d'extension, d'abduction, d'adduction et de circumduction, à peu près avec la même étendue que dans l'articulation de la hanche ;

2° La sphère articulaire est embrassée par un collier dont il suffit de rapprocher les deux parties au moyen d'une vis pour convertir immédiatement et dans n'importe quelle position cet appareil très-mobile en appareil inamovible ;

3° L'extension graduelle de la cuisse sur le bassin est opérée au moyen d'un écrou mettant en jeu une double vis attachée par ses extrémités à la partie antérieure de la ceinture pelvienne et du cuissard. Le chirurgien peut régler, au moyen de cette tige rigide et dont la longueur varie à volonté, à son gré, l'étendue de redressement graduel qu'il veut obtenir. Deux verrous permettent de supprimer ou de replacer la vis d'extension suivant que le redressement est jugé nécessaire.,

4° L'extension peut être faite à volonté au-dessus du genou, comme dans l'appareil de M. Sayre (de New-York), ou sur le pied, suivant qu'on emploie l'une ou l'autre des deux pièces qui peuvent s'appliquer à l'appareil.

Comme on le voit, l'appareil de M. Guillot, non-seulement est destiné à rendre la marche facile, à éviter les pressions des surfaces osseuses l'une contre l'autre, mais il peut opérer le redressement graduel de la cuisse fléchie sur le bassin.

Par sa partie inférieure, il rappelle l'appareil à extension de Sayre ; il est toutefois bien plus perfectionné.

M. Le Fort a abandonné la pression sur l'ischion, parce que, dit-il, ce point d'appui, commun à tous les appareils prothétiques ordinaires, produit souvent des excoriations et même des escarres à la peau.

Je comprendrais cet accident si, dans le tuteur articulé auquel j'ai donné la préférence (V. p. 414), la plaque destinée à prendre son point d'appui sur l'ischion était ronde et dure, mais elle est large et fortement matelassée avec du coton et de la peau très-douce.

Quoi qu'il en soit, les inconvénients des corset-béquilles existent-ils dans les appareils de MM. Guillot et Mathieu? Il m'est permis de le croire, puisque ces derniers sont fondés sur les mêmes principes. J'admets bien qu'ils soient plus gracieux, plus coquets et mieux articulés que ceux dont je faisais autrefois un usage général. Nul ne peut, sans contredit, lutter, pour leur fabrication, avec M. Mathieu, qui vient d'obtenir à l'Exposition universelle la seule grande médaille d'or qui ait consacré l'intelligence et le talent réunis du fabricant d'instruments de chirurgie. Mais ces appareils sont-ils plus utiles que leurs devanciers? J'en ai fait trop peu usage pour pouvoir en parler avec connaissance de cause. Je dirais, toutefois, que M. Verneuil, qui les a expérimentés, ne paraît pas en être enthousiaste, puisqu'il cite l'observation d'une dame qui, n'ayant aucune sécurité dans les béquillons, s'aidait toujours de deux béquilles ordinaires. Une fois, elle voulut s'en servir pendant trois jours, et il en résulta dans les deux bras un engourdissement imputable, sans doute, à la compression du plexus brachial dans l'aisselle (1).

On dira bien que, ces appareils étant articulés au niveau de la jointure, le malade peut, à volonté, fléchir le tronc, mais, s'il en est ainsi, il est impossible de s'opposer à la pression des surfaces osseuses l'une contre l'autre.

____

(1) *Mémoire sur la Coxalgie*; 1865.

De plus, ces appareils à béquilles, si gênant s'ils étaient
portés la nuit, doivent être enlevés chaque soir et remis
chaque matin. Cette double manœuvre ne laisse pas que
d'être difficile et exige une certaine dextérité, que possède sans doute le chirurgien, mais qu'on ne peut guère
attendre de parents ou d'aides inexpérimentés.

Si, à toutes les considérations que je viens d'émettre,
on joint le prix considérable de revient de ces appareils,
on comprendra qu'ils ne puissent se répandre beaucoup
dans la pratique.

En somme, si l'on veut les utiliser, je pense que cela
ne doit être que dans les dernières phases du traitement
et surtout dans les formes les plus indolentes.

CHAPITRE SEPTIEME
DU RÉTABLISSEMENT
DES MOUVEMENTS DE L'ARTICULATION COXO-FÉMORALE.
ATTEINTE DE COXALGIE ET D'ANKYLOSE.

On sait que David (de Rouen) (1), et après lui Lugol,
ont proposé de faire exécuter aux jointures malades des
mouvements, afin de diminuer la résolution des engorgements. Lugol (2) les recommande surtout dans les cas
de tumeurs blanches des articulations. MM. Voisin (3)
et Barthez (4) cherchèrent à prouver que le mouvement
sagement administré n'aggravait nullement l'état d'une
jointure dont les éléments étaient enflammés. Deux chi-

(1) *De l'Utilité de l'immobilité et des mouvements dans le traitement des Maladies des articulations;* Rouen, 1779.

(2) *Mémoire sur l'emploi de l'iode contre les affections scrofuleuses;*
Paris, 1830.

(3) *Gazette médicale de Paris;* 1831.

(4) Thèse inaugurale; Paris, 1839.

rurgiens de notre époque se sont spécialement occupés
de cette importante question. Mellet, orthopédiste du
Doubs (1) et Bonnet (de Lyon) (2).

Mais, tandis que Bonnet veut qu'on rétablisse la forme
de l'articulation par le redressement subit du membre
avant de s'occuper de sa fonction, Mellet prétend, au
contraire, rétablir la fonction en même temps que la forme.
« Quand, dit-il, le malade a retrouvé la forme normale
de la jointure, il a retrouvé aussi la puissance de faire
mouvoir l'articulation. »

Mellet ne se sert que de ses mains, et, s'il fait intervenir les machines, ce n'est que pour maintenir, comme il
le dit encore, l'ouvrage fait. Bonnet se sert d'appareils de
mouvements que le malade fait mouvoir lui-même.

De quel côté se trouve la vérité ? Peut-on réellement
songer à rétablir les mouvements dans les coxalgies chroniques anciennes et surtout dans les ankyloses ? Questions
qu'il est très-important de résoudre.

I

DESCRIPTION ET APPRÉCIATION DE LA MÉTHODE DE MELLET.

Si les idées de Mellet étaient justes, si l'on pouvait, en
rétablissant les mouvements de l'articulation malade, rétablir en même temps la forme, la science aurait fait un
immense progrès. Il n'y aurait plus besoin d'appareils à
demi-flexion, à extension pour redresser les membres:
la méthode de la rupture brusque et manuelle des ankyloses devrait être abandonnée ; de simples et légers mouvements, opérés tous les jours et pendant un temps variable, suffiraient pour triompher dans tous les cas.

(1) *Manuel d'orthopédie;* 1835.
(2) *Maladies articulaires.*

Voici les manipulations que recommande M. Mellet :

« Le malade sera couché sur un plan très-résistant, ou, ce qui est moins favorable, assis dans un fauteuil, le tronc appuyé fortement jusqu'au bas des lombes contre le dos du fauteuil ; le médecin saisit d'une main le membre abdominal par l'extrémité inférieure de la jambe, de l'autre il maintient autant que possible le bassin immobile en appuyant sur la crête iliaque du côté malade, et il commence alors à faire exécuter au membre des mouvements qui ne doivent pas dépasser la limite du mouvement réel. On est averti par le déplacement du bassin quand cette limite est atteinte ou dépassée. Les mouvements imprimés à la cuisse se font d'abord dans le sens de la flexion, parce que ce sont les plus faciles et les moins douloureux, et ils sont continués chaque jour pendant un temps variable, suivant la fatigue du malade. Un point sur lequel M. Mellet insiste beaucoup, c'est de ne jamais produire de la douleur par les manipulations ; dès que le malade souffre, il s'arrête et reste toujours en deçà du point qui a occasionné la souffrance. (J'ai vu des enfants qui n'étaient point réveillés de leur sommeil pendant ces manipulations ; il est vrai d'ajouter que si je m'avisais de me substituer à M. Mellet, on s'en apercevrait bien vite par les cris de l'enfant.)

« Peu à peu, et de jour en jour davantage, la limite de la mobilité de la jointure s'étend, et il est possible alors de passer aux mouvements complexes d'adduction, d'abduction, de circumduction. Il faudra peut-être plusieurs semaines, plusieurs mois, avant d'arriver au rétablissement complet des mouvements ; mais peu importe, si le résultat est certain. Un autre avantage de cette méthode, c'est de rendre non-seulement à la jointure sa mobilité, mais aux muscles leur puissance contractile. On sait en effet qu'après la rupture brusque d'une ankylose, tout n'est pas fait, et que les muscles n'ont rien gagné au redressement immédiat (1). »

Malheureusement, je ne puis partager l'opinion de M. Mellet ni celle de M. Gibert, qui parait en être un assez grand partisan.

Mellet, malgré tous ses efforts, n'a jamais pu convaincre personne ; il n'a jamais pu persuader que de simples manœuvres puissent donner de l'élasticité à ces tissus fibreux si rétractiles qui retiennent les os dans de mauvaises positions dans les cas de coxalgie chronique ancienne et surtout d'ankylose.

Qu'on veuille bien lire tout ce qui a trait au traitement de ces dernières maladies (V. p. 302 et suiv.), et l'on verra qu'il est matériellement impossible de redresser un membre par des manœuvres si douces, et à plus forte raison de rétablir la fonction de l'articulation. Aurait-on pu réussir, par exemple, dans les cas cités dans les observations XLVIe, XLVIIe, XLIIIe?

Sans doute, dans des cas tout à fait simples, dans les coxalgies avec vascularisation et simple ramollissement de la capsule (V. p. 272), on peut obtenir de la méthode thérapeutique de Mellet quelques résultats heureux ; mais, à part ces cas rares, il ne faut en aucune façon compter sur son efficacité.

Pour moi, je suis convaincu que les redressements des membres qu'il a eu en dehors de ces cas, il les a obtenus chez des sujets atteints de contracture musculaire (V. p. 4), de maladies des trochanters, etc.; lésions qu'il a sans doute confondues avec les véritables affections articulaires; même, dans les cas de succès qu'il cite, la machine à

____

(1) Gibert, *De la Coxalgie*; 1859, p. 137.

redressement lent et continu qui lui sert, dit-il, à maintenir l'ouvrage fait, a dû lui être plus utile pour le redressement que ses simples manœuvres. Ce qui m'autorise à le croire, c'est que cet appareil seul, sans les manœuvres de Mellet, est employée par Hugman en Angleterre, Berhend en Allemagne (1).

II

DESCRIPTION ET APPRÉCIATION DE LA MÉTHODE DE BONNET.

Frappé des résultats avantageux que l'on obtient souvent des mouvements légers de flexion et d'extension lorsqu'on les exécute sur des jointures devenues raides, à la suite de l'immobilité prolongée, dans les cas de fractures de cuisse, etc., Bonnet conçut l'idée, après avoir restitué la forme aux articulations malades ou ankylosées, de leur rendre leurs mouvements.

Il était d'autant plus poussé à entrer dans cette voie, que l'anatomie pathologique lui permit de constater souvent, dans les jointures longtemps immobilisées, des altérations pathologiques en diminutif semblables à celles que l'on observe dans les articulations atteintes d'ankylose. En effet, l'honorable et savant professeur de Lyon, M. Teissier, qui a le mieux étudié, dans un travail *ex professo* (2), les lésions pathologiques suite de l'immobilité, a démontré, contrairement à M. Khunholtz et plusieurs autres, que pendant le cours du second, du troisième, et quatrième mois d'immobilité, il se formait des épanchements de sérosité claire ou sanguinolente, des sécrétions de fausses membranes d'un aspect scorbutique dans les

(1) Pravaz, *Traitement des ankyloses;* 1865.
(2) *Mémoire sur les effets de l'immobilité longtemps prolongée des articulations;* Lyon. 1844.

cavités synoviales et les tissus environnants ; que ceux-ci étaient le siége d'injections d'apparence passives, et que les cartilages gonflés et ramollis, d'une couleur jaunâtre, présentaient des ulcérations plus ou moins étendues.

Ce travail de M. Teissier ayant servi de point de départ à Bonnet pour appuyer ses idées sur l'utilité des mouvements pour rétablir aussitôt que possible la fonction d'une articulation atteinte d'irritation, de coxalgie chronique ou d'ankylose fibreuse, mérite de fixer un moment notre attention. Nous allons en donner un extrait :

« L'immobilité absolue des articulations saines peut produire, dit M. Teissier : 1° leur simple roideur ; 2° l'épanchement de sang et de sérosité dans leur cavité ; 3° l'injection des synoviales et la formation de fausses membranes ; 4° l'altération des cartilages ; 5° l'ankylose.

« A. *Roideur musculaire.* — Ce phénomène s'observe très-fréquemment et a été signalé d'ailleurs par tous les auteurs sans exception. Les ouvrages classiques les plus élémentaires répètent les uns après les autres que le repos absolu atrophie les muscles, les rétracte et fait perdre aux ligaments leur extensibilité naturelle. En sorte que je n'ai rien à ajouter sur ce sujet : au contraire, je me plaindrai de ce que les auteurs ont fait jouer un trop grand rôle à cette simple roideur, et de ce qu'ils ont confondu avec elle des maladies intra-capsulaires fort importantes, comme je le prouverai tout à l'heure.

« B. *Epanchement de sang et de sérosité.* — Les épanchements de sang dans les membres sont regardés par presque tous les chirurgiens comme la conséquence de coups, chutes, de violences extérieures en un mot, et jamais comme la conséquence du repos. Cependant quelques-uns d'entre eux, parmi lesquels je dois citer surtout M. Samson aîné, ont parlé d'un scorbut local, qui peut être produit par l'immobilité prolongée ; mais ils ont fait principalement allusion aux taches violettes que présente assez souvent la peau d'un membre qui n'exécute aucun mouvement. Je ne connais personne qui ait décrit d'une manière explicite l'exhalation séro-sanguinolente qui se fait dans les articulations saines par le seul séjour au lit. Depuis que j'examine avec attention les jointures de tous ceux qui meurent après avoir été soumis pendant un temps plus ou moins long à l'immobilité absolue, pour cause de fractures, j'ai trouvé presque constamment dans toutes les cavités articulaires du membre malade, même dans celles qui sont le plus éloignées de la solution de continuité, la sécrétion de synovie remplacée par une quantité tantôt faible, tantôt assez grande de sérosité sanguinolente, et même par du sang liquide presque sans mélange. Une fois même, mais une fois seulement, j'ai rencontré des caillots. Ces caillots étaient noirs, peu consistants, non fibrineux, mais en grand nombre. Je ferai plus loin la description détaillée de ce fait important.

« Cette extravasion sanguine ne se fait pas seulement dans la cavité synoviale, mais elle se produit aussi très-souvent dans les parties molles extra-capsulaires, dans le tissu cellulaire sous-synovial, par exemple, sous la forme de taches ecchymotiques, dans les fibres musculaires et jusques sous la peau. Elle est d'ailleurs d'autant plus abondante que le séjour au lit a été plus longtemps continué, plus évidente chez les vieillards que chez les adultes. Elle était très-notable chez un jeune homme qui depuis nombre d'années s'adonnait à la masturbation et qui avait un gonflement scorbutique des gencives. Dans les paragraphes suivants je citerai plusieurs observations, et dans presque toutes nous retrouverons à l'autopsie l'épanchement de sang.

« J'ai eu deux fois l'occasion d'observer une hydarthrose considérable du genou sur des individus porteurs, l'un d'une fracture simple de la partie moyenne du fémur, l'autre d'une fracture des deux os de la jambe, un peu au-dessus des malléoles. Tous deux jouissaient d'une santé robuste avant leur accident ; jamais ils n'avaient ressenti la plus légère douleur dans les genoux, ni la moindre gêne dans les fonctions de cette articulation. Le premier avait quarante-huit ans, et le second n'en avait que trente-cinq. Eh bien, malgré toutes ces conditions de force on ne peu plus favorables, alors que le cal osseux était déjà formé, alors que la guérison de la fracture était non pas accomplie, mais très-avancée, on vit chez ces deux hommes le genou du membre fracturé s'engorger, devenir fluc-tuant, et présenter, en un mot, tous les signes d'une hydarthrose abondante. Cette complication fut de courte durée chez le malade porteur de la fracture de jambe ; mais elle fut très-rebelle chez l'autre sujet ; elle persista longtemps après la soudure parfaite des fragments osseux, et elle entraîna à sa suite la perte complète des mouvements du genou et une ankylose probablement fibreuse.

« Ces deux derniers faits sont très-curieux, mais faut-il mettre sur le compte du repos l'hydropisie articulaire qui est venue les aggraver ? Je n'oserai l'affirmer, parce que je veux apporter la plus rigoureuse sévérité dans mes déductions. Il est possible, quoique la supposition soit fort douteuse, qu'une inflammation partie de la fracture se soit propagée jusqu'à l'articulation tibio-fémorale, le long du fragment inférieur du fémur dans le premier cas, et du bout supérieur du tibia dans le second. On sait, en effet, avec quelle facilité les inflammations se communi-quent le long des cylindres osseux. Il est vrai que ni l'un ni l'autre malade n'a accusé les douleurs qui caractérisent l'ostéite. Cependant, ne pouvant m'appuyer sur l'examen de pièces anatomiques, je me trouve dans l'impossibilité de fournir les preuves d'une absence d'irritation des os, et j'accorde volontiers que ces deux observations n'ont qu'une valeur restreinte, tout en priant le lecteur de vouloir bien peser avec soin les circonstances qui ont accompagné ces faits.

« C. *Injection des synoviales ; formation de fausses membranes.* — A côté des épanchements qui se font à l'intérieur des articulations, à la suite de l'immobilité parfaite, et comme ayant avec eux des connexions intimes, je dois mentionner ici l'injection des synoviales que j'ai observée dans tous les cas sans exception où j'ai pu faire l'ouverture des cadavres, et la production de fausses membranes que j'ai rencontrée deux ou trois fois. L'injection que je signale ne se fait pas d'une manière égale dans toute l'étendue de la séreuse articulaire ; elle existe surtout dans ces replis que les synoviales présentent normalement et qui ont une apparence frangée. Ces replis deviennent gonflés, prennent une teinte rouge plus ou moins foncée, et sont comme imbibés par une hyperhémie passive.

« L'exhalation séro-sanguinolente et l'injection des synoviales sont les deux premiers degrés des effets produits par l'immobilité ; car on les rencontre toujours, alors qu'il n'existe encore aucune autre altération, et jamais même elles ne manquent quand il existe des fausses membranes ou des lésions des cartilages.

« Les pseudo-membranes, baignées qu'elles sont par la sérosité sanguinolente épanchée, ont comme les synoviales un aspect rougeâtre. Elles ne flottent pas libres dans la cavité articulaire. Toutes les fois que je les ai vues, elles adhéraient aux surfaces cartilagineuses dans une

assez grande étendue. Leur existence me parait démontrer que le repos absolu longtemps prolongé peut amener
dans les jointures des lésions de nature inflammatoire ;
car il est assez difficile de comprendre la sécrétion de
lymphe plastique sans intervention d'un travail phlegmasique.

« D. *Altérations des cartilages.* — On ne trouve dans
les livres que des renseignements très-peu détaillés et
même inexacts sur ce genre de lésions produites par le
repos. La plupart des auteurs, en effet, se sont bornés à
dire que l'immobilité des articulations enlève aux cartilages leur poli, qu'elle les rend secs, rugueux et raboteux ;
mais jamais il ne sont allés plus loin ; et encore, en émet-
tant une semblable opinion, ils s'appuyaient, non pas sur
des ouvertures cadavériques, mais sur quelques phénomènes observés chez le vivant, tels que la crépitation qu'on
perçoit toutes les fois que la sécrétion synoviale est diminuée et sur la difficulté avec laquelle dans ces cas, les
surfaces osseuses roulent les unes sur les autres. Quelques autres ont présumé que les cartilages, par suite d'un
contact longtemps prolongé, pouvaient s'amincir et s'user ;
mais ne possédant aucune preuve visible de cette opinion,
ils sont restés prudemment dans le doute. Quant à moi,
je ne saurais garder la même réserve, et je ne crains pas
d'affirmer que le repos absolu peut déterminer des altérations très-remarquables des cartilages, telles que leur
rougeur, leur gonflement, leur ramollissement, leur érosion et leur amincissement.

« La rougeur qu'on observe sur les cartilages, à la suite
de l'immobilité, peut être uniforme ou ponctuée. Là où les
cartilages ne sont pas érodés, elle se présente sous forme
de macules ecchymotiques plus ou moins foncées. Là, au
contraire, où les cartilages sont dépolis ou ulcérés, elle

est inégale, pointillée. Je citerai un fait où la rougeur s'est présentée sous la forme d'arborisations vasculaires très-manifestes.

« La rougeur pointillée des cartilages est-elle un signe incontestable de leur inflammation? Tout d'abord on est tenté de répondre par l'affirmative, parce que la rougeur, suite d'imbibition, est habituellement uniforme et par teinture. Mais si l'on réfléchit que cette forme de rougeur, produite par imbibition, appartient aux cas où le cartilage a conservé sa structure normale et qu'il peut très-bien se faire que devenu velouté, il prenne une rougeur pointillée lorsqu'il est mis en contact avec du sang, on verra qu'il n'est point démontré rigoureusement que les cartilages injectés de sang, que l'injection soit uniforme ou ponctuée, ne soit pas colorés par simple imbibition.

« L'érosion des cartilages, à la suite de l'immobilité, présente aussi des aspects bien divers. Ainsi le cartilage peut être simplement dépoli, un peu rugueux : d'autres fois, sa surface est très-inégale et comme chagrinée ; enfin, dans quelques cas il présente des pertes de substance ayant la plus parfaite ressemblance avec des ulcérations. En étudiant ces ulcérations, nous nous sommes assuré qu'elles étaient superficielles, qu'elles marchaient de la face libre à la face adhérente du cartilage, et que celle-ci pouvait n'avoir éprouvé aucune lésion et conserver avec l'os les rapports les plus intimes. Nous devons avouer que ces ulcérations nous ont paru porter une grave atteinte à l'opinion si répandue de nos jours, de la non vitalité des cartilages. »

Les idées de M. Tessier sont appuyées d'une série d'observations très-détaillées et fort concluantes. Je regrette de ne pouvoir transcrire ici ces faits avec les judicieuses remarques qui les accompagnent, dans lesquelles ce professeur donne l'explication complète des effets produits par l'immobilité.

Je dirai toutefois que les quelques faits contradictoires de MM. Cruveilher et Khunholtz y trouvent leur interprétation naturelle. Ces auteurs en ont cité qui semblent prouver qu'à la suite de l'immobilité, les lésions peuvent être bornées aux muscles; mais ces faits, en très-petit nombre, ne contredisent en rien ceux produits par M. Teissier. Du reste, la lecture du travail si consciencieux de M. Teissier a tellement convaincu Malgaigne, qu'il a adopté depuis lors les idées de ce savant praticien. En effet, dans une leçon clinique, après avoir fait ressortir les mérites de ce mémoire, il a fort insisté sur les ankyloses pouvant être la suite de l'immobilité. Il a cité l'exemple d'un jeune homme de la Havane qui, atteint d'une fracture de l'avant-bras, contracta une raideur articulaire des doigts. Elle résista aux eaux de Baréges et aux mouvements artificiels, et devint tellement forte « qu'on n'aurait pu, dit-il, la vaincre par des manœuvres, sans exposer le malade à de graves accidents. » Ces derniers mots indiquent, sans nul doute, que Malgaigne suppose qu'il s'est formé de véritables adhérences entre les surfaces articulaires.

Puisque dans les cas que nous venons de faire connaître, l'expérience prouve que les mouvements et la marche sont les seuls moyens capables de dissiper les lésions pathologiques, suite de l'immobilité, il était naturel d'appliquer cette thérapeutique aux maladies articulaires.

Bonnet fit dès-lors construire, dans ce but, une série d'appareils à mouvements destinés à remplacer l'action des mains, dont se servait Mellet.

§ 1. *Description des appareils à mouvements de Bonnet.*

Pour imprimer à la cuisse des mouvements d'inclinaison en divers sens, Bonnet en saisissait la partie inférieure avec un collier ou un mouchoir duquel partaient des cordes réfléchies sur des poulies que l'on plaçait en haut, à droite et à gauche du malade, comme l'indique la fig. 11.

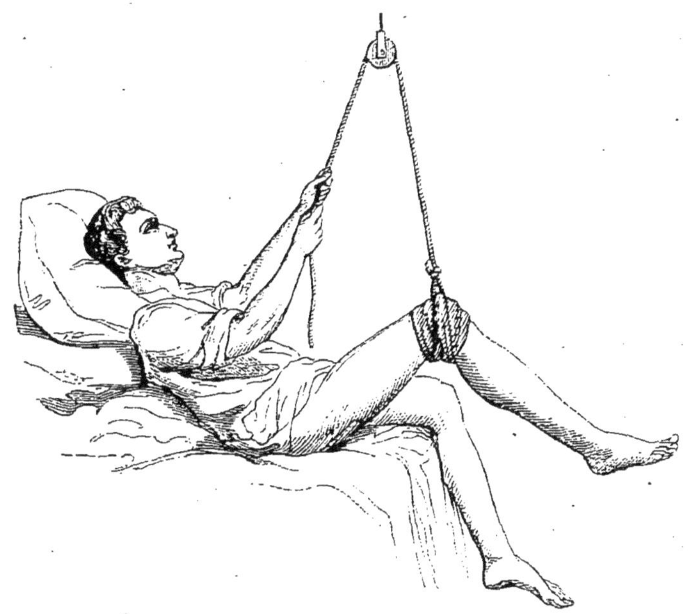

FIG. 11. — Appareil pour produire la flexion.

Rien n'était plus facile que de trouver les éléments nécessaires à la construction de cet appareil. On choisit de préférence l'entrée d'une alcôve pour fixer les poulies supérieures et latérales. Le malade se place sur le bord de son lit, afin que la cuisse soit libre dans tous les sens, et il lui imprime des mouvements de flexion, comme on l'a vu ci-dessus.

Si l'on veut ensuite faire exécuter les mouvements de latéralité, il faut préalablement suspendre la cuisse et la porter en dedans ou en dehors au moyen de cordes réfléchies sur des poulies latérales, comme l'indique la fig. 12.

Ces tractions produisent un mouvement de rotation en même temps qu'elles inclinent la cuisse en dedans ou en dehors.

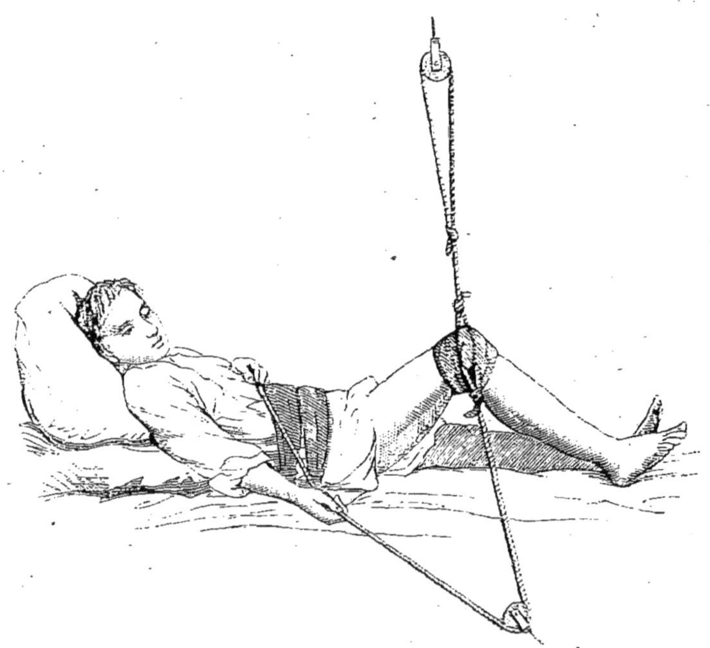

Fig. 12. — Appareil pour produire les mouvements de latéralité.

Cependant, si l'on se borne à cette construction simple, les mouvements se passent dans la colonne vertébrale bien plus que dans la hanche. Le bassin, n'étant pas fixé, suit tous les mouvements de la cuisse. Pour obtenir cette fixité du bassin, on peut employer des dispositions très-variées. A l'exemple de Pravaz, Bonnet serrait le bassin entre deux montants latéraux réunis en avant ou entourait quelquefois cette partie du tronc d'une ceinture solide, qu'il fixait ensuite par des courroies à une gouttière.

D'autres fois il entourait le tronc d'un corset semblable à celui qu'il a conseillé sous le nom de *corset-tuteur*. Ce corset était fixé à une planche solide, et par la prise qu'il a simultanément sur les épaules, la colonne vertébrale et le bassin, il prévient beaucoup mieux les mouvements de ce dernier que les bandages qui se bornent à agir sur lui.

Les appareils à mouvement de Bonnet ne peuvent être employés que par les adultes où les enfants déjà d'un certain âge. Comme le malade est obligé de les faire manœuvrer lui-même, on comprend qu'ils ne peuvent servir chez les sujets en bas âge et qui n'ont pas encore assez de force ou assez de conscience pour exécuter ce qu'on leur commande. Chez eux, il faut pratiquer des mouvements à l'aide des mains.

Les mouvements exécutés avec les mains et les appareils de mouvement ne doivent être utilisés que lorsque les phénomènes aigus de la coxalgie n'existent plus, ou lorsque les phénomènes inflammatoires produits par le redressement ont cessé. Ce temps ne peut être évalué ici. On peut toutefois, après trois semaines, un mois, deux mois et plus, chercher à rendre progressivement les mouvements à une articulation atteinte de coxalgie.

Faut-il pratiquer les mouvements à l'aide des mains, comme Mellet le recommande, ou se servir des appareils de Bonnet? Ne voulant point discourir longuement sur ce sujet (1), je déclare donner la préférence aux mains, quand on peut avoir, pour exécuter ces manœuvres, un homme fort et expérimenté dans ce genre d'exercice.

____

(1) V. à ce sujet la Thèse de Gibert, p. 137 ; et Bonnet, De l'Utilité des Appareils de mouvements, *Gazette médicale de Paris*, 1851.

§ 2. Les mouvements peuvent-ils être rendus aux articulations
atteintes de coxalgie chronique ancienne et d'ankylose fibreuse.

Il est impossible de rétablir la fonction de l'articulation coxo-fémorale, lorsque cette jointure a été atteinte d'altérations graves. Bonnet le croyait; mais il était complétement dans l'erreur. Autant il est facile de redresser les membres vicieusement fléchis par la méthode du chirurgien lyonnais, autant il est difficile, pour ne pas dire impossible, de restituer aux articulations atteintes d'ankylose fibreuse les mouvements perdus.

Lorsque les coxalgies aiguës touchent à leur fin et se terminent par résolution, comme on n'a pas à craindre de fausses ankyloses, celles surtout dites fibreuses, les mouvements passifs de Mellet (V. p. 423) et les appareils de mouvements produiront des résultats heureux, si on combine l'emploi de ces moyens avec la déambulation opérée comme il a été dit (V. p. 408). Mais il faut que ces manœuvres soient faites suivant certaines règles. Il est évident que si l'on imprime violemment, et dans tous les sens, des mouvements à une articulation enflammée, on court risque d'aggraver l'inflammation et de produire un plus grand mal. Il faut tous les jours saisir le membre malade légèrement, sans violence, et lui imprimer lentement, sans secousses, des mouvements d'abord très-peu étendus; pour la hanche, en particulier, ces mouvements se feront dans le sens de la flexion et ne dépasseront pas quelques centimètres. Ainsi pratiqués, ils ne sont pas douloureux, ou du moins la douleur est parfaitement supportable. Ces mouvements doux, répétés chaque jour, pendant cinq, dix, vingt minutes, suivant l'acuité des cas, ont l'avantage, d'après M. Mellet, d'empêcher les positions vicieuses de se produire, de mettre obstacle à la formation des adhérences, ou de rompre celles qui existent, et de favoriser leur absorption ; ils entretiennent la souplesse des parties ligamenteuses, et vainquent la contracture musculaire.

Ces résultats seront même obtenus plus rapidement, si à ces moyens on joint le massage, les frictions, l'emploi des eaux minérales, en particulier celles de Néris ou d'Aix en Savoie.

Je pourrais citer, à l'appui de ce que j'avance, plusieurs faits que j'ai pu observer, notamment celui d'une jeune fille de 14 ans, que je viens de traiter et qui a vu les mouvements de son articulation atteinte de coxalgie aiguë, rhumatismale, revenir après un très-court espace de temps, M. Bonnes (1) rapporte deux faits pareils. Dans le premier, se rapportant à un enfant de 12 ans, la mobilité était rendue au membre six mois après le début de tout traitement ; dans le second, la petite malade qui fait le sujet de l'observation, revue sept mois après, pouvait courir et sauter sans se plaindre. M. Gibert, dans sa thèse, a aussi relaté un fait probant emprunté à la pratique de M. Marjolin.

Mais lorsque l'inflammation de la jointure, n'ayant pu se terminer par résolution, a été vive et longue ; lorsqu'elle a donné lieu à des productions fibreuses, à des épyphises, à des inflammations des os, à l'absorption des cartilages et à la sécheresse ou à la transformation des synoviales ou à des abcès, comme dans les coxalgies chroniques ou les fausses ankyloses, la question change de face. Autant on peut compter sur l'utilité des mouvements à la fin des coxalgies aiguës, autant il faut désespérer,

____

(1) *Observations et Remarques sur la rupture de l'ankylose ;* Lyon. 1860.

dans les cas que je viens de relater, du rétablissement fonctionnel des mouvements de la hanche.

Sous ce rapport, Bonnet s'est donc fait illusion ; et si, dans quelques cas (témoins ceux qu'il a pu citer et le fait si remarquable de notre savant confrère et ami le docteur Palasciano (de Naples), on a pu obtenir des mouvements presque normaux, cela tient à ce que l'on avait pris, pour une grave coxalgie, des maladies qui lui ressemblent beaucoup.

Si les appareils de mouvement réussissent incontestablement pour combattre l'immobilité des jointures, suite de fractures, et celle qui survient à la suite des luxations anciennes réduites en partie ou en totalité, les lésions péri et intra-articulaires, dans les ankyloses ou les coxalgies chroniques, sont trop graves pour permettre de pareils résultats de l'emploi des appareils et des mouvements passifs de Mellet.

D'où vient donc l'illusion de Bonnet ?

On peut croire quelquefois qu'à la suite des ruptures ou des redressements des ankyloses vicieusement fléchies, les appareils et les mouvements passifs de Mellet produisent des améliorations. Je l'ai cru souvent moi-même, mais un examen attentif m'a démontré qu'au lit c'était l'impossibilité de solidement fixer le bassin qui faisait croire à la possibilité du rétablissement de la fonction articulaire, et que, pendant la marche, les quelques mouvements apparents se passaient, non dans la hanche, mais dans l'articulation sacro-iliaque.

Bonnet ayant aussi dû souvent confondre les maladies péri-articulaires avec les inflammations de l'article, il n'est pas étonnant qu'il ait attribué à ses appareils des avantages marqués dans les cas de coxalgies chroniques anciennes, alors qu'il n'avait à traiter que des affections musculaires ou autres. C'est ainsi, par exemple, que n'ayant pu diagnostiquer les contractures douloureuses des muscles simulant des coxalgies (il ne les avait pas étudiées), il a pu se servir, dans ces derniers cas et avec succès, de ses appareils, et citer ensuite ces faits comme démontrant leur utilité.

Dans le chapitre sur la contracture douloureuse des muscles simulant des coxalgies, j'ai cité, entre autres, l'observation d'une jeune fille qui était atteinte d'une contracture tellement forte et résistante que j'aurais pu facilement la prendre pour une véritable ankylose, tant la difformité était semblable à celle de ces maladies. On a vu aussi que l'éthérisation n'ayant pas réussi, j'ai été obligé de pratiquer l'extension forcée et subite du membre, et, dès que les phénomènes aigus, suite de ce redressement, eurent cessé, la malade put marcher très-bien, fléchir et étendre son membre à volonté. Eh bien! si, n'ayant pas reconnu cette contracture, j'eusse traité cette enfant pour une maladie de la jointure, et qu'alors j'eusse fait usage des appareils de mouvements, j'aurais cru à leur puissante efficacité et je n'aurais certainement pas manqué de citer cet exemple comme un succès prouvant l'utilité des efforts tentés pour obtenir le rétablissement de la fonction dans les coxalgies.

Que de maladies des trochanters (V. p. 55) qui ont été prises pour des coxalgies ! Il suffit de relire mon article sur ce genre de lésion pour se convaincre de cette vérité. Supposez donc, que l'on fasse dans ces cas usage des appareils de mouvements : puisque l'articulation n'est pas malade, il sera sans doute très-facile de rétablir sa fonction physiologique, et on pourra alors, si on a porté un faux diagnostic, attribuer à une thérapeutique les résultats qui ne sont que l'œuvre du temps.

Ce qui prouve positivement que Bonnet a dû prendre des maladies étrangères à l'articulation pour des véritables coxalgies, c'est le fait suivant qu'il cite pour démontrer l'utilité de ses appareils.

Il rapporte (1) l'observation d'une arthrite chronique de la hanche gauche, développée à la suite d'un mouvement forcé de flexion avec raccourcissement du membre. L'exercice de la marche était très-difficile et douloureux ; il employa les appareils de mouvement, et il y eut une amélioration très-marquée.

Or, si l'on examine sérieusement les détails de ce fait, on voit que l'articulation n'était pas malade, qu'il n'y avait qu'une contusion dans les muscles ou dans les tissus fibreux, puisqu'il dit lui-même : « Le bon état de la santé générale et l'*absence de tout signe d'inflammation articulaire* me firent penser qu'il n'y avait ici qu'une indication à remplir, celle de rétablir les fonctions de la cuisse en exerçant méthodiquement les mouvements de la hanche. »

Voilà donc un cas cité par Bonnet pour démontrer que l'on peut rétablir les mouvements dans les arthrites chroniques. Nous le répudions, puisque l'articulation n'était pas malade.

Si maintenant nous examinions les observations qui se rapportent à des véritables ankyloses fibreuses, nous trouverions que, dans ces cas, les appareils à mouvements sont tout à fait impuissants.

Aussi, malgré son enthousiasme pour prouver l'utilité de ses appareils, Bonnet est-il obligé de convenir qu'il n'estime leur succès dans les maladies de l'articulation coxo-fémorale qu'à peu près aux quatre cinquièmes. Il a

---

(1) *Thérapeutique des Maladies articulaires*; p. 440.

beau dire, pour expliquer cette infériorité des appareils de mouvements, que la rareté des succès qu'il a obtenus dépend de ce qu'il a presque toujours agi sur des membres placés dans l'abduction ou l'adduction, c'est une explication qui ne peut satisfaire l'esprit. Le docteur Busch, qui les a employés dans les coxalgies sans difformités, sans que le membre soit dans l'abduction ou l'adduction, n'a pas plus été heureux que Bonnet.

Enfin, pour prouver l'utilité de ses appareils, Bonnet avance, dans un cas entre autres (p. 465), qu'il n'a pu, pendant l'usage de ce traitement, rendre les mouvements spontanés à la jointure, puis il ajoute, « qu'ayant revu le malade deux ans après, il a constaté qu'il marchait librement et pouvait faire plusieurs kilomètres sans fatigue. » Evidemment, ce n'est pas aux appareils de mouvements qu'il faut attribuer ce résultat, mais bien plutôt au temps et à la nature. Voici un fait que j'emprunte au travail de M. Delore (1), qui vient à l'appui de l'opinion que je défends ici.

LVII° OBSERVATION. « Mademoiselle T... fut traitée en 1854, par Bonnet, pour une coxalgie grave avec complications diverses et ankylose complète de toutes les jointures du membre inférieur gauche. En 1859, ce fait fut cité comme contraire à l'application heureuse des appareils de mouvements. Cependant je puis affirmer que cette jeune personne est depuis plusieurs années parfaitement guérie, avec rétablissement de tous les mouvements. »

Le rétablissement des mouvements par les appareils est donc une illusion dont Bonnet s'est bercé et qu'il faut dissiper. Bœckel, Guersant, William Busch, M. Bouchacourt, président de la Société de médecine, les chirurgiens lyonnais, et tous ceux qui, à Paris ou ailleurs, en ont fait usage, sont arrivés aux même résultats. Aussi,

(1) Traité des Ankyloses; *Congrès médical de France*, tenu à Lyon en 1864 ; p. 236.

un des grands partisans des travaux de Bonnet, mon
excellent ami, M. Verneuil, ayant plus de souci de la
vérité que des hommes, n'a-t-il pas craint d'écrire ces
quelques lignes, dont la pratique confirme chaque jour la
justesse.

« Quant au rétablissement consécutif des mouvements
par l'exercice progressif, les manipulations répétées, le
frottement prolongé des surfaces diarthrodiales, il n'y
faut point compter. On risque même de réveiller un travail inflammatoire intense et de provoquer des accidents
graves. Pendant quelques semaines, quelques mois même,
on peut s'applaudir d'un succès apparent ; mais quand on
suit les malades, on constate presque toujours que les
choses reviennent à leur état primitif, s'il ne se produit
même pas de nouvelles déviations. »

Mais, si je conviens que l'emploi des appareils à mouvements et la pratique de Mellet, sont, la plupart du temps,
impuissants à rétablir la fonction de l'articulation, il ne
faut pas croire que le membre, ayant été convenablement
redressé, l'articulation de la hanche ait à jamais perdu
tous ses mouvements. Chez les enfants, la nature se charge
quelquefois de réparer en partie le mal ; sous l'influence de
la marche et de l'exercice, on voit, après un temps plus
ou moins long, quelques mouvements revenir et acquérir
une étendue assez satisfaisante.

Je pourrais produire ici plusieurs faits qui corroborent
cette opinion ; mais en ayant déjà rapporté quelques-uns
(p. 331), j'y renvoie le lecteur.

FIN

APPAREIL INAMOVIBLE

DE

M. LE DOCTEUR VERNEUIL

M. le docteur Verneuil ayant bien voulu nous adresser la description du bandage inamovible qu'il emploit dans le traitement des coxalgies, nous nous empressons d'insérer avec plaisir la lettre de ce savant chirurgien. Elle contient des aperçus nouveaux et des détails pratiques dont l'incontestable utilité n'échappera à personne.

Mon cher ami,

Vous me demandez la description de ce qu'on appelle mon appareil ; quoique je l'aie déjà donnée sommairement lors de la dernière discussion à la Société de Chirurgie, je vais la reproduire avec les corrections que l'expérience m'a inspirées. Aussi bien quelques confrères avaient trouvé déjà, non sans raison, que les détails fournis par moi, étaient insuffisants et trop concis. Rien n'est plus difficile à faire et à faire comprendre que la description d'un bandage, et cependant, rien n'est plus important, car l'omission de quelques précautions, en apparence minimes, peut changer un appareil excellent en un instrument de torture, ou tout au moins en un attirail inutile. Je m'efforcerai donc d'être clair et explicite.

Et d'abord je n'apporte aucun principe nouveau, et au fond je ne fais pas autre chose qu'appliquer l'inamovibilité après avoir, autant que possible, rectifié les attitudes vicieuses. Comme exécution, mon bandage diffère à peine de celui qu'appliquait votre illustre maître Bonnet ; il ne s'en distingue que par quelques améliorations qui le rendent plus solide, plus facile à sup-

porter, un peu plus élégant et surtout beaucoup plus durable.
Vous savez, aussi bien que moi, combien de temps il faut pour
assurer la guérison d'une coxalgie, même de moyenne intensité ; vous savez encore que l'appareil amidonné, au bout de
deux ou trois mois, est assez détérioré, en général, pour qu'il
soit nécessaire de le renouveler. Or, je considère comme un
avantage de pouvoir garder en place, pendant plusieurs mois,
une demi-année et même une année entière, un bandage qui
va bien, car on est jamais sûr que le suivant le vaudra. C'est
ce que j'ai bien souvent obtenu. Tout récemment, je revoyais
un enfant de cinq ans, à qui j'ai mis le bandage il y a plus de
douze mois, il est aussi solide que le premier jour. Je compte
le laisser en place jusqu'à l'époque des grandes chaleurs. Il aura
donc duré quatorze mois environ. Je soigne quelques enfants
de province qui viennent à Paris deux fois par an ; je me contente souvent de remettre dans les points ou le bandage a faibli
quelques tours de bande supplémentaires à titre de renfort, mais
les parents s'acquittent eux-mêmes de cette tâche facile, et je
compte au moins cinq exemples d'appareils de ce genre, maintenus en permanence pendant une année entière.

Ceci dit, j'entre en matière et j'examine d'abord les pièces
que j'emploie.

1° Un maillot bien garni d'ouate :

2° Des attelles en fil de fer ;

3° Un nombre suffisant de bandes, les unes sèches, les autres dextrinés.

Maillot. — Le maillot est une pièce très-essentielle ; ordinairement je me sers d'un caleçon de tricot en coton, mais ceux
qu'on trouve dans le commerce ne s'adaptent presque jamais
exactement; ils sont trop larges et trop courts, il faut donc les
faire corriger. De temps en temps, je rencontre des mères
ou des ouvrières assez intelligentes pour suivre mes indications, mais le plus souvent, si je ne surveille pas moi-même
la confection de cette pièce, elle est manquée au moment où
j'arrive pour placer l'appareil. Voici pourtant les instructions
que je donne : Le maillot doit être absolument collant, comme
celui des acrobates et fermé partout. Il doit descendre jusqu'à
la cheville, et par son bord supérieur, monter sur la poitrine
jusqu'aux mamelons.

Bonnet recouvrait complétement le pied en même temps que la jambe. J'ai jugé à propos de supprimer l'enveloppement du pied, mais je maintiens rigoureusement l'immobilité du genou, dont les mouvements ont une influence marquée sur ceux de la hanche et du bassin.

En revanche, Bonnet montait moins haut, ses circulaires dépassaient un peu le nombril et prenaient un point d'appui sur le bassin ; il en résultait que l'appareil, pour être solide, devait être assez fortement serré au niveau des os iliaques et qu'alors il était gênant, ou que s'il était peu serré, peu gênant, il permettait encore à l'articulation coxo-fémorale quelques mouvements, source de douleurs et infraction fâcheuse au principe si précieux de l'immobilisation absolue de la jointure malade. En prolongeant beaucoup en haut le bandage inamovible, j'augmente considérablement le bras du levier supérieur, et en d'autres termes, la branche supérieure du compas dont l'articulation coxo-fémorale représente le sommet. Je puis donc obtenir une fixation de cette dernière sans que les circulaires abdominaux soient très-serrés ; bien souvent, grâce surtout à la souplesse de la paroi du ventre, je puis passer la main entre cette paroi et le bandage.

Revenons au maillot. Lorsqu'on s'est assuré qu'il a les dimensions convenables et qu'il s'applique exactement, on le garnit extérieurement d'une épaisse couche d'ouate, qu'on fixe par des points de fil, comme s'il s'agissait d'une douillette ouatée. La couche doit avoir, après le faufilage, au moins un bon travers de doigt d'épaisseur ; elle recouvre du haut en bas toute la jambe du côté malade, toute la partie qui répond au bassin et à la paroi abdominale ; au contraire, on laisse sans garniture la jambe du côté sain jusqu'au niveau du pli inguinal en avant et de la moitié de la fesse en arrière. Le capitonnage est inutile en ces points qui doivent être laissés à nu. La couche d'ouate, jointe au maillot, remplace celle que l'on appliquait autrefois sur la peau, et qu'on y maintenait avec quelques circulaires de bande. La substitution que je propose a quelques avantages ; d'abord, on est assuré que cette couche est régulière, ne fait défaut nulle part et présente partout une épaisseur convenable, en même temps il y a du temps gagné. En effet, dès que le membre est redressé, on passe rapidement le

maillot de bas en haut et les parties qui devront être recouvertes par le bandage se trouvent instantanément garnies
d'une couche protectrice. Autre avantage. Le coton immédiatement appliqué sur la peau se pénètre de sueur et se salit vite :
d'ailleurs, il irrite plus le tégument qu'un tissu souple, élastique
et uni, comme l'est le tricot fin.

J'ai dit dans quelle étendue le maillot devait recouvrir le
tronc ; les dernières côtes et la base du thorax sont recouvertes,
puisque le bord de l'appareil atteint le niveau de l'appendice
xyphoïde. On pourrait croire que l'expansion du thorax est
empêchée et qu'il en résulte une gêne pour les mouvements
respiratoires et même pour les digestions. Il n'en est rien : le
plus souvent on constate, au contraire, que l'appareil est trop
ample et ne s'applique pas assez exactement sur l'abdomen,
cela est dû sans doute au tassement de la couche de coton :
toujours est-il, que jamais je n'ai eu besoin d'élargir supérieurement la ceinture solide que constitue le bandage après sa
dessication. En revanche, en s'élevant aussi haut, on réalise
plusieurs avantages importants que j'indiquerai plus loin en
parlant des attelles.

Attelles. — On sait que les appareils inamovibles mettent
un certain temps à acquérir la solidité qui en fait le principal
avantage. La dextrine, l'amidon, ne sèchent guère avant vingt-
quatre heures. Le plâtre durcit plus vite, mais il est d'un emploi
moins avantageux dans l'espèce et j'y ai rarement recours, pour
des motifs qu'il serait trop long d'énumérer. Or, si on se contentait d'appliquer les bandes solidifiables, sans leur donner de
soutien, les mouvements de l'opéré déformeraient le bandage :
la contraction musculaire reproduirait les déviations et on
aurait manqué l'un des buts principaux, c'est-à-dire la correction des attitudes vicieuses. Ceci est tellement vrai, que j'ai
vu maintes fois se produire sous mes yeux le résultat suivant :
une déviation existe, le chloroforme administré, on la corrige
sans peine et l'on rend au membre malade sa longueur et sa
direction normales. Mais l'enfant se réveille, il ressent de la
douleur, ne serait-ce qu'à cause des manipulations et des violences nécessaires pour le redressement, aussitôt l'attitude
vicieuse se reproduit et l'on s'aperçoit, à la fin de l'opération,
que le membre est aussi dévié qu'auparavant.

Il est donc indipensable d'assurer la position nouvelle, parfois si laborieusement obtenue, et pour cela de soutenir le bandage. Quand on applique les bandes amidonnées, on place entre leurs circulaires des attelles de gros carton mouillées d'avance, afin qu'elles se moulent sur les contours de la fesse et la région inguinale. Mais ces attelles elles-mêmes sèchent lentement et, à ce titre, remplissent mal le rôle de tuteurs immédiats. D'ailleurs, il faut les multiplier pour avoir une solidité suffisante et on obtient ainsi des bandages très-volumineux, très-lourds, assez gênants et difficiles à dissimuler dans les pièces d'habillement.

On peut encore, le bandage dextriné étant posé, appliquer à l'extérieur des attelles de fil de fer, qu'on fixe temporairement avec quelques tours de bandes et qu'on enlève dès que la dextrine est solide. Le procédé est bon pour le premier moment, car il prévient la déformation immédiate de l'appareil. Mais celui-ci, réduit aux seules bandes superposées, ne résiste pas longtemps aux mouvements continuels des articulations recouvertes. Il se casse au niveau du genou et de l'aine, et la mobilité revient au bout de quelques semaines; avec elle, on observe le retour des douleurs, surtout la nuit.

On possède enfin, un dernier moyen d'assurer la bonne conformation du bandage, il consiste à placer l'enfant pendant deux ou trois jours dans la gouttière de Bonnet et de l'y maintenir jusqu'à la dessiccation de la matière solidifiable ; mais on n'a pas toujours cette gouttière, et d'ailleurs, l'appareil uniquement composé de bandes mérite toujours le reproche d'être peu durable et de se détériorer en quelques semaines.

J'ai cru mieux faire en utilisant les deux procédés énoncés plus haut. Je garde le soutien en permanence, comme dans l'appareil amidonné et je remplace les bandes de carton par des attelles en fil de fer assez solides, quoique souples, et incorporées dans l'épaisseur même du bandage.

Celui-ci, sans augmenter beaucoup le poids, acquiert ainsi une solidité, une résistance à toute épreuve, car il est muni d'une sorte de squelette intérieur.

Je n'ai pas besoin de décrire les attelles de fil de fer qui sont d'un usage très-général et que tout le monde connaît. Je dirai seulement qu'elles doivent être, quant à la longueur, à la largeur et à la résistance, proportionnées à l'âge et à la taille des malades, il faut donc en avoir un certain nombre à sa disposition, et au besoin les faire fabriquer pour le cas donné.

Voici comment elles doivent être disposées. Une première attelle longue et forte s'étend du haut en bas du bandage, elle est placée au côté externe du membre, on la courbe légèrement au niveau de la saillie du grand trochanter pour qu'elle ne comprime pas cette apophyse. Une seconde attelle un peu moins forte est disposée en cercle ; elle s'applique en forme de ceinture. On l'assujettit par des liens à l'extrémité supérieure de la première. On trouve chez les fabricants des attelles en T qui sont très-commodes. La branche verticale du T descend le long de la cuisse ; la branche horizontale est courbée en demi-cercle pour se mouler sur le tronc. Si les deux moitiés de cette branche horizontale sont trop courtes pour entourer tout à fait la taille, on y fixe un autre bout d'attelle qui complète le ceinturon métallique. Ces deux pièces suffisent quand la déviation, peu prononcée ou peu résistante, a pu être facilement corrigée. Mais si la contracture ou la rétraction musculaire est très-forte, si le bassin reste oblique, si l'allongement ou le raccourcissement apparent persiste et par conséquent l'abduction, l'adduction ou la flexion, il faut donner plus de solidité à l'appareil, sans quoi, la difformité se reproduirait sur le champ et serait perpétuée par le bandage lui-même. On ajoute alors une troisième attelle, parallèle à l'axe du membre, qu'on place soit en avant soit en arrière et dont on rattache l'extrémité supérieure au ceinturon.

Bandes. Elles sont faites en vieille toile un peu épaisse. Leur largeur varie de cinq à huit centimètres. Les bandes étroites s'appliquent beaucoup mieux, surtout chez les petits enfants. Il suffit de leur donner cinq à six mètres de longueur. Il en faut une grande quantité. Pour un enfant de trois ou quatre ans, j'en commande au moins dix, soit trente ou trente-six mètres. Pour un adulte, soixante mètres sont nécessaires : les deux tiers sont à l'avance enduits de dextrine.

Quelques bouts de ruban de fil, quelques pièces d'ouate supplémentaires complètent ce qui est nécessaire. Il est bon de se munir de deux pinces, l'une destinée à couper le fil de fer, si les attelles sont trop longues ou trop larges ; l'autre, semblable à celle dont se servent les grillageurs, sert à courber les attelles ou à relever en dehors les pointes, les saillies qui pourraient blesser la peau si elles proéminaient vers la face interne du bandage.

Il ne faut pas se dissimuler, en effet, que la présence de tiges rigides et dures dans l'épaisseur de l'appareil deviendrait la source d'accidents, si ces tiges exerçaient sur la peau ou les saillies osseuses des pressions continues. Il faut donc mettre tous ses soins à ce que le squelette métallique du bandage soit partout séparé de la peau par une couche épaisse de coton et se moule sur tous les contours du bassin.

Tout étant disposé, on procède à l'application du bandage. Le malade est profondément endormi, jusqu'à résolution complète, on opère le redressement aussi complet que possible, c'est-à-dire en s'efforçant de ramener les deux membres à la même longueur et au paraléllisme.

Ceci fait, on passe rapidement le maillot, en ayant bien soin de ne pas érailler la couche d'ouate extérieure. Pour que ce maillot, une fois en place, ne descende pas et ne fasse point de pli. Un aide est chargé de le maintenir en saisissant la circonférence supérieure et en le tirant fortement en haut.

On place alors les attelles qui sont à l'avance attachées les unes aux autres. Le ceinturon doit être placé dans l'espace qui sépare la crête iliaque du rebord des fausses côtes, ni plus haut ni plus bas surtout. Autrefois, je plaçais le ceinturon métallique au niveau de la crête iliaque, mais plusieurs fois, ayant involontairement serré trop fortement les tours de bande, j'ai eu des accidents. Malgré la couche d'ouate, le fil de fer, pressant sur l'épine iliaque antéro-supérieure ou sur la crête, a déterminé de la douleur, de la rougeur et même, dans certains cas, des escarres superficielles. J'ai dû retirer l'appareil, ou le fendre ou l'inciser, et de cette façon, j'ai manqué le but. Aujourd'hui, le ceinturon ne touchant nulle part au bassin, repose uniquement sur la paroi abdominale qui supporte impunément une pression modérée. Cette position du ceinturon a un autre avantage. A moins d'avoir affaire à des sujets très-gros, ou à ventre proéminent, le tronc présente naturellement un rétrécissement entre les fausses côtes et le bassin, au niveau de ce qu'on appelle vulgairement la taille. Or, l'attelle circulaire répond précisément à ce rétrécissement. L'appareil, sans être serré, se moule exactement sur lui et s'évase au-dessous, c'est-à-dire sur la saillie de l'os iliaque. Cette disposition l'empêche de descendre, lorsque l'enfant est debout et se livre à la marche : avantage notable, car lorsque le bandage glisse de haut en bas, il gêne dans la station debout, à ce point qu'on est souvent obligé de le soutenir à l'aide de bretelles.

Les attelles mises en place, on attache les deux bouts de la ceinture métallique. Ce temps exige certaines précautions. Cette ceinture, en effet, ne doit être ni trop large, ni trop serrée : trop large, elle laisse entre elle et la paroi abdominale un écartement considérable, d'où immobilisation imparfaite ou le glissement dont j'ai parlé plus haut. Trop serrée, elle cause de l'oppression, de la douleur et une gêne pendant la période de la digestion. Une fois le circuit définitivement formé, il faut encore le modeler suivant la configuration de l'abdomen. Tantôt celui-ci représente un cylindre, tantôt il est aplati d'avant en arrière. Le ceinturon doit donc avoir tantôt la forme d'un cercle, tantôt celle d'une ellipse. Chez les sujets maigres, il faut bien prendre garde à la saillie des apophyses épineuses et éviter que la pression s'exerce sur elles. On y parvient, en mettant à leur niveau une couche supplémentaire de coton, et en modifiant en ce point la courbure de l'attelle.

Chez les sujets très-gras, l'embarras est aussi grand ; car, il arrive souvent que l'embonpoint est factice et tient simplement à la saillie exagérée de l'abdomen, causée elle-même, soit par l'ensellure, soit par le mauvais état des voies digestives (fait très-commun chez les jeunes scrofuleux) ; aussi, constate-t-on souvent que la ceinture très-exactement moulée sur la taille pendant quelques jours, devient ensuite beaucoup trop large quand l'inflexion vertébrale s'efface ou que l'abdomen s'affaisse par suite d'une amélioration de l'état dyspeptique.

Si l'on prévoit d'avance ces modifications, surtout la dernière, on serre un peu plus le ceinturon.

La charpente métallique étant mise en place, on achève de l'assujettir à l'aide de quelques circulaires de bandes sèches : après quoi, on procède à l'application de la bande dextrinée. On commence par recouvrir la jambe et la cuisse, puis la partie la plus élevée de l'appareil, c'est-à-dire la ceinture. Les circulaires supérieures doivent dépasser, d'un centimètre ou deux, le bord de l'attelle métallique, et il faut veiller attentivement à ce que ce bord soit partout recouvert de coton et ne soit nulle part en contact direct avec la peau. Enfin, on applique autour de la cuisse et du bassin des tours de bande en 8 de chiffre, comme dans le spica de l'aine. De cette façon, on recouvre la hanche, la plus grande partie de la fesse, la partie inférieure de l'abdomen et la partie supérieure de la cuisse du côté malade. Grâce à la solidité que le squelette métallique donne au bandage, on peut se dispenser de faire monter très-haut les circulaires de la cuisse et de faire descendre très-bas ceux de l'abdomen. Les premiers, doivent s'arrêter à deux travers de doigt du pli génito-crural, et les seconds doivent à peine recouvrir l'épine illiaque antéro-supérieure du côté sain. De cette façon, les organes génitaux, la symphyse pubienne, tout le pli inguinal du côté sain, restent à découvert en avant, ainsi que la région anale en arrière. Ce point est très-important, parce que les excrétions urinaires et fécales, outre qu'elles se font très-aisément, ne salissent pas l'appareil, pour peu qu'on prenne quelques précautions.

J'ai, de plus, introduit une petite modification qui, toute simple qu'elle soit, rend de véritables services. Dans l'ancienne manière d'appliquer le bandage, le coton était immédiatement sur la peau et devait dépasser légèrement les circulaires de bande, mais au bout d'un certain temps, ce coton se détachait par fragments, et le bord, libre du bandage, n'était plus formé que par le bord de la bande solide, lequel blessait la peau du ventre ou de la fesse, ou des organes génitaux. J'ai vu chez les enfants indociles et remuants des excoriations se former à ce niveau, causer des douleurs vives et entraîner la nécessité d'enlever le bandage, ou de l'échancrer successivement, ce qui nuisait à sa solidité. J'ai apporté remède à cet inconvénient réel de la manière suivante. J'ai dit, en décrivant le maillot, qu'en le recouvrant d'une épaisse couche de coton, on devait laisser cependant à ses extrémités une zône large de deux à trois doigts non capitonnée ; cette zône, aussitôt les circulaires de dextrine appliqués va être utilisée ; je la renverse de manière à ce qu'elle forme, sur toute la circonférence libre de l'appareil, un bourrelet arrondi recouvrant la couche de coton, le bord des attelles et la bande dextrinée, puis je consolide ce bourrelet avec deux ou trois tours de bande dextrinée. De cette façon, partout où les contours du bandage sont en rapport avec la peau, existe un rebord mou, arrondi, constitué par le maillot réfléchi et incapable de blesser les téguments.

L'appareil gagne encore à cela de la solidité, de l'élégance, et de plus, un petit avantage qui n'est pas à dédaigner et que je dois signaler. J'ai vu, en effet, plusieurs fois, dans des familles pauvres, des punaises s'introduire en grand nombre dans le coton, entre les circulaires de bande et tourmenter cruellement les patients. La formation du bourrelet, fermant exactement l'appareil à son pourtour, évite cette petite complication.

L'appareil posé, l'enfant est roulé dans un journal, pour que la dextrine ne s'attache pas au lit, puis on le couche dans la position horizontale : la tête basse, le tronc bien droit, et l'on veille à ce que l'immobilité soit continue, pour que l'appareil ne soit pas déformé avant sa dessication. Pendant le cours de celle-ci, on examine attentivement tout le contour du bandage, et, si quelques circulaires dépassent le bourrelet, si quelque pli se forme on excise une languette de la bande dextrinée ; au bout de quarante-huit heures tout est sec et solide ; l'appareil reste tel qu'il sera jusqu'à la fin.

Tel est, mon cher ami, ce qu'on appelle *mon appareil ;* vous voyez qu'il est bien simple et ne se distingue de ses aînés que par des modifications bien minimes. Cependant, et de lui et des autres, je dois dire que le succès dépend souvent de l'observation minutieuse des précautions les plus insignifiantes en apparence ; c'est pourquoi je me suis permis d'être prolixe et m'applique à moi-même le fameux *de minimis curat pretor.*

Bien à vous,

Verneuil.

FIN

TABLE DES MATIÈRES

TRAITÉ

DE THÉRAPEUTIQUE DE LA COXALGIE

PREMIÈRE PARTIE

FIN DE LA TABLE DES MATIÈRES

CLINIQUE
CHIRURGICALE

PAR J.-G. MAISONNEUVE
Chirurgien de l'Hôtel-Dieu de Paris

Deux vol. gr. in-8, formant ensemble 1500 pages, avec figures dans le texte
Prix : 24 fr.

Le tome second, contenant les *Affections cancéreuses*, la *Ligature extemporanée*, les *Tumeurs de la langue*, les *Maladies de l'ovaire*, les *Hernies*, etc., se vend séparément. . . . . 12 fr.

TRAITÉ COMPLET
THÉORIQUE ET PRATIQUE
DES
ACCOUCHEMENTS

PAR D. JOULIN
Professeur agrégé à la Faculté de médecine de Paris

Un fort vol. gr. in-8 de 1200 pages, avec 150 fig. dans le texte. — Prix : 16 fr.

TRAITÉ COMPLET
THÉORIQUE ET PRATIQUE
DES
MALADIES VÉNÉRIENNES
LEÇONS CLINIQUES
SUR LES AFFECTIONS BLENNORRHAGIQUES, LE CHANCRE ET LA SYPHILIS

PAR EDMOND LANGLEBERT
Docteur en médecine de la Faculté de Paris

RECUEILLIES PAR M. ÉVARISTE MICHEL
REVUES ET PUBLIÉES PAR LE PROFESSEUR

Un vol. in-8 de 700 pages, avec une Bibliographie complète des ouvrages publiés jusqu'à ce jour sur la Syphilis. — Prix : 8 fr.

LYON. — IMP. COMMERCIALE ET ADMINISTRATIVE DE PITRAT AÎNÉ, 4, RUE GENTIL.

CATALOGUE

DE

F. SAVY

ÉDITEUR

Tous les ouvrages de ce Catalogue sont expédiés
par la poste en France, en Algérie, en Italie, en Suisse et en Belgique
FRANCO et sans augmentation sur les prix désignés.

Joindre à la demande des timbres-poste français
ou un mandat sur Paris.

On peut se procurer également ces ouvrages
par l'intermédiaire de tous les libraires de la France et de l'étranger.

PARIS

24, RUE HAUTEFEUILLE, 24

1867

La Librairie F. SAVY se charge de procurer tous les ouvrages publiés à l'Étranger, principalement en Allemagne, en Angleterre, en Italie et en Amérique.

Elle se charge également de faire les Commissions qui lui sont adressées de France et de l'Étranger.

La Librairie F. SAVY publie tous les trois mois des catalogues de Sciences naturelles qui contiennent les publications nouvelles faites en France et à l'Étranger et les livres d'occasion que la maison a acquis pendant cet intervalle. Ils sont envoyés *franco* aux personnes qui en font la demande.

En distribution, les catalogues de Sciences naturelles, n° 1 à 18.

ACHAT ET ÉCHANGE

DE

LIVRES ANCIENS DE SCIENCES NATURELLES

M. F. SAVY, *Local secretary of the London Palæontographical Society*, reçoit les cotisations des Membres de la Société ainsi que toutes espèces de communications qu'ils peuvent avoir à faire parvenir.

Le volume de 1866 (tome XIX) est en distribution.

OUVRAGES PAR ORDRE ALPHABÉTIQUE

ANNUAIRE des eaux minérales et des bains de mer de la France et de l'étranger, publié par la *Gazette des eaux;* 1 joli vol. in-18 de 500 p.

    Ire année, 1859. (*épuisé*).
    IIe année, 1860. . . . . 1 fr. 50
    IIIe année, 1861. . . . . 1 fr. 60
    IVe année, 1862. . . . . 1 fr. 50
    Ve année, 1863. . . . . 1 fr. 50
    VIe année, 1864. . . . . 1 fr. 50
    VIIe année, 1865. . . . . 1 fr. 50
    VIIIe année, 1866. . . . . 1 fr. 50
    IXe année, 1867. . . . . 1 fr. 50

ANCELET (E.). Études sur les maladies du pancréas. Paris, 1866. In-8 de 160 pages.. . . . . 2 fr. 50

ANSBERQUE (Edme). Flore fourragère de la France, reproduite par la méthode de compression dite phyloxygraphique. Lyon, 1866. 1 vol. in-fol. avec 270 planches. . . . . 40 fr.

ARCHIAC (D'). Introduction à l'étude de la paléontologie stratigraphique. Cours de paléontologie, professé au Muséum d'histoire naturelle. Paris, 1862-64. 2 vol. in-8 de 500 p., avec figures dans le texte et cartes coloriées.. . . . . 16 fr.

Le Ier volume renferme l'*Histoire de la paléontologie stratigraphique*. M. d'Archiac fait tour à tour l'histoire de la paléontologie dans l'antiquité, au moyen âge, en France, dans l'Italie, les Alpes et la Suisse, la Bavière, le Würtemberg, le Cobourg, la Pologne, la Russie et la Silésie, le centre de l'Europe, de l'Allemagne, et les deux Amériques, etc., etc. Ce volume peut servir de Bibliographie paléontologique.. 7 fr. 50

Le tome II traite des *Connaissances générales qui doivent précéder l'étude de la paléontologie stratigraphique et des phénomènes organiques de l'époque actuelle qui s'y rattachent.* — Origine des êtres; De l'espèce; M. Darwin; Classification géologique; Distribution des vertébrés terrestres; Distribution des animaux aquatiques; Lignes isocrymes; Distribution des êtres organisés; Distribution des végétaux; Iles et récifs de polypiers; Organismes inférieurs; Gisements principaux; Preuves de l'existence de l'homme; Restes d'industrie humaine; Habitations lacustres; Ouvrages en terre de l'Amérique du Nord; Fossilisation.. . . . . 8 fr. 50

Les matières traitées par M. d'Archiac n'ont donc été publiées jusqu'à ce jour dans aucun ouvrage de paléontologie. Cet ouvrage peut donc être considéré comme le complément de tous les traités de paléontologie; il se rattache en outre par la méthode à l'*Histoire des progrès de la géologie,* du même auteur.

—— **Histoire des progrès de la géologie de 1834 à 1860**, publiée par la Société géologique de France. sous les auspices de M. le Ministre de l'instruction publique. Paris, 1847-1860. 8 vol. grand in-8, en 9 parties.

    Tome I.   Cosmogonie et Géogénie. — Physique du globe. — Géographie physique. — Terrain moderne. . . . . » »
    Tome II.   *Première partie.* — Terrain quaternaire ou diluvien.. . 5 »
    Tome II.   *Deuxième partie.* — Terrain tertiaire. 8
    Tome III.   Formation nummulitique. — Roches ignées ou pyrogènes des époques quaternaire et tertiaire. . . . . 8 »

Voir D'ARCHIAC et HAIME : *Description des animaux fossiles du groupe nummulitique de l'Inde.*

    Tome IV.   Formation crétacée, *première partie,* avec pl. . . . . . 8 »
    Tome V.   Formation crétacée, *deuxième partie.* . . . . 8 »
    Tome VI.   Formation jurassique, *première partie,* avec pl. . . . . 10 »
    Tome VII.   Formation jurassique, *deuxième partie,* avec pl.. . . . 8 »
    Tome VIII. Formation triasique. . . . . 8 »

ARCHIAC (D'). **Du Terrain quaternaire** et de l'ancienneté de
l'homme. Leçons professées au Muséum, recueillies et publiées par M. Eugène Trutat. Paris, 1863. 1 vol. in-8. . . . . 2 fr.

—— **Géologie et Paléontologie.** I⁽ᵉ⁾ partie. Histoire comparée.
II⁽ᵉ⁾ partie. Science moderne. Paris, 1867. 1 fort vol. in-8. . . 7 fr. 50

—— **ET Jules HAIME. Description des animaux fossiles du
groupe nummulitique de l'Inde**, précédée d'un résumé géologique
et d'une monographie des nummulites. Paris, 1853-1854. 2 vol. in-4 avec
36 planches de fossiles. . . . . 60 fr.
Le tome II se vend séparément. . . . . 30 fr.
  L'ouvrage de MM. d'Archiac et Jules Haime, forme le complément nécessaire du
tome III de l'*Histoire des progrès de la géologie*.
  Le tome I comprend la Monographie des Nummulites avec la description des Polypiers et de- Echinodermes de l'Inde.
  Le tome II, les Mollusques Bryozoaires, Acéphales, Gastéropodes, Céphalopodes, Anné-
lides et Crustacés.

BAILLON (H.). Professeur de botanique à la Faculté de médecine de Paris.
Guide de l'étudiant au nouveau jardin botanique de la Faculté de médecine de Paris. Paris 1865, grand in-8 de 50 p. . . . . . . 1 fr. 25.

—— **Botanique cryptogamique.** (*Voir* Payer.)

BARBASTE. De l'état des forces dans les maladies, et des
indications qui s'y rapportent. Paris, 1851. 1 vol. in-8. . . . . . . 2 fr.

—— **De l'homicide et de l'anthropophagie.** Paris, 1856. 1 volume
in-8 (7 50) . . . . 3 fr. 50

BAUDOT (E.), ancien interne des hôpitaux, etc., **Voies d'introduction
des médicaments.** Applications thérapeutiques. Paris, 1866. 1 vol.
in-8. . . . . 5 fr.

BAUMÉS. Précis historique et pratique sur les diathèses.
Paris, 1855. 1 vol. in-8. (5). . . . . 2 fr.

—— **Traité des maladies venteuses.** Lettres sur les causes et effets
de la présence des gaz ou vents dans les voies gastriques, et sur les moyens
de guérir ou de soulager ces maladies, 2ᵉ éd. Paris, 1837. 1 v. in-8(5). 3 fr.

—— **Précis théorique et pratique des Maladies vénériennes.**
Paris, 1840. 2 vol. in-8. (12). . . . . 8 fr.

BERTHIER (P.), médecin en chef de Bicêtre. **Excursions scientifiques dans les asiles d'aliénés.** — Première série, comprenant
les Asiles d'Auxerre, de Lyon, de Grenoble, de Dôle, de Chambéry, de
Saint-Dizier, de Moulins, de Montpellier, de Dijon, de Rodez, de Caen,
d'Avignon, etc., Paris, 1862. 1 vol. in-8. . . . . 2 fr. 50.

—— Deuxième série comprenant les asiles de Rouen, de Montauban, de Bon-
neval, de Toulouse, de la Charité, de Marseille, de Châlons-sur-Marne, de
Privas, de Limoges, de Bourges, d'Auch, d'Orléans, d'Alby, de Blois, de Cler-
mont-Ferrand, de Cadillac, de Bordeaux, etc.; Paris, 1864. in-8 avec une
carte itinéraire des asiles d'aliénés de la France.. . . . . 2 fr. 50

—— Troisième série comprenant les asiles de Clermont-sur-Oise, du Mans,
d'Alençon, d'Angers, de Nantes, de Pont-l'Abbé-Picauville, de Pau, de Saint-
Venant, de Strasbourg, de Rennes, de Lille, de Leyme, de Niort, de Mayenne,
d'Armentières, de Nancy, du Puy, de Napoléon-Vendée, de Bourg. Paris, 1865.
1 vol. in-8. . . . . 2 fr. 50

—— **Médecine mentale.**
  Première étude. — De l'isolement. 1857. Broch. in-8. . . . . 1 fr. 50
  Deuxième étude. — Des causes. Paris, 1860. 1 vol. in-8. . . . . 4 fr.

BERTHIER (P.). **De la folie diathésique.** Paris, 1859. In-8. 1 fr. 50

—— **De l'imitation,** au point de vue médico-philosophique. Paris, 1861. 1 vol. in-8.. . . . . 75 c.

—— **Erreurs relatives à la folie.** Paris, 1863. In-8. . . . . 75 c.

BOUCHARD, interne lauréat des Hôpitaux de Paris, délégué par la Société de médecine de Lyon à Saint-Gemmes (Maine-et-Loire) et dans les Landes. **Recherches nouvelles sur la pellagre.** Paris, 1862. 1 vol. in-8 de 400 pages.. . . . . 6 fr.

Ouvrage couronné par les Sociétés de médecine de Lyon et Strasbourg (prix de 500 fr.), et honoré d'un encouragement de 1,000 fr. par l'Institut (Académie des sciences).

—— **Études sur quelques points de la pathogénie des hémorrhagies cérébrales.** Paris, 1867. 1 vol. in-8 avec pl . . 3 fr.

—— **Études expérimentales sur l'identité de l'herpès circiné et de l'herpès tonsurant.** 1861. Brochure in-8. .. . . 75 c.

BOURGOIN (Edme), pharmacien en chef de l'Hôpital du Midi **De l'isomérie.** Paris, 1866. In-8 de 133 pages.. . . . . 2 fr. 50

BOURGUIGNAT (S. R.). Malacologie de la Grande-Chartreuse. Paris, 1864. 1 beau vol. grand in-8, avec 9 pl. de vues pittoresques, 8 pl. de moll. en double, noir et color . . . . 30 fr.

—— **Mollusques nouveaux litigieux ou peu connus.** In-8 de 24 pages avec 4 pl. En vente au 31 décembre 1866 les fascicules I à VII. Prix de chaque fascicule. 4 fr.

Sous ce titre, l'auteur se propose de publier comme complément des *Aménités et Spécilèges malacologiques* des fascicules contenant dix espèces (décades). Dix décades forment une centurie; chaque volume sera composé d'une centurie.

—— **Monographie du nouveau genre moitessieria.** Paris, 1863. 1 vol. in-8, avec 2 planches. . . . . 4 fr.

Ce mémoire renferme la description de ce nouveau genre et les diagnoses de 3 espèces nouvelles.

—— **Monographie du nouveau genre français Paladilha.** Paris, 1865, grand in-8 de 16 p. avec pl . . . . 4 fr.

—— **Malacologie d'Aix-les-Bains.** Paris, 1864. 1 v. in-8 av. 3 pl. 10 fr .

Toutes les publications de M. Bourguignat sont imprimées à 100 exemplaires.

BRACHET. Recherches expérimentales sur les fonctions du système nerveux ganglionnaire et sur leur application à la pathologie, 2e édition. Paris, 1837. 1 vol. in-8 (7). . . . . 3 fr.

Ouvrage couronné par l'Institut.

BRONN II. (G.). Lethæa geognostica oder Abbildung und Beschreibung der für die Gebirgs-Formationem bezeichnendsten Versteinerungen. Stuttgart, 1850-1856, 12 volumes in-8 avec atlas de 124 pl. in-folio. 160 fr.

BROSSARD (E.). Essai sur la constitution physique et géologique des régions méridionales de la subdivision de Sétif (Algérie). Paris, 1866. 1 v. in-4 avec coupe et carte géol. col. 11 fr.

BURAT (Amédée). Description des terrains volcaniques de la France centrale. Paris, 1833. 1 v. in-8 avec 10 pl. . . . . . 7 f. 50

CARRIÉ (abbé). **Hydroscopographie et Métalloscopographie,** ou Art de découvrir les eaux souterraines et les gisements métallifères au moyen de l'électro-magnétisme. 1865, 1 vol. in-8°. . . . . 5 fr.

CARTES GÉOLOGIQUES DE TOUS LES DÉPARTEMENTS français, d'Angleterre, de Belgique, d'Allemagne, de Suisse, de l'Espagne, d'Italie.

CHEVALIER. L'immense trésor des sciences et des arts, ou les Secrets de l'industrie dévoilés, contenant 840 recettes et procédés nouveaux inédits. 11e édition, 1865, 1 vol. in-8°. . . . . 5 fr.

CLÉMENT. Manuel forestier. 1 vol. in-18. . . . . 30 c.

COLLECTION DE VOLUMES A UN FRANC.

De la culture des fleurs dans les petits jardins, sur les fenêtres et dans les appartements, par Courtois-Gérard. 4e édition. Paris, 1864. 1 vol. in-32 de 192 pages, avec 15 gravures. . . . . 1 fr.
La Société centrale d'horticulture a décerné une médaille à cet ouvrage.

De la culture maraîchère dans les petits jardins, publié sous le patronage de la Société impériale et centrale d'horticulture, par Courtois-Gérard. 4e édition. Paris, 1861. 1 vol. in-32 de 192 pages, avec 15 grav. 1 fr.
La Société impériale et centrale d'horticulture a décerné une médaille de vermeil à cet ouvrage, et il a été honoré d'une souscription du Ministre de l'agriculture.

Des animaux d'appartements et de jardins : oiseaux, poissons, chiens, chats; par F. Prévost. Paris, 1861. 1 vol. in-32 de 192 pages, avec 46 gravures dans le texte. . . . . 1 fr. »
Le même ouvrage, figures coloriées. . . . . 2 fr. 50
La Société protectrice des animaux a décerné à ce volume une mention honorable.

De la santé des petits enfants, ou conseils aux mères sur la conservation des enfants pendant la grossesse, sur leur éducation physique depuis la naissance jusqu'à l'âge de sept ans, et sur leurs principales maladies, par L. Seraine. 2e édit. Paris, 1861. 1 vol. in-32 de 192 pages. 1 fr.

Les préceptes du mariage, suivis d'un essai sur l'idéal de l'amour, du mariage et de la famille, par L. Seraine. 3e édition. Paris, 1861. 1 vol. in-32 de 192 pages. . . . . 1 fr.
Le même ouvrage, papier vergé, tiré à petit nombre. . . . . 3 fr.
Petit ouvrage plein de charme et de la plus haute moralité. Il devrait se trouver dans toutes les corbeilles de mariage.

Leçons d'un instituteur, pour disposer les enfants aux bons traitements envers les animaux, par Ph. Passot, membre de la Société protectrice des animaux. Paris, 1862. 1 vol. in-32 de 192 pages. . . . . . 1 fr.

L'œillet, son histoire et sa culture, par M. A. Dupuis, Paris, 1865. 1 vol. in-32 de 100 p. . . . . 1 fr.

COLLOMB (Édouard). Carte géologique des environs de Paris, d'après les travaux de MM. Cuvier et Brongniart, Omalius d'Halloy, Dufrénoy et Elie de Beaumont, d'Archiac, Raulin, de Sénarmont, Délesse, Deshayes, Desnoyers, Goubert, Hébert, Lambert, Lartet, Meugy, d'Orbigny, Michelot, Triger, Verneuil. Paris, 1866. 1 feuille imprimée en couleur au $\frac{1}{320000}$. . . . . 10 fr.
—— La même, sur toile, dans un étui. . . . . 12 fr. 50

COMTE (Achille). Introduction à toutes les zoologies. Paris 1855. In-4 avec 150 fig. dans le texte. (2 fr. 50). . . . . 1 fr.

COQUAND (H.), membre de la Société géologique de France. **Géologie et paléontologie de la région sud de la province de Constantine.** Marseille, 1862. 1 v. in-8 de 320 p. av. 40 pl. de fossiles. . 40 fr.

—— **Monographie paléontologique,** de l'étage aptien de l'Espagne. Marseille, 1865. 1 vol. in-8 de 225 p. avec 50 pl. . . . . 50 fr.
Pour les autres publications de M. Coquand, voir nos Catalogues d'Histoire naturelle.

COTTEAU (G.). Échinides fossiles des Pyrénées. Paris, 1865. 1 vol. in-8 de 160 pages, avec 9 pl. représentant 119 sujets. . . 8 fr.
Pour les autres publications de M. Cotteau, voir nos Catalogues d'Histoire naturelle.

COULON (A.), professeur à l'École de médecine d'Amiens, ancien interne de l'hôpital des Enfants, de l'hôpital Sainte-Eugénie (enfants malades) **Traité clinique et pratique des fractures chez les enfants**, revu et précédé d'une lettre par le docteur MARJOLIN, chirurgien de l'hôpital Sainte-Eugénie (enfants malades), membre de la Société de chirurgie, etc. Paris, 1861. 1 vol. in-8. . . . . 4 fr.
Ouvrage couronné par la Société de médecine de Lille.

—— **De l'angine couenneuse** et du croup considérés au point de vue du diagnostic et du traitement. 2ᵉ édition. Paris 1867. 1 volume in-8 de 100 pages.. . . . . 2 fr.

—— **De l'ophthalmie purulente chez les enfants.** 1863 in-8 de 24 p.. . . . . 1 fr.

—— **De la fièvre typhoïde dans la première enfance.** 1863. In-8.. . . . . 1 fr.

COURTOIS-GÉRARD. Voir *Collection de volumes à 1 fr.*

DEFRANCE. **Tableau des corps organisés fossiles**, précédé de remarques sur leur pétrification. Paris, 1824. In-8.. . . . . 3 fr.

DELACROIX (ÉMILE) et ROBERT (AIMÉ). Les eaux. Étude hygiénique et médicale sur l'origine, la nature et les divers emplois des eaux, tant ordinaires que médicinales, suivie d'un tableau général indicateur des sources minérales et stations balnéaires de la France et de l'étranger. Paris 1865, 1 vol. in-18.. . . . . 2 fr. 50

DELATTRE (G. A.), ancien chirurgien-major, chevalier de la Légion d'honneur. **Traité pratique des accouchements,** des maladies des femmes et des enfants. Paris, 1863. 1 vol. in-8 de 1245 pages avec 27 pl. contenant 407 figures. . . . . 16 fr.

DELESSE, ingénieur des mines, professeur à l'École normale et des mines, membre des Sociétés géologiques de France et de Londres, etc. **Carte géologique du département de la Seine**, publiée d'après les ordres de M. le Préfet de la Seine. Paris 1860. 4 feuilles imprimées en chromo-lithographie, avec légende explicative. . . . . 20 fr.
La carte géologique du département de la Seine résume tous les résultats donnés par les travaux souterrains : elle permet d'indiquer à l'avance la nature et même la côte des différents terrains qui seraient rencontrés en un point quelconque. Elle sera donc fort utile, non-seulement aux personnes qui s'occupent de géologie, mais encore aux ingénieurs, aux architectes, aux constructeurs et à tous ceux qui ont besoin de connaître le sous-sol parisien.

—— **Carte hydrologique du département de la Seine**, publiée d'après les ordres de M. le Préfet de la Seine. Paris, 1866. 4 feuilles imprimées en chromo-lithographie avec légende explicative. . . . . 20 fr.

—— **Procédé mécanique pour déterminer la composition des roches.** 2ᵉ édition. Paris, 1862. Brochure in-8.. . . . . . . 1 fr. 25

—— **Recherches sur l'origine des roches.** 2ᵉ édition. Paris. 1865. Broch. in-8.. . . . . 2 fr. 50

DELILE. Flore d'Égypte. 1 atlas grand in-folio de 62 pl. avec texte (150) . . . . 25 fr.

DESLONGCHAMPS (Eugène). Études critiques sur les brachyopodes nouveaux ou peu connus.
Ces études seront publiées par fascicules renfermant 4 planches et 5 feuilles de texte du prix de 2 fr. 50. En vente, les fascicules I à III. . . . . 7 fr. 50
Pour les autres publications de M. E. DESLONGCHAMPS, voir nos Catal. d'Hist. nat.

DESPLATS (V.), professeur agrégé à la Faculté de médecine de Paris. **De la production et lois générales de la propagation du courant électrique.** Paris, 1865. 1 vol. in-8. . . . . 1 fr. 50

DES VAULX (J. P.), docteur en médecine. **Guide pour le traitement des maladies vénériennes**, à l'usage des gens du monde, avec 4 planches coloriées, dessinées par le docteur Claparède. Paris, 1862. 1 vol. in-52, de 192 pages. . . . . 1 fr.

DEVAY (Francis), professeur à l'École de médecine de Lyon. **De la médecine morale.** Paris, 1861. 1 vol. in-8. . . . . 2 fr. 50

—— **et GUILLIERMOND. Recherches nouvelles sur le principe de la ciguë (coniicine)**, et de son mode d'application aux maladies cancéreuses et aux engorgements de la matrice et du sein. 2e édition, Paris, 1855. In-8 (4). . . . . 2 fr.

DOLLFUS-AUSSET, manufacturier à Mulhouse, ancien préparateur de M. Chevreul. **Matériaux pour la coloration des étoffes.** Paris, 1865. 2 vol. grand in-8. . . . . 20 fr.

—— **Matériaux pour l'étude des glaciers.** Paris, 1863-1868. 10 vol. grand in-8 et atlas in-folio. . . . . 240 fr.

    T. Ier — Ire partie. — Auteurs qui ont traité des hautes régions des Alpes et des glaciers, et sur quelques questions qui s'y rattachent. . . . . 20 fr.
    T. II. — Hautes régions des Alpes ; Géologie; Météorologie; Physique du globe. . . . . 20 fr.
    T. III. — Phénomènes erratiques. . . . . 20 fr.
    T. IV. — Ascensions. . . . . 20 fr.
    T. V. — Ire partie. — Glaciers en activité. . . . . 20 fr.
    T. VI. — IIe partie. — Glaciers en activité. . . . . 20 fr.
    T. VII. — Tableaux météorologiques. . . . . 20 fr.
    T. VIII. — Observations météorologiques et glaciaires à la station Dollfus-Ausset, au col du Saint-Théodule (5,550 m. alt.), du 1er août 1865 au 1er août 1866. . . . . 20 fr.
    T. IX. — Monographie des glaciers. . . . . 20 fr.
    T. X. — Atlas de 80 planches. . . . . 60 fr.

DOLLFUS (Aug.), Membre de la Société géologique de France. **Protogea Gallica.** La Faune kimméridienne du cap de la Hève. Paris, 1865. 1 vol. in-4, avec 18 pl. sur papier de Chine. . . . . 20 fr.

D'ORBIGNY (CH.). Tableau chronologique des divers terrains, ou systèmes de couches connues de l'écorce terrestre, présentant, d'une manière synoptique les principaux êtres organisés qui ont vécu aux diverses époques géologiques, et indiquant l'âge relatif aux différents systèmes de montagnes, établis par M. Elie de Beaumont. 1 feuille jésus coloriée. . . . . 2 fr.

—— Le même collé sur toile, vernissé et monté sur gorge et rouleau (*propre à l'enseignement*). . . . . 5 fr.

—— **Coupe figurative de la structure de l'écorce terrestre** avec indication et figures des principaux fossiles caractéristiques des divers étages. 1 feuille grand-aigle, avec 182 figures de fossiles dessinées par Léger et coloriées. . . . . 6 fr.

—— Le même collé sur toile, vernissé et monté sur gorge et rouleau (*propre à l'enseignement*). . . . . 12 fr.

DUBRUEIL, prosecteur de la Faculté de médecine de Paris. **Manuel d'opérations chirurgicales.** Paris, 1867. 1 vol. in-18 avec planches coloriées, publié par fascicules.

    En vente, le 1er fascicule : Opérations qui se pratiquent sur l'appareil circulatoire (Artères), avec 8 pl.
    2e fascicule : Opérations qui se pratiquent sur l'appareil circulatoire (Veines), avec 4 pl.
    Prix du fascicule. . . . . 1 fr. 50

—— **De l'amputation intra-deltoïdienne.** Paris, 1866. In-8.   75 c.

—— **Note sur la cicatrisation des os et des nerfs.** Paris, 1867.
In-8. . . . . 50 c.

**DUFRÉNOY ET ÉLIE DE BEAUMONT. Carte géologique de
la France,** publiée par ordre du Ministre des travaux publics. 6 feuilles
grand-aigle coloriées, sur toile et pliées. In-4. . . . . 167 fr. 50

—— **Explication de la carte géologique de la France.** *En vente,*
les tomes I et II. . . . . 53 fr. 75
    Le tome 1er contient la Carte réduite en une feuille.

—— **Carte géologique de la France,** imprimée en couleur (réduction
de la grande carte en 6 feuilles). 1 feuille. . . . . 5 fr.
— La même, collée sur toile. . . . . 7 fr.

DUMONT (Henry), professeur agrégé à la Faculté de médecine de
Strasbourg, **ET SERRET (Ph.),** avocat à la Cour impériale. **Choix de
questions médico-légales.** 1re livraison. **Des honoraires du
médecin.** Paris, 1863. In-8 de 53 pages. . . . . 1 fr. 50

DUMORTIER (Eug.), membre de la Société géologique de France.
**Études paléontologiques sur les dépôts jurassiques des
bassins du Rhône.** 1re partie, Infralias. Paris, 1864. 1 vol. gr. in-8°.
avec 30 pl. de fossiles. . . . . 20 fr.

—— IIe partie, Liais inférieur. Paris. 1867. 1 vol. gr. in-8 avec 50 pl. de
fossiles. . . . . 30 fr.

DUPASQUIER (Alph.), professeur à l'École de la Martinière de Lyon.
Traité élémentaire de chimie industrielle. Tome 1er, seul paru,
comprenant les Métalloïdes. 1 vol. in-8 de 700 pages. . . . . . . 6 fr.

DUPUIS (A.). Voir *Collection de volumes à 1 fr.*

DUPUY (D.). Histoire des mollusques terrestres et d'eau douce qui
vivent en France. Paris, 1848-1851. 6 fascicules in-4° avec 36 pl. 60 fr.

DURAND (de Lunel), médecin principal de première classe. **Théorie
électrique du froid, de la chaleur et de la lumière,** doctrine de
l'unité des forces physiques, avec un avant-propos sur l'action physiologique de l'électricité. Paris, 1863. In-8 de 36 pages. . . . . . 1 fr. 50

—— **Traité dogmatique et pratique des fièvres intermittentes,** suivi d'une Notice sur le mode d'action des eaux de Vichy dans
le traitement des affections consécutives à ces maladies. Paris, 1862. 1 vol.
in-8. . . . . 6 fr. 50

—— **Nouvelle théorie de l'action nerveuse** et des principaux phénomènes de la vie. Paris, 1853. 1 vol. in-8. . . . . 7 fr. 50

—— **Des incidents du traitement thermo-minéral de Vichy.**
Paris, 1864, in-8°. . . . . 1 fr. 50

DUVAL (Émile), directeur de l'établissement hydrothérapique de Chaillot.
**De la chorée, sa définition, de ses différents traitements
et spécialement de sa cure par l'hydrothérapie.** Paris, 1866
In-8 de 32 pages. . . . . 1 fr.

ÉBRARD. Nouvelle monographie des sangsues médicinales.
Description, classification, nutrition, multiplication, croissance dans les
marais, les étangs et les bassins, etc. Paris, 1857. 1 vol. gr. in-8, avec 104
figures, dont 76 coloriées (9). . . . . 5 fr.

—— **Hygiène des habitants de la campagne,** cultivateurs, jar-
diniers, instituteurs, suivi d'un essai sur la salubrité publique dans les
communes rurales. 1865. 1 vol. in-8. . . . . 2 fr.

ÉBRARD. Nouvelles études de mœurs. Un aquarium dans ma chambre : grenouilles, crapauds, sangsues, salamandres. 1866. In-8. 1 fr. 25

FAUCONNET. Du choléra asiatique comme conséquence d'un élément morbide de nature organisée. Étude déposée à l'Académie des sciences comme pièce de concours pour le prix Bréant, le 6 décembre 1865. Paris, 1866. 1 vol. in-8 de 64 pages. . . . . . 2 fr.

FÉE. Flore de Théocrite et des autres bucoliques grecs. Paris, 1832. In-8. . . . . 2 fr.

FLORET (P.). Documents chirurgicaux, principalement sur les maladies de l'utérus. Paris, 1862. 1 vol. in-8, avec pl. . 4 fr.

FOURNET (J.), correspondant de l'Institut. **Géologie lyonnaise.** Paris, 1862. 1 très-fort vol. grand in-8 de 800 pages. . . . . . 24 fr.

FRESENIUS (Remigius), professeur de chimie à l'université de Wiesbaden. **Traité d'analyse chimique qualitative,** des opérations chimiques, des réactifs et de leur action sur les corps les plus répandus, essais au chalumeau, analyse des eaux potables, des eaux minérales, du sol, des engrais, etc. Recherches, chimico-légales, analyse spectrale, traduit sur la 11e édition allemande, par FORTHOMME, agrégé, docteur ès sciences, professeur de physique et de chimie au lycée de Nancy. Paris, 1865. 1 vol. grand in-18 avec fig. dans le texte, et un spectre solaire colorié. . 6 fr.

FRESENIUS (Remigius). Traité d'analyse quantitative. Traité du dosage et de la séparation des corps simples et composés les plus usités en pharmacie, dans les arts et en agriculture, analyse par les liqueurs titrées, analyse des eaux minérales, des cendres végétales, des sols, des engrais, des minerais métalliques, des fontes, dosage des sucres, alcalimétrie, chlorométrie, etc., traduit sur la 5e édition allemande, par M. FORTHOMME, agrégé, docteur ès sciences, professeur de physique et de chimie au lycée de Nancy. Paris, 1867. 1 vol. grand in-18, avec 190 fig. dans le texte. . . . . 12 fr.

FREY (H.), professeur à l'Université de Zurich. **Le microscope, manuel à l'usage des étudiants,** traduit de l'allemand sur la 2e édition, par Paul SPIELLMANN. Paris, 1867. 1 vol. in-18, avec 62 figures dans le texte et une note sur l'emploi des objectifs à correction et à immersion. . . . . 4 fr.

FROMENTEL (E. de), membre de la Société géologique de France. **Introduction à l'étude des polypiers fossiles,** comprenant leur histoire, leur anatomie, leur mode de production et de reproduction, leurs habitudes extérieures, leur classification d'après la méthode dichotomique, la description des ordres, des familles, des genres et la description de toutes les espèces connues. Paris, 1858-61. 1 vol. in-8. . 5 fr.
    Pour les autres publications de M. E. DE FROMENTEL, voir nos Catal. d'Hist. nat.

GANTILLON (C. E.). Traité complet sur la fabrication des étoffes de soie. Paris, 1859. 1 vol. in-4 (10). . . . . 6 fr.

GAUDRY (Albert). Animaux fossiles et géologie de l'Attique, d'après les recherches faites en 1855-56 et en 1860 sous les auspices de l'Académie des sciences. Paris, 1862-67. 1 fort vol. in-4 de texte avec 75 planches de fossiles, cartes et coupes géologiques coloriées. 120 fr.

—— **Contemporanéité de l'espèce humaine** et de diverses espèces animales aujourd'hui éteintes. Deuxième tirage. Paris, 1861. Br. in-8. . . . . 75 c.

—— **Description géologique de l'île de Chypre.** Paris, 1862. 1 vol. in-4, avec carte géologique coloriée et 75 fig. dans le texte. 15 fr.
    Pour les autres publications de M. GAUDRY, voir nos Catalogues d'Histoire naturelle.

GONTIER DE CHABANNE. Le médecin, le chirurgien et le pharmacien à la maison, ou le meuble indispensable des familles, contenant : 1° instruction détaillée sur les récoltes des plantes médicinales usuelles ; 2° les meilleurs remèdes, les plus simples et les moins chers ; 3° la chirurgie populaire, ou instruction très-détaillée pour le pansement des maladies externes ; 4° la pharmacie des ménages ou manière de composer soi-même toute sorte de médicaments ; 5° l'herboristerie des familles, indication des plantes médicinales et leur emploi pour chaque maladie. 1861. 1 vol. in-8°. . . . . 5 fr.

GRAS (Scipion), ingénieur en chef des mines. **Description géologique du département de Vaucluse.** Paris, 1862. 1 vol. in-8, avec coupes géologiques coloriées. . . . . 8 fr.

——— **Carte géologique du département de Vaucluse.** 1 feuille coloriée. . . . . 7 fr.
Pour les autres publications de M. S. GRAS, voir nos Catalogues d'Histoire nat.

GRENIER et GODRON doyen de la Faculté des sciences de Nancy. **Flore de France**, ou description des plantes qui croissent naturellement en France. Paris 1848-1856. 3 vol. in-8 de 800 p. . . . . 30 fr.
Depuis l'époque, déjà éloignée, où de Candolle mit au jour sa *Flore française* et même depuis l'époque plus récente qui vit paraître la *Flora gallica* de M. Loiseleur-Deslongchamps et le *Botanicon gallicum* de M. Duby, la botanique descriptive a fait des progrès. Les botanistes allemands et italiens ont apporté plus de précision dans la description des végétaux et dans la manière de distinguer les différentes espèces les unes des autres; ils sont devenus pour nous des modèles à imiter.
D'un autre côté, un nombre assez notable des plantes nouvelles ont été trouvées en France depuis la publication des Flores françaises les moins anciennes et n'ont été indiquées que dans les Flores locales, les catalogues ou les écrits périodiques; il en est même qui gisent dans les herbiers sans avoir été signalées.
Une nouvelle Flore de France, disposée d'après la méthode naturelle, plus complète que les précédentes et mise au niveau des découvertes de la science moderne, était un besoin vivement senti. MM. Grenier et Godron, dont les travaux antérieurs sont une suffisante recommandation, ont entrepris de remplir cette tâche laborieuse; profitant amplement des travaux des botanistes allemands, italiens et français, aidés des conseils bienveillants d'hommes qui font autorité dans la science, entourés de matériaux considérables amassés depuis longues années et qui se sont accrus de tous ceux qui ont été mis généreusement à leur disposition, ils espèrent pouvoir offrir au public un livre utile, fruit de leurs travaux persévérants et consciencieux.

GRENIER, professeur à la Faculté des sciences de Besançon. **Flore jurassique.** Première partie. Dycotylées, Dialypétales. Paris 1865, in-8 de 540 p. . . . . 5 fr.
Le Tome II, qui paraîtra dans le courant de cette année, terminera le premier supplément à la Flore de France de MM. Grenier et Godron.

GRIMAUX (Édouard), professeur agrégé à la Faculté de médecine de Paris. **Équivalents, atomes, molécules.** Paris, 1865. 1 vol. in-8 de 110 pages. . . . . 2 fr.

——— **Du haschich ou chanvre indien.** Paris, 1866. In-8. . . . 1 fr. 50

HÉBERT (Louis), pharmacien en chef de l'hôpital de Lourcine. **Des alcools.** Paris, 1863. 1 vol. in-8. . . . . 1 fr. 25

HÉBERT (Paul). Théorie chimique de la formation des silex et des meulières. Paris, 1864. In-8 de 16 p. . . . . 1 fr.

HÉBERT (Edmond), professeur à la Faculté des sciences de Paris, et **DESLONGCHAMPS (E.**), préparateur à la Faculté des sciences de Paris. **Mémoires sur les fossiles de Montreuil-Bellay** (Maine-et-Loire). Paris, 1860. 1 vol. in-8 avec 4 pl. de fossiles. . . . 4 fr. 50
Pour les autres publications de MM. HÉBERT et E. DESLONGCHAMPS, voir nos Catalogues d'Histoire naturelle.

**INSTRUMENTS D'AGRICULTURE (Les) à l'Exposition univer-
selle de Londres.** 1 vol. in-18. . . . . 55 c.

JANDEL (Aug.). La botanique sans maître ou étude des fleurs
et des plantes champêtres de l'intérieur de la France, de leurs propriétés et
de leurs usages en médecine, dans les arts et dans l'économie domestique,
par la méthode Dubois. 2e édition, Paris, 1865. 1 vol. in-18. . . . . . 3 fr

JANTET (Charles et Hector), docteurs en médecine. **De la vie**
et de son interprétation dans les différents âges de l'humanité. Paris,
1860. 1 vol. in-8.. . . . . 5 fr.

—— **Doctrine médicale matérialiste.** Paris, 1866. 1 vol. in-8. 6 fr.

**JORDAN (Alexis). Diagnoses d'espèces nouvelles et mécon-
nues** pour servir de matériaux à une flore réformée de la France et des
contrées voisines. Tome I, Ire partie. Paris, 1864. Gr. in-8 de 356 p. 9 fr. 50

—— **et FOURREAU (Julio). Breviarium plantarum novarum**
sive specierum in horta plerumque cultura recognitarum descriptio contracta, ulterius amplianda. Fasciculus I. Parisiis, 1866. In-8 de 60 p. 3 fr.

—— **Icones ad floram Europæ,** novo fundamento instaurandam,
spectantes.
Cet ouvrage se publie par fascicules in-folio de 5 pl. gravées et coloriées avec
soin et texte. Il comprendra environ 1000 pl. Depuis le mois de novembre 1866, il
paraît deux fascicules par mois. Prix de chacun. . . . . 9 fr.
En vente les fascicules I à XX.

JOULIN (D.), professeur agrégé à la Faculté de médecine de Paris.
Traité complet théorique et pratique des accouchements.
Paris, 1867. 1 fort volume grand in-8, de 1200 pages avec 150 figures dans
le texte. . . . . 16 fr.

—— **Des cas de dystocie appartenant au fœtus.** Paris, 1865.
in-8. . . . . 3 fr.

—— **Du forceps et de la version dans les cas de rétrécissement du bassin.** Paris, 1865. 1 vol. in-8.. . . . . 2 fr. 50
Prix Capuron. Mémoire couronné par l'Académie de médecine.

KLEINHANS (R.). Album des mousses des environs de Paris.
publié en 30 livraisons. Paris, 1863-1867. In-folio de 30 planches, avec
texte explicatif. Prix de chaque. . . . . 75 c.
En vente les livraisons I à XX (Phascacées, Weisiacées, Dicranacées, Leucobryacées,
Fissidentacées, Séligériacées, Pottiacées, Bryacées, Polytrichacées.)

KOLTZ (J. P. J.), agent des eaux et forêts. **Traitement du chêne**
en taillis à écorces. 1859. 1 vol. in-18, avec 50 gravures. . . . . . 75 c.

LADREY. Art de faire le vin. 2e édition. Paris, 1865. 1 vol. in-18. 3 fr.

SOMMAIRE DES CHAPITRES DE LA TABLE DES MATIÈRES
Caractères généraux de la fermentation : I. Fermentation alcoolique. — II. Fermentation du moût de raisin. — III. Etude des substances produites pendant la fermentation.
— IV. Préparation du vin, division et classification des opérations. — V. Vendange,
récolte et triage du raisin. — VI. Foulage et Egrappage. — VII. Disposition des cuves pendant la fermentation. — VIII. Hygiène des cuveries. — IX. Etat actuel de la chimie du vin.
— X. Durée de la fermentation, décuvage, pressurage. — XI. Mise en tonneau, rem-
plissage. — XII. Soutirage. — XIII. Collage. — XIV. Soufrage. — XV. Mise en bouteilles.
— XVI. Vinification. — XVII. Modifications apportées à la marche de la vinification
dans certaines circonstances.

—— **Les établissements industriels et l'hygiène publique.**
Paris, 1867. 1 vol. in-8.. . . . . 2 fr. 50

LAGASCA (M.). Genera et species plantarum, quæ aut novæ sunt,
aut nondum recte cognoscuntur. Matriti, 1816. In-4 de 35 p. et 2 pl. 1 fr. 50

LAMBERT (Ed.), membre de la Société géologique de France. Voir *Nouveaux éléments d'histoire naturelle.*

—— **Nouveau guide du géologue voyageur aux environs de Paris,** dans les Ardennes, la Bourgogne, la Provence, le Languedoc, les Pyrénées, les Alpes, l'Auvergne. les Vosges, au bord de la Manche, de l'Océan et de la Méditerranée, en Belgique, en Suisse, en Italie, en Espagne, en Allemagne. Paris, 1868. 1 vol. in-18 avec figures et coupes géologiques coloriées. (*Sous presse*).

LANGLEBERT (Edmond), docteur en médecine de la Faculté de Paris. **Traité théorique et pratique des maladies vénériennes,** ou Leçons cliniques sur les affections blennorrhagiques, le chancre et la syphilis, recueillies par M. Evariste Michel, revues et publiées par le professeur. Paris, 1864. 1 vol. in-8 de 700 pages, avec une bibliographie complète des ouvrages publiés jusqu'à ce jour sur la syphilis. . . . 8 fr.

Les discussions doctrinales n'ont point fait oublier à l'auteur que la médecine est avant tout l'art de guérir. *Primo sanare, deinde philosophari;* aussi M. Langlebert a apporté le plus grand soin à l'étude du diagnostic et du traitement et il a fait tous ses efforts pour que son livre offrit aux jeunes médecins non-seulement le tableau fidèle de l'état actuel de la science, mais encore un guide qui leur aplanit les difficultés de la pratique. La blennorrhagie et toutes ses complications chez l'homme et chez la femme, le chancre, les accidents secondaires et tertiaires de la syphilis constitutionnélle, la syphilis infantile, les questions d'hygiène sociale et de médecine légale qui s'y rattachent, y sont séparément décrits et exposés avec soin.

LAUJOULET, Professeur d'arboriculture. **Taille et culture des arbres fruitiers.** Paris, 1865. 1 vol. in-18 avec pl.. . . . . . 4 fr.

Ce livre a été accueilli avec la plus grande faveur par les principaux organes de la presse parisienne. (*Moniteur universel,* avril 1865.—*Presse,—Patrie,—Journal de la ferme,* etc.)

—— **Taille et culture de la vigne.** Conduite perfectionnée du vignoble et de la treille, à l'usage des écoles normales primaires, dés écoles communales, des instituteurs, propriétaires et vignerons. Paris, 1866. 1 vol. in-18 avec figures dans le texte. . . . . 2 fr. 50

LEE (Henry), professeur de pathologie chirurgicale à l'hôpital Saint-Georges, membre honoraire du collège du Roi, à Londres. **Leçons sur la syphilis.** De l'inoculation syphilitique et de ses rapports avec la vaccination; leçons professées à l'hôpital Saint-Georges, traduites de l'anglais par le docteur Edmond Baudot, interne lauréat des hôpitaux de Paris. Paris, 1863. In-8 de 120 pages. . . . . 2 fr. 50

LEFÈVRE, naturaliste. **De la chasse et de la préparation des papillons.** Paris, 1863. In-8 avec pl. . . . . 1 fr. 25

LEGRAND DU SAULLE, médecin de l'hospice de Bicêtre, etc. **La folie devant les tribunaux.** Paris, 1864. 1 vol. in-8 de 600 pages. 8 fr.

—— **Étude médico-légale sur la séparation de corps.** Leçons professées à l'École pratique en février 1866. In-8 de 34 pages. 1 fr. 25

—— **Étude médico-légale sur la paralysie générale** (folie paralytique), leçons professées à l'École pratique en 1866. In-8 de 32 p. 1 fr. 25

—— et **ORTOLAN,** professeur à la Faculté de droit de Paris. **Manuel pratique de médecine légale,** suivi d'un précis de chimie légale, par A. Naquet. Paris, 1868. 1 fort vol. in-18. (*Sous presse.*)

LEMAIRE, docteur en médecine. **De la chasse et de la préparation des oiseaux.** Paris, 1863. In-8 avec pl. . . . . 1 fr. 25

Voir Florent Prévost.

LE ROUX, professeur de géométrie à l'École du Conservatoire des arts et métiers. **Cours de géométrie élémentaire** (Géométrie plane et géométrie dans l'espace). Paris, 1864. 1 v. in-18 de 500 pages avec 500 gr. dans le texte. . . . . 6 fr.

Séparément le tome II, comprenant la Géométrie de l'espace.. . . . 2 fr.

La première partie comprend la *Géométrie plane;* elle est divisée en cinq Livres.
Les quatre premiers contiennent la matière des quatre premiers Livres de Legendre, le cinquème est consacré aux courbes usuelles, *ellipse, parabole, hyperbole,* étudiées géométriquement dans leurs propriétés fondamentales.
La seconde partie, ou *Géométrie dans l'espace* est divisée en quatre Livres.
Le premier traite du plan et de la ligne droite. — Dans la rédaction de ce Livre on a eu surtout en vue les applications à la géométrie descriptive.
Le deuxième livre de la *Géométrie de l'espace* traite de la mesure de solides terminés par des surfaces planes.
Le troisième est consacré à l'étude des propriétés de la surface sphérique.
Enfin, le quatrième et dernier livre traite de la mesure des surfaces et des volumes, du Cylindre, du Cône et de la Sphère.
Dans tout le cours de l'ouvrage, les matières qui sont du ressort des classes supérieures sont en petit caractère.

LEROY (Camille). Considérations sur les affections fébriles, ou maladies aiguës. Paris, 1864. 1 vol. in-8. . . . . 5 fr.

LOISEAU (de Montmartre), médecin du Bureau de bienfaisance du XVIIIe arrondissement. **Traitement préventif du croup par le tannage.** Paris, 1862. In-8. . . . . 75 c.

LORIOL (P. DE) et PELLAT (E.), membres de la Société géologique de France. **Monographie paléontologique et géologique de l'étage portlandien des environs de Boulogne-sur-Mer.** 1 vol. in-4, avec 10 pl. de fossiles. . . . . 20 fr.

LUCAS (H.), aide-naturaliste au Muséum d'histoire naturelle, chevalier de la Légion d'honneur. **Histoire naturelle des lépidoptères d'Europe.** Paris, 1864. 1 beau vol gr. in-8, cartonné en toile anglaise, non rogné, avec 80 planches coloriées représentant plus de 400 sujets. 25 fr.
— Le même ouvrage, demi-rel. chagrin, non rogné.. . . . . . . 30 fr.

—— **Histoire naturelle des lépidoptères exotiques.** Paris, 1864. 1 beau vol. gr. in-8, cartonné en toile anglaise, non rogné, avec 80 pl. coloriées, représentant près de 400 sujets.. . . . . 25 fr.

—— Le même ouvrage, demi-rel. chagrin, non rogné. . . . . 30 fr.
Voir Prévost (Florent).

—— **Des papillons.** Vade mecum du lépidoptérologiste, contenant l'histoire naturelle des insectes qui composent l'ordre des lépidoptères, leurs mœurs. la manière d'en faire la chasse, de les élever et de les conserver dans les collections. Paris, 1858. In-8 de 182 pages avec 5 planches gravées et collées.. . . . . 2 fr. 50

LUCAS (Louis), auteur de la *Chimie nouvelle,* etc. **La médecine nouvelle,** basée sur des principes de physique et de chimie transcendantales, comprenant les principes de médecine, la physiologie (système nerveux, circulation et respiration), la pathologie. Paris, 1862-1863. 2 vol. in-18 formant ensemble 650 pages. . . . . 8 fr.

MAISONNEUVE (J. G.), chirurgien de l'Hôtel-Dieu de Paris. **Clinique chirurgicale.** Paris, 1863-1864. 2 volumes grand in-8, formant ensemble 1500 pages, avec figures dans le texte. . . . . 24 fr.
Le tome second, contenant les affections cancéreuses, la ligature extemporanée, les tumeurs de la langue, les maladies de l'ovaire, les hernies, etc., se vend séparément.. . . . . 12 fr.
Il a été tiré quelques exemplaires sur très-beau papier au prix de 18 fr. le volume.

—— **Leçons cliniques sur les affections cancéreuses**, professées à l'hôpital Cochin, recueillies et publiées par le docteur ALEXIS FAVROT.
Ire PARTIE, comprenant les affections cancéreuses en général. In-8 avec planches lithographiées. Paris, 1852. In-8. . . . . 2 fr. 50
IIe PARTIE, comprenant les affections cancéreuses du sein. 1854. In-8. 2 fr. 50

—— **Le périoste et ses maladies.** Paris, 1859. In-8. . . . 2 fr. 50

—— **Mémoire sur la désarticulation totale de la mâchoire inférieure.** Paris, 1859. In-4, avec planches noires. . . . . . . 6 fr.
Avec planches coloriées. . . . . 12 fr.

—— **De la ligature extemporanée** et de sa supériorité sur l'instrument tranchant pour l'extirpation de toutes les tumeurs pédiculées ou pédiculables, avec description des instruments nouveaux destinés à son exécution. 1860. 1 vol. in-4 avec planches. . . . . 6 fr.

MANGIN (Arthur). rédacteur du *Journal des économistes.* **De la liberté de la pharmacie.** Paris, 1864. In-8 de 48 p. . . . . 1 fr.

MARÈS (H.). Manuel pour le soufrage des vignes malades. Emploi du soufre, ses effets. 3e édition, avec figures, augmentée d'un chapitre sur les soufres. Montpellier, 1857. In-18. . . . . 1 fr.

MARTIN (Jules), membre de la Société géologique de France. **Paléontologie stratigraphique de l'infralias de la Côte-d'Or.** Paris, 1860. 1 volume in-4 avec 8 planches. . . . . 8 fr.

MAURIAC, médecin des hôpitaux. *(Voir* WEST.)

MAURIN (A.). Étude historique et clinique sur les eaux minérales de Néris. Paris, 1858. 1 vol. in-18. (3 fr. 50). . . . . 50 c.

MAYGRIER (A). Les remèdes contre la rage, aperçu critique, historique et bibliographique depuis le seizième siècle jusqu'à nos jours. Paris, 1866 In-8 de 16 pages. . . . . 50 c.

MICHELIN (Hardouin), membre de la Société géologique de France. **Monographie des clypéastres fossiles.** Paris, 1861. 1 vol. in-4, avec 28 planches. . . . . 13 fr

MILLET (Auguste), professeur à l'École de médecine de Tours, médecin de la colonie pénitentiaire de Mettray, lauréat de l'Académie impériale de médecine (grand prix de 1852). **Traité complet de la diphthérie.** Paris, 1863. 1 vol. in-8. . . . . 6 fr.

—— **De la diphthérie du pharynx.** Paris, 1862. In-8. . . 2 fr. 25

—— **De l'emploi thérapeutique** des préparations arsenicales. 2 édit. Paris, 1865. 1 vol. in-8. . . . . 4 fr.
Mémoire couronné (médaille d'or) par la Société centrale de médecine du département du Nord.

—— **De l'emploi des préparations ferrugineuses dans le traitement de la phthisie pulmonaire.** Paris, 1866. 1 vol. in-8. 1 fr. 50

MILLIÈRE (P.), membre de la Société entomologique de France **Iconographie et description de chenilles** et lépidoptères inédits. Paris, 1859-1867. Cet ouvrage se publie par livraisons de texte. Grand in-8, avec planches gravées et coloriées avec une perfection extrême.
Il a paru au 31 janvier 1867 16 livraisons formant 500 pages de texte et 74 planches. . . . . 92 fr. 50
Le prix de la livraison est fixé à raison de 1 fr. 25 la planche.

MOREAU (F.), docteur en médecine de la Faculté de Paris. **De la liqueur d'absinthe** et de ses effets. Paris, 1863. Brochure in-8. 1 fr.

MORIN (Ed.), pharmacien en chef de l'hôpital de Lourcine. **Lois générales de la chaleur rayonnante.** Paris, 1863. In-8 de 81 pages. . 1 fr. 50

MOUCHON (Em.). Essai pratique sur les sirops alcooliques.
Paris, 1860. 1 vol. in-8. . . . . 3 fr. 50

MULSANT (E.). Professeur d'histoire naturelle au lycée impérial de Lyon.
—— **Histoire naturelle des coléoptères de France.**

—	**Lamellicornes.** Paris, 1842, 1 vol. in-8. . . .	17 fr. »
—	**Palpicornes.** Paris, 1844, 4 vol. in-8.	5 . »
—	**Sulcicolles.—Sécuripales.** Paris, 1846. 1 v. in-8.	10 »
—	**Latigènes.** Paris, 1854, 1 vol. in-8.	10 »
—	**Pectinipèdes.** Paris, 1855, 1 vol. in-8.	3 . »
—	**Barbipales.— Longipèdes.— Latipennes.** Paris, 1856, 1 vol. in-8.	10 »
—	**Vésicants.** Paris, 1857, 1 vol in-8.	6 »
—	**Angustipennes.** Paris, 1858, 1 vol. in-8. . . .	4 50
—	**Rostrifères.** Paris, 1859, 1 vol. in-8.	1 75
—	**Altisides.** par C. Foudras. Paris, 1859–60, 1 v. in-8.	10 »
—	**Mollipennes.** Paris, 1862, 1 vol. in-8.	12 50
—	**Longicornes.** Paris. 1863, 1 vol. in-8..	15 »
—	**Angusticoles - Diversipalpes.** Paris, 1863. 1 vol. in-8.	5 50
—	**Térédiles.** Paris, 1864, 1 vol. in-8 avec 10 pl. . .	14 fr.
—	**Fossipèdes-Brévicolles.** Paris, 1865. 1 vol. in-8 avec 6 pl.	5 fr. 50
—	**Colligères.** Paris, 1866. 1 vol. in-8.	6 fr. 50

—— **Monographie des coccinellides.** Première partie : **Coccinelliens.** Paris, 1866. 1 vol grand in-8 de 300 pages. . . . . . . 8 fr.
—— **Histoire naturelle des punaises de France.** Premier volume. **Scutellérides.** Paris, 1865. 1 vol. grand in-8. . . . . 4 fr.
Deuxième volume : **Pentatomides.** Paris, 1866. 1 vol. grand in-8 de 372 pages. . . . . 11 fr.
—— et **VERREAUX (J. E.). Essai d'une classification méthodique des trochilidées ou oiseaux-mouches.** Paris, 1867. 1 vol. in-8. . . . . 2 fr. 50

NAQUET (J. A.), professeur agrégé à la Faculté de médecine de Paris.
Principes de chimie fondée sur les théories modernes. 2ᵉ édition. Paris, 1867. 2 vol. in-18, de 1100 pages avec fig. dans le texte. . . 10 fr.
Le livre de M. Naquet est excellent à toute espèce de point de vue ; à la portée de tous ceux qui veulent apprendre la chimie, il est pourtant à la hauteur de la science actuelle.
—— **Des sucres.** Paris, 1863. 1 vol. in-8. . . . . 1 fr. 50
—— et **DUBRISAY,** ancien interne des hôpitaux de Paris. **Manuel de thérapeutique et de matière médicale.** Paris, 1867. 1 volume in-18 de 700 pages. (*Sous presse*).
—— **Manuel de toxicologie.** Paris, 1867. 1 v. in-18 de 300 p. (*Sous presse*).
—— **LEGRAND DU SAULLE et ORTOLAN. Manuel de médecine légale.** (*Voir* LEGRAND DU SAULLE.) *Sous presse.*

NOACK (B.) Guide homœopathique domestique à l'usage des familles. Paris, 1865. 1 vol. in-8. . . . . 4 fr.

NOUVEAUX ÉLÉMENTS D'HISTOIRE NATURELLE, à l'usage des lycées, des candidats au baccalauréat ès sciences, etc. par M. E. LAMBERT. 3 vol. in-18 avec 440 gr. dans le texte. . . . . 7 fr. 50
—— **Géologie.** 2ᵉ édition. Paris, 1867. 1 v. in-18 de 240 p. avec 142 grav. dans le texte.
—— **Botanique.** Paris, 1864. 1 vol. in-18 avec 202 gravures dans le texte.
—— **Zoologie.** Paris, 1865. 1 vol. in-8 avec 100 gravures dans le texte.
Chaque volume se vend séparément. . . . . 2 fr. 50

Ces Nouveaux Éléments d'histoire naturelle ont été rédigés dans le but : 1° d'offrir aux jeunes gens un cours clair et méthodique, pouvant leur servir de préparation immédiate aux examens du baccalauréat ès sciences et aux écoles du gouvernement; 2° d'initier à l'étude de l'Histoire naturelle les personnes amies des sciences, en leur donnant des notions exactes et précises.

Plus de six cents figures enrichissent ces trois volumes, qui sont imprimés sur beau papier; c'est assez dire que nous n'avons rien négligé pour que l'exécution matérielle soit irréprochable.

Nous avons fait précéder chacun des trois volumes de l'histoire abrégée de la science qu'il traite. N'est-il pas naturel, en effet, en étudiant une science, de chercher à connaître son origine, ses progrès ou le développement de l'esprit humain? Nous pensons que l'on nous saura gré de cette innovation.

ORTOLAN, professeur à la Faculté de droit de Paris. **Manuel de médecine légale.** (*Voir* LEGRAND DU SAULLE).

PAJOT, professeur à la Faculté de médecine de Paris, etc. **Traité complet des Maladies puerpérales** et en général de toutes les affections des femmes accouchées. Paris, 1867. 1 vol. gr. in-8.

PARLATORE (Ph.), **Plantæ novæ vel minus notæ opusculis diversis olim descriptæ.** Parisiis, 1842. In-8 de 87 p. . . . . 50 c.

PARSEVAL (DE). **Homœopathie et allopathie.** Paris, 1856. 1 vol. in-8 (8) . . . . 4 fr.

PARVILLE (Henri de). **Découvertes et inventions modernes.** Paris, 1866. 1 vol. in-18 avec 160 gravures dans le texte. — Poudre à tirer. — Pyrotechnie. — Moulins à vapeur. — Bateaux à vapeur. — Chemins de fer. — Télégraphie électrique. . . . . 4 fr.

PARVILLE (Henri de). **Causeries scientifiques,** découvertes et inventions, progrès de la Science et de l'Industrie. **Première année,** 1861. 1 vol. in-18 avec 22 gravures dans le texte. . . . . 3 fr. 50

Télégraphie transatlantique. — Les eaux de Paris. — Construction du nouvel Opéra. — Eclairage et ventilation des théâtres. — Moteur Lenoir. — Gaz Chandor. — Concile de juin 1861. — Fabrication industrielle de la glace. — Câble sous-marin de la Méditerranée. — Recherches de M. Fremy sur l'acier. — Puits artésien de Passy. — Canot inchavirable de M. Moué. — Analyse spectrale. — Travaux de MM. Bunsen et Kirchhoff. Construction du pont de Kehl. — Chauffage des wagons, etc., etc.

—— **Deuxième année,** 1862. 1 vol. in-18 avec 30 gravures et un spectre solaire colorié. . . . . 3 fr. 50

Structure de la terre. — Photographie microscopique. — Vaisseaux cuirassés. — La lune rousse. — Chemin de fer hydraulique glissant. — Nœud vital. — Exposition de Londres. — Analyse spectrale. — Le stéréoscope. — Dernières études de M. Fremy. — Les aciers français. — Le mal de mer. — Tunnel des Alpes. — Vitesse de la lumière. — Les comètes de 1862. — Pierres précieuses artificielles, etc., etc.

—— **Troisième année,** 1863. 1 vol. in-18 jésus, avec 38 grav. 3 fr. 50

Alimentation publique. — Physique attrayante. — Les spectres. — Fantasmagorie. — L'homme fossile. — Transmission électrique des sons. — Les comètes de 1863. — Photo-sculpture. — Pantélégraphe Caselli. — Agrandissements photographiques. — Succédanés du coton. — L'aérothérapie. — Piqûres de mouche. — Direction des ballons. — Aéro-nef. — Ballons chemins de fer. — Nouveaux procédés de gravure Dulos. — Eclairage. — Les huiles de pétrole. — Production artificielle des perles fines. — Au bord de la mer. — Marées. — Mascaret. — Prédiction du temps, etc., etc.

—— **Quatrième année,** 1864. 1 vol. in-18 jésus avec 34 grav. 3 fr. 50

Science et poésie. — Histoire d'une goutte d'eau. — Transfusion du sang. — La dialyse à propos du procès La Pommerais. — Mouches à feu. — Chemin de fer laminoir. — Trains de plaisir aériens. — La vérité sur l'aviation et le plus lourd que l'air. — Association scientifique. — Bateau plongeur. — L'électricité chirurgien. — La grippe. — Jecture des nerfs. — Transformation de l'homme. — Machine à faire les cartes de visite. — Sommeil léthargique. — Inhalation de l'oxygène. — Serre-frein électrique Achard. — Virus vaccin. — Discussion sur les générations spontanées. — Enseignement libre. — Physiologie végétale. — Conférences de la Sorbonne. — Locomotive électro-magnétique. — Montage hydraulique des matériaux de construction. — Les eaux de Marly et de Versailles, etc.

—— **Cinquième année,** 1865. 1 vol. in-18 jésus avec 22 grav. 3 fr. 50

Dans le soleil. — Les merveilles du monde végétal. — La lumière au magnésium. — Poissons Tyndall. — Le rhume de cerveau. — Nouvelle machine électrique de Holz. — L'absinthe. — Le choléra en 1865. — Discussions académiques. — Bateaux. — Chars. — Chemins de fer du mont

Cenis. — Le nitro-glycérine. — Poudre à canon explosive ou inexplosive à volonté. — Pluralité
des mondes. — A travers l'espa e. — Le gaz aux pommes. — Les mines d'or et d'argent de la
Californie. — Conservation des vins. — Plongeur Rouquayrol. — Maladie des vers à soie. —
Bouées électriques. — Photographies vitrifiées. — Les bains. — Assainissement de l'air. —
Ovariotomie. — Hygiène,, etc. etc.

—— **Sixième année**, 1866. 1 vol. in-18 jésus avec 47 grav. 5 fr. 50

Le cable transatlantique. — L'éruption de Santorin. — Les fusils à aiguille. - Les trichines.
— Le palais de l'Exposition universelle. — Les étoiles périodiques. — Conférences sous le patronage de l'Impératrice. — Tremblement de terre. — La gaieté en bouteilles. — Rupture des
essieux de chemins de fer. — Pluie d'étoiles filantes. — Sur le ballast. — L'invasion des sau-
terelles. — Un nouveau monde. — La pieuvre. — Curiosités de l'année. — Nivellement sa s instruments. — Plus d'aveugles. — Les nouveau-nés. — Antiseptiq e végétal. — Maladie des
vers à soie. — Les phares électriques. — Nouvelles substances explosibles, etc., etc.

PASSOT (Ph.), docteur en médecine. **Études et observations,
obstétricales.** 1 vol. in-8 . . . . 2 fr.

—— **Leçons d'un instituteur.**
Voir *Collection de volumes à 1 franc.*

PAYER (J.-B.), membre de l'Institut. **Botanique cryptogamique,**
ou histoire naturelle des familles de plantes inférieures. 2ᵉ édition revue
et augmentée de notes par BAILLON, professeur de botanique à la Faculté de
médecine de Paris. Paris, 1867. 1 vol. gr. in-8, avec 1105 figures dans
le texte. . . . . 15 fr.

PEERS (Baron E.). De la culture perfectionnée du froment,
traduit de l'anglais sur la 14ᵉ édition. 1856. 1 vol. in-18. . . . . 40 c.

**PERREYMOND. Plantes phanérogames qui croissent aux
environs de Fréjus,** avec leur habitat et l'époque de leur floraison.
Paris, 1833. In-8 de 92 pages. . . . . 1 fr.

PERROUD, médecin de l'Hôtel-Dieu de Lyon. **De la tuberculose,
ou de la phthisie pulmonaire** et des autres maladies dites scrofuleuses et tuberculeuses, étudiées spécialement sous le double point de vue
de la nature et de la prophylaxie. Paris, 1861. 1 vol. in-8. . . . 5 fr.
    Ouvrage couronné par la Société de médecine de Bordeaux.

—— **Influence des pyrexies sur les principaux phénomènes
de la menstruation.** In-8 de 50 p. . . . . 75 c.

—— **De l'état charbonneux du poumon** à propos de quelques faits
graves d'anthracosis. Saint-Etienne, 1862. In-8 . . . . 75 c.

—— **Note sur l'albuminurie.** In-8 . . . . 75 c.

PEYRON. Le parfait maître de chai, ou Guide complet à l'usage
des propriétaires de caves, des commerçants de liquides et de toutes les
personnes qui ont des vins et eaux-de-vie à soigner et à manipuler, donnant sans aucun calcul le titre réel des alcools contenus dans chaque
qualité de vin, orné de 10 grandes planches contenant ensemble 28 fig.,
représentant les alcoolomètres GAY-LUSSAC, BAUMÉ, CARTIER, GILBERT, le
thermomètre GAY-LUSSAC, de RÉAUMUR et de FAHRENHEIT, l'alambic SALLERON,
les 6 couleurs types des eaux-de-vie, l'appareil à filtrer les eaux-de-vie et
les esprits, 1865. 1 vol. in-8°. . . . . 5 fr.

PHILIPEAUX. Traité de thérapeutique de la coxalgie. Paris,
1868. 1 vol. in-8. (*Sous presse.*)

PLANCHON (G.), professeur à l'École supérieure de pharmacie de Paris.
Des quinquinas. Paris 1866. 1 volume in-8. . . . . 5 fr. 50
    Pour les autres publications de M. Planchon, voir nos Catalogues d'Histoire na-
turelle.

**POINTE (J. P.). Histoire topographique et médicale du
Grand Hôtel-Dieu de Lyon,** dans laquelle sont traitées la plupart
des questions qui se rattachent à l'organisation des hôpitaux en général.
Paris, 1842. 1 vol. gr. in-8. . . . . 5 fr. 50

POTTON, docteur en médecine de la Faculté de Paris. **De la goutte et du danger des traitements empiriques qui lui sont opposés; de son traitement rationnel.** Paris, 1860. 1 vol. in-8. . . . . 2 fr.

PRAVAZ (Ch. G.). Traité théorique et pratique des luxations congénitales du fémur, suivi d'un appendice sur la prophylaxie des luxations spontanées. Paris, 1847. 1 vol. in-4 avec 10 pl. (20). . . . . . 12 fr.

PRÉVOST (F.). Des animaux d'appartement.
Voir *Collection de volumes à 1 franc.*

PRÉVOST (Florent), aide-naturaliste de zoologie au Muséum d'histoire naturelle, chevalier de la Légion d'honneur, etc.; et **C. LEMAIRE,** docteur en médecine. **Histoire naturelle des oiseaux d'Europe.** Paris, 1864. 1 beau vol. gr. in-8, cartonné en toile anglaise, non rogné, avec 80 planches gravées en taille-douce et coloriées avec soin, représentant 200 sujets . . . . 25 fr.

—— LE MÊME OUVRAGE, demi-reliure chagrin, non rogné. . . . . . 50 fr.

—— **Histoire naturelle des oiseaux exotiques.** Paris, 1864. 1 beau vol. gr. in-8, cartonné en toile anglaise, avec 80 pl. gr. en taille-douce et col. avec soin, représentant 200 sujets. . . . . 25 fr.

—— LE MÊME OUVRAGE, demi-reliure chagrin, non rogné. . . . . . 50 fr.

Il n'est rien de plus attrayant, pour les personnes qui ont le goût de l'histoire naturelle, que l'étude des oiseaux et des papillons. Les quatre volumes que nous annonçons (H. Lucas, Florent Prévost et Lemaire) se recommandent aux gens du monde par la netteté des descriptions et la clarté du classement des espèces. Les noms des auteurs sont en outre une garantie de leur valeur scientifique. Le coloris des planches, gravées en taille-douce avec le plus grand soin, a été exécuté d'après les aquarelles des voyageurs et des artistes les plus distingués.

Un traité pour l'empaillage et la chasse des oiseaux, ainsi que pour la préparation et la conservation des papillons et des insectes, accompagne chaque traité.

Voir LUCAS.

PUECH, ancien chirurgien, chef interne des hôpitaux de Toulon. **De l'atrésie des voies génitales de la femme.** Paris, 1864. In-4. 5 fr.

—— **De l'hématocèle périutérine.** Paris, 1861. In-8. . . 1 fr. 50

—— **De l'hématocèle périutérine** et de ses sources. Paris, 1858. 1 vol. in-8. . . . . 5 fr.

—— **De l'apoplexie des ovaires.** Paris, 1858. Brochure in-8. 1 fr.

QUANTIN (Émile), docteur en médecine de la Faculté de Paris. **Prostitution et syphilis.** Paris, 1863. 1 vol. in-18. . . . . . . 1 fr. 25

—— **De la chorée.** Dijon, 1859. 1 vol. in-18. . . . . 5 fr.

RAMES (S. B.). Étude sur les volcans. Paris, 1866. 1 volume in-32. . . . . 1 fr. 25

RAREY, POWELL, C. BALASSA ET VIGOU. Traité sur l'art de dompter, dresser les chevaux et les taureaux vicieux et méchants, par RUFENER, médecin-vétérinaire à Fribourg. 1 vol in-18, avec nombreuses gravures. . . . . 5 fr.

REY (A.), professeur de jurisprudence, de clinique et de maréchalerie à l'École impériale vétérinaire de Lyon. **Traité de jurisprudence vétérinaire,** contenant la législation sur les vices rédhibitoires et la garantie dans les ventes d'animaux domestiques, suivi d'un **Traité de médecine légale** sur les blessures et les accidents qui peuvent survenir en chemin de fer. Paris, 1865. 1 vol. in-8 de 600 p. . . . . 7 fr. 50

—— **Traité de maréchalerie vétérinaire,** comprenant l'étude de la ferrure du cheval et des autres animaux domestiques, sous le rapport des défauts d'aplomb, des défectuosités et des maladies du pied. 2e édition, augmentée. Paris, 1865. 1 vol. in-8, avec 174 fig. dans le texte.. . 9 fr.

RICHARD (Achille) ET MARTINS (Charles). Nouveaux éléments de botanique contenant l'organographie, l'anatomie et la physiologie végétales, les caractères de toutes les familles naturelles, par ACHILLE RICHARD, 9ᵉ édit., augmentée de notes additionnelles par CHARLES MARTINS, professeur de botanique à la Faculté de médecine de Montpellier, directeur du Jardin des plantes de la même ville, correspondant de l'Institut de France et de l'Académie de médecine de Paris. Paris, 1864. 1 vol in-18 avec 500 fig. dans le texte.. 6 fr.

Peu d'ouvrages classiques ont eu la fortune des *Éléments de botanique* de Richard, mais la fortune en ce cas n'a pas été aveugle; et la faveur dont jouit ce livre dans les générations d'étudiants qui se succèdent depuis trente ans se justifie par l'ingéniosité de sa méthode, la lucidité de son exposition et l'attrait de son style. Aucun écrivain n'a exposé la botanique avec cette simplicité qui caractérisait son enseignement oral.

La mort de ce savant n'a nullement ralenti le succès de son œuvre, mais elle pouvait en immobiliser le progrès. En 1852, lors de la publication de la huitième édition, ces Éléments étaient complétement au niveau de la science moderne; mais depuis cette époque les travaux de MM. H. Mohl, Tulasne, Unger, Trécul, Hofmeister, Naegli, de Bary, Pringsheim, A. Gris, H. Schacht, lui ont pour ainsi dire imprimé un mouvement nouveau. Un botaniste qui se glorifie d'avoir été l'élève et l'ami de Richard, M. le professeur Ch. Martins, a, par dévouement pour sa mémoire, accepté la tâche de tenir ce manuel au courant des acquisitions scientifiques contemporaines, et il suffit de parcourir cette neuvième édition pour voir que Richard lui-même n'y eût mis ni plus de conscience, ni plus de talent.

Le lecteur s'assurera en parcourant ce livre de l'importance des additions dont le professeur Martins a enrichi cette édition nouvelle. Il s'est évidemment proposé de remplacer Richard, et ce but, il l'a complétement atteint. Parmi les articles additionnels, nous indiquerous les méats intercellulaires, les vaisseaux du latex, la structure du bois, la respiration végétale, la formation de l'embryon, la parthénogénèse, la fécondation entre espèces différentes et la géographie botanique. En ce qui concerne les familles, le professeur Martins, laissant intacte cette partie de l'ouvrage de Richard, s'est contenté d'y ajouter la liste des familles rangées suivant la méthode de Candolle. Il justifie cette addition par l'extrême facilité que cette classification offre aux commençants.

Cette dernière édition, avec les compléments dont l'a enrichie le professeur Martins, est le tableau extrêmement fidèle de l'état de la science botanique.

RICHARD (DE NANCY), directeur de l'École de médecine de Lyon. **Traité de l'éducation physique des enfants.** 5ᵉ édition, augmentée. Paris, 1861. 1 vol. in-18.. . . . . 4 fr.

—— **Commentaire physiologique sur la personne d'Horace.** Paris. 1863. 1 vol. in-18. . . . . 3 fr. 50

RIOUX (J.), docteur en médecine. **La médecine des familles** ou Traité des propriétés médicinales, des plantes indigènes et de celles qui sont généralement cultivées en France; contenant, pour chaque espèce : sa description botanique; ses propriétés alimentaires et médicinales; l'indication de la manière dont on doit l'employer; les soins à prendre pour la récolter, la sécher et la conserver; le traitement de l'empoisonnement par celles qui sont vénéneuses. Paris, 1862. 1 volume in-18. . . 1 fr.

ROLLAND DU ROQUAN. Description des coquilles fossiles de la famille des rudistes, qui se trouvent dans le terrain crétacé de Corbières (Aude). Carcassonne, 1841. Avec 8 pl. (9 fr.). . . . . . . 3 fr.

ROLLET, chirurgien en chef de l'hospice de l'Antiquaille de Lyon. **Recherches cliniques et expérimentales sur la syphilis**, le chancre simple et la blennorrhagie, et principes nouveaux d'hygiène, de médecine légale et de thérapeutique appliquée à ces maladies. Paris, 1862. 1 vol. in-8 avec un atlas cartonné de 20 pl., dont 10 pl. col. (14). . 9 fr.

ROLLET (S.), ancien élève de l'École des mines. **Cours élémentaire et pratique du chauffage,** de l'entretien et de la conduite des chaudières à vapeur, fixes, locomobiles, locomotives et de bateaux à vapeur. Paris, 1857. 1 vol. in-4, avec planches. . . . . 6 fr.

ROUX. Traité pratique de l'éducation des abeilles. Paris, 1856. 1 vol. in-18, avec figures dans le texte . . . . 2 fr.

SABATIER (A.), professeur agrégé à la Faculté de médecine de Montpellier. **Recherches anatomiques et physiologiques** sur les appareils musculaires correspondants à la vessie et à la prostate dans les deux sexes. Paris, 1864, in-8 avec 4 pl. . . . . 3 fr. 50

—— **Réflexions sur un cas rare de transposition générale des viscères,** avec conservation de la direction normale du cœur. Paris, 1865. 1 vol. in-8 avec pl. . . . . 2 fr.

—— **De l'absorption.** Paris, 1866, in-8. . . . . 3 fr. 50

SAINT-CYR, professeur à l'École vétérinaire de Lyon. **Recherches anatomiques, physiologiques et cliniques, sur la pleurésie du cheval.** Paris, 1860. 1 vol. in-12. . . . . 2 fr. 50

SALES-GIRONS, médecin inspecteur de l'établissement de Pierrefonds, rédacteur de la *Revue médicale*, **Traitement de la phthisie pulmonaire** par l'inhalation des liquides pulvérisés et par les fumigations de goudron. Paris, 1860. 1 vol. in-8 de 600 pages. . . . . 5 fr.

SCHACHT (H). Le microscope et son application spéciale à l'étude de l'anatomie végétale, traduit de l'allemand sur la troisième édition, par Paul Dalimier. Paris, 1865. 1 vol. in-8 avec 110 fig. dans le texte et 2 pl. 8 fr.

La seule brochure publiée sur ce sujet rend hommage en ces termes à l'illustre botaniste dont nous annonçons l'ouvrage : La langue française ne possède point d'ouvrage de microscopie végétale. *Nous indiquerons tout d'abord les sources où nous avons puisé.* M. le Dr Hermann Schacht, à qui le microscope et l'anatomie végétale doivent tant de belles recherches, est le premier que nous avons à citer, et nous serions ingrats si nous ne témoignions ici toute notre reconnaissance pour cet illustre maître. M. Schacht nous a appris une foule de procédés ingénieux et nous lui devons un grand nombre d'admirables préparations. *Nous avons eu recours bien souvent à son ouvrage :* « Das Mikroscop. »   HENRI VAN BEURCK.

SCHIMPER (W. PH.). Synopsis muscorum Europæorum, præmissa introductione de elementis bryologicis tractante, 1860. 1 vol. in-8° avec 8 pl. et 1 carte col . . . . 27 fr. 50

SÉMANAS. Doctrine pathogénique fondée sur le digénisme phlegmasi-toxique et ses composés morbides. Paris, 1858. 1 vol. in-8. (4 fr. 50) . . . . 2 fr.

—— **Traité des frictions quiniques chez les enfants.** Paris, 1859. 1 vol. in-8. (4 fr. 50) . . . . 2 fr.

SERAINE (Dr Louis). De la santé des gens mariés, ou Physiologie de la génération de l'homme et hygiène philosophique du mariage. 2e édition. Paris, 1860. 1 beau vol. in-18 de 400 p. . . . . 3 fr.

SOMMAIRE DES CHAPITRES DE LA TABLE DES MATIÈRES.

I. Du sens génésique. — II. Des organes reproducteurs. — III. Limite de la puissance sexuelle. — IV. Du mariage et de la maternité. — V. Du célibat et de ses inconvénients. — VI. Conformation vicieuse des organes reproducteurs. — VII. Syncope génitale. — VIII. Atonie des organes. — IX. Perversion nerveuse. — X. Absence ou vice de composition des germes. — XI. Hérédité de structure. — XII. Hérédité physiologique. — XIII. Hérédité de quelques diathèses. — XIV. Hérédité de quelques névropathies. — XV. Hérédité morale.

Depuis longtemps il nous semblait regrettable qu'il n'existât pas sur ces questions un livre sérieux et honnête écrit au nom de la science, dans un style simple et chaste, où les personnes mariées puissent étudier sans rougir ce sujet qui les intéresse si fort dans leur personne et leur postérité. Nous nous sommes efforcé de combler cette lacune.   L. SERAINE.

SÉRULLAZ, docteur en médecine, lauréat de l'Académie de médecine de Paris. **Mémoire sur le traitement du croup** par la cautérisation laryngée. Nouveau procédé. Paris, 1863. Brochure in-8. . . . . . . 1 fr.

SERVE. Mémoire sur les flueurs blanches et leur traitement par l'iodure de potassium et les injections de coloquinte. Paris, 1843. In-8. . . . . 2 fr.

TERQUEM et PIETTE. Le lias inférieur de l'Est de la France. Paris, 1865. In-4 de 176 p. avec 18 pl. de fossiles. . . . . 15 fr.

TISSERANT (E.), professeur à l'Ecole vétérinaire de Lyon. **Guide des propriétaires et des cultivateurs** dans le choix, l'entretien et la multiplication des vaches laitières. 2ᵉ édition. Paris, 1861. 1 vol. in-12, avec gravures. . . . . 4 fr.

TRIQUET, médecin et chirurgien du dispensaire pour les maladies de l'oreille, ancien interne lauréat des hôpitaux (médaille d'or 1849), etc. **Leçons cliniques sur les maladies de l'oreille,** ou Thérapeutique des affections aiguës et chroniques de l'appareil auditif. Paris, 1865. 1 vol. in-8 avec fig. dans le texte. . . . . 4 fr.

VACHER (L.), docteur en médecine. **Étude médicale et statistique** sur la mortalité à Paris, à Londres, à Vienne et à New-York en 1865 d'après les documents officiels, avec une carte météorologique et mortuaire. Paris, 1866. 1 vol. in-8. . . . . 6 fr.

Population de Paris, de Londres, de Vienne et de New-York. Population de Paris à différentes époques. De l'air et des lieux. — Observations météorologiques faites à Paris, à Londres, à Vienne et à New-York en 1865. Des eaux publiques à New-York, à Vienne, à Londres, à Paris, à Rome. Tableau comparatif de la distribution des eaux publiques dans ces capitales. Mortalité en 1865 dans les 4 capitales, par mois et par âge, à domicile et aux hôpitaux dans les 4 capitales, par arrondissement à Paris. — Tableau présentant la mortalité de chaque arrondissement, sa population absolue et spécifique, son altitude moyenne, sa richesse évaluée à l'aide de l'impôt foncier par maison, de la contribution mobilière par appartement, et du nombre des indigents. Mortalité comparée aux naissances à Paris en 1865. Variation de la mortalité à Paris de 1670 à 1865. Vie moyenne à différents âges à Paris. Mortalité par causes de décès. Maladies zymotiques. Petite vérole. Fièvre typhoïde. La fièvre typhoïde est-elle devenue plus meurtrière depuis la découverte de la vaccine ? Rougeole. Scarlatine. Diphthérie. Croup. Coqueluche. Erysipèle. Fièvre puerpérale. Influences météorologiques. Fièvre intermittente. Choléra. Mortalité pendant les épidémies de 1832, 1849, 1854, 1865. Influence de la densité de la population, de l'altitude des quartiers, de la misère, de la nature du sol, des eaux potables. Les eaux de Seine à Paris, pendant le choléra de 1865. Influence météorologiques. Choléra dans ses rapports avec les autres maladies régnantes. Maladies diathésiques ou constitutionnelles. Cancer. Phthisie pulmonaire. Influence de l'âge, du sexe, des saisons, des climats, de la misère. Maladies du système nerveux. Apoplexie cérébrale. Maladies du cœur. Maladies des organes respiratoires. Pneumonie. Influence de l'âge, du sexe, des saisons, de la misère. Maladies de l'appareil digestif. Maladies de l'appareil génito-urinaire. Débilité et vices de conformation. Morts violentes. Morts accidentelles. Meurtres. Suicides.— Du suicide à différentes époques dans les quatre capitales. Détails divers sur le suicide à Paris. Accroissement du nombre des suicides à Paris. Les idées démocratiques sont-elles responsables de ce résultat? Mort-nés. Chiffres considérable des mort-nés à Paris. Résumé et conclusion. Des réformes à introduire dans le service sanitaire de Paris, et dans le Bulletin de statistique municipale.

—— **Carte présentant l'état météorologique et la mortalité à Paris en 1865.** 1 gr. feuille jésus. . . . . 2 fr.

Cette carte donne le tracé graphique et jour par jour de toutes les circonstances météorologiques et de la mortalité, ainsi que la mortalité relative pour chacun des 20 arrondissements, des détails sur la mortalité à Paris à différentes époques, etc.

VAN DEN BROEK (Victor). Catéchisme agricole, Notions très-élémentaires des sciences naturelles considérées dans leurs rapports avec l'agriculture; ouvrage spécialement destiné aux écoles rurales. 1855. 1 vol. in-18.. . . . . 75 c.

VAN HOLSBEEK, ancien interne des hôpitaux, etc. **Le médecin de la famille.** Paris, 1861. 1 vol. in-18, avec pl. col.. . . . . 4 fr.

—— **Compendium d'électricité médicale.** 2e édition. Paris, 1861. 1 beau vol. avec pl. dans le texte. . . . . 7 fr.

> Cet ouvrage, résumé complet de tous les traités d'électricité médicale publiés jusqu'à ce jour, est indispensable à tous les médecins, à une époque où l'électro-thérapie est devenue d'un emploi si fréquent dans un grand nombre de maladies.

VERNEUIL (E. de) ET COLLOMB (E). Membres de la Société géologique de France. **Carte géologique de l'Espagne et du Portugal,** d'après leurs propres observations faites de 1844 à 1862, celles de M. C. de Prado, Botella, Schulz, A. Maestre, Aranzazu, Bauza, J. de Vilanova, E. Fauchez, F. de Lujan, de Lorière, Dufrénoy et Élie de Beaumont, Leplay, Jacquet, Vezian pour l'Espagne et celles de MM. C. Ribeiro et Sharpe pour le Portugal. Paris, 1864. 1 feuille col. avec un texte explicatif.

VERRIER. Manuel pratique de l'art des accouchements, précédé d'une préface par PAJOT, professeur agrégé à la Faculté de médecine de Paris, Paris, 1867. 1 vol. in-18 de 700 p. avec 80 gr. dans le texte. (*Sous presse.*)

—— **Cours public d'accouchements.** Historique de l'art des accouchements. Leçons d'ouverture (5 décembre 1861) recueillies par M. VIOLLI. In-8. . . . . 1 fr.

VÉZIAN (Alexandre), professeur à la Faculté des sciences de Besançon, membre de la Société géologique de France **Prodrome de géologie,** Paris, 1863-1866 3 vol. in-8, publiés en 10 livr. Ouvrage complet. 25 fr.

> Constitution physique du globe au point de vue géologique. — Origine, du mode d'accroissement et de la structure générale de l'écorce terrestre. — Phénomènes géologiques qui ont leur siége à la surface des continents et sur le sol émergé. — Des phénomènes géologiques qui s'accomplissent au sein des eaux et sur le sol immergé. — Phénomènes géologiques dont le siége est dans l'intérieur de l'écorce terrestre. — Phénomènes dont le siége est dans l'intérieur de l'écorce terrestre, action persérienne, métamorphisme. — Actions dynamiques qui s'exercent sur l'écorce terrestre; stratigraphie générale. — Stratigraphie systématique; systèmes de montagnes. — Structure intérieure et configuration générale de l'écorce terrestre. — Intervention de l'organisme dans les phénomènes géologiques. — Révolutions de la surface du globe. — Classification et description des terrains de la série paléozoïque. — Classification et description des terrains de la série mésozoïque. — Classification et description des terrains de la série néozoïque.
> Pour les autres publications de M. Vézian, voir nos Catalogues d'Histoire naturelle.

VIN SANS RAISIN (LE), ou manière de fabriquer soi-même toute espèces de vins et boissons économiques à l'usage des ménages depuis 5 centimes le litre. 2e édition, 1856. 1 vol. in-18. . . . . 1 fr.

WALPERS (G. G.). Repertorium botanices systematicæ. Lipsiæ, 1842-1848. 6 vol. in-8. . . . . 140 fr.

—— **Annales botanices systematicæ,** Synopsis plantarum phanerogamicarum novarum omnium (continuation de Walpers par Karl Müller). Lipsiæ, 1848-1865. 6 vol. in-8.. . . . . 175 fr.

WEST. Leçons sur les maladies des femmes, traduit de l'anglais sur la 3e édition par MAURIAC, médecin des hôpitaux. Paris, 1868 1 fort vol. in-8. (*Sous presse.*)

PUBLICATIONS PÉRIODIQUES

ANNUAIRE des eaux minérales et des bains de mer de la France et de l'Etranger, publié par la *Gazette des eaux;* joli volume in-8 de 300 p.

Ire année, 1859 (*épuisé*). . . . .
IIe année, 1860. 1 fr. 50
IIIe année, 1861 . . . . 1 fr. 50
IVe année, 1862 . . . . 1 fr. 50
V^e année, 1863 . . . . 1 fr. 50
VIe année, 1864. . . . . 1 fr. 50
VIIe année, 1865. . . . . 1 fr. 50
VIIIe année, 1866. . . . . 1 fr. 50
IXe année, 1867. . . . . 1 fr. 50

BULLETIN DE LA SOCIÉTÉ GÉOLOGIQUE DE FRANCE.
Première série, 14 volumes in-8, avec planches. — Deuxième série, 21 vol. in-8, avec planches. Les deux séries. . . . . 375 fr.
L'année 1867, correspondant au tome XXIV, prix de l'abonnement. 30 fr.

BULLETIN DE LA SOCIÉTÉ LINNÉENNE DE NORMANDIE, publié depuis 1855. 8 volumes in-8, avec planches. . . . . 36 fr.

BULLETIN DE LA SOCIÉTÉ PHILOMATHIQUE DE PARIS
Se publie par cahiers trimestriels in-8, depuis le mois de mai 1864. Prix de l'abonnement. . . . . 5 fr.

CAUSERIES SCIENTIFIQUES [Voir Parville (Henri de)].

LA CULTURE, Écho des comices et des associations agricoles de France et de l'Étranger, publié par MM. V. Borie, V. Heuzé, P. Joigneaux, J. Magne, docteur Mallez, E. Martin, Reynal, E. Tisserant, sous la direction de M. A. Sanson, ex-chef des travaux chimiques et agronomiques à l'École impériale vétérinaire de Toulouse, Prix de l'abonnement, un an. . . . . . . 8 fr.
Prix de la collection complète, 7 vol. in-8. . . . . 40 fr.
Ce journal paraît, depuis le 1er juillet 1859, le 1er et le 5 de chaque mois, par cahier de 32 pages in-8, à deux colonnes, avec fig. dans le texte.

GAZETTE DES EAUX. Revue hebdomadaire des eaux minérales des bains de mer et de l'hydrothérapie paraissant le jeudi depuis le premier mai 1859, pour la France. Prix de l'abonnement, un an. . . . . . . 15 fr.
—   6 mois. . . . . . . 9 fr.
Pour l'étranger suivant les tarifs. Prix de la collection 8 volumes, grand in-4. . . . . 40 fr.

MÉMOIRES DE LA SOCIÉTÉ GÉOLOGIQUE DE FRANCE.
Première série. 5 volumes en 10 parties, in-4, avec planches. . . 100 fr.
Deuxième série. 8 volumes en 17 parties, in-4, avec planches. . . 188 fr.

MÉMOIRES DE LA SOCIÉTÉ LINNÉENNE DE NORMANDIE, publié depuis 1824. 14 volumes in-4 avec planches. . . . . 250 fr.
Cette collection renferme de nombreux travaux de MM. Eudes et Eugène Deslongchamps, de Fromentel, de Ferry, Fauvel, etc.

REVUE D'HYDROLOGIE MÉDICALE française et étrangère, et clinique des maladies chroniques, paraissant mensuellement l'hiver et bimensuellement l'été. Prix de l'abonnement. . . . . 10 fr.
Pour l'étranger. . . . . 12 fr.

REVUE DES JARDINS ET DES CHAMPS. Bulletin mensuel d'horticulture, publié par Cherpin, depuis 1860. Prix de l'abonnement. 7 fr. 50
Prix de la collection, 7 vol. in-8. . . . . 52 fr. 50

PARIS. — IMP. SIMON RAÇON ET COMP., RUE D'ERFURTH, 1.

LIBRAIRIE F. SAVY

COULON (A.), professeur à l'École de médecine d'Amiens, ancien interne de l'Hôpital des Enfants et de l'Hôpital Sainte-Eugénie (enfants malades). **Traité clinique et pratique des Fractures chez les Enfants**, revu et précédé d'une lettre par le docteur MARJOLIN, chirurgien de l'Hôpital Sainte-Eugénie (enfants malades), membre de la Société de chirurgie, etc. Paris, 1861. 1 vol. in-8 . . . . 4 fr.

Ouvrage couronné par la Société de médecine de Lille.

DUBRUEIL, professeur de la Faculté de médecine de Paris. **Manuel d'opérations chirurgicales**. Paris, 1867. 1 vol. in-18 avec planches coloriées, publié en six fascicules.

EN VENTE : *1er fascicule*, **Opérations qui se pratiquent sur l'appareil circulatoire** (artères), avec 8 planches.

2e fascicule, **Opérations qui se pratiquent sur l'appareil circulatoire** (veines), avec 4 planches.

Prix du fascicule . . . . 1 fr. 50

JOULIN (D.), professeur agrégé à la Faculté de médecine de Paris. **Traité complet théorique et pratique des Accouchements**. Paris, 1867. 1 fort vol. grand in-8 de 1,200 pages, avec 150 figures intercalées dans le texte . . . . 16 fr.

LANGLEBERT (Edmond), docteur en médecine de la Faculté de Paris. **Traité théorique et pratique des Maladies vénériennes**, ou Leçons cliniques sur les affections blennorrhagiques, le chancre et la syphilis, recueillies par M. ÉVARISTE MICHEL, revues et publiées par le professeur. Paris, 1864. 1 vol. in-8 de 700 pages, avec une bibliographie complète des ouvrages publiés jusqu'à ce jour sur la syphilis . . . . 8 fr.

MAISONNEUVE (J.-G.), chirurgien de l'Hôtel-Dieu de Paris, **Clinique chirurgicale**. Paris, 1863-1864. 2 vol. gr. in-8, formant ensemble 1500 pages, avec figures dans le texte . . . . 24 fr.

Le tome second, contenant les affections cancéreuses, la ligature extemporanée, les tumeurs de la langue, les maladies de l'ovaire, les hernies, etc., se vend séparément . . . . 12 fr.

Il a été tiré quelques exemplaires sur très-beau papier, au prix de 18 fr. le volume.

MASSE (J.-N.), docteur en médecine, professeur d'anatomie. **Petit Atlas complet d'Anatomie descriptive du corps humain**. Nouvelle édition, augmentée de tableaux synoptiques d'anatomie descriptive du même auteur. 1 vol. in-18, relié, avec 112 planches gravées en taille douce . . . . . 20 fr.
Le même ouvrage avec les planches coloriées . . . . 36 fr.

ON VEND SÉPARÉMENT :

	PLANCHES.	FIG. COLORIÉES.	FIG. NOIRES.
1° **Ostéologie et Syndesmologie**.	20	7 fr.	4 fr.
2° **Myologie et Aponévrologie**.	22	7 »	4 »
3° **Splanchnologie**.	16	5 »	3 »
4° **Angéiologie**.	28	9 »	5 »
5° **Névrologie**.	27	9 »	5 »
7° **Tableaux synoptiques d'Anatomie descriptive**	»	2 »	2 »
	113	39 »	23 »

Chaque partie est accompagnée d'un texte explicatif du même format que les planches.

MILLET (Auguste), professeur à l'École de médecine de Tours, médecin de la Colonie de Mettray, Lauréat de l'Académie impériale de Médecine (grand prix de 1852). **Traité complet de la Diphthérie**. Paris 1863. 1 vol. in-8 . 6 fr.

— **De l'emploi thérapeutique des préparations arsenicales**. 2e édit. Paris, 1865. 1 vol. in-8 . . . . 4 fr.

Mémoire couronné (médaille d'or) par la Société centrale de médecine du Nord.

NAQUET (J.-A.), professeur agrégé à la Faculté de médecine de Paris. **Principes de Chimie** fondée sur les théories modernes. 2e édit. Paris, 1867. 2 vol. in-18 de 1,000 pages, avec fig. dans le texte. . . . . 10 fr.